One Health: The Human-Animal-Environment
Interfaces in Emerging Infectious Diseases

同一健康与新发传染病

The Concept and Examples of a
One Health Approach

主　编　John S. Mackenzie

Martyn Jeggo

Peter Daszak

Juergen A. Richt

主　译　陆家海　郝元涛

U0294804

人民卫生出版社

Translation from the English language edition:

One Health: The Human-Animal-Environment Interfaces in Emerging Infectious Diseases: The Concept and Examples of a One Health Approach by John S. Mackenzie, Martyn Jeggo, Peter Daszak and Juergen A. Richt

Copyright © Springer-Verlag Berlin Heidelberg 2013

All Rights Reserved

图字号：01-2018-0672

图书在版编目（CIP）数据

同一健康与新发传染病 /（澳）约翰.S.麦肯齐
（John S.Mackenzie）主编；陆家海，郝元涛主译. —
北京：人民卫生出版社，2019

ISBN 978-7-117-27984-0

Ⅰ. ①同⋯ Ⅱ. ①约⋯②陆⋯③郝⋯ Ⅲ. ①健康②
传染病 Ⅳ. ①R161②R51

中国版本图书馆 CIP 数据核字（2019）第 021044 号

| 人卫智网 | www.ipmph.com | 医学教育、学术、考试、健康，购书智慧智能综合服务平台 |
| 人卫官网 | www.pmph.com | 人卫官方资讯发布平台 |

同一健康与新发传染病

主　　译：陆家海　郝元涛
出版发行：人民卫生出版社（中继线 010-59780011）
地　　址：北京市朝阳区潘家园南里 19 号
邮　　编：100021
E - mail：pmph @ pmph.com
购书热线：010-59787592　010-59787584　010-65264830
印　　刷：三河市尚艺印装有限公司
经　　销：新华书店
开　　本：710×1000　1/16　印张：21　插页：4
字　　数：376 千字
版　　次：2019 年 5 月第 1 版　2019 年 5 月第 1 版第 1 次印刷
标准书号：ISBN 978-7-117-27984-0
定　　价：88.00 元

打击盗版举报电话：010-59787491　E-mail：WQ @ pmph.com
（凡属印装质量问题请与本社市场营销中心联系退换）

翻译委员会

主　译　陆家海　郝元涛

主　审　黎孟枫　杨智聪

译　者　（按姓名汉语拼音排序）

白志军　陈守义　郭中敏　和　鹏　侯水平　胡玉山　黄嘉炜
景钦隆　李魁彪　梁会营　林震宇　刘　伟　刘康康　刘兰兰
龙遗芳　陆　艺　陆明领　罗　雷　马　钰　马蒙蒙　马晓薇
聂恩琼　阮　峰　沈纪川　苏　卉　苏文哲　孙敏英　汪　慧
汪　涛　魏小红　吴新伟　夏　尧　肖　琴　谢仕兰　徐文体
杨　洋　袁　俊　张　晶　张　颖　张应涛　周　勇　朱燕珊

主译简介

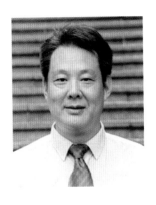

陆家海教授

陆家海，男，教授，流行病学和微生物学专业博士生导师，中山大学公共卫生学院教授、卫生检验检疫中心主任、One Health 研究中心主任、中山研究院副院长，热带病防治研究教育部重点实验室和广东省重大传染病预防和控制技术研究中心 PI。主要从事传染病流行病学、疫苗学以及人兽共患病防治方面的研究，共发表学术论文 200 余篇，SCI 收录论文 50 余篇，主编和参编专著 8 部，承担国家和省部级科技研究计划 10 项，获得发明专利 6 项，省部级科技成果二等奖 2 项，三等奖 3 项。

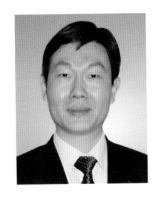

郝元涛教授

郝元涛，男，中山大学公共卫生学院院长，主要从事与健康有关的生存质量的测定方法与应用、传染病监测数据统计分析方法与应用、公共卫生教育与改革方面的研究。近五年主要主持了国家自然科学基金、国家科技重大专项、美国中华医学基金会（CMB）、广东省卫生健康委员会、广州市卫生健康委员会等研究项目 20 余项，为"十二五"计划国家科技重大专项传染病重大专项课题负责人。

推荐专家简介

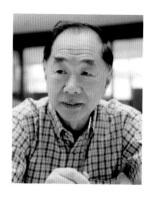

陈君石院士

营养与食品安全专家，出生于上海，原籍为浙江省杭州市。1968年毕业于中国医学科学院，获药理学硕士学位。曾任中国预防医学科学院营养与食品卫生研究所副所长，中国毒理学会副理事长。现任中国疾病预防控制中心营养与食品安全所研究员，是我国食品毒理学学科的创始人之一，是国内外享有盛誉的营养和食品安全专家。2005年当选为中国工程院院士。2009年12月，出任第一届国家食品安全风险评估专家委员会主任委员。2016年10月获中国标准创新贡献终身成就奖。

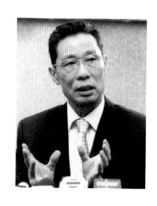

钟南山院士

出身医学世家，呼吸病学专家。1960年毕业于北京医学院（今北京大学医学部），2007年获英国爱丁堡大学荣誉博士。中国工程院院士，教授、博士生导师。2003年抗击"非典"先进人物。现任中华医学会顾问、广州呼吸疾病研究所所长、广州市科协主席、广东省科协副主席等职。主要从事高氧/低氧与肺循环关系研究。首批国家级有突出贡献专家，先后担任中华医学会呼吸分会主任委员，联合国世界卫生组织吸烟与健康医学顾问。2016年6月1日荣膺第十一届光华工程科技奖成就奖。

推荐专家简介

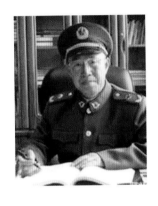

夏咸柱院士

　　1965 年毕业于南京农业大学兽医学专业，获学士学位。现任中国人民解放军军事医学科学院军事兽医研究所（11 所）一级研究员、博士生导师，院专家组成员，中国工程院院士，动物病毒学专家。长期从事动物传染病学教学与科研工作。主要从事军用动物、野生动物重要疫病与人兽共患病的防治研究工作。2003 年当选中国工程院院士。

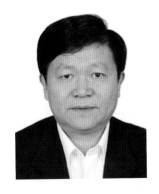

余新炳教授

　　病原生物学、干细胞和组织工程学专业博士生导师。1953 年出生，1977 年从安徽医科大学临床医学系毕业，1984 年在中山医科大学获硕士学位，1990 年在中山医科大学获博士学位。主要从事寄生虫分子生物学、病原生物功能基因组学、胚胎干细胞和组织工程学研究，现兼任中山大学医学科学处副处长。近 10 年来，主要从事恶性疟原虫、日本血吸虫和肝吸虫基因结构与功能研究及分子疫苗研究，近年来开展了蠕虫干细胞研究，先后获得国家自然科学基金等国家和省部级科学基金 30 多项。

中译本序

Preface to Chinese Translation of *"One Health: The Human-Animal-Environment Interfaces in Emerging Infectious Diseases"*

Professor Martyn Jeggo
Australia

One Health implies a trans-disciplinary approach to managing the risk facing the health of human, of animals and our environment. It recognizes that these three biological spheres are intrinsically linked and that to understand and mitigate the risks and threats our scientists need to work closely together.

Unfortunately, historically this has not been the case. For the past 100 years, those working in human health have worked for the most part, separately apart from those in animal health, and scientists working on environmental issues have worked entirely apart. At the government level, for many years there have been separate Ministries dealing with human health, agriculture and the environment. Medical and Veterinary schools have always been entirely separate and ecologists and environmentalist have had very different education pathways to those of animal and health practitioners.

But this is changing and changing rapidly. Driven in part by the increasing risks from new and emerging diseases, by an appreciation that many new diseases in humans arise in wildlife and domestic livestock, and a realization that such diseases are both affected by, and in turn affect, the environment in which we live.

This book attempts to captures the development of this One Health approach. It provides many historical accounts of the development of one health concepts; it describes the current situation; it provides many examples of One Health in action; but most importantly it provides strong evidence of the significant added value of a One Health approach.

China has the largest population in the world，has a strong domestic and wildlife population with which it interacts intimately，and it recognizes many of the environmental issues that we all now face. This translation will provide the people of China a strong insight into the values of a One Health approach and how it can be applied to many of the global health challenges that similarly threaten China. The authors hope that this will assist in the further development of a One Health approach in China.

M.N. Legg.

陈君石序

近年来，全球化进程在诸多领域明显加速，在公共卫生和健康领域也不例外。"地球村"一词形象描述了不同区域、不同国家，不同肤色、不同种族人之间的距离越来越小；并且，为满足人类需求，促进经济发展，各类自然资源供不应求，出现急剧缩减的局面，随之带来的全球性问题，没有任何国家可以独善其身。21世纪以来，全球范围内发生的公共卫生事件中，人兽共患病所占的比例不断增加，SARS、尼帕病毒、亨德拉病毒、高致病性禽流感H5N1和H7N9、MERS以及EBOLA等肆虐人类，而全球化进程加速了此类新发传染病的传播，对全球经济发展和人类健康造成严重影响，而这些问题并非单一学科、单一部门、单一国家所能解决。

近十年国际有识之士提出的One Health理念，强调人类、动物和环境健康间的相互影响，强调跨学科、跨部门、跨区域的合作，重视环境在疫病传播过程中的作用，旨在实现人类、动物和环境的整体健康。One Health理念得到了世界卫生组织（WHO）、世界动物卫生组织（OIE）、联合国粮食与农业组织（FAO）及世界银行等国际组织的重视，并在解决全球性公共卫生问题方面初见成效。

我国人口众多，在快速发展中面临环境污染、食品安全、抗生素耐药、新发传染病，以及资源短缺等问题和挑战。解决这些问题需要在政府主导下，在科技界达成共识，通过跨部门、跨领域、跨学科的合作与交流，运用One Health理念，以达到人、动物和环境的整体健康。2014年中山大学公共卫生学院陆家海教授等在广州发起了中国首届One Health国际论坛，又组织团队将国外首部One Health专著翻译成中文出版。我相信此专著的出版对中国One Health学科的发展和实践具有一定的推动作用，我愿将本专著推荐给国内同行。

中国工程院院士

钟南山序

自 20 世纪 70 年代以来，一些新发与再发传染病不断出现，大部分为人兽共患病，如埃博拉出血热、高致病性禽流感、重症急性呼吸综合征（SARS）、中东呼吸综合征（MERS）等。此外，由于全球气候变化、人口流动增加及国际贸易、旅游业的发展，新发和复燃的传染病愈演愈烈。传染源跨物种传播和扩散、农业生产规模化以及人类对自然的改造等因素使得公共卫生、兽医卫生、食品安全和环境问题愈加复杂化，对人类健康、动物健康、环境健康等构成严重威胁。人类、动物与环境三者是一个密不可分的整体，单一学科或组织已难以应对如此复杂的问题。

然而，由于社会发展的需要，政府部门的种类逐渐增多，职能和分工越来越明细，但不同部门之间缺乏相互沟通和配合，面对复杂的综合性问题往往暴露出行政管理手段的缺陷。因此，跨学科合作已然成为一种趋势，统一思想、构建理念、达成共识是不同部门之间谋求合作的有效途径，One Health 理念由此产生，它旨在改善人类、动物和环境健康各方面跨学科协作和交流的全球拓展战略，要求公共卫生专业人员、医生和兽医之间有更多的交流与合作，强调跨学科、跨部门、跨区域的合作，重视环境在疫病传播过程中的作用，以实现人类、动物和环境的整体健康。

本译著选取 Springer 出版社的英文著作 One Health: The Human-Animal-Environment Interfaces in Emerging Infectious Diseases 进行翻译，也是国内外首部 One Health 专著。全书介绍了 One Health 的概念及发展历程，并提供了大量的实例，如澳大利亚对亨德拉疫情的控制、英国对狂犬病疫情的控制等。One Health 理念已成功地应用于多个国家和地区，中国作为最大的发展中国家，推动相关理念的发展势在必行。本书作为 One Health 理念的首部中文译著，既可作为相关专业人员、高校学生进行研究的参考书，也可作为大众阅读的科学读物，相信会给使用者带来切实的帮助。

中国工程院院士

夏咸柱序

　　人类是众多生物和自然环境共同构成的生物圈的一部分。人类、动物、植物，甚至微生物等共享着相同的生化代谢、繁殖和生长的基本法则。大部分的病原体可在多个不同物种间传播，因而各物种之间及其与环境之间的共同健康与和谐发展显得尤为重要。当今世界，新发传染病不断出现，曾经发生的传染病再度肆虐，已严重影响着人类健康并给社会造成了巨大的影响。这其中涉及的一大类疾病为人兽共患病——即可在人与其他脊椎动物之间自然传播的疾病和感染，且这类疾病一旦传染给人类之后可在人际间扩大传播。

　　全球化正改变着我们的生活、理念以及对于资源的利用模式，人口迅速增长，人类活动不断向新的地理区域扩张，这些都影响着疾病的传播模式。人们开始意识到跨学科、跨领域和跨地区交流合作的必要性。其中一个叫做 One Health 的策略备受推崇和关注，它是一个新的涉及多学科、跨领域的研究方法和理念，今天人们正结合人类医学、动物医学和环境科学对人类、动物和环境卫生等进行跨学科的交流合作，以谋求涉及多个物种的生物健康和环境健康的最优化。很多国家和地区已开始应用 One Health 理念来解决各类新发传染病问题并取得了很大成效。

　　One Health 是一个新名词，但这一理念在很早之前就已存在，并被人们有意无意地应用于实践中。我国在过去某些传染病的防控工作中也曾采用过类似的策略，如 1998—1999 年鄱阳湖流域血吸虫问题的处理，不同学科的科学家组成一支科学团队，通过对人和牛等易感动物同时进行干预治疗，最终减少了血吸虫病的发生。只是这一理念的精髓并未真正深入到每位工作者的心里，多学科、多部门合作的机制未能得到长期的巩固和最终确定，单纯依靠卫生系统（人类健康领域）单方面提出综合治理方案本质上也违背了 One Health 所强调的多学科、多部门共同研究、共同提出对策的原则。因而，大力推广 One Health 的理念和方法，让大家真正认识并落实 One Health 这一理念的精髓，具有相当重要的意义。

　　本译著在中山大学陆家海教授的极力推荐和团队成员的努力下顺利出版。本书作为国内外首部 One Health 专著，介绍了 One Health 理念的渊源与发展、One Health 理念的精髓以及在国际上应用的成功范例，深入浅出，具有重要的研究与参考价值。相信通过本书的引入，对我国传染病防控工作具有一定的科学指导作用，也对推动 One Health 学科在我国形成具有重要意义，我愿推荐该专著给国内同行。

军事医学科学院　研究员

中 国 工 程 院　院 士

余新炳序

　　60 年前，我国有 2 亿多人患寄生虫病，其中严重威胁身体健康和生命的日本血吸虫病（1200 万）、丝虫病（3000 万）、疟疾（3000 万）、黑热病（51 万）、钩虫病（9100 万）被称为"五大寄生虫病"，党和政府对此严密关切、高度重视、动员全社会力量，投入大量的人力财力给予不间断的支持和防控，取得显著成效。20 世纪 60 年代初期，一度死亡率达到 90% 的黑热病得到有效控制，丝虫病于 2007 年全国消除；疟疾处于消除阶段，预计 2020 年消除；血吸虫病新感染病例很少，将于 2025 年消除；钩虫病等土源性线虫病感染率已下降了 80%，不足以威胁生命安全。

　　全球气候变暖，人群流动量不断增加，环境改变，病原体基因突变及耐药率上升，使寄生虫病防治面临新的挑战。尤其是人兽共患寄生虫病，不仅要防治人的疾病，还要防治家养及野生脊椎动物的疾病，需要研究新的防治策略以阻断传播；饮食方式多元化，交通网络化与物流便利化，使肝吸虫病、包虫病、囊虫病、肺吸虫病、旋毛虫病等食源性寄生虫病面临流行范围扩大、感染率增加的风险；艾滋病的流行，给弓形虫病、隐孢子虫病等寄生虫病的发生和流行增加了致死性风险。

　　我国现阶段的寄生虫病研究与防治，涉及生态环境、人文医学、动物医学、食品安全、生产生活方式、防治模式、精准医疗等诸多方面，需要跨领域、跨学科、多部门广泛沟通与合作。One Health 的理念可能为此提供了新的思路与谋略，它旨在从人类、动物和环境不同层面进行干涉，注重疾病传播过程中的各个环节，谋求人类、动物、环境均衡健康与发展。One Health 的理念如能妥善广泛地引入寄生虫病的研究与防治实践，可能会带来新的思路和成效。

中山大学中山医学院

译者前言

21世纪以来，全球范围内发生的公共卫生事件中，人兽共患病所占的比例不断增加，原因包括一些传统流行病的病原体通过变异再度肆虐人兽，如鼠疫、肺结核、狂犬病、布鲁氏菌病、登革热等，以及新出现的传染病对人类造成新威胁，如艾滋病、SARS、埃博拉病毒病、高致病性禽流感等。随着市场经济的发展，动物及动物产品流通日益频繁，人兽共患病的传播风险也日益增加。而经济全球化、旅游业的发展、人口增加及环境变化（包括农业集约化、气候变化、人类对自然改造、人类入侵野生动物栖息地等）客观上导致病原体跨物种传播和扩散的几率大大增加，使得公共卫生、动物卫生、食品安全和环境问题愈加复杂，尤其是衍生出的新发传染病与食源性疾病问题。面临着这些挑战，不仅对人类身心健康造成严重影响，也导致了严重的经济损失。

人、动物和环境的联系越来越紧密，控制人兽共患病的问题显得比以往更复杂、更棘手。20世纪70年代以来，世界范围内出现43种传染病，我国存在或潜在的有20余种。新形势下，我们更需要打破陈旧观念，鼓励并支持跨学科、跨部门、跨领域间建立信任，共同合作以改善人和动物的生存、生活质量，以达到各自的最佳健康状态。One Health理念由此产生，它注重人类、动物和环境健康间的关联性，强调跨学科、跨部门、跨区域的合作，重视环境在疫病传播过程中的作用，旨在实现人类、动物和环境的整体健康。One Health备受各界人士关注，已经被联合国粮农组织（FAO）、世界动物卫生组织（OIE）和世界卫生组织（WHO）等国际组织以及部分国家机构和跨学科专业团体看作疫病预防控制策略的主要构成要素，同时召开一系列会议促进One Health发展。

One Health，本书中将其译作"同一健康"。关于中文译名，曾有不同翻译，如大健康、一健康、惟一健康等。同一健康是跨学科协作和交流的全球拓展战略，致力于结合人类医学、兽医学和环境科学以改善人和动物健康状况、生存和生活质量。"同一健康"一词是新颖的，但其概念在医学领域却有着悠久的历史，它是应对和解决当今复杂健康问题的必由之路。世界各地已认同它的重要性与智慧，并为推进其发展做着各种各样的努力。

为了积极跟进同一健康的发展步伐，推进同一健康在中国的发展及运用，中山大学公共卫生学院陆家海教授及其课题组团队人员组织广东省卫生系统的专业人员，在人民卫生出版社的大力协助下，翻译了国内的首本One Health专著。编译过程中，中山大学公共卫生学院、One Health研究中心、热带病防治教育部重点实验室、广州市医学重点学科建设项目病原快速检测实验室、广州市疾病预防控制中心、中山大学公共卫生学院中山研究院为本书翻译和审稿过程中的组织、协调、联络付出了大量的辛勤劳动，在此对上述单位以及所有关心和帮助本书出版的同行表示敬意与感谢！

　　由于这是首次翻译国外的首部One Health专著，且时间仓促，译本中可能存在不当与错误之处，希望能得到广大读者的谅解与指正，以期再版时进一步完善。

陆家海

中山大学公共卫生学院教授

One Health研究中心主任

原著前言

全球健康安全已经成为一个备受关注的国际话题。人群面临着一系列易引起流行的新发和再发传染病，这些传染性疾病，不仅威胁到人类健康，也威胁到动物的健康，并给国家乃至整个世界的经济带来重大的影响。关于疾病的概念和机制，在 20 多年前即 1992 年，医学研究所的一篇名为 *Emerging Infections*：*Microbial Threats to Health in the United States*（www.nap.edu/catalog.php?recor-d_id=2008）的报告中已有详细的记录。这份报告描述了人兽共患病（zoonosis）发生蔓延的机制，并重点提出了识别和应对这种威胁的各种可能策略。很早以前，人们就知道这些疾病大部分能在人类、野生动物和家畜之间传播，事实上超过 70% 的新发传染病为人兽共患病，即存在动物宿主（animal reservoirs）。自 20 年前医学研究所的那份报告之后，出现了很多这样的例子，包括 H1N1 流感病毒、SARS 冠状病毒、尼帕和亨德拉病毒、澳大利亚蝙蝠的狂犬病病毒、马拉卡病毒、H5N1 和 H7N9 禽流感病毒、MERS 冠状病毒等，不一而足。

这些疾病提醒我们，人类、动物和生态系统的健康是相互关联的，为了更好地在人类—动物—环境的层面上了解并迅速应对人兽共患病，需要跨学科、跨部门的协调合作。这种全局的方案和思想被称为"同一健康"（One Health），表明了人类医学与动物医学的共同体特性以及两者与环境的关系。虽然"同一健康"已经不是一个新的概念，但 2003 年的非典（SARS）给人类健康和全球经济带来了新千禧年的第一个巨大威胁，也推进了"同一健康"概念的向前发展。人们也因此更加担忧高致病性的 H5N1 禽流感是否会发展成下一个严重的流感大流行。这样的大流行不仅造成很高的发病率和死亡率，据世界银行估计还造成了全球 GDP 5% 以上的下跌（约等于 3 万亿美元的损失），给人类、社会和国家造成深远影响。基于上述原因，我们有足够理由去研究新方法来提高人兽共患病的检测、预防和控制。因此打破专业桎梏，建立一个互相信任、多学科、跨部门合作的新纪元是相当重要的。

野生动物保护学会（Wildlife Conservation Society）2004 年会议也对"同一健康"的现代发展有所促进，当年会议的主题是"同一世界，同一健康：在全球化的世界建设多学科合作通往健康的桥梁（One World, One Health: Building

Inter-disciplinary Bridges to Health in a Globalized World)"。会议的成果最终
归结成 12 条建议,也就是曼哈顿法则,通过建立国际性、多学科的策略来应
对给地球上所有生命健康造成的威胁(http://www.oneworldonehealth.org/)。
自 2004 年以来,大量国际部长级会议的召开维持了同一健康的流行势头,
这些会议包括禽流感和流感大流行的国际部长级会议(the International
Ministerial Conferences on Avian and Pandemic Influenza,IMCAPI)。在
IMCAPI 上,主要对高致病性禽流感 H5N1 的蔓延、传播机制以及可能的
围堵策略进行了讨论。2010 年联合国粮农组织(FAO)、世界动物健康组织
(OIE)和世界卫生组织(WHO)在河内达成了"FAO-OIE-WHO"合作:在人
类—动物—环境层面上共担责任、协调全球活动,这使"同一健康"的影响
力达到了顶峰。这三个国际组织的相互协调也促成了全球包括人兽共患
病在内的重大动物疾病早期预警系统(GLEWS)的建立。这个系统通过共
享疾病事件、流行病学分析和风险评估的相关信息,为鉴定、改善人类和动
物疾病提供了重要的情报。另外,世界卫生组织新的国际卫生条例(2005)
旨在通过立法要求各国家迅速发现、报告全球重大疾病的暴发来协助国际
合作以拯救生命和改善生计,这使得任何一种新发人兽共患病及时被发现
成为可能。

  领导力是实施"同一健康"理念的主要部分。通过欧洲委员会、FAO-
OIE-WHO 联席会议、全球风险论坛(达沃斯)、医学协会、世界银行、APEC 和
亚洲发展银行等各种团体的努力,很多大型科学会议都陆续召开了,例如加
拿大疾病预防控制中心在加拿大温尼伯和美国佐治亚州斯通山分别举办的会
议。为了推进区域"同一健康"计划,很多小型的、国家的或地区的会议相继召
开。尤为重要的是,"同一健康"创始网站(http://www.onehealthinitiative.com)
以及最近建立的"同一健康"全球门户网站(http://www.onehealthglobal.net)
通过提供快速交流渠道、共享数据和消息,不断地增强和维持"同一健康"
前进的势头。随着"同一健康"的发展成熟,越来越多的生态学家、野生动
物生物学家、环境科学家进入了"同一健康"这一领域,而生态学领域也在
融合"同一健康"的理念。在美国,由重要学术组织组成的"同一健康"委员
会为"同一健康"提供很大的支持,其组织构成包括美国医学协会、美国兽
医协会、美国公共卫生协会、美国传染病学会、美国医学院校协会和美国兽
医医学院校协会。美国医学院校协会和美国兽医医学院校协会的内部是
相关的,在教育上打破了两者之间的专业屏障和牢笼。很多综合性大学和
学院也开设了"同一健康"这门新课程,其中一所综合性大学——爱丁堡大
学已经开启了硕士学位课程。

  200 多年前,德国作家、演员和政治家 Johann Wolfgang von Goethe 提

醒我们："仅仅知道是不够的，我们必须应用；仅仅愿意是不够的，我们必须行动。"这句名言对于"同一健康"运动来说也是如此。在搜集到的关于人类、动物、生态系统的健康信息和来自不同国家与组织的人们实施公共卫生解决方案的意愿之中，最为重要的是应用和行动。在这样的背景下，"同一健康"不是一种新形式的管理，也不是对现有的管理模式的批判。相反"同一健康"是一项在学科、国家、组织和人类之间建立信任、透明的新水平的运动。这种信任与透明必须从启蒙教育课程开始，教育下一代的临床医生和兽医如何应用以及开展工作，以便让越来越多的人认识到"同一健康"在解决问题时的重要性。

在微生物学和免疫学这两本杂志的前言专题开始出版的时候，很多国家都已经认识到了整合和协调人类与动物监测、对人兽共患病威胁进行更加有效快速的跨部门响应的必要性，它们都建立了国内的"同一健康"政策和／或委员会。毫无疑问，"同一健康"理念将继续发展并可提供多学科、跨部门相互协调的合作，以期能够发展出更快速的探测手段和预测能力，对未来可能面临的威胁做出快速的应对。我们尤其期待动物健康部门和人类卫生部门的工作人员、环境学家和生态学家在"同一健康"运动的背景下能有更广泛的合作。新发疾病里潜在的社会经济、环境驱动与新发疾病大流行之间的关系，将很可能成为诞生累累硕果的合作领域。

本书将整体概述"同一健康"运动，从而更广、更深地展示"同一健康"目前在全球的发展状况。第一册将从不同角度（尤其是人类医学和兽医学角度）来考证"同一健康"理念，包括对不同层面（家畜或野生动物）理解的重要性、生态科学的作用，以及推动协调合作的经济学效益。随后，书中将列举现实中一系列应用"同一健康"理念应对特定疾病的成功范例。第二册探讨了"同一健康"在食品安全和保障方面的重要性，这是全球在负担着养活越来越多的人口时所面临的一个至关重要而又常常被忽视的问题。第二册也将介绍为实现"同一健康"理念所举办的各种国际性、地区性以及国家的活动和计划。文章最后一部分还将介绍各种推进"同一健康"运动和加快其前进势头的活动和方法。通过对本书进行深度的阅读、思考与实践，你将会发现你已经在对"同一健康"运动做出自己的贡献，而且这种贡献不可小觑。

目　录

同一健康：起源与展望 ……………………………………………… 1

第一部分　同一健康的概念 ………………………………………… 13

从临床的角度分析：同一健康和新发传染病 …………………… 15

兽医在同一健康中过去、现在及未来的角色 …………………… 26

论理解人类—动物层面的重要性 ………………………………… 40

人—环境层面：将生态系统的理念运用到健康中 ……………… 71

野生动物：理解同一健康与野生动物之间联系的必要性 ……… 87

同一健康在降低人兽共患病风险上的经济学价值 ……………… 111

第二部分　同一健康理念应对特定疾病的成功范例 …………… 133

同一健康方法在关于亨尼帕病毒研究方向的应用 ……………… 135

对印度尼西亚 H5N1 高致病性禽流感疫情的回顾思考 ………… 150

亚洲狂犬病：经典的人兽共患病 ………………………………… 162

流行性乙型脑炎：一个在同一健康上的议题 …………………… 181

埃塞俄比亚牛结核病的防控成本估算 …………………………… 219

H1N1 流感大流行的经验 ………………………………………… 237

同一健康：香港经历的禽流感 …………………………………… 247

人类和仔猪感染艰难梭菌：实现同一健康的契机 ……………… 262

囊虫病与包虫病 …………………………………………………… 276

人类、灵长类动物和病原菌：进展中的关系 …………………… 295

索引 ………………………………………………………………… 313

缩略词 ……………………………………………………………… 317

同一健康：起源与展望

Ronald M. Altas

摘要 同一健康是一个新兴概念，旨在整合人类健康、动物健康及环境卫生。但想令疾病检测和预防方法协调统一起来却很困难，这要求在实践中必须跨越医学与兽医学的传统边界。然而在 19 世纪和 20 世纪初，并不存在这样的问题。当时的研究学者 Louis Pasteur 和 Robert Koch 及医生 William Osler 和 Rudolph Virchow 就已经跨越了动物健康与人类健康的界限。最近，Calvin Schwabe 重新提出同一医学（One Medicine）的概念，这对推动流行病学研究领域的发展，尤其是应用于人兽共患病方面至关重要。同一健康的发展正处在一个转折点上，这需要进一步明确定义它的"边界"，并向人们展示它的优势所在。有趣的是，对同一健康理念接受度最好的是发展中国家，同一健康对这些国家的传染病控制正发挥着重要的作用。

1 引言

同一健康的理念旨在建立跨越人类、动物和环境健康界限的互惠互利的合作关系。有的学者认为人类、动物和环境之间的相互联系是推进同一健康领域发展的重要原因。然而也有学者认为同一健康定义模糊，并且缺乏对于整体性方法可否替代或满足各个学科特殊需求的论证。

由于研究和实践已高度专业化，因而很多情况下我们很难打破现有的限制协作能力的"筒仓"模式。同一健康概念的根源可追溯到 19 世纪晚期，当时，Louis Pasteur 和 Robert Koch 开创了微生物领域，Rudolph Virchow 和 Sir William Osler 则奠定了现代医学教育和实践的基础。

Virchow 是 19 世纪人类医学非常重要的人物，他开创了细胞病理学研究，与 19 世纪末到 20 世纪初医学教育的杰出人物 Osler 协作，跨越了人类医学和兽医学之间的鸿沟。Osler 的主要工作是在麦吉尔大学（McGill University）医学院，此外他还在蒙特利尔兽医学院（Montreal Veterinary College）教授寄生虫学和生理学，并在这里开展猪霍乱（经典猪瘟）以及其他犬类与牛的疾病研究。他的著作《医学原理和实践》（*The Principles and Practice of*

Medicine，1892）为医学教育设立了标准（Kahn et al. 2007）。Virchow 对兽医学的支持促进了兽医病理学的发展，并建立了公共卫生肉类的检验程序。后者现在归属兽医学研究范畴，这在很大程度上得益于他们在动物病理学方面的专业研究（Kahn et al. 2007）。正如 Virchow 所说："动物医学和人类医学之间没有，也不应该有分界线。"（Saunders 2000）。

2 Louis Pasteur：疫苗接种

Pasteur 的研究带来了狂犬病疫苗的发展，在他看来，动物医学和人类医学之间不存在分界线。1880 年，Pasteur 在成功研制预防鸡霍乱疫苗的基础上，开始致力于研究狂犬病，希望能够找到控制这种肆虐欧洲瘟疫的方法。到 1894 年，Pasteur 证明接种经过不同物种传递的减毒活疫苗可以预防犬类患狂犬病。他将感染了犬类狂犬病病毒的兔子脊椎暴露于空气中，然后每两周将感染物转移感染另一只兔子，不断减弱狂犬病病毒的毒力。继而该狂犬病疫苗在以狗为对象的试验中得到了成功的验证。现今，犬类暴露前的免疫接种已被广泛应用，并且因为极大地减少了人狂犬病的发病率而为人们所认可。随后 Pasteur 致力于狂犬病毒暴露后的免疫接种，成功地把动物和人类健康结合在一起。

由于狂犬病引起儿童死亡几乎是必然的，所以即使有很多顾虑，我还是决定在 Joseph Meister 身上尝试用这种方法。这种方法在狗身上的实验获得了很大的成功……我决定在 10 天内共为他接种 13 次疫苗。尽管很少的接种量就够了，但人们会理解我对于第一例病例的极其谨慎。Joseph Meister 不仅消除了被狗咬伤而感染狂犬病病毒的可能性，而且抵抗了我接种到他身上的狂犬病病毒（Pasteur 1885）。

三个月后，Pasteur 在一个年轻的牧羊人 Jean-Baptiste Jupille 身上做了相同的实验，这个牧羊人被一条携带狂犬病病毒的狗严重咬伤。1885 年 10 月 26 日，这位科学家向法国科学院（French Academy of Sciences）展示了这个令人振奋的结果——他成功预防了人类狂犬病。自此以后，被携带狂犬病病毒的动物咬伤的病人都会到 Pasteur 的实验室求助。1886 年 3 月 1 日，他向法国科学研究院提交了一份关于 350 人接种疫苗的研究报告。这项研究仅有一例未被治愈，原因是患者注射疫苗时间太晚，狂犬病病毒很可能已经到达了神经系统。几个月后，Pasteur 报告了 726 例接种疫苗的结果。在 1886 年 3 月 1 日的一次会议上，Pasteur 公开宣布了：被咬后进行狂犬病的预防治疗是有效的，这就是进行狂犬病疫苗接种的原因。由 Pasteur 发现的预防犬和人类狂犬病的方法，为控制该病开辟了新路径。这无疑是同一健康方法的典型案例。

在发展中国家，对犬类狂犬病的控制依旧是降低公众和兽医患狂犬病风险的最重要手段。在密集的疫苗接种程序下，狂犬病的病例数逐渐下降。但随着接种疫苗的狗数量下降，狂犬病病例数就会增加。不幸的是，根据 WHO 调查显示，每年仍有超过 50 000 例人感染狂犬病的死亡案例。超过 100 个国家，至少 25 亿的人依然有罹患狂犬病的风险。而艾滋病的流行也使当前的形势变得更为复杂，遭受这种疾病的人越来越多地选择遗弃他们的狗，这使得疫苗接种工作更加困难。如果在某一区域内有大量免疫功能不全的个体，那么我们无法采用从自然界筛选出来的活疫苗有效控制流浪狗和野生动物（如狐狸和浣熊）所感染的狂犬病。

Pasteur 的研究并不是唯一的，也不仅是局限于狂犬病，他还帮助开发其他的疫苗来控制人类和动物传染病。Henri Toussaint 和 Pierre Galtier 是法国的兽医，他们也致力于开发鸡瘟、炭疽（anthrax）和狂犬病的疫苗（Williams 2010）。1880 年，Pasteur 在他其中一期出版物中公布了他发明的一种可以保护家禽免受鸡瘟感染的疫苗，这种疫苗长时间暴露于氧气时毒力会减弱。在研究鸡瘟时，Pasteur 使用了来自 Toussaint 的巴氏杆菌毒素（pasterurella multocida）培养物，这是鸡瘟疫苗成功研发的关键。

于是，Toussaint 通过加热灭活炭疽芽孢杆菌（bacillus anthracis）的方法研制出炭疽疫苗。不幸的是，因为这种细菌会产生耐热孢子，所以这种灭活疫苗并不是每次都有效。Toussaint 也尝试使用石碳酸来减弱 B 型炭疽芽孢杆菌（B. anthracis）的毒性。Pasteur 则曾经使用氧气和碳酸氢钾制成炭疽减毒活疫苗来保护羊和其他动物，他对狂犬病疫苗的研究是建立在 Galtier 的工作基础上的，Galtier 则认为可以通过病毒在禽类间传递来改变狂犬病病毒的毒力。

Pasteur 为控制很多历史上著名的致死性疾病开辟了新道路，证实实验室研发的疫苗可以预防感染人类和动物的疾病。如今天花（smallpox）和牛瘟均已被消除，前者是一种致死性传染病，后者是来源于牛的传染病，曾经给非洲历史蒙上了阴影。减毒活疫苗和热灭活疫苗在当下的人类和动物医学中是至关重要的。人类、动物和环境的融合开创了一个新的纪元，各自之间的健康有着千丝万缕的关系。现代化的交通系统和全球化贸易，导致病原体可以进行远距离传播。

疫苗接种是同一健康的一个核心要素。在发展中国家的村庄，给牛接种疫苗比给小孩接种疫苗更重要（2009 年 12 月 17 日 Karen Becker 在同一健康峰会上未出版的言论）。同一健康医学委员会（The One Health Medicine community）在世界狂犬病日的全球教育活动中，着重强调了狂犬病疫苗宣传的重要性。当然，人类消灭狂犬病是从 Pasteur 研发出狂犬疫苗开始的，但疫苗的发展需要整合人类健康、动物健康和环境因素。也就是说，同一健康的方法是关键。面对人兽共患病，将人类医学和兽医学更加紧密的联系起来是至关重要的，同时疫苗和其他控制动物传染病的方法也是保护人类公众健康的关键组成部分（Kahn et al. 2007）。

3 Robert Koch：传染性疾病的病原学

Pasteur 的主要竞争对手 Robert Koch 也没有区分人类和动物的传染病。Koch 小时候看管家里的鸡、奶牛、猪和马，之后当 Koch 成为家庭医生时，他自费收养了他所属地区医院的豚鼠、兔子，甚至是猩猩。Koch 曾经希望师从 Virchow 但却遭拒。也许这是塞翁失马，Virchow 是强烈反对病原微生物理论的，但后来 Koch 深入研究发现微生物是许多人和动物疾病的起源。1873 年，Koch 开始了他在炭疽方面的研究，最终证实炭疽芽孢杆菌是导致这种疾病的发病原因（Koch 1877）。而后，Koch 继续在人和牛身上研究结核病的病因。通过他的研究，Koch 发现了一种因果关系，即在人和动物中，一种特定的疾病是由一种特定的病原菌感染所致。

直到 19 世纪末期，疾病被认为是病人与他所处环境之间的冲突；中医认为疾病是由于阴和阳之间的不平衡，或者用希波克拉底（Hippocrates）的理论来说，是四种体液的失衡。Louis Pasteur，Robert Koch 和他们的同伴用了一个更加简单和直接的方法来观察这个问题。他们用实验证明：通过一些简单的技巧可以将病原体引入健康的动物而产生疾病（Dubos 1959）。

Koch 在发展中国家相继研究了许多与动物相关的疾病。他去开普敦、埃及以及非洲的东部研究牛瘟的大暴发。Koch 使用来自恢复期的动物血清和血浆让健康的动物获得免疫从而保护其不受感染。在非洲，Koch 也研究了人类疟疾的病例。他建议使用奎宁做预防性用药，同时使用蚊帐来避免蚊子叮咬，这样就阻断了疟疾病原体的传播。首座纪念 Koch 的纪念碑建立在意大利的布里奥尼（Brioni），以此来纪念 1900 年 Koch 在非洲为根除疟疾所做的贡献。1905 年，Koch 在非洲研究三种疾病——发生于牛群的东海岸热（east coast fever）、人感染的虱传回归热（tick borne relapsing fever）以及人兽共患的蝇传锥虫病（tsetse fly borne trypanosomiasis）。这些疾病的传播涉及携带病原体的昆虫和非人类储存宿主。例如，Koch 和他的同事认为，锥虫通常在舌蝇中完成发育周期，这样人们可以尝试通过改善生态环境来控制疾病。改变环境的方法包括砍树，修短树枝和消灭鳄鱼（因为舌蝇是以鳄鱼血液为食的）。在尝试控制这些疾病的过程中，Koch 清楚地意识到环境的重要性以及特定的环境是如何影响人和动物的健康的。

越来越多的人认为传染病生态学应该适当运用于人与动物的健康，许多经典的例子都可以说明是环境失调导致了传染性疾病的传播。比如建造巴拿马运河时出现了许多黄热病（yellow fever）病例，这是因为砍伐树木之后，蚊虫将猴子体内的黄热病病原体传播到了建设运河的工人体内。甚至是人类生态意识的发展也能改变疾病的生态学并导致传染病传播。莱姆病（lyme disease）于 1975 年在康涅狄格州（Connecticut）莱姆镇集中暴发的原因就是由于退荒造林工程，导致房屋更加靠近树木茂盛的地区，这样使得更多的人比以前更容易接触到鹿和感染的鹿蜱虫。造林运动使得一个世纪前罕见的疾病在美国传播开来，并成为公众关注的焦点。

流行病学家 William Foege 在 19 世纪 70 年代后期制定出根除天花的全球性战略，并于 19 世纪 80 年代提高发展中国家免疫接种率的行动中扮演着关键角色。他说："不能脱离动物健康和环境健康来谈论人类健康（Foege 2004）。"微生物可在人类和动物体内以及环境宿主中传播；环境的破坏可导致疾病向动物和人类传播，环境的改变可引起微生物新特征的产生；病原体的储存宿主和毒力特征可以一直存留在环境中，伺机进入疾病传播循环（Atlas et al. 2010）。

4　Calvin Schwabe：流行病学

尽管在人类和动物疾病与环境三者之间有明确的内在联系，但在 20 世纪兽医和医疗实践及研究仍分为不同的专业与知识体系，且这些专业特性和知识体系的区分在发达国家已成为了一个基准。为了对抗这种逐渐分化的趋势，Calvin Schwabe 试图把人类、动物保健和传染性疾病监测联合在一起。下面是 Schwabe 的观点：

人类医学和兽医学的模式是没有区别的。两者在各个物种解剖学、生理学、病理学及疾病起源方面的知识是共通的（Schwabe 1964）。

1956 年，Schwabe 在位于黎巴嫩 Beirut 港口的美国大学医学院开始了他的医学生涯。随后他在该所高校的医学院和公共卫生学院创办了热带医学系（Department of Tropical Health），又在公共卫生学院建立了流行病学与生物统计学系（Department of Epidemiology and Biostatistics），并担任了这两个学系的主任。后来他在加利福尼亚大学戴维斯分校的兽医学院（University of California Davis School of Veterinary Medicine）成立了流行病学和预防医学系——这是世界上首次在兽医学院建立这样的部门。在那里，他成为了在动物疾病研究领域使用人类疾病追踪技术的先驱者，也被尊为兽医流行病学的创始人。

同一医学（One Medicine）这个术语由 Schwabe 发起，之后称作同一健康（One Health）（Kaplan 和 Scott 2011）。Schwabe 对于同一医学这个观点的提出源自于 1960 年他和丁卡族（Dinka）牧民在苏丹的工作。这个观点反映了他对于流行病学、可传播给人类的动物性疾病、兽医学和人类医学的交互、人兽共患寄生虫病及其控制、热带医学、公共卫生实践、牧区牲畜健康、古代人类医学与兽医学的起源，以及科学哲学等领域具有广泛的兴趣（Zinsstag et al. 2011）。

如今，"同一医学"（One Medicine）在全球范围内被称为"同一健康"（One Health）。这一术语的改变发生在 21 世纪的第一个十年期间。早前的"同一医学"演变为"同一健康"从历史的角度提示兽医学和内科医学存在着交叉。同一健康理念认为人类和动物之间不是相互独立的，而是整个生态系统的一部分，这个整体中每一部分的活动都会影响到彼此。因此，同一健康把人类、动物的健康以及它们生存的环境看做一个整体（Kaplan 和 Scott 2011）。

融合了兽医学和人类医学的公共卫生在疾病监测中发挥着重要的作用，尤其是当面临人兽共患病的威胁时。这里以美国西尼罗病毒（west nile virus）的鉴别为例作介绍。1999 年，纽约有几个老人出现了致命性的脑炎症状，同时该地区的乌鸦大量死亡。因为人类和动物疾病的诊断原本是分开的，所以最初大家认为二者之间没有联系。当时，作为布朗克斯（Bronx）动物园的首席兽医病理学家 Tracey McNamara 博士开始调查乌鸦不断生病和死亡的原因，同时还有一只鸬鹚、火焰鸟和一头秃鹰的死因。疾病预防控制中心分析人类血液标本，初步诊断结果是圣路易脑炎（St. Louis encephalitis），这种疾病之前就在这片地区发生过，是由蚊子将鸟类身上的病毒传播给人类。在爱荷华州的 Ames，美国农业部国家兽医服务实验室通过分析动物园中死亡的鸟的样本，发现这个病毒太小不可能是圣路易脑炎病毒。纽约卫生部门的一位流行病学家指出大量鸟类死亡可能与那些人类脑炎病例相关。大家逐渐意识到人类和鸟类的死亡是由同一种病毒感染所引起的，这是一种新发现的疾病。距最初疾病暴发 3 个月后，政府科学家宣布该疾病是由西尼罗病毒引起的，这种病毒之前从未在西半球出现过。如果最初用同一健康的方法来监测和诊断疾病，可能会更早发现病因。

西尼罗病毒的基因研究揭示了以下两个事实：第一是这种病毒最初在非洲出现；第二是随着鸟类从旧大陆的非洲迁徙到其他地区，它们将病毒传播给新的鸟类和蚊子，而这些蚊子又作为传播媒介将病毒传播给其他鸟类以及人类（Zimmer 2011）。现代分子生物学方法促进了新发病毒性疾病的检测。分子技术的运用告诉我们 AIDS 可能来源于一个世纪前的非洲殖民地（Timberg 和 Halperin，2012）。分析表明导致人类艾滋病发生的 M 组 HIV-1 病毒可能起源于 1900 年前的喀麦隆（Cameroon）的黑猩猩（chimpanzee），之后传入一个进入丛林狩猎的猎人的血液中（Timberg 和 Halperin，2012）。感染了该病毒的猎人可能再将病毒传染给其他人，然后病毒沿着桑加（Sangha）地区和刚果河传播到了金沙萨（Kinshasa）。那时，殖民者开采当地橡胶和象牙并开辟了一条运送这些物品的道路，同时也为传染性疾病的传播开辟了通道。比如梅毒沿着搬运工搬运的路线及喀麦隆河岸交易点在整个刚果盆地传播。金沙萨市大量的人口和搬运工搬运物资和资源的工作为艾滋病在世界的流行创造了条件。

目前在发展中国家，许多像 Nathan Wolfe 一样的科学家正在利用分子生物学方法分析病毒。Wolfe 创立并指导流行疾病的早期预警系统——全球病毒预测行动组织（Global Viral Forecasting Initiative，GVFI），监测从动物传向人类的新发传染性致病原。GVFI 所进行的分子监测目的在于描述从动物传播到人类的病毒或其他病原体的多样性特征，让人们基本认识新发疾病如何感染人类，同时也提升人们减少此类事件发生频率的能力。就此看来，大多数起源于动物并暴露于野生和家养动物的人类重大疾病都会导致这些新型病原体在人群中的进一步蔓延，而这种疾病监测可能为预防传染病的大暴发提供必要的预警。如果这类监控在一个世纪以前实行，人们就有可能避免艾滋病（HIV/AIDS）的大流行。

同一健康的基本目标是将人类和动物的疾病监测和早期检测整合到一起。这就需要我们将环境健康、动物健康和人类健康融为一体，并对促发传染病的因素及其预防措施，还有维护人类和动物健康的干预措施的研究。现代分子分析技术提供了监测动物身上新型病原体的必要监测方法，如 H5N1 禽流感病毒，因此提供了一种可以预测和预防可能引起大流行并感染到人类的病原体的方法。

5　当代同一健康的复兴

在 Schwabe 创立了同一医学这个词汇的半个世纪后，野生动物保护协会于 2004 年 9 月组织了"同一世界，同一健康"研讨会，重点讨论当前在人类、家畜和野生动物间传播的疾病及潜在的传播疾病。通过评析埃博拉、禽流感和慢性消耗性疾病的病例得出一个结论，只有通过打破机构、个体、专业以及行业之间的壁垒，我们才能创造出新方法和技术，以此来迎接人类、家畜、野生动物和整个生态系统健康多方面的严峻挑战。

野生动物保护协会制定出了 12 条建议，被称作"曼哈顿原则（Manhattan Principles）"，其目的是为预防传染性疾病或动物流行病的暴发以及维护生态系统的完整性建立一个更加全面的方法。这将会对人类、家养动物以及生物多样性的基础产生有利作用（Cook et al. 2004）。这些建议的重点是需要认清以下三点：一是人类、家畜和野生动物健康之间的根本联系，二是对人类、人类食物供给和经济造成威胁的疾病，三是维护环境健康与保持生态系统健康运作所必不可少的生物多样性。

两年后，美国兽医协会（American Veterinary Medical Association，AVMA）开始努力推广同一健康理念。在 Roger Mahr（AVMA 主席，2006—2007）的领导下，Lonnie King 主持了一个特别行动组来研究新计划的可行性。该计划将会促进健康科学专业工作者、学术机构、政府机构和各行业的合作。这样的合作不仅有利于评估、治疗和预防跨物种疾病的传播，也预防了非传播性的人类和动物疾病的流行。这个特别小组发布了一份报告，题为："同一健康：一种新型的专业规则（One Health: A New Professional Imperative）"（http://www.avma.org/onehealth/onehealth_final.asp）。该报告的主要建议之一是成立同一健康委员会。美国兽医协会（AVMA）和美国医师协会（the American Medical Association）协力致力于促进同一健康委员会的形成。在委员会成立之前，由本人主持的同一健康联合指导委员会于 2008 年成立，定义了同一健康委员会的职责范围。

2009 年 6 月，同一健康委员会经特许而设立（http://www.one healthcom-mission.org/）。同一健康委员会的专业合作伙伴有：美国兽医协会、美国公众健康协会（American Public Health Association）、学术健康中心协会（Association of Academic Health Centers）、美国医学院校协会、美国兽医医学院校协会、美国传染病学会和爱荷华州立大学共同健康联盟（Iowa State University One Health consortium）。

同一健康委员会的使命是建立更紧密的专业间的交流、协作，以及创造健康科学和相关学科为一体的教育和研究机会，从而提高人类、动物、植物和环境的卫生状况。委员会同一健康已经确立两个主要目标来完成同一健康这一使命：①通过建立同一健康交流和资源的领导中心来告知人们同一健康的重要性；②在提高和确保能证明同一健康方案的重要性和价值的示范性项目的基础上，改变人类、动物、植物以及生态系统中与健康相关学科和机构的工作方式。目的就是在教育、培训和研究领域建立跨学科的项目和建立方针政策，给人们提供更多与疾病相关的检测、诊断和教育研究的共享资源；获得更多预防传染性或慢性疾病的方法，开发新的治疗和治疗方式来满足新的需求。

2008 年，同一健康委员会在美国华盛顿特区的国家科学研究会（National Academies）召开了一次峰会。这次峰会唤起了人们关注跨越机构制度和学科准则的界限，改善所有生物种族健康的重要性（http://www.avma.org/onlnews/javma/jan10/100101i.asp）。它也是美国国家科学院为设定推进"同一健康"理念蓝图的先驱。尽管联邦机构和各种科学、公共卫生、医疗、兽医组织在峰会上表现出了极大的热情，但是之前提议的国家科学院研究并没有制定出同一健康的议程。同一健康委员会在美国乃至世界范围内对该研究和实践议程的影响到底有多广还有待确定。

通过给同一健康的沟通交流和资源共享建立一个领导中心，向人们普及同一健康方法的重要价值是同一健康委员会的目标之一。由 Laura Kahn、Bruce Kaplan 和 Thomas Monath 自主创立的同一健康倡议似乎能更好地满足这种信息交流的功能同一健康，他们三人将公共卫生、兽医和医学这三个学科的观点交汇在一起，融合成一个有效的推广计划；支持同一健康理念的人也加入了他们。同一健康倡议旨在建立包括内科、骨科、兽医、牙科、护理以及其他与医科和环境相关学科在内的平等合作。由同一健康倡议组织维护的网站同一健康（http://www.onehealthinitiative.com/），为国际社会了解关于同一健康最新会议和其他相关活动动态，提供了渠道。它还管理着同一健康通讯（One Health Newsletter）的各类档案，唯一健康通讯发表了各方面关于同一健康的文章（http://www.onehealthinitiative.com/newsletter.php）。

由美国兽医学会发起的同一健康活动所取得的重要成果是由疾病预防控制中心（CDC）成立的同一健康办公室。这个办公室将 CDC 的人力和多个组织单位和学科的资源集中在一起，更精确地反映了人类健康和动物健康的融合。CDC 的同一健康办公室旨在促进、支持和协调一些研究和项目活动，这些活动通过综合考虑人类、动物及他们生存的环境之间的相关性而寻求达到人类和动物最佳健康状态的方法。CDC 的同一健康办公室已开始与美国农业部建立合作关系，这种合作是同一健康运动的核心。

为推进同一健康议程建立正式程序的一系列研讨会中，可见政府机构身影足以见得他们越来越重视这项活动。2009 年 3 月，加拿大公共卫生署与加拿大其他政府部门以及几个重要国际组织合作，在曼尼托巴省（Manitoba）的温尼伯（Winnipeg）举办了名为"同一世界，同一健康：从思想到行动"的专家研讨会。会议的目的是制定国家级的指导性举措，在全球推进同一健康的发展。专家审议报告指出推广动物、人类及生态系统领域的"同一健康"理念需要国际性、地区性、国家性以及地方性等全方位的共同努力。

2010 年 5 月 4 日到 6 日，基于温尼伯专家咨询会上的建议与结论，世界动物健康组织（OIE）、联合国粮农组织（FAO）、世界卫生组织（WHO）和疾病控制和预防中心（CDC）随后在美国亚特兰大佐治亚州斯通山会议中心（the Stone Mountain Conference Center in Atlanta, Georgia）召开了会议。会议主题为"同一健康的实施：从政策角度的现况评估与规划路线的构筑"，会议召集了众多领导人，包括国家卫生部和农业部、欧盟、联合国、世界银行及其他机构的学术、政策和经济部门的专家，共同讨论如何贡献自己的专业知识和经验。参与者一致达成了发扬同一健康目标的"启动计划"。

与会组织意识到如果想要将同一健康运行起来，需要从文化上做改变，从而重视人类、动物和生态系统之间联系的重要性；更好地展示同一健康方法在预防、检测和控制人类和动物疾病方面的价值；设立专项资金以支持跨学科协作项目；改善疾病监测、信息交流、疫情应急、样本共享等方面的合作。为此，大会成立了七个工作组来共同开展和实施一些关键活动，例如通过培训、交流、能力建设和制度支持等来推进同一健康思想的贯彻。这些团体正在构思发展计划。

除了这些政府会议给同一健康提供支持外，也有几个主要的科学和公共健康会议也将科学、医学和兽医学研究的团体联合在一起为下一步合作寻找契机。例如2011年在南非举行的地区性同一健康会议。在2010年到2013这三年之间，每年美国微生物协会在美国科学促进协会的年度会议上也组织了同一健康的研讨会。2013年的研讨会还在发展中国家开展了示范项目，紧随其后全球风险论坛（GRF）于2012年在瑞士达沃斯（Davos）举行了同一健康峰会，用综合健康风险管理的视角来评估同一健康的风险和机遇。这次峰会意识到当今对于人类健康的管理需要一个全方位的同一健康的视角，并且只有整体的视角可以确保人类在面对这个环境气候改变、资源耗竭、土地贫瘠、食物短缺和其他发展挑战的时代，仍然能够做到可持续的健康管理。

2011年2月，第一个国际同一健康大会在澳大利亚的墨尔本举办，这次会议是目前为止以同一健康为主题的最大型会议，有来自60多个国家的650多人参加了这次会议。除了讨论同一健康的主题外，本次会议的内容还扩展到食品安全领域，成功地推进了各领域的交流。第二次国际卫生大会计划于2013年初在泰国曼谷举办。这些会议的举办反映了同一健康得到了越来越多的支持。

6　同一健康的未来

尽管同一健康的支持者提出具有重大价值的观点，但是同一健康的发展还是面临严峻的挑战。同一健康的定义现在尚未达成一致，不同的团体提出了各式各样的定义。Zinsstag 认为同一健康是促进动物和人类健康，或者经济节约，如果不将人类医学和兽医学结合起来，将不会是真正意义上的同一健康。医生和兽医在一起工作将变得日常化（Zinsstag et al. 2011）。同一健康委员会给同一健康定义完全不同："同一健康是多个健康科学专业专家及其相关学科和机构的合作努力的结果。其目的是在本地区、本国、甚至全球范围内，达到对人、家畜、野生动物、植物和我们的环境的最佳健康状态"（http://www.onehealthcommission.org）。尽管一个统一的定义可能不是必要的，但它将成为确定相关活动范围的关键。

同一健康倡议虽然没有给出一个明确的定义，但是可以这样说"同一健康的理念是在人类、动物和环境中各方面扩展跨学科合作交流的全球化的策略。"这种合作将推进 21 世纪的卫生保健。此外通过加快生物医学研究发现、提高公共健康功效、迅速扩大科学知识基础、提高医学教育和临床护理，这种合作也将超越 21 世纪的卫生保健。从广义上来说，同一健康关系到每个人的方方面面，在这种情况下，它缺乏对于影响人类、动物和环境健康必要的关注。所以同一健康不易获得广泛的认可。

许多医生反对用"holistic"这个词来形容同一健康——这可能是对"医学一体化"这个专有名词出于本能的反应，这个词还没有广泛获得医生的支持。另外，还有一些人类医学领域的学者认为，同一健康的研究范畴中是兽医占据主导地位，并且对同一健康的动机持怀疑态度。当然，在研究和实践中还存在一些问题，也就是他们往往很难打破界限，也很难去培育新的跨领域的关系。

从公共卫生角度来看，同一健康的价值得到了最好的体现，特别是在发展中国家，由于资源有限，医生、兽医和生态环保人士不得不合作。Lonnie King（2008 年）认为我们必须直面"多重威胁"，因为传染病可以轻松跨越地理界限，尤其是在前所未有的全球旅游和商业发展的时代。传染性病原体为了适应不断变化的自然环境可以在动物宿主和人类宿主之间相互传播。传染病的这种跨地域和跨物种的传播所导致的人类公共卫生危机是不容忽视的。为了阻止和预防目前不断变化的感染性疾病及新发感染性疾病的威胁，我们不仅仅要考虑到与人类相关的感染性疾病。人类—动物—环境的交叉影响着公共卫生的方方面面，包括暴露和发病的风险，疾病暴发和传播的范围，监测和早期预警的方法，疾病预防和控制措施的基础和应用研究效率。因此要应对这"三重威胁"，需要在公共卫生领域发展新方法和新合作模式。

鉴于超过 60% 的新发传染病事件的病原体来源于动物（人兽共患病），

这些病原体中 75% 来自野生动物，那么运用系统的同一健康的方法将为减少威胁全球健康的传染病提供巨大的帮助。通过加快生物医学的研究，提高公共卫生效率，迅速扩大科学知识基础和提高医学教育及临床护理，同一健康的方法将被推进并超越 21 世纪的医疗保健举措的成效。

参考文献

Atlas R, Rubin C, Maloy S et al (2010) One health—attaining optimal health for people, animals, and the environment. Microbe. September. http://www.microbemagazine.org/index.php/09-2010-home/2760-one-health-attaining-optimal-health-for-people-animals-and-the-environment Accessed 1 Apr 2012

Cook RA, Karesh WB, Osofsky SA (2004) About one world, one health. Wildlife Conservation Society, Bronx, New York. http://www.oneworldonehealth.org Accessed 1 Apr 2012

Dubos R (1959) Mirage of health: utopias, progress, and biological change. Harper and Brothers, New York. Reprinted 1987. Rutgers University Press, New Brunswick

Foege WH (2004) One world, one health, Can we muddle through? http://www.oneworldonehealth.org/sept2004/presentations/eve_foege.html Accessed 1 Apr 2012

Kahn L, Kaplan HB, Steele JH (2007) Confronting zoonoses through closer collaboration between medicine and veterinary medicine (as 'One Medicine'). Veterinaria Italiana 43:5–19

Kaplan B, Scott C (2011) Who coined the term one medicine? One Health Newsletter, vol 4, Fall 2011

King L (2008) Triple threat to health: an imperative for one health. Congressional briefing. July 10, 2008. http://www.asm.org/images/pdf/KingPresentation.pdf Accessed 1 Apr 2012

Koch R (1877) The etiology of anthrax based on the developmental cycle of *Bacillus anthracis*. Beitragen zur Biologie der Pflanzen. 2:277–310

Pasteur L (1885) Methode pour prevenir la rage apres morsure. Compt Rend Acad Sci 101: 765–773

Schwabe C (1964) Veterinary medicine and human health. Williams and Wilkins, Baltimore

Timberg C, Halperin D (2012) Tinderbox. Penguin Press, New York

Williams E (2010) The forgotten giants behind Louis Pasteur. Veterinary Heritage: Bulletin of the Veterinary Hist Soc 33(2):33–39

Zimmer C (2011) A planet of viruses. University of Chicago Press, Chicago

Zinsstag J, Meisser A, Schelling E, et al (2011) From two medicines to one medicine to one health and beyond. 1st African one health conference, Johannesburg www.sacids.org/kms/resources/OneHealth_Johannesburg_Zinsstagetal_2011%20(2).pdf Accessed 1 Apr 2012

第一部分

同一健康的概念
The Concept of One Health

从临床的角度分析：同一健康和新发传染病

Peter Rabinowitz，Lisa Conti

摘要 迄今为止就新发传染病而言，几乎没有一项特定的同一健康临床活动是兽医与卫生保健机构联合实行的，但这些活动可能起着至关重要的作用。在目前的临床模式下，人类和动物健康专业人员对人兽共患病的常规性诊断及治疗工作却倾向于两个平行的领域，几乎没有涉及跨专业医治的交流及协作。为了向同一健康模式发展，这两种类型的临床医生需要了解个案如何成为可指示疾病的出现与环境风险相关的"哨兵事件"，还需要对这些风险建立快速沟通的机制。医生和兽医对于人兽共患病需要采取更加积极和更有预防性的方法，包括重视农牧人员、实验室人员、兽医等与动物相关工作人员的职业卫生，以及与动物接触的免疫力低下的高风险个体。这需要同一健康临床能力的培训，包括诊断和治疗人兽共患病的能力，给每位患者实现预防保健干预措施，为与动物相关的工人提供职业卫生服务，识别哨点病例，向公共卫生和临床的同行报告病例，评估和帮助干预人和动物感染性疾病风险的环境因素。以期为这些能力培训提供证据基础，我们需要开发并检验新型的同一健康临床合作协议。

1 综述：临床医生在同一健康和新发传染病中扮演的关键角色

同一健康的概念涉及了人类健康、动物健康和环境卫生各行专业人员之间的合作。这些专业人士可能在公共卫生服务、农业、环境质量以及兽医和人类医学等部门工作。迄今为止，同一健康的大多数关于新发传染病的讨论和发展都是围绕着公共卫生和疾病控制机构所扮演的角色为中心的。尽管有来自包括美国医学学会、美国兽医学会和美国儿科学会在内的专业机构的推荐，但是兽医和医生相结合的同一健康临床活动还是远远不够的。现在的医学院开设的有关动物传染病的课程较少，几乎没有关于同一健康的课程。总的来说，基本没有临床方面的专业人员参与到同一健康的发展进程中。在这个章节里，我们主张就新发传染病而言，人类和动物的临床医生在同一健康工作中起着关键作用。事实上,除非临床医生能制定出清晰的策略把同一健康原则合并到临床实践中,否则作为一个可行的控制疾病的模式,同一健康的发展将会被严重阻碍。

本章将介绍人类和动物健康方面的临床医生如何处理新发动物传染病,这些临床医生现在主要是为人类个体和动物提供服务。本章阐明临床方案中的临床训练与发展也可以运用同一健康的原则,及其如何更好地控制疾病。本章还介绍了临床医生在畜群和畜牧工人的预防保健中的重要作用,以及为了预防和检测动物源性疾病在人兽之间的传播,动物饲养员的职业卫生服务为兽医和临床医生之间的同一健康合作提供了理想的纽带。最后,我们阐述了在人类医学和兽医训练中培养同一健康临床医生的重要障碍以及为达到目标克服这些障碍所采取的策略。

1.1 临床医生和兽医对新发传染病的诊断和治疗

1.1.1 范例

在日常的临床实践中,临床医生可能会诊断和治疗感染动物传染病的病人。有些疾病可能表现为急性症状,例如接触过爬行动物的儿童患沙门氏菌病,有些是慢性的,例如猎人感染布鲁氏菌病。有时动物源性传染病来自无症状宿主,比如鹿鼠(deermice;白足鼠属,peromyscus spp)感染汉坦病毒或者可引发莱姆病的包柔氏螺旋体(borrelia spirochete)后不会致病。然而很多动物传染病的病原体在人类和动物中都会引起疾病,兽医和内科医生可能会发现在患病的动物或人身上存在着相似的免疫复合物,甚至使用相似的抗生素。

这种跨种属病毒传播的例子有落基山斑疹热(rocky mountain spotted fever)和禽流感,落基山斑疹热是一种由蜱传播的,在人和狗之间引起的严重的甚至常常致命的疾病,而禽流感在各大洲致使大量家禽遭殃和导致数以百计的人死亡。

然而,目前的临床医学模式是临床医生诊断和治疗感染动物性病原体的病人,却几乎未考虑以下两个关键方面:第一,是否有需要去评估和治疗这些被感染的动物传染源;第二,一种新发疾病的出现是否代表着环境和生态因素发生了相应的改变。如上所述,这种脱离动物以及环境卫生来处理人类疾病的应对方式也许源于以下看法,即动物中潜伏的传染病经常是无症状的,不必要做临床护理。确实,普遍的医学措施就是把动物赶出居所,比如为了避免感染弓形虫,产科医生会错误地建议孕妇避免与所有的猫接触(Kravetz 和 Federman 2005)。

作为工作的一部分,兽医常常接触可能患有人兽共患病的动物。兽医一般常规检查宠物尤其是年幼宠物是否感染钩虫（ancylostomiasis）、蛔虫（toxocariasis）和隐孢子虫（cryptosporidium parvum）（Hotez 和 Wilkins 2009）。有跳蚤的小猫可能与人感染巴尔通氏体（bartonella）有关（Klotz et al. 2011）。如同临床医生，兽医同样趋向于治疗受感染的动物而不会直接对周围疑似感染的人采取治疗措施。然而，兽医会把人兽共患病的风险告知顾客，并建议顾客如果有症状应及时就医。同时，即便兽医和临床医生治疗的是同一个家庭的成员，兽医也几乎不会直接和社区中的医疗同事交流联系。

兽医也可能考虑诱发动物性疾病的某些环境因素，如居所过度拥挤或接触到受感染的野生动物。在这种情况下，动物疾病出现可以作为一个"哨点病例"预警环境中的疾病威胁。

1.1.2　临床医生的参与

临床实践者培训的程度和识别"哨点病例"的能力是评估他们是否采用同一健康临床方法的一个重要方面。哨点病例的出现可能预示着预防工作的失效，和（或）环境中可能出现新危险。有范例很好地说明了动物是人类疾病风险的"哨点"，其中一个经典案例是"煤矿里的金丝雀"，煤矿工人把金丝雀带到矿井中，因为已证实金丝雀比矿工对低氧和一氧化碳暴露的影响更为敏感。空气中哪怕有极其微量的瓦斯，金丝雀也会停止歌唱，而当瓦斯含量超过一定限度时，即使迟钝的人类毫无察觉，金丝雀却会中毒而死。当年在采矿设备相对简陋的条件下，工人们每次下井都会带上一只金丝雀作为"瓦斯检测指标"，以便在危险状况下紧急撤离（Rabinowitz 和 Conti 2009）。看到这些金丝雀受到有毒烟雾影响而从它们原地坠落的瞬间，就使矿工们有时间穿上防护装备。

一个关于动物作为传染病风险的哨兵案例是落基山斑疹伤寒（RMSF）立克次体疾病，如前所述，该微生物在人和狗的体内都可引发疾病。一则关于狗死亡的病例报道为人类疾病的风险提出了预警，同时也让警觉的临床医生联想到社区中人类患病的可能（Paddock et al. 2002）。相反，也有悲惨案例的发生，有些动物疾病的暴发不是被卫生局忽略，就是临床医生和兽医没有很好的沟通信息，导致诊断的延误及致命性后果（CDC 2005）。

另一个著名的"哨兵事件"案例发生在 1999 年，美国出现了一种名为西尼罗的病毒（简称 WNV）。在纽约 Bronx 区，WNV 是当地的乌鸦和其他鸟类易感的一种严重致死性脑炎，同一时期该地区报告患脑炎的人类病例数也在增加。鸟类这种不寻常的病例模式提醒了某些观察敏锐的兽医，一种新型病毒可能已经出现。最后证明人类脑炎病例也是因为感染了这种病毒（Kahn 2006）。以上几个理想的案例中，临床医生和兽医意识到了这些病例跨物种的关联性，并且采取措施直接告知彼此或大众，或者他们也会通过这些病例信息考虑是否因环境的改变导致这些病例的出现，不同物种的感染是否存在相同的风险，而这些仍需要进一步的调查研究。就 RMSF而言，不同的蜱病原体在世界各地分布不均匀（CDC 2012a），新病例和重症病例的增加可能意味着这种疾病生态学的改变（Adjemian et al. 2009）。通过"哨兵事件"来集中对环境和生态破坏的调查，以及对疾病诱因的调查，是同一健康在临床实践的一个关键方面。

同样，许多人类感染性疾病的病例可以作为预警动物传染性疾病风险的"哨兵事件"。比如屠宰场工人感染猪链球菌的案例，由于人类通常可以获得更全面、准确的诊断评估，所以早在意识到猪群中存在致病原之前，工人或许已被确诊感染猪链球菌了。上述实例证明，对于大量的动物相关工作者以及工人接触过的猪，"哨兵事件"具有临床意义。这样，当类似案例再次发生，需要调查畜群和动物饲养员中是否感染猪链球菌时，兽医和医生必须考虑到是否因农业操作中或生产环境中因素的改变导致疾病的发生（Wertheim et al. 2009）。

为了发现动物相关性的感染，临床医生必须高度警惕。有一种方法就是询问病史中的两个情况，患者近期接触的事物以及动物的健康状况，尤其是伴有发热、呼吸道疾病或者腹泻的患者。而病史中的危险信号包括患者是否暴露于高危动物，例如小猫、小狗、小鸭、小鸡、爬行动物、其他野生稀有动物、免疫功能不全的动物或者患有腹泻或急性呼吸道感染的动物。

兽医的工作性质决定了他们可能要比临床医生更全面地协调环境对于人类健康的影响。兽医深知住房不足、住所过度拥挤、病原体污染牧场 /犬舍或接触了受感染的野生动物均可导致动物感染或者机体免疫力减弱。兽医也习惯于在不同物种间比较健康风险，理解"共同风险"的概念，并且深知阐明人兽共患病风险的需要。那么，动物健康专业人员面临的挑战之一将是如何把这种世界观传授给临床医生。

作为同一健康的医生，临床医生和兽医在疾病防控前线都起到了关键性作用，他们通过将这些哨点的监测情况报告给公共卫生机构，共享关于疾病发病率的关键信息，随后采取进一步的行动。

1.2   疾病的临床防治：畜群健康和职业医学

1.2.1   动物个体的预防保健

兽医实践的中流砥柱是预防医学。"畜群健康"依赖于适当的营养、卫生、疫苗接种和驱虫方法。在一些案例中，动物的疫苗接种不仅可以减少动物感染疾病的风险，也可以降低人兽共患病感染人的机会。狂犬病、钩端螺旋体病、布鲁氏菌病免疫接种也是如此（Adams et al. 2011）。驱虫目标有两点，一是保护易感人群，二是控制传染源，减少环境中寄生虫虫卵，这些寄生虫虫卵一旦感染人会造成严重的健康问题。比如由狗或猫体内的蛔虫引起的，可导致儿童失明的眼幼虫移行症是可以预防的。因此，小猫和小狗应该在 2 周大后每两周驱一次虫，直到他们能够吃每月一次的除虫药（Companion Animal Parasite Council 2012）。兽医也可以指导人们选择合适的宠物，以此减轻对主人的危害。假如动物感染了人兽共患的动物源性病原体之后，及时诊断治疗和正确饲养可以减少病原体传播给人的机会。在这些方面，兽医在人兽共患病的公共卫生控制方面扮演着重要的角色。

1.2.2　人类个体的预防保健

站在人类医学的角度，临床医生给自己的病人提供有关与动物接触的风险的咨询帮助。下面是一些预防的建议：

- 以下人群感染人兽共患病的风险较大：婴儿，年龄小于 5 岁的小孩，老人，孕妇和免疫力低下的人群。
- 人兽共患病的预防包括宠物的日常保健，洗手，动物粪便的正确处理，宠物适当饮食和及时治疗患病宠物。给所有病人的具体建议包括：处理完宠物和宠物的餐具后要洗手，通过适当的处理避免接触动物粪便和呕吐物。孕妇应避免接触猫的粪便和排泄物，让猫待在室内，给宠物猫喂食煮熟的肉可以减少感染弓形体病的风险。此外，为了预防肠道病原体，人兽共患病高危人群不应该给宠物吃生肉。
- 饲养稀有宠物会增加外来病原体感染的风险，比如猴天花在美国中西部的暴发源于从非洲进口的啮齿动物（Reed et al. 2004）。把野生动物作为宠物饲养将会增加感染疾病的风险。兽医可以帮助选择合适的宠物。
- 在外流浪宠物或者在外喂养的宠物经常和野生动物接触，会更容易携带一些病原体。
- 特定的饲养习惯在宠物病原体的传播方面扮演着重要的角色。和宠物睡在一起将会引起疫病，如猫抓病、恰加斯病（Chagas disease）（Chomel 和 Sun 2012）。与动物亲密接触，包括抓咬、舔、亲吻，则会传播和感染犬咬嗜二氧化碳菌（Capnocytophaga canimorsus）（Valtonen et al. 1995）、淋巴细胞性脉络丛脑膜炎和巴斯德菌（Pasteurella spp）（Kimura et al. 2004）。

1.2.3　动物饲养员的职业卫生服务

全世界数以百万计的人从事与动物相关的职业活动，包括农民、加工动物肉制品和奶制品的工人、在渔业、马厩、犬舍、宠物贸易和美容设施、动物园、野生动物设施、动物诊所和实验室工作的人员。目前，这些人基本没有接受到和工作暴露相关的预防保健服务，比如动物源性病原体的暴露。同时，人兽共患病的病原体通常最先出现在动物饲养员身上，职业环境对疾病跨物种传播的早期发现和预防来讲，虽是理想条件却未充分利用。例如，流行于全世界的严重急性呼吸系统综合征（severe acute respiratory syndrome，SARS）首次在一名香港厨师身上发现，他当时正在为顾客准备一道野生动物肉菜肴。随后中国活禽畜交易市场工人的血清学调查证明了该病可在野生动物与这些工人之间传播。马来西亚的尼帕病毒在雨林环境附近的大型猪养殖场出现，该雨林是尼帕病毒野生动物宿主的栖息地（狐蝠——狐蝠属，flying foxes——*pteropus sp.*），而第一例人类感染病例正是接触过病猪的工人（Chua 2010）。第一例致死性禽流感病例发生在一名感染了 H7N7 的兽医身上，他当时正在处理荷兰暴发的 H7N7 禽流感。H5N1 高致病性禽流感（highly pathogenic avian influenza virus，HPAIV）已经造成大量从事家禽业的工人死亡，不管是商业式的或是家庭式的（WHO 2012）。导致 2009 年全球大流行的 H1N1 新流感的重组事件的确切情况仍未明确，可能原因是病毒在猪身上发生重组，然后感染密切接触动物的动物饲养员，最后在人群中传播。自那之后，也有关于逆向传播人兽共患病甲型 H1N1 流感的记录，即由工人传播给猪，逆向传播可能导致了重组 H3N2 病毒的出现（CDCb）。农牧业生产的日益机械化需要一个更有组织的方法来应对在动物密集的环境中传染病传播的风险，这必须包括提高职业卫生和减少携带病原体动物的粪便污染。

职业卫生是侧重于识别和预防暴露在工作场所风险的一门学科。这门学科把预防医学范例和"分级控制法"，以及减少职业暴露的控制措施结合在一起。其中"分级控制法"是指在源头和管理上消除危害，还涉及通过对工人的持续监测来发现职业病的"哨兵事件"，而这些事件是指在小到丛林狩猎，大到工业化畜牧生产的范围内，从动物延伸到动物相关工作者的人兽共患病情况。因此在同一健康模式下，为了预防人兽共患病的传播，动物相关工作者的职业卫生必须涉及人类、动物和环境卫生三个范畴。这样，包括肺结核（tuberculosis）和血液传播性疾病的人兽共患病可以建立一个降低风险的验证模式，从而确保降低卫生保健人员感染的风险。

伴随同一健康模式，职业卫生服务的特定发展可以有以下几方面：在动物饲养员中扩大传播事件的监测，在特定的工作和任务中评估感染的风险，通过动物疾病控制和切断传播途径来减少这种风险，使用适当卫生措施和个人防护设备包括手套和呼吸道防护来切断传播途径。动物医生对于实现最佳动物健康以及农业可行性和可持续性所做的努力是至关重要的。

1.3　人与动物之间联系的作用

尽管对于人类和动物联系的考量似乎对新出现的传染病来说可能是次要的，但事实并非如此。我们人类与动物的关系在传播途径中扮演着重要角色。这不仅增加了动物和人类之间的接触机会（例如亲吻狗），也有利于提高护理和预防水平（例如愿意让心爱的宠物接受诊断、治疗和预防）。

美国、加拿大、澳大利亚、英国的多数受访家庭至少有一个动物伴侣（Ipsos-Reid Corporation 2012；Australian Companion Animal Council 2010）。在美国，很多家庭养有宠物却可能不养小孩（United States Census 2010）。因此，病人寻求卫生保健服务时多不愿意和医生分享他们日常与狗、猫、鸟、鱼、爬行动物和啮齿动物等共同居住的情况，不难发现有些动物可能是从野外拾获的。越来越多的证据支持"人类和动物纽带现象"的理念（Friedmann和 Son 2009）。在许多文化背景中伴侣动物被视为家庭成员，有的人甚至把它们当作孩子来照顾（Cohen 2002）。

医生必须考虑在宠物饲养、把动物用作娱乐消遣（如骑马）的情况下与目前的医疗条件下，人和动物互相影响（Human Animal Interaction（HAI））的心理和生理的益处。对于喜欢动物的人而言，多数情况下，这些人与动物交互作用的益处大于风险，临床医生和兽医通过协作可将利益最大化。

若干研究已经表明，排除干扰因素，养宠物的人一般比不养宠物的人更为健康。这可能是由于宠物主人活动更多，体内甘油三酯和胆固醇水平较低，情绪低落情况较少，尤其是养宠物的老年人和艾滋病患者（Dembicki和 Anderson 1996；Siegel et al. 1999）。不过，也直接导致了拮据的宠物主人会用他们紧迫的生活费来给宠物购买粮食。此外，在飓风即将到来而避难所不允许宠物进入期间，一些宠物的主人宁可将自己置于险境中也不愿意离开他们的宠物。

很多场合都有动物辅助活动（animal assisted activity，AAA），当动物训练师在场的时候，人和宠物之间进行互动（如说话、爱抚、打理动物）。即使只有以上接触，人和动物也会产生强烈的依赖感。有文献记载称，这些行为会让人体皮质醇、神经激素和血压出现有益的变化（Cole和 Gawlinski 1995）。同时在一些住在养老院的人身上发现，与狗接触时其皮质醇水平比与人接触时更低。接触动物之后，住院病人止痛药的药量减少而疼痛抑郁却得以减轻，另外心脏衰竭患者的焦虑症状和肾上腺素水平也会下降（Beck 2000；Gawlinski et al. 2007）。

动物辅助治疗（animal assisted therapy，AAT）可作为病人生理治疗方案的一部分，可减少精神病人的焦虑症和老年人的痴呆程度（Barker和 Dawson

1998；Batsonetal. 1997）。这样的例子还有很多，比如通过多次练习描绘小狗有助于受伤的手康复，通过骑马运动可让痉挛性脑瘫儿童产生松弛反应（McGibbon et al. 1998）。利用宠物狗进行自闭症儿童的治疗，这比利用毛绒玩具狗或玩具球来调理更为合适（Martin 和 Farnum 2002）。

1.4   实现同一健康的临床挑战

虽然上述关于同一健康的很多事例是不证自明的常识，但理论到实施过程中依然存在诸多挑战和障碍，其中包括人类和动物健康领域的专业人员之间长期存在的专业隔阂将持续存在。在医学教育和培训时，兽医和临床医生缺乏沟通交流。在实践中，地区、国家或者国际层面上没有规范化场所可供专业人员进行交流和共享信息。

日常工作中，由医生直接联系兽医讨论病人或者兽医就动物相关问题联系医生的情况都是很困难的。目前对于这种跨专业交流、信息共享、医疗文档的记录还没有相应的指导方针和草案。卫生部门或许可以成为医疗卫生人员和兽医共享相关信息的渠道，但这些信息往往仅局限于可报告的或已确定的疾病流行情况，也可能不如临床实践中获得的数据丰富，这会影响相关部门识别某些新出现的症状和新发疾病事件。

在临床医生和兽医之间除了缺乏对患者和客户的交叉协议外，还有医疗保险报销的问题。当一个免疫力低下的病人与动物接触后，向兽医咨询一些关于减少人兽共患病感染风险的问题可能是有利的，但在当前的医疗付费机制下，病人的医疗保险却不能用以支付兽医的酬劳。报销机制的不足将成为开展同一健康的主要障碍之一。在职业卫生领域，医疗付费也是为动物饲养员提供预防保健服务的一个障碍，因为这笔费用理应由雇主支付，但利润不高的农场、动物园和动物诊所还不习惯预留资金投入到雇员的职业卫生服务中。

还有另一个困难是临床工作者往往业余时间不足，这会使医生在询问一些非传统问题时增加难度，包括日常生活中关于动物接触等问题，或者对于兽医来说，打破惯常模式与临床医生沟通也具有难度。

因为同一健康是以环境健康为中心，以期解决新发传染性疾病威胁，灌输同一健康理念的主要难题就是兽医和临床医生在环境卫生评估和干预方面缺乏相关培训与认知。对于病人接触的食物、空气和水的质量的基本了解可能会为传染病潜在的持续性风险提供线索。例如，诊断犬钩端螺旋体病个案时，通常不会展开进一步的调查，鉴别潜在的污水来源并适当地将此信息进行分享，从而预防其他的动物和人类的感染。同样，私人水井在建好以后一般不会专门检测井内的肠道细菌，因为很多人没有意识到细菌检测的必要性。虽然目前临床医师和兽医不太可能推荐井水检测，也不会为当地卫生部门提供此类信息，但这样做可能还会推动国内水质的评估。

1.5　克服同一健康在临床医学上的困难

将同一健康的原理纳入临床实践，克服这一挑战需要多层次的解决方案，包括特定技能的培训、干预效果的研究和政策的改革。这些发展都是相互依赖的，而且最好能同步进行。

"同一健康临床专家"培训迫切需要在人类健康和动物卫生专业工作人员中展开。该项培训着重强调以下几个核心能力，包括：
- 诊断和治疗人兽共患疾病的能力
- 对患者提供预防保健措施的能力
- 为动物相关职业人员提供职业卫生服务的能力
- 识别"哨兵事件"的能力
- 向公共卫生和临床医学的同事报告案例的能力
- 对促进传染病传播的环境因素风险评估和干预环境卫生的能力。

培训项目的目标是能够在这些领域获得相应的能力，同时对这些能力的认证可以增加这些临床医生的就业机会。

除了培训，为加强兽医与临床医生的沟通和合作，有必要开发试行方案并研究这些方案的临床效用。这样的研究包括新发感染的早期检测，通过降低接触动物造成感染的风险，以及使用"同一健康团队"的方法来降低因社区供水被源自人类和动物的病原体污染而导致腹泻疾病传播的环境健康风险，从而减少免疫力低下个体的机会性感染。如果同一健康方法可以改善人类疾病和动物疾病的结局，那么这些证据可以帮助推动政策的改变，包括补救措施的改变。

一系列的政策变化可以持久地改善临床医生遵循同一健康模式的实践能力。这些变化可以涉及以下方面：对兽医的疾病预防服务进行补偿从而造福人类健康，改善针对动物饲养员的职业卫生服务与相关政策，以及进一步推动同一健康的能力培训。

小结

实际应用：人类和动物健康的专业人员在临床实践的前线中发挥重要作用，包括认知、宣传和管理范围均广泛地涉及人类和动物之间健康的问题。

- 人类健康史应该包括人与动物的接触史，比如养宠物所带来的有益健康的影响或可能的风险。
- 兽医和临床医生可以为病人提供关于与动物接触的危险因素的咨询。
  - ——这包括鉴别高风险的场景（高风险宠物和／或增加感染风险的人员）。
  - ——针对免疫功能显著低下的患者的特殊预防措施，减少感染的风险。
  - ——告知病人养宠物的某些习惯的风险，比如亲吻宠物或者和宠物睡觉。
- 为发现某些环境变化可能导致疾病发生，兽医和临床医生可以共享"哨兵事件"的信息。
- 兽医可以协助选择适当的动物进行健康检查和动物健康维护。
- 临床医生和兽医可以协作防止人兽共患疾病在动物与动物相关工作人员之间的职业性传播。

参考文献

Adams LG, Khare S, Lawhon SD, Rossetti CA, Lewin HA, Lipton MS, Turse JE, Wylie DC, Bai Y, Drake KL (2011) Enhancing the role of veterinary vaccines reducing zoonotic diseases of humans: Linking systems biology with vaccine development. Vaccine 29(41):7197–7206

Adjemian JZ, Krebs J, Mandel E, McQuiston J (2009) Spatial clustering by disease severity among reported Rocky Mountain spotted fever cases in the United States, 2001–2005. Am J Trop Med Hyg 80(1):72–77

Australian Companion Animal Council (2010) Contribution of the pet care industry to the australian economy, 7th edn. http://www.acac.org.au/pdf/ACAC%20Report%200810_sm.pdf. Accessed 4 March 2012

Barker SB, Dawson KS (1998) The effects of animal-assisted therapy on anxiety ratings of hospitalized psychiatric patients. Psychiatr Serv 49:797–801

Batson K, McCabe BW, Baun MM et al (1997) The effect of a therapy dog on socialization and physiological indicators of stress in persons diagnosed with Alzheimer's disease. In: Wilson CC, Turner DC (eds) Companion animals in health. Sage, Thousand Oaks

Beck A (2000) The use of animals to benefit humans, animal-assisted therapy. In: Fine AH (ed) The handbook on animal assisted therapy: theoretical foundations and guidelines for practice. Academic Press, San Diego

CDC (2005) Fatal rat-bite fever—Florida and Washington, 2003. MMWR 53:1198–1202

CDC (2012a) Ticks: geographic distribution. http://www.cdc.gov/ticks/geographic_distribution.html. Accessed 17 May 2012

CDC (2012b) Update: influenza A (H3N2)v transmission and guidelines—five states, 2011. MMWR 60(51):1741–1744

Chua KB (2010) Risk factors, prevention and communication strategy during Nipah virus outbreak in Malaysia. Malays J Pathol 32(2):75–80

Chomel BB, Sun B (2012) Zoonoses in the bedroom. Emerg Infect Dis 17(2):167–172 Review

Cohen SP (2002) Can pets function as family members? West J Nurs Res 24:621–638

Cole K, Gawlinski A (1995) Animal assisted therapy in the intensive care unit. Res Util 30:529–536

Companion Animal Parasite Council (2012) Recommendations. http://www.capcvet.org/capc-recommendations. Accessed 4 March 2012

Dembicki D, Anderson J (1996) Pet ownership may be a factor in improved health of the elderly. J Nutr Elder 15:15–31

Friedmann E, Son H (2009) The human-companion animal bond: how humans benefit. Vet Clin North Am Small Anim Pract 39(2):293–326

Gawlinski A, Steers N, Kotlerman J (2007) Animal-assisted therapy in patients hospitalized with heart failure. Am J Crit Care 16:575–588

Hotez PJ, Wilkins PP (2009) Toxocariasis: America's most common neglected infection of poverty and a helminthiasis of global importance? PLoS Negl Trop Dis 3(3):e400 Epub 2009

Ipsos-Reid Corporation (2012) "Paws and Claws" Pet Ownership Study 2001. A syndicated study on Canadian pet ownership. http://www.ctv.ca/generic/WebSpecials/pdf/Paws_and_Claws.pdf. Accessed 4 March 2012

Kahn LH (2006) Confronting zoonoses, linking human and veterinary medicine. EID 12(4):556–561

Kimura R, Hayashi Y, Takeuchi T, Shimizu M, Iwata M, Tanahashi J et al (2004) Pasteurella multocida septicemia caused by close contact with a domestic cat: case report and literature review. J Infect Chemother 10:250–252

Klotz SA, Ianas V, Elliott SP (2011) Cat-scratch disease. Am Fam Physician 83(2):152–155

Kravetz JD, Federman DG (2005) Prevention of toxoplasmosis in pregnancy: knowledge of risk factors. Infect Dis Obstet Gynecol 13(3):161–165

Martin F, Farnum J (2002) Animal-assisted therapy for children with pervasive developmental disorders. West J Nurs Res 24:657–670

McGibbon NH, Andrade CK, Widener G et al (1998) Effect of an equine movement therapy program on gait, energy expenditure, and motor function in children with spastic cerebral palsy: a pilot study. Dev Med Child Neurol 40:754–762

Paddock CD, Brenner O, Vaid C, Boyd DB, Berg JM, Joseph RJ, Zaki SR, Childs JE (2002) Short report: concurrent Rocky Mountain spotted fever in a dog and its owner. Am J Trop Med Hyg 66(2):197–199

Rabinowitz PM, Conti LA (eds) (2009) Human-animal medicine: clinical approaches to zoonoses, toxicants and other shared health risks. Elsevier/Mosby, St. Louis

Reed KD, Melski JW, Graham MB, Regnery RL, Sotir MJ, Wegner MV et al (2004) The detection of monkeypox in humans in the Western Hemisphere. N Engl J Med 350:342–350

Siegel J, Angulo F, Detels R et al (1999) AIDS diagnosis and depression in the multicenter AIDS cohort study: the ameliorating impact of pet ownership. AIDS Care 11:157–170

United States Census (2010) http://2010.census.gov/2010census/. Accessed 4 March 2012

Valtonen M, Lauhio A, Carlson P, Multanen J, Sivonen A, Vaara M et al (1995) Capnocytophaga canimorsus septicemia: fifth report of a cat associated infection and five other cases. Eur J Clin Microbiol Infect Dis 14:520–523. doi:10.1007/BF02113430

Wertheim HF, Trung Nghia HD, Taylor H, Schultsz C (2009) *Streptococcus suis*: an emerging human pathogen. Clin Infect Dis 48:617–625

World Health Organization (2012) Avian influenza. http://www.who.int/mediacentre/factsheets/avian_influenza/en/. Accessed 17 May 2012

兽医在同一健康中过去、现在及未来的角色

Samantha E. J. Gibbs，E. Paul J. Gibbs

摘要 过去十年人兽共患传染病发病数增加，因此，人们重新燃起兴趣关注同一健康这一概念。人兽共患病对人、家畜、野生动物健康的后续影响以及对经济的影响，使得国际卫生组织和各国政府在解决卫生问题时更加注重合作。同一健康并不是一个新的概念，但是在它的背景下，新一代的兽医、医生、生态学家、生物学家和社会学家正在用新的方式塑造这个概念。这为积极倡导国际机构、各国政府和非政府组织进行疾病控制赢得了更多的支持，并且在培养兽医过程中也越来越强调同一健康。为了更好的给学生传授同一健康理念，兽医学院改革了兽医学教育。本章将从兽医的角度来探讨同一健康概念的演变和应用。兽医行业被认为是同一健康强大的倡导者和领导者。兽医参与同一健康活动已久，而随着社会需求的改变，这种参与也发生了调整和转化。由于剧增的人口对生存环境的影响越来越大，兽医出现了一个全新的工作领域——生态系统健康。

1 引言

新千年的第一个十年，严重急性呼吸系统综合征（severe acute respiratory disease，SARS）、禽流感 H5N1（avian influenza H5N1）和其他新兴人兽共患病的流行引起了全球的恐慌。即使这些大流行导致的死亡人数与近一个世纪前的西班牙流感相形见绌，但却依然使大众的焦虑程度增加。这些大流行引起了人们对人类与这些以动物为宿主、导致大流行的病原体之间内在联系的关注，他们通过多学科团队应用"同一健康"原则来推动实现对这类疾病的全球控制。同一健康的实践者通过多学科综合实现对疾病的整体控制，努力对全球卫生、食品安全和消除贫困（特别是在发展中国家）产生深远的影响。

从同一健康倡议的提出到现在已经过去了五年多，并且正在从概念和言辞转化为政策和行动。以正在发芽的种子为喻，同一健康仍然是一个嫩芽。如果历史学家能正确地反思同一健康，不言自明，现在和未来的兽医

行业必须要接受良好的同一健康理念的培训，才能成为使用多学科方法解决复杂挑战的大力倡导者，并起到决策性的领导作用。兽医对于同一健康理念的响应也是未来的行业试金石。

2　同一健康的历史及其不同的视角

同一健康的理念并不新颖，尽管它已多次更名。它起源于比较医学，比较医学认为对于健康与疾病，人与动物之间是没有界限的。当 1761 年在法国里昂建立第一所兽医学校时，Claude Bourgelat 就强调了比较生物学的重要性（Vet 2011，2012）。随后，Rudolph Virchow、William Osler 和 John McFaydean 通过他们各自在比较医学、兽医病理学、微生物学和兽医与医学教育方面的工作，把兽医的观点纳入到了人类健康保健之中，从而推进了这个理念的发展（Monath et al. 2010）。在 20 世纪，兽医 Karl Meyer、Calvin Schwabe 和 James Steele 通过公共卫生和人兽共患病的工作来宣传这种包容性的方法（Monathet al. 2010）。Schwabe 和 Steele 使用标语"同一世界，同一医学，同一健康"（One World，One Medicine，One Health）来阐述自己的跨学科工作（Monathet al. 2010）。生态学家和环境健康专家在 19 和 20 世纪并没有参与到早期的工作中，虽然同一健康理念的先驱者认识到环境因素在人类和动物的健康中扮演着重要角色，但是却没有强调环境健康对于生态系统的效益价值。

2004 年，受到始于 1999 年以"合作促进全球健康"为口号的热带兽医学协会组织的系列主题会议的部分影响，野生动物保护协会（WCS）组织了关于"同一世界，同一健康"（One World，One Health）的会议，并扩展了同一健康理念，引入了生态系统健康。WCS 为下面两个目标列出了 12 项建议，第一个目标是为了预防人类和动物流行病而建立更加全面的方法，第二个目标是为了人类、人类驯养的动物和支撑基础生物多样性的利益而维护生态系统完整性（http://www.oneworldonehealth.org/）。这一系列的建议被称为曼哈顿原则，以纪念该会议在纽约的洛克菲勒大学举办。

同一健康已经成为 21 世纪许多个人或组织的行为准则。他们中大多数对同一健康有自己的定义，但共同的思路是通过跨学科的、全球范围的合作，确保在发达国家和发展中国家的人、家养动物以及生态系统（包括野生动物）的健康（Gibbs 和 Anderson 2009；Okello et al. 2011）。这形成了一个有关健康的特色、功能和活动的架构（图 1）。

美国兽医学会（AVMA）关于同一健康计划的特别工作组报告中将同一健康定义为"通过地方、国家和全球跨学科努力协作，来实现人类、动

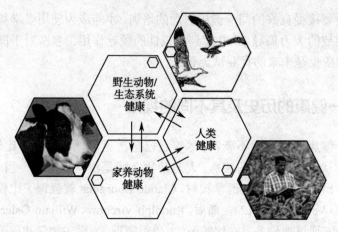

图1 人类、家畜和生态系统的健康是相互关联的,群体间的相互作用可发生在任何一个方向。图自:奶牛, Peggy Greb/USDA;海鸥, Bob Hines/USFWS;农场, Scott Bauer/USDA

物和环境的最佳健康"(AVMA 2008)。欧盟(EU)则采取如下定义:①从人、动物以及他们多样的环境层面出发来预防风险和缓解危机;②促进跨部门的合作,将"社会一体化"的方法用于应对健康危害,在风险管理方面作出系统的观念改变,从而改善卫生健康。欧盟的定义与联合国粮农组织(FAO)所采纳的一致。世界卫生组织(WHO)和世界动物卫生组织(OIE)则采用了一个更窄的定义,其重点在于关注人兽共患病的威胁。

历史和经验证明,没有任何职业比兽医更适合成为提倡跨学科的同一健康方法及执行其理念的领导者。全球大多数的毕业兽医在入职前都会进行宣誓,美国学生的誓言展示了他们对同一健康的坚守(Zinsstag et al. 2011):

成为一名兽医,我庄严宣誓,我将用我的科学知识和技能为社会造福,保护动物的健康和福利,预防和减轻动物的痛苦,保护动物资源,促进公众健康和医疗知识的进步。我会认真勤奋,并遵循兽医医学伦理的原则履行我的职责。不断增进我的专业知识和能力是我终身的义务(AVMA 2012b)[1]。

美国的兽医誓言反映了社会对兽医的期望,誓言的每个组成部分都通过关注人类健康、家养动物健康以及小范围的生态系统健康来与同一健康理念挂钩(我们认为"动物资源保护"包括野生动物保护)。随着社会的期望有所改变,誓言也将有所改变,未来的版本将在维护人类、家畜及野生动物的健康方面加强推进生态系统健康。

---

[1] 作为比拟,美国医学生并没有一个标准的誓言(Kao 和 Parsi 2004)。很多是基于 Hippocrates 的,并且强调医生的社会行为,例如:"不可造成伤害",而不是强调毕业生发挥他们的知识和技能的舞台。

3　兽医业在同一健康领域扮演的历史角色及行业现状简介

既然许多人认为同一健康仅仅是对兽医专业根源的回归，那么应该简要总结该行业的历史，呈现当下该行业的轮廓了。与人类医学比较，自从1761年第一所兽医学校在里昂建立以来，兽医在社会中更加重要了。最初建立学校的目的是对抗牛瘟，牛瘟是那个时代发生在牛身上并在法国肆虐的最可怕的疾病[2]。继里昂兽医学校成立之后，在欧洲及世界各地其他国家很快也建立了兽医学校[3]。19世纪至20世纪早期，这些学校把兽医教育的重点放在控制食品生产动物的疾病上，以防止人兽共患疾病的传播，同时重点地放在马匹（骑乘马、驮马、战马）的临床护理上。

第一次世界大战后，机动车引入工业化国家导致马的征用和骑行急剧减少，这改变了兽医行业在这些国家中的作用。二战前大多数兽医在农村工作，主要是治疗牲畜。二战结束后，由于宠物的社会地位提升，社会对专门研究小型动物的兽医的需求也相应增加（Smith 2011）。现在美国大约77%的兽医诊所完全或是主要针对于宠物，大约8%的兽医诊所主要或完全针对于食用性动物（AVMA 2012a）。对于一个为了保护农业动物的健康，消除人兽共患病和提供马匹护理而建立的职业来说，这种在工业化国家中向宠物医疗方向的转变是巨大的。

尽管目前兽医行业中的大多数人都在从事宠物方面的工作，但直到目前，对于同一健康理念的兴趣还是主要集中在人类与生产动物之间疾病的内在联系上。而这一切正在改变（Day 2010；Anonymous 2012）。2010年，世界小动物兽医协会（WSAVA）代表世界各地超过80 000名小动物兽医发起了一个旨在提高从事宠物工作的兽医对同一健康项目参与度的项目，在2011年，世界小动物兽医协会和世界动物卫生组织签署了一项旨在进一步发展上述倡议的协议。由于人与宠物之间的亲密接触，将宠物考虑在内对发展同一健康这一理念显然是重要的。为了推进此观点而建立了一个新网站，这个网站旨在为关于宠物传播的人兽共患病的科学研究和讨论提供一个直接的途径（http://www.callistoproject.eu）。

近年的兽医行业历史中，兽医积极参与保护野生动物和生态系统健康。在工业化国家，19世纪开始雇佣兽医来照顾动物园里的动物（Fowler 2006），作为农业动物传染病储存宿主的野生物种在20世纪的疾病控制运

---

[2]　可喜的是，控制牛瘟的措施在2011年获得成功，这种疾病被宣布已在全球根除，并且作为继天花之后第二个在全球根除的疾病写进了史书（OIE2011）。

[3]　兽医学校与兽医职业技术学院是同义词。为了方便，兽医学校一词代表两者用于全文。

动中引起了兽医的注意（比如：南非海角水牛传播的手足口病）。但是近年来兽医有关动物园和野生动物宿主的工作更多是为了娱乐和消除其疾病，而不是关心野生动物和生态系统的健康。在北美，于1951和1979年分别成立了野生动物疾病协会和美国野生动物兽医商会，这标志着兽医的工作范围已扩展至放养的野生动物。

在世界上欠发达的地区，家畜仍然是个人和社会的饮食、衣着和交通的重要且直接的财富来源。所以，兽医学仍然关注食用性动物的健康和人兽共患病，在某些地方还关注在家畜和野生动物之间传播的疾病。例如，在除南非共和国以外的撒哈拉以南的非洲大部分地区，农业仍然是兽医的培训和实践重点（Swan和Kriek 2009）。

如今兽医的职能和职责范围太过宽泛，以至于很难总结出整个兽医行业完整的意义。伴随着专业知识和人口特征的变化，提供给兽医的就职岗位显著增多。图2按照种类和就业分类列出的兽医职业功能显示了兽医工作的多样性。表1列出兽医关于同一健康的职责范围。尽管在兽医行业中有不同类型的工作，但是在一定程度上很难找出一个部门与同一健康无关。虽然现在许多兽医只是一个物种的专家或工作仅局限于行业中的一个部门，但是他们始终遵守誓言并谨记和实践同一健康的原则。

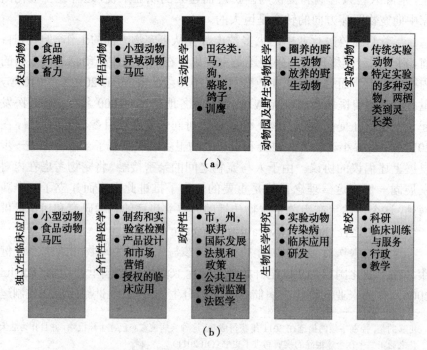

图2 （a）兽医专业功能按种类分类；（b）兽医专业功能按就业分类

表 1　在同一健康领域，兽医扮演的角色和职责

人类健康	家畜卫生	生态健康
减少全球饥荒	提高动物福利	保护生物多样性
控制人兽共患病	预防疾病暴发	野生动物的资源管理
监控食品质量和安全	增加国内食品动物数量	控制外来物种和疾病的传播
生物医学研究	提高并支持出口动物产品	野生动物疾病预防
疾病监测	疾病监测，诊断和控制	疾病监测
生物安全	提供动物诊疗和群体健康知识	保护自然资源，保护医学
人兽关系：保持宠物健康	遏制抗菌药的耐药性	气候变化适应活动

4　同一健康理念的应用：兽医的贡献

4.1　应对人兽共患新发疾病暴发

当我们研究应对首次出现或新环境中发生的疾病时，兽医对同一健康理念的贡献最能明确体现。当疾病已知是人兽共患（或怀疑是人兽共患）时，跨学科的方法最显而易见。在支持同一健康时兽医的"反应性"作用可分为"直接"或"间接"两个方面。

来自该领域的多学科小组共同解决新出现疾病问题是对"疾病调查控制的直接方法"的诠释。在应对非洲暴发的埃博拉病毒和马尔堡病毒感染的初期，在现场工作的小组由这个领域的兽医、医师、流行病学家、野生动物专家、昆虫学家和人类学家组成（Breman et al. 1999）。虽然这是公众所认知的疫情暴发调查标准（感谢电影和小说中呈现出各学科一起工作的场景），但通常只有在疾病首次或在一个完全不同的环境中出现时，合作才可能实现。

关于西尼罗病毒（West Nile Virus）进入北美的应对处理是多学科"反应性"作用的第二个例子。当 1999 年美国纽约暴发人禽共患脑炎的时候，世界各地的医生和兽医联合努力查明该事件的缘由（Lanciotti et al. 1999；Steele et al. 2000）。昆虫学家和野生动物疾病专家也很快加入调查，并描述记录了西尼罗病毒在一个新的生态系统的生态影响（Gingrich 和 Casillas 2004；Kutz et al. 2003；McLean et al. 2001；Komar 2003；Gibbs et al. 2006）。在同一时期，人们开始加紧生产可降低工作、赛跑、娱乐用的马群死亡率的有效疫苗（Monath 2001；Davis et al. 2001）。与之相似的用于人类的西尼罗病毒疫苗和上述用于马群的市售疫苗是同步研发的（Long et al. 2007）。

疾病调查控制的间接方法继而在兽医领域研究同一健康问题的组成以及信息互换、共享成果的过程中出现。这种方法常见于暴发或流行进程

的后期阶段病原体已经被识别。科学研究是其中一个重要的部分，兽医提供一块拼图，鼓励其他领域的科学家建立和发展下一个研究步骤。这些合作通过专业性会议、期刊出版社，或是世界疫症情报网（新型疾病检测项目，国际传染病学会）等网站而进行。将高致病性禽流感 H5N1 型病毒的传播（人类、家禽和野生鸟类）的监测以及在实验室进行的病毒分子研究，作为间接方法的一个例子。许多兽医和医生一起参与了这项工作，Malik Peiris 和 Peter Daniels 在这本书的下一部分详细地介绍了该主题。大部分工作亦已经在各个实验室独立进行并在联合会议上分享，如国际禽流感研讨会、禽流感种间传播国际会议，以及第四届关注动物源性流感和人类健康的国际禽流感会议。世界疫症情报网定期报告人和动物的禽流感病例，与此同时，关于禽流感的期刊文章的发表数量也在逐年攀高。

大多数疾病暴发 / 流行的调查要结合"直接"和"间接"方法，由不同类型的多学科小组从不同方面进行调查。这可能是如今实践同一健康最常用的方法。各个独立的团队仅可代表同一健康的一部分，如兽医、医生和微生物学家一起研究疫苗开发，或者兽医联合野生动物生物学家和昆虫学家来确定疾病储存宿主和进行传播媒介的生态学研究。有时协作工作可能只专注于公共宣传和教育，英国牛结核病在牛和獾的控制（Wilson et al. 2011）以及东南亚尼帕病毒的感染控制就是两个很好的例子（Pulliam et al. 2012）。

不管将这些涉及人类—动物层面的疾病暴发或流行的多学科活动进行如何归类，事实上，我们以跨学科知识和技能来应对和控制疾病的的最终目标通常是通过互补的方法来实现的。

4.2 已知人兽共患病的预防

如上文所述，虽然同一健康针对暴发性疾病的"反应性"方法吸引了科学家、公众和政府的极大关注，兽医对同一健康的主要贡献仍体现在他们每一天的日常活动中。这些活动可看作是"前瞻性"的同一健康。在此条件下，他们对多学科团队的贡献方式是间接的。生产"从农场到餐桌"的可靠食物涉及世界各地成千上万的兽医，虽然人与动物的层面可能不明显，但它的确存在。从用合适的抗生素对个体动物进行临床治疗，到对自由放养的野生动物进行人兽共患病的检测，我们看到每一天都在实践同一健康。甚至一位兽医为狗接种狂犬病疫苗这一日常工作都是同一健康的实践，虽然这可能太过细微而无法被觉察到是同一健康。

4.3 人兽共患病中潜在病原体的发现

本世纪的第一个十年中接二连三出现的新发病毒性疾病，显示了同一健康控制策略的重要性，也引起了人们对于作为人类疾病传染源的宿主，尤其是野生动物的关注（Gibbs 2005）。识别野生动物所携带的具有"跨物种"能力可引起人类和家养动物疾病的潜在因素是一项艰巨的任务，这属于生态系统和野生动物健康的范围。支持这种类型的科学考察基金一向都是随着"疾病恐慌"的浪潮而来的，然后在暴发／流行后期，公众的关注度就会迅速降低。宏观基因组学对可疑病原体的大批量测序方法的引入为病原体的识别提供了科学的方法和机会。众所周知，兽医在"发现病原体"的领域里处于领先地位。这种方案的一个很好的例子是 PREDICT（预测项目），这是一个由美国国际开发署（USAID）提供支持的关于新发疾病全球早期预警的系统，这个系统属于美国国际开发署的新发流行病威胁项目的内容（http://www.vetmed.ucdavis.edu/ohi/predict/index.cfm）。该项目建立了一个全球的早期预警系统以检测并降低源于野生动物的人兽共患疾病风险。

5　忽视同一健康理念的危害：关于兽医领导地位的争论

同一健康理念的核心是人类、家养与野生动物以及生态系统的健康相互交织在一起，如图 1 所示。这三个要素之间的相互作用是多向的，可以是直接的疾病相互作用，也可以是控制策略产生的副作用，如下例所示，忽略这些关系或低估其重要性将会从各个方面对三者造成不可预计的后果。

对于家养动物的卫生实践会潜在地影响人类健康。全球对于蛋白质需求的增加使得畜牧和水产养殖人员努力提高生产效率，这导致了高密度的动物生产设施以及使用预防性药物来维持动物健康和提高生长速度。这种措施会导致抗生素耐药性增加，也会同时降低抗生素对食用性动物和人类的作用，人们对于这些问题的忧虑日渐增加（Anonymous 2011）。在美国，从猪的生产装置分离出来的沙门氏菌中耐药菌菌株达 50% 以上（Haley et al. 2012），这意味着那些暴露于生产的人群健康风险增加。欧洲动物密度较高的地区和具有特有耐药菌的农业地区，农场工人和从事食用性动物方面工作的兽医都存在与新型畜牧业相关的耐甲氧西林金黄色葡萄球菌（Methicillinresistant Staphylococcus aureus，MRSA）的高暴露风险（Garcia-Graells et al. 2012）。抗生素耐药性仅仅是不重视牲畜和人类健康之间的关系从而影响我们自身健康的一个例子。

家养动物健康可能会被野生动物宿主传播的疾病所影响，包括由疾病直接影响或是由防控措施间接引起。在美国密歇根州的牛结核病就是一个例子，尽管 1974 年密歇根大学将消灭家畜的牛结核病作为全国性的公共卫生口号，1998年该疾病却再次出现在牛身上。牛结核病病例首先出现在自由放养的白尾鹿中，并陆续在该州的北部下半岛发现此类病例（Okafor et al. 2011）。在白尾鹿结核菌感染阳性的地区根除牛群中的牛结核病很具挑战性，这表明了储存宿主在不断传播细菌（Waters et al. 2012）。根除牲畜牛群感染的方法包括销毁牛群（最常用于肉牛），或是检测和根除感染菌（最常用于阳性奶牛）。正在进行改进的疫苗试验是为了防止家畜和野生动物感染牛结核病（Waters et al. 2012），牛结核病疫苗的成功接种将会通过限制疾病对动物个体的影响、降低捕杀规模和相关遗传资源丢失来改善动物的生活。

　　人类活动对环境造成的干扰有可能影响家畜和人类双方的健康。尼帕病毒在马来西亚的出现充分体现了这一点（Daszak et al. 2001）。东南亚严重的森林砍伐加上刀耕火种活动的烟霾，造成了尼帕病毒的自然宿主果蝠（fruit bats）在人工栽培的果园中觅食，而果园中的猪是供人类食用的（Chua et al. 2002）。紧接着很快出现了家猪和人类的致命性疾病。虽然像尼帕病毒这种同时作为家养动物和人类的病原体出现的事件是难以预测的，但是当兽医在为动物业提供建议时，应该同时考虑生态因素与经济因素。Hume Field和John Epstein在本书的第二节中深入地讨论了同一健康应对亨尼帕病毒（henipaviruses）的方法。

　　忽视人类健康活动与生态健康之间的联系同样会给野生动物的健康造成灾难。在20世纪50年代，人们为了控制传播疟疾的蚊子而广泛使用二氯二苯基三氯乙烷（DDT），不幸的是，DDT持续存在于环境中并通过生物富集累积在食物链，这导致了鸳鸟的蛋壳变薄。DDT也是造成秃鹰种群减少的因素之一，随后秃鹰甚至被列入濒危物种名单（USFWS 2007）。这在20世纪60、70年代引起了公共卫生需求与环境影响的重要性衡量的争议，并最终使得有些国家禁止使用DDT（O'Shaughnessy 2008）。当世界卫生组织在2006年建议DDT应再次被广泛用于室内喷洒来减少人类疟疾时，DDT又成为了第二代科学家所争论的焦点（WHO 2006）。

　　同样，在试图解决家养动物的健康问题时，兽医和农民也造成了一些生态灾难。1990年期间和2000年初期在巴基斯坦和印度使用抗炎药双氯芬酸治疗家畜疫病的同时，造成了3种秃鹫的灾难性减少，包括东方白背秃鹫、印度秃鹫和细嘴秃鹫（Oaks et al. 2004）。在当时，双氯芬酸是非处方兽药，并可方便地在反刍动物牲畜上使用。印度、巴基斯坦和尼泊尔政府于2006年撤回了双氯芬酸的制造权（Ogada et al. 2012）。但由于牲畜尸体内仍残留双氯芬酸，秃鹫种群还是在持续减少（Ogada et al. 2012）。如果这些重要的食腐动物都消失了，对生态系统健康的潜在影响是深重的。

6 在同一健康领域中的兽医教育

同一健康的倡议受到了兽医行业的欢迎。这似乎表明未来兽医在同一健康中的核心作用是有保证的，但这并不意味可以自行发展。矛盾的是，虽然兽医专业处在最大机遇的历史浪潮尖端，它却比以往任何时候更为分散化和专业化。随着兽医逐渐在公共卫生、生物医学研究、全球食品安全保证、生态系统健康以及传统的照顾动物这五个相互交叉的工作领域中扮演着重要角色，这个行业需要更加积极主动地通过认识全球化社会日益变化的需求来为未来做准备（King 2009）。同一健康在每个领域都有不同程度的涉及，因此，理解和应用同一健康的规范是行业的核心这一说法是令人信服的。

既然兽医界已经接受了同一健康的理念，为什么研究人员 King 会担忧该行业迎接挑战时可能会失败？与医学界相似，兽医界也提高了它的专业性，很多年轻的兽医谋求实习或住院学习以求获得许多不同临床学科的认证。在美国，兽医可以从专业院校获得文凭，如兽医心脏病学、兽医手术学、兽医内科学。欧洲也有类似的院校制度。在宠物医学专业化发展的同时，西方国家大多数学校的兽医学专业学生接受的课程也非常广泛。这些课程和见习范围包括针灸、业务管理和伦理以及动物药学。

与 30 年前相比，现在对兽医专业学生的传统核心科目的关注度越来越低，如公共卫生、食品安全、流行病学、人群医学、外来动物疾病和同一健康规范教育。即使是一个猫科诊所的兽医从兽医学校毕业时也必须掌握这些广泛的基础技能，大家公认如果除兽医学博士课程之外没有进一步培训，近年来毕业的兽医所掌握的这些学科的知识水平运用到同一健康的职业活动中是不够的。Leighton（2004）认为这么多的兽医仅仅专注于宠物会使得这个行业边缘化。

总之，虽然兽医行业的历史和培训相比于其他行业更好地倡导、引领实现了同一健康的复兴，行业专业化以及兽医院校课程的改变说明了兽医专业的学生和兽医工作者都亟须更好的训练，以便整个行业有效地执行同一健康规范。

好在该行业的致命弱点在同一健康复兴早期已被发现，在过去 5 年中有过几次大的教育改革。这些改革分为以下两个方面：①通过会议、研讨会和远程学习对已工作的兽医进行专业教育（通常与专业执照挂钩）；②对兽医院校的学生进行相关教育。

6.1 兽医工作者的教育

早在 2005 年，英国兽医协会和英国医学协会就组织会议并联合出版了针对兽医和医生的以同一健康为主题的刊物。自此，许多协会和组织也召开了与同一健康相关的主题会议并发表了与此相关的文章，其中就包括美国兽医协会、美国医学协会和美国热带医疗和卫生协会。2009 年，意大利兽医杂志发行了同一健康的特别专版。2010 年，第一届同一健康国际会议在澳大利亚召开。

一些国际机构，特别是世界卫生组织、世界动物卫生组织以及食品与农业组织，还有一些国家组织如美国农业部动植物卫生检验局与美国卫生与人类服务部疾病控制中心也赞同这一概念，并在网站上公布同一健康相关活动，所有这些组织都通过网站提供同一健康的教育资料并且为他们的员工和同一健康相关人员提供详细训练课程。

在局部地区这一范围，尤其是在大学有很多同一健康相关活动。一些大学成立了同一健康中心，如伊利诺伊州大学。在佛罗里达州，农业部、卫生部以及佛罗里达大学共同举办了针对人兽共患疾病的多学科培训活动，例如针对裂谷热、禽流感和新大陆螺旋蝇蛆病（New World screwworm）开展的活动。佛罗里达卫生部和佛罗里达大学在同一健康倡议网站联合发布了一个关于同一健康的通讯。此网站每日更新世界各地有关同一健康的活动（http://www.onehealthinitiative.com/ 此网站提供认同同一健康这一概念的一些机构、协会和团体的列表）。

佛罗里达大学也为已获得博士和硕士学位的毕业生提供同一健康的相关培训，与此同时，它也是已知的唯一一个可提供明确的同一健康学位的机构，而其他的机构只能为有申请同一健康学科意向的同学提供相似的学位。

6.2 兽医学校学生的教育

近年来，兽医学院的认证在朝着全球标准化发展的方面已取得了极大的进展。美国兽医协会（AVMA）的教育会议标准已经受到除美国以外多个国家兽医学院的广泛认同，包括加拿大、墨西哥、荷兰、英国、爱尔兰共和国和新西兰（AVMA2012c）。学校所展现的成功培养学生核心竞争力的能力在认证进程上发挥了最重要的作用。

所有位于北美和一些位于欧洲、澳大利亚和新西兰的兽医学校都是美国兽医医学院联合会（AAVMC）的成员。隶属于 AAVMC 并和 AVMA 密切合作的北美兽医教育联盟（NAVMEC）近期报道了一个为期两年的关于核心竞争力的研究结果（NAVMEC 2012）。他们建议兽医学院校应该训练学生使他们能在毕业时就具备以下能力：

- 多样化知识和在一个以及多个领域、学科中的临床技能
- 同一健康知识：动物、人类和环境健康
- 专业能力（沟通的意识和技巧、合作能力、管理能力、终身学习能力、领导能力、多样化以及适应能力）

　　这篇报道如下：

　　动物健康学科必将成为同一健康中的领导者。这也许是这个行业在可预见的未来里最重要的新机遇，尤其是兽医学专业。NAVMEC 建议每一个学校开展同一健康计划，就如同这个学校本身及其在医疗、公共卫生、生物医学或者农业等领域的合作机构所定义的那样，以满足当地/地区和/或全球的需求。

　　NAVMEC 的建议标志着西方社会对于兽医学生的教育将会逐步依照同一健康规范来改革。事实上，许多学校认为 NAVMEC 报告只是反映了近几年他们已经对课程做出的主要调整，包括保护野生动物健康等。一些学校提供兽医和公共卫生双学位来支持同一健康。正是因为兽医学生理解并支持同一健康，同一健康才开始发挥重要影响，并得到了长久发展。

7　结论

　　在 2000 年一本同名的书中，Malcolm Gladwell 把"引爆点"（tipping point）描述为当一个想法、趋势或社会行为跨越门槛渐占优势并最终像野火一样传播的神奇时刻（Gladwell 2000）。任何人回顾同一健康的复兴对于兽医行业的影响时，都可以很快得出这样的结论：它已经跨越了"引爆点"。同一健康理念现已获得广泛的认可，并已成为指导兽医日常工作和全国兽医学生训练的核心理念。

　　兽医行业的历史与同一健康的准则错综复杂地结合在一起。虽然存在关于该行业由于过度专业化而偏离了其历史根源的担忧，但是目前这种偏离已经复位，同一健康将再次成为行业的驱动力和存在的理由。

参考文献

American Veterinary Medical Association (AVMA) (2008) One Health: a new professional imperative. http://www.avma.org/onehealth/onehealth_final.pdf. Accessed Apr 2012

American Veterinary Medical Association (AVMA) (2012a). http://www.avma.org/reference/marketstats/usvets.asp. Accessed Mar 2012

American Veterinary Medical Association (AVMA) (2012b). http://www.avma.org/about_avma/whoweare/oath.asp. Accessed Mar 2012

American Veterinary Medical Association (AVMA) (2012c). http://www.avma.org/education/cvea/colleges_accredited/allcolleges.asp. Accessed Mar 2012

Anonymous (2011) Call to phase out prophylactic use of antimicrobials in livestock. Vet Rec 169(19):479–480

Anonymous (2012) Pets vets and One Health. Vet Rec 170(15):376

Breman JG, Johnson KM, van der Groen G et al (1999) A search for Ebola virus in animals in the Democratic Republic of the Congo and Cameroon: ecologic, virologic, and serologic surveys, 1979–1980. J Infect Dis 179(Suppl 1):S139–S147

Chua KB, Chua BH, Wang CW (2002) Anthropogenic deforestation, El Niño and the emergence of Nipah virus in Malaysia. Malays J Pathol 24(1):15–21

Daszak P, Cunningham AA, Hyatt AD (2001) Anthropogenic environmental change and the emergence of infectious diseases in wildlife. Acta Trop 78(2):103–116

Davis BS, Chang GJ, Cropp B et al (2001) West Nile virus recombinant DNA vaccine protects mouse and horse from virus challenge and expresses in vitro a noninfectious recombinant antigen that can be used in enzyme-linked immunosorbent assays. J Virol 75(9):4040–4047

Day MJ (2010) Feature: One Health, the small animal dimension. Vet Rec 167(22):847–849

Fowler ME (2006) Historical perspective of zoo and wildlife medicine. J Vet Med Educ 33(3):326–330

Garcia-Graells C, Antoine J, Larsen J et al (2012) Livestock veterinarians at high risk of acquiring methicillin-resistant Staphylococcus aureus ST398. Epidemiol Infect 140(3):383–389

Gibbs EP (2005) Emerging zoonotic epidemics in the interconnected global community. Vet Rec 157(22):673–679

Gibbs EP, Anderson TC (2009) One world-One Health and the global challenge of epidemic diseases of viral aetiology. Vet Ital 45(1):35–44

Gibbs SE, Wimberly MC, Madden M et al (2006) Factors affecting the geographic distribution of West Nile virus in Georgia, USA: 2002–2004. Vector Borne Zoonotic Dis 6(1):73–82

Gingrich JB, Casillas L (2004) Selected mosquito vectors of West Nile virus: comparison of their ecological dynamics in four woodland and marsh habitats in Delaware. J Am Mosq Control Assoc 20(2):138–145

Gladwell M (2000) The tipping point. How little things can make a big difference, Little Brown and Company, New York, pp 301

Haley CA, Dargatz DA, Bush EJ et al (2012) Salmonella prevalence and antimicrobial susceptibility from the national animal health monitoring system Swine 2000 and 2006 studies. J Food Prot 75(3):428–436

King LJ (2009) One world of veterinary medicine. Rev Sci Tech 28(2):463–467 469–480

Komar N (2003) West Nile virus: epidemiology and ecology in North America. Adv Virus Res 61:185–234

Kutz FW, Wade TG, Pagac BB (2003) A geospatial study of the potential of two exotic species of mosquitoes to impact the epidemiology of West Nile virus in Maryland. J Am Mosq Control Assoc 19(3):190–198

Lanciotti RS, Roehrig JT, Deubel V et al (1999) Origin of the West Nile virus responsible for an outbreak of encephalitis in the northeastern United States. Science 286(5448):2333–2337

Leighton FA (2004) Veterinary medicine and the lifeboat test: a perspective on the social relevance of the veterinary profession in the 21st century. J Vet Med Educ 31(4):329–333

Long MT, Gibbs EP, Mellencamp MW et al (2007) Efficacy, duration, and onset of immunogenicity of a West Nile virus vaccine, live Flavivirus chimera, in horses with a clinical disease challenge model. Equine Vet J 39(6):491–497

McLean RG, Ubico SR, Docherty DE et al (2001) West Nile virus transmission and ecology in birds. Ann N Y Acad Sci 951:54–57

Monath TP (2001) Prospects for development of a vaccine against the West Nile virus. Ann N Y Acad Sci 951:1–12

Monath TP, Kahn LH, Kaplan B (2010) Introduction: One Health perspective. ILAR J 51(3):193–198

NAVMEC (2012) Roadmap for veterinary medical education in the 21st century: responsive, collaborative, flexible. North American Veterinary Medical Education Consortium. http://www.aavmc.org/data/files/navmec/navmec_roadmapreport_web_single.pdf Accessed 25 Mar 2012

Oaks JL, Gilbert M, Virani MZ et al (2004) Diclofenac residues as the cause of vulture population decline in Pakistan. Nature 427(6975):630–633

Ogada DL, Keesing F, Virani MZ (2012) Dropping dead: causes and consequences of vulture population declines worldwide. Ann N Y Acad Sci 1249(1):57–71

OIE (2011) No more deaths from rinderpest: OIE's recognition pathway paved way for global declaration of eradication by FAO member countries in June. World Organization for Animal Health. http://www.oie.int/for-the-media/press-releases/detail/article/no-more-deaths-from-rinderpest/. Accessed 5 Apr 2012

Okafor CC, Grooms DL, Bruning-Fann CS et al (2011) Descriptive epidemiology of bovine tuberculosis in Michigan (1975–2010): lessons learned. Vet Med Int 2011:874924

Okello AL, Gibbs EP, Vandersmissen A et al (2011) One Health and the neglected zoonoses: turning rhetoric into reality. Vet Rec 169(11):281–285

O'Shaughnessy PT (2008) Parachuting cats and crushed eggs the controversy over the use of DDT to control malaria. Am J Public Health 98(11):1940–1948

Pulliam JR, Epstein JH, Dushoff J et al (2012) Agricultural intensification, priming for persistence and the emergence of Nipah virus: a lethal bat-borne zoonosis. J R Soc Interface 9(66):89–101

Smith DF (2011) 150th anniversary of veterinary education and the veterinary profession in North America: part 2, 1940–1970. J Vet Med Educ 38(1):84–99

Steele KE, Linn MJ, Schoepp RJ et al (2000) Pathology of fatal West Nile virus infections in native and exotic birds during the 1999 outbreak in New York City. New York Vet Pathol 37(3):208–224

Swan GE, Kriek NP (2009) Veterinary education in Africa: current and future perspectives. Onderstepoort J Vet Res 76(1):105–114

USFWS (2007) Bald Eagle Haliaeetus leucocephalus. U.S. Fish and Wildlife Service http://www.fws.gov/migratorybirds/CurrentBirdIssues/BaldEagle/bald_eagle_info-hiquality.pdf. Accessed 23 Mar 2012

Vet2011. www.vet2011.org. Accessed Mar 2012

Waters WR, Palmer MV, Buddle BM et al (2012) Bovine tuberculosis vaccine research: Historical perspectives and recent advances. Vaccine 30(16):2611–2622

WHO 2006 (World Health Organization) http://ww.who.int/mediacentre/news/releases/2006/pr50/en/. Accessed 26 Mar 2012

Wilson GJ, Carter SP, Delahay RJ (2011) Advances and prospects for management of TB transmission between badgers and cattle. Vet Microbiol 151(1–2):43–50

论理解人类—动物层面的重要性

从远古人类到全球公民

Leslie A. Reperant, Giuseppe Cornaglia, Albert D. M. E. Osterhaus

摘要 自从人类出现后，人和动物之间复杂的关系就一直在发展变化着，而这个关系发展的结果是：人类—动物层面推动了大批传染性病原体的跨物种传播、出现及最终的进化。诚然，当今我们所了解的大多数的人类—动物层面的特征早在人类发展初期就存在了，并且在整个人类发展史中不断演变。近年来，影响着全球人口及环境的诸多重大变化使畜牧业、种植业、城市化、工业化以及现代化到达了前所未有的水平。一种独特的、全球性的、多方位的人类—动物层面应运而生，这与流行病学的转变相关，这一转变往往伴随着新发传染病的意外增多。重点是，这些发展很大程度上都是与医学、技术、科学的发展进程相伴而行的，而人类与病原体永无止境的抗争则不断地刺激着这些发展的前行。因此，人类—动物层面很可能是人类物种进化和人类发展史中最重要的影响因子。如果人们对人类—动物层面有更好的理解，将使得我们在与传染性疾病不停的抗争中获得令人期待的新起点。

1 引言

  人类—动物层面已成了公认的传染因子跨物种传播的屏障，这一屏障正日益受到同一健康理念的关注。它直接或间接地依赖于人类和动物间的产品或者环境的交叉。人类—动物层面使得人兽共患病从动物传播到人类成为可能，并引发该疾病的个体病例或者不同程度的疫情暴发，有些疫情甚至可以最终发展成毁灭性的大瘟疫。同时，与此矛盾的是，人类—动物层面阻止了源自灵长类的感染性介质间的协同进化，这些感染性介质是由古人类垂直传播给智人（homo sapiens）的，即所谓的遗传性病原体（Cockburn 1971）。最终导致一些非病原体和流传下来的遗传性病原体得到进化并生存，如内源逆转录病毒（endogenous retroviruses），还有一些则进化成能良好适应人类的感染性介质，最终进化成为具有高度专一性的人类病原体。同时，有一个较少受关注的现象，就是人类—动物层面还使得病原体从人类传播到动物，也使得动物病原体有机会扩散到新的地理区域以及获得新的宿主。后一种传播方式因人类的活动从过去的新大陆殖民到如今的全球贸易和旅行，而获得了极大的发展。

　　人类—动物层面从人类开始直立行走那一刻起就已存在，并随着人类社会的发展而不断变化着（图 1）。至今，人类—动物层面仍在不断发生剧变，所有那些备受关注的变化，如环境改变、人为因素等，都对其变化进程起着巨大的正向催化作用。我们关于人类—动物层面的了解程度，对认识人类和动物间病原体跨物种传播这个永恒而多变的主题极为重要。人类—动物层面存在了千百年，而我们这里将回顾的主题是一些有相关风险、划时代意义的示例以及较少被人所知的跨物种传播事件。

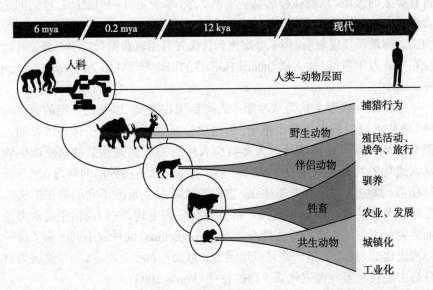

图 1　从史前时期到现代人类和动物的相互作用主要特征。图中已表明在人类和动物的相互作用中不同类型动物的特点（灰色区域表示物种数目大小／密度）。图右侧列出了相应动物类型对应的相互作用中的主要的人类行为。mya 表示 1 000 000 年以前；kya 表示 1000 年以前

2　史前时期以前：从古人类到"石器时代"

　　公认的最古老的人类——地猿始祖种（ardipithecus kadabba）、乍得沙赫人（sahelanthropus tchadensis）、图根原人（orrorin tugenensis），他们的历史可以追溯到第三纪中新世晚期，大约 600 万～700 万年前（Haile-Selassie et al. 2004；Brunet et al. 2002；Senut et al. 2001）。后来物种的股骨提供了双足动物存在的早期证据。440 万年前上新世时期的地猿始祖种（ardipithecus ramidus）的古人类后代的 110 个样本，和超过 15 万件同时期的动植物化石标本，揭示了一些非洲古人类的古生物学和生态学信息（Gibbons 2009）。尽管早期古人类有很多原始的特征，但以上三种人属的特征十分相近。他们很可能是双足直立行走的，尽管走路方法可能比较原始，并且保留了树栖能力。他们居住在森林中的一小片领地上，饮食上比现存的猿类更为杂食。他们食用树上或地上的青草与果实，很可能有时还会吃些鸡蛋和小型动物。而他们犬牙的形状和大小表明他们在社交中的侵略性低于现存猿类。而其后的古人类——在大约 100 万～400 万年前的南方古猿（australopithecus spp.）和罗百氏傍人（paranthropus spp.）则是完全地直立生活了，并且通常都占有更大的领地，从森林移居到了平坦草地，享受更开阔的空间。他们的杂食食谱上的食物名单愈加多变，而且还增加了更硬、脆、摩擦强的食物，例如肉类。而最新发现表明，用于分离肉和骨头并且用以获得骨髓的石器工具出现在 340 万年前，这比人属（genus Homo）的出现早了 110 万年（McPherron et al. 2010）。

尽管很大程度上认为从早期古人类到现在人类（以及已灭绝的旁支物种）遗传下来的病原体是个推论，但进化分析显示很多病原体与进化的人类有长期关系及协同进化。大多数引人注目的证据是从某些病原微生物基因进化的特征模式中得到的，这些微生物包括不同种属的病毒、部分分枝杆菌、原生动物和体外寄生虫，它们的种系发生反映了它们宿主的进化之路。典型的例子是虱子这种严格体外寄生的生物，它们的宿主是禽类及哺乳类。寄生于人类与黑猩猩身上的虱（pediculus）的种属不同证明了这种协同进化的现象，其中一些可以追溯到 500 万～600 万年前，一些虱因为自身宿主的物种差异而进化成不同的种类（Weiss 2009）。

大多数遗传性病原体的共同特征是宿主高度特异性，而它们通常引起的一些持续感染或慢性感染则似乎是协同进化的因素所普遍决定的，尤其是当它们的宿主是社会性群居动物时。宿主种群在地理上或行为上的分离，可能最终导致了病原体种群之间的分离，从而引起多样化的发生（Van Blerkom，2003）。同时，加上来自宿主的强大的选择压力，成为宿主与病原体二者种系发育的主导性推动力，这个关系说明了原始宿主与病原体之间的关联。

RNA 或 DNA 病毒都可以看作是古人类的原始病原体，并且伴随人类进化而演变。大多数 DNA 病毒的基因稳定性是依赖宿主的"错误—纠正"机制来实现其精确复制的，而这些病毒引起的持续感染可能使它们更容易发生宿主依赖性的进化。证实病毒和原始人类是共同进化物种的强有力证据，至少存在于在疱疹类病毒、乳头瘤病毒以及多瘤病毒科中（Van Blerkom，2003）。这三个种属有一个共同特点，它们的宿主范围宽广，但同时具有相对的物种专一性，能引起持续感染或慢性感染，而它们的直接接触传播则主要与黏膜、皮肤和血液接触有关。

疱疹病毒与 DNA 噬菌体有相似的复制方式，因而被认为是一种古老的病毒，也就说这种病毒的祖先也许在寄生伊始就已出现。对多种疱疹病毒的基因进行系统进化树分析，发现从无脊椎动物宿主到哺乳动物宿主疱疹病毒的进化和多样化都存在协同进化（McGeoch et al. 2000, 2006）。可感染人的 8 种疱疹病毒分别来自 α-、β-、γ- 这三个疱疹病毒亚科。这三个亚科都包含有鸟类与哺乳类的病毒。在大约 1.8 亿～2.2 亿年前哺乳类动物开始与它们的爬虫类祖先出现进化区别时，疱疹病毒亚科在此时也出现了。因为鸟类和人类在约 3.1 亿年前开始区别开来，所以鸟类的 α- 疱疹病毒在更晚的时期（约 0.8 亿～1.2 亿年前）才出现，提示在鸟类和人类间病原体的跨物种水平传播。另一项证据则是，归属于上述三个亚科的哺乳动物疱疹病毒出现多样化的时间点，与哺乳动物多样化发生的时间点几乎重叠。尤其 α-、β- 以及小范围的 γ- 疱疹病毒都表现出与灵长类、啮齿类、有蹄类以及食肉类动物的系统进化有密切关系（图 2）。因此，早期人类可能早已被三个亚科的病毒感染了。科学家认为单纯疱疹病毒 1 与单纯疱疹病毒 2（α1- 疱疹病毒）的最近期的共同祖先（most recent common ancestor，MRCA）也已经存在了 800 万年，这进一步证明早期人类早已感染了一些现代人类感染的疱疹病毒。有意思的是，疱疹病毒中存在宿主的基因库，而这些基因产物的出现会干扰宿主的免疫应答和细胞调控通路。这些"直系同源基因"早在疱疹病毒出现之时就已被疱疹病毒捕获（Wang et al. 2007）。这些基因中有一些是三个亚科所共有的，说明这些基因在远古时代就已被捕获了。其余的则在更晚期时才被捕获，有一些基因只单独存在于某种或某些宿主中，这可以更进一步证明协同进化。痘病毒跟疱疹病毒一样拥有漫长的基因捕捉历史，并最终都拥有了可以让人类洞察其进化历程的"直系同源基因"（Mc Lysaght et al. 2003）。虽然痘病毒的系统进化更倾向于反映脊椎动物宿主进化历程，但它们也因易于跨物种传播而闻名。另外，痘病毒科之一的接触传染性软疣（molluscum contagiosum）被认为是一种古人类病原体（Van Blerkom 2003）。

乳头状瘤（papilloma-）和乳头瘤病毒科（papillomaviridae）家族成员的进化史，以及和它们的哺乳动物宿主高度一致的系统进化树，都可作为宿主依赖进化的例子（Van Blerkom 2003）。不过，它们的系统进化树比疱疹

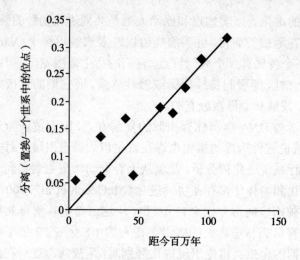

图2 疱疹病毒进化树分叉时间点与哺乳动物进化史分离事件发生时间点之间的对照。由 McGeoch et al. 修正（2000）。分离事件与时间：人类/黑猩猩：550万年前；人类/猕猴科：2330万年前；小鼠/大鼠：4070万年前；猪科/反刍类：6470万年前；食肉动物/奇蹄目：7400万年前；偶蹄目/奇蹄目：8340万年前；灵长类/有蹄动物：9200万年前；灵长类/啮齿类：1.112亿年前

病毒的更复杂，这提示它们的多样化分离过程中还有一些别的进化机制，包括跨物种的传播和重组。相似的情况发生在帕尔沃病毒（parvo-）和腺病毒科（adenoviridae），人们认为属于这两个科的病毒与其脊椎动物宿主协同进化，并且感染过早期人类，虽然对此还没有确凿的证据。

与 DNA 病毒相比，RNA 病毒更容易出现错配基因组，这使得它们的进化速率更快，虽然不同变异之间区别很大，但总体趋势都是趋向引起急性感染，至少对于群居生活的宿主来说是这样的。在进化和适应新宿主方面 RNA 病毒有着无与伦比的优势，所以它们的物种专一性不如 DNA 病毒强。因此 RNA 病毒更容易实现跨物种传播；再加上它们高度的突变率，这样就很难追溯它们远古时期的进化（Van Blerkom 2003）。例如，尽管在非洲古人类出现和进化期间这些病毒或者它们的祖先已经存在了，但至今仍无法得出某些肝炎病毒与早期人类之间的关系的确定性结论，尤其是 B 型肝炎病毒（属于肝 DNA 病毒科；是一种复制过程中需要利用 RNA 中间体的 DNA 病毒）、A 型肝炎病毒（属于小 RNA 病毒科，picornaviridae family）和 C 型肝炎病毒及与其相关的 GBV-C 病毒（属于黄热病病毒科）。而不同于其他 RNA 病毒，反转录病毒科（retroviridae）成员利用逆转录酶复制出它们的 RNA 基因组对应的 DNA 双链。这些 DNA 链可以整合入细胞的基因组中形成前病毒，并且其变异速率减慢。而内生性反转录病毒起源于整合

进了生殖细胞基因组的前病毒,宿主的后代将其作为基因特征一直保留了下来。在自然条件下,它们失去产生感染性微粒的能力。它们作为祖先被感染的"标记"被垂直传递下去,这提供了一种探索古宿主—病原体关系的重要方法(Gifford 和 Tristem 2003)。一般认为脊椎动物身上的最古老的内生性反转录病毒已经存在了 6000 万~8000 万年了。如今,多达 8% 的人类基因组含有内生性反转录病毒,这些病毒分属于至少 31 个不同的种系,这些病毒种系如今大多存在于旧世界(Old World,指欧亚非三洲的东半球)的猴和猿身上。这说明它们早在 3000 万年之前就已整合入灵长类动物基因组,而且是早期人类遗传给现代人类的基因的一部分。此外,抗病毒基因序列数据的对比表明,一种编码强效的抗反转录病毒蛋白的人类基因——TRIM5 已经至少经历了 400 万~500 万年的正性选择,这提示了人类和(外生性)反转录病毒间存在的互相影响和协同进化(Emerman 和 Malik 2010)。

结核分枝杆菌复合群(mycobacterium tuberculosis complex,MTBC)是严格意义上的人类病原体,其起源可追溯至早期人类时代(Gagneux 2012)。这种细菌能造成终生慢性或隐性感染,并通过直接接触传播。多数 MTBC 个体具有限制性基因变异的特点,这种限制性基因变异表明这些病原体可能在 2 万~3.5 万年前经历了瓶颈期后紧接着就是快速的克隆扩充。通常认为瓶颈期是人类结核杆菌出现的标志,然而对从东非人类患者分离出来的 MTBC 个体研究则发现,其祖先家系的存在早于瓶颈期(Gutierrez et al. 2005)。结核分枝杆菌复合群最近期的共同祖先(most recent common ancestor,MRCA)在约 250 万年之前就已出现,所以早期人类可能在其发生多样化分叉之前就已经感染过该菌。

通过直接接触进行传播的病原体可能不仅仅是早期人类的主要病原体,而且还最终与人类共同进化。通常认为媒介传播的原生动物疟原虫(plasmodium spp.)和锥形虫(trypanosoma spp.)在早期就与人类有过相互作用。尤其是恶性疟原虫(plasmodium falciparum)在 500 万~700 万年前就从亚种疟原虫(plasmodium reichenowi)中分离出来了,恶性疟原虫是人类恶性疟疾的病原体,而亚种疟原虫则是黑猩猩感染疟疾的罪魁祸首,二者的分离时间正是黑猩猩与人类的种系分离之时(Ollomo et al. 2009)。与此相似的是,早期人类很可能也被非洲昏睡病的病原体布氏锥虫(trypanosoma brucei)感染过(Stevens et al. 1999)。而人血清与现存猿类血清中的锥虫溶虫活性因子的存在,或许可以作为证明人类和锥形虫之间关系及协同进化的又一个间接证据(Stevens 和 Gidson 1999)。

我们也许永远都无法完成完整的早期人类的微生物群图谱。在如今这个基因组学时代,科学家发现了越来越多的人类和动物身上相似的病毒和微生物，这为证明宿主—病原体间在整个进化过程中都保持着长期关系提供了越来越多的证据。毫无疑问，这些关系将使最古远、最伊始的人类—动物层面渐渐浮出水面。

3　早中期石器时代：从人类出现到狩猎—采集模式

　　石器时代正是人属出现和进化的时期，它包括了上新世晚期、更新世和全新世早期。早、中期石器时代（the Old and Middle Stone Ages）与旧石器时代（Paleolithic）、中石器时代（Mesolithic）的时间相吻合，它们的时间跨度分别是约 250 万年与约 1.2 万年。已知的首个出现的人种是能人（homo habilis），他们从更新纪元灵长类动物的祖先那里继承了使用和操作石器工具的能力——这是在现代人类进化史中一直被保留、发展和改良的能力。中东和东南亚出现的直立人（homo erectus）证明了人类从非洲故乡的迁徙开始于 180 万年前（Bar-Yosef 和 Belfer-Cohen 2001）。也许在此之后，受限的但是周期性的基因漂流在欧亚大陆与非洲大陆的人群之间发生（Templeton 2002）。

　　一般认为智人（homo sapiens）起源于约 20 万年前的东非。他们在 8 万～10 万年前离开非洲，在约 5 万～6 万年前殖民东南亚和澳大利亚，约 5 万年前殖民中欧，约 4 万年前定居中亚，1.5 万～2 万年前进驻美洲。智人以狩猎者与采集者组成的小型游牧群体为单位过着高度流动的游牧生活，每个群体不超过 30～50 人。这样高度流动性的游牧生活与他们的觅食策略以及食物来源的分配和可及性有着直接的关系。这也与各种专门的工具、技术及打猎策略的发展与使用息息相关，例如捕鱼工具的发展、大型狩猎时的相互配合（Chatter 1987）。于某种程度而言，智人的迁徙与他们沿着海岸线寻找海洋资源的历程或追随巨型动物的迁徙有关。虽然大多数驯化的动物在最后的 1.2 万年间与人类有联系（见下文），但早在 4 万～10 万年前的欧亚大陆，狩猎—采集部落便已驯化了狼（学名为 Canis lupus），并在 1.5 万年前，具有独特形态学特征的驯养狗诞生了（Vila et al. 1997）。

　　采集、渔猎以及人类前所未有的大迁徙意味着这场人类行为的大革新彻底地塑造了史前时期的人类—动物层面。人类的杂食饮食从食草为主转变成食肉为主，将这个层面塑造成了捕食者—食饵层面。这样一个层面的形成导致人类可以获得性感染猎物体内的致病原，尤其是那些利用捕食者—食饵关系来进行传播的病原体，如蠕虫，而这最终导致了新的人类病原体的产生和进化。人类绦虫（human tapeworm；绦虫属，taenia spp.）可能就是来源于一种以大型非洲有蹄动物为中间宿主、以食肉动物为终宿主的生物（Hoberg et al. 2001）。人类在食用大型猎物（很可能是牛）的时候感染了这种病原体，这种病原体至少用了 80 万～170 万年来适应在不同种属的宿主之间的转换，并最终适应了人类。其他关于动物传染病病原体可能的紧随宿主更换并适应于人类宿主的传播事件，包括幽门螺杆菌（helicobacter Pylori），它感染了非洲人类（homo spp.）约 6 万年（Linz et al. 2007），而我们尚不知它们最初的宿主是什么物种；但幽门螺杆菌在多种动物身上都存在，包括食肉动物和食草动物。

在人类进化史的早期，一些灵长类动物的病原体或许也已通过跨物种传播感染了人类。这暗示着人类和灵长类动物之间很可能存在亲密的接触，包括人类对灵长类的猎食。系统进化树的分析有力地证明了这个例子：至少 40 万年前，在非洲由于病原体从猴子到人类的传播，使得人 Ⅱ 型 T 淋巴细胞病毒（human T lymphotropic virus of type Ⅱ，HTLV Ⅱ；属于逆转录病毒科）出现并进化（Vandamme et al. 2000）。又或许在相似的情况下产生了几种人类肝炎病毒（A、B、C、GB 病毒）和人类肠道病毒，如脊髓灰质炎病毒（属于小 RNA 病毒科，Picornaviridae family）（Van Blerkom 2003）。不过，要得到确切的结论，我们还需要进一步研究灵长类动物自然感染这些病原体或类似病原体的程度。

人类的这场前所未有的大迁徙，以及人类对栖息地选择的灵活性，使得一旦有新的暴露机会，新的病原体就出现了。例如，人类对开放式环境越来越多的使用推动了血吸虫属（schistosoma spp.）感染人类的契机（血吸虫主要以淡水贝类作为中间宿主）。在早于 100 万年前的时候，感染人类的血吸虫与感染啮齿类及反刍类动物的血吸虫的差异就已经产生了（Despres et al. 1992）。人类离开非洲故地的迁徙使人类有机会接触到新世界的物种，为动物传染病病原体的跨物种传播制造了新机会——例如亚洲的人体嗜 T 细胞白血病病毒 Ⅰ 型（HTLV Ⅰ）和间日疟原虫（plasmodium vivax）的跨物种传播、南美洲的 F 亚型乙肝病毒及 A、B 型的 GB 病毒的跨物种传播（Van Blerkom 2003）。正如前面所说的，灵长类动物是这些病原体最可能的来源，加之人类后来离开非洲，进一步证实了灵长类动物和人类间的密切关系或二者曾共享栖息地的事实。

除了新病原体的出现，人类的跨洲迁徙也导致了原产于非洲的病原体产生多样化特性。病原体多样性的系统进化树分析让一些病原体的多样化成为了重建古代人类迁徙之路的重要工具（Van Blerkom 2003；de The 2007）。这些病原体包括了乳头瘤病毒、多瘤病毒、HTLV、幽门螺杆菌和虱，经分析，它们的系统进化树与早期人类在地理系统学的模式是相一致的。这些例子说明了史前人类在病原体传播到新的地区时所扮演的角色。

不过，在把病原体传播给另一种新宿主物种时，史前人类所扮演的角色则尚不明晰。然而，HTLV 的系统进化树研究结果表明，它在人类和其他灵长类动物间发生过多次、双向的跨物种传播，这导致了如今灵长类动物的 T 淋巴细胞病毒的多样性（Slattery et al. 1999；Verdonck et al. 2007）。狂犬病病毒的传播也可能是因为随着人类迁徙由驯养的狗将携带的病原体带到了新的地理区域，或说在人类迁徙路上传染给了新的宿主。狂犬病病毒（rabies virus；属于弹状病毒科，rhabdoviridae family）也许就是这样随着狗一起进入了新的大洲。实际上，还有人认为新大陆（New World）的巨型动物的灭绝要归因于感染性疾病（Prescott et al. 2012；Alroy 2001）。

尽管上述的情节很大程度上是推测的，但早在人类出现和进化、在非洲与离开非洲的时候，很多人类—动物层面的特征就已经出现了。它协助了动物源性病原体的跨物种传播以及协助病原体进入新的地理区域和新的宿主物种。虽然时序表和今天没有太大差异，但那对应的是完全不一样的数量级。就此而论，我们可以有一个有意思的推测：那些与人类相关的感染性病原体，也许在人类的进化中扮演了十分重要的角色（Van Blerkom 2003）。

4 新石器时代：村庄、农业和驯化

新石器时代（New Stone Age / Neolithic period），大约从距今 12 000 年开始直至 5000 年前这一段时期，是人类部落定居模式的标志，也标志着农耕文化与农业模式的发展，以及人类对多种作为食物来源的动植物的驯化。那时，只有一类人种存在：晚期智人，也叫现代人（homo sapiens sapiens）。从不断迁徙的狩猎—采集模式到最终定居的村庄——农业模式，他们的行为和文化逐渐转化，很可能是从"新月沃土"（"the Fertile Crescent"，古代农业地区）开始的（Diamond 2002），同时也出现了世界上首批村庄和城镇，例如 Levant 的 Jericho（巴勒斯坦村庄）。这个村庄的外围被石墙包绕着，经估算整个村子里居住着 2000～3000 人（Kuijt 和 Goring-Morris 2002）。被驯化种植的动、植物，尤其是当地富集的种类，包括野生植物如小麦、大麦和豌豆，野生动物如绵羊、山羊、牛和猪，制约着行为和文化的变化（Diamond 2002）。村庄、农业和畜牧业在至少四个地区（中国、Mesopotanian（Mesopotamia）、南美洲、北美洲东部）各自独立出现，并且蔓延全球，逐渐取代了世界上大部分地区的狩猎—采集经济模式。

食物的增加使得人口爆发式增长并且持续至今，这给科技和社会组织的发展提供了条件。由于狩猎—采集模式能使人口数始终保持在当地环境容量水平内，所以人类与微生物之间维持着相对平衡的关系，然而新石器时代的农耕者对环境的改变却导致了人群疾病的出现和流传。病原体能够一直潜伏在大量的人群、动物或土地中，最终使得这些病原体导致的急性疾病不能消灭——这是狩猎—采集模式的小群体中常发生的事。群体性疾病只有在大的、密集的社群中才会出现。农业能够支持的人口密度比狩猎—采集模式多 10～100 倍，而定居的农耕者与他们产生的污水污物共同生活，或在他们的土地上泼洒自身的排泄物作为肥料，这都为人群疾病和动物传染病的出现提供了理想的条件（Diamond 1977）。

这类定居生活与食物生产模式的开启塑造了将来的人类—动物层面的人口学变化。驯化代表着另一场影响着史前人类—动物层面的重要变革，并塑造了今天我们熟知的人类—动物层面的最终形态。驯化是首次重要的历史性过渡环节的一部分，影响了现代人类的发展以及与环境的关系（Diamond 2002）。动植物的养殖与食物的加工储存息息相关，促使人类、动物和动物制品、驯化动物这三者产生了密切且持久的相互作用，并导致共生生物数目的激增。畜牧业为驯化动物提供了形成大种群的条件，促进了这些动物体内病原体的出现、进化和传播。农业则为如今的共生生物提供了丰富的生态位，例如一些啮齿类动物与人类密切的关系，以及其病原体无与伦比的生存沃土使得害虫的数目出现了空前的激增，动物源性疾病的跨物种传播使得新的人类病原体产生并进化。驯化是人类—动物层面中虽小却重要的一步。

很多人类病原体的源头很可能是在新石器时代的革新中产生的，包括腮腺炎病毒（属于副黏液病毒科，paramyxoviridae family）、天花病毒（smallpox virus）、白喉杆菌（corynebacterium diphtheriae）和百日咳鲍特菌（bordetella pertussis）（Wolfe et al. 2007），这些都是常见的可引起急性感染的病原体，因此大型的人类社区（有成百上千人口），就算不考虑动物宿主也通常需要应付它们。食物加工的出现使得这些病原体的数目增长成为可能。病原体在人体中顽强寄生这一特性的出现则可能晚于驯化，这就建立了原始的（与复发的）跨物种传播的平台。这些病原体各自最初的宿主在很大程度上难以追溯，无论其宿主是被驯化者、共生生物还是野生物种。与麻疹病毒、天花病毒在种系发育上最接近的分别是牛瘟病毒（一种感染牛的病毒）和骆驼痘病毒（camelpox viruses；或沙鼠痘病毒，gerbilpox viruses），但我们尚不知道何种动物宿主是这些人类病原体的源头和储存者。

其他一些通过环境宿主传播、具有广阔宿主选择范围、低宿主专一性的病原体，也许也在驯化时期扩张了它们的宿主范围，把现代人类也纳入其中。它们之中的杯状病毒（caliciviruses）和轮状病毒是引起急性呼吸道或胃肠道感染的常见病毒。尽管它们起先只是驯养动物、共生生物或野生动物身上的病原体，但它们在人类和动物间的跨物种传播必是双向的。例如，杯状病毒和轮状病毒在人类、牛、猪之间频繁的种间传播使得这之间的关系网变得复杂，要确切地判断出每个宿主身上最开始的起源很难（Van Blerkom 2003）。同样的，最新发现表明，人类博卡病毒（bocavirus）是一种有牛科和犬科细小病毒祖先的人类细小病毒。这意味着这些病毒经历了跨物种传播和重组整合（Allander et al. 2005）。在驯化时期，对于其他病原体如带绦虫来说，人类是出现在牛群猪群中的陌生物种（Hoberg et al. 2001）。用比较基因组学方法比较人类结核分枝杆菌（M. tuberculosis）和动物的分枝杆菌（mycobacterium），结果提示它们在新石器时代过渡期时有共同的祖先（Comas 和 Gagneux 2009）。在新石器时代，与当时的人类—动物层面相关联的动物物种间也会发生病原体跨物种传播。例如，在新石器时代，猫白血病毒（feline leukemia virus）的一些分离毒株可以通过共生啮齿类的逆转录酶病毒的跨物种传播而感染被驯养的猫（Roca et al. 2004）。

随着农业发展，人兽共患的动物源性病原体的跨物种传播日益频繁，尽管这些病原体未必在人群中停留、传染。共生物种的适应和进化也许可以证明这些反复发生的事件，例如啮齿类动物和昆虫媒介，它们作为驯养动物的补充，在野生动物库和人类间成功搭建了沟通接触的桥梁。非洲农耕者不断地开发耕地、砍伐森林，从而破坏了荒地，这拉近了大鼠、小鼠、扁虱、跳蚤和人类生活的距离，也为蚊子提供了理想的繁殖栖息地。这些早期的刀耕火种给土地留下了充满积水同时又被阳光照射的车辙，正好满足了按蚊（anopheles mosquito）短期迅速繁殖的条件，这为后来人类和疟疾长期关系的建立打下基础（Nikforuk 1991）。事实上，骨骼和牙齿的健康指标数据显示，早期农民的健康情况在总体上比打猎者差，他们通常有营养不良和感染，尤其是肠内寄生虫和媒介传播的病原体引起的感染（Larsen 2006）。驯化也证实了在牛、猪、家禽身上有牛布鲁氏杆菌（brucella abortus）和致食物中毒的沙门氏杆菌（salmonella bacteria）的进驻，这增加了人群罹患相应疾病的风险（Hare 1967）。

古代人类和定居、农业及驯化有关的活动对微生物造成的影响体现在了各种微生物基因组的巨大变化上，这些变化是适应人类的结果，且与人类有关。这些基因组变化包括活动因子的数目增长，例如在更换宿主时，原核生物的插入序列会增加（Mira et al. 2006）。新石器时期的人类和驯化的动植物体内的病原体都出现了这种基因组变化。其中一些重要的病原体有：百日咳鲍特菌，一种引起百日咳的严格人体内寄生的病原体；鼠疫耶尔森菌（yersinia pestis），一种通过跳蚤传播给人类、引发人类瘟疫的啮齿类病原体；鼻疽假单胞菌（burkholderia mallei），主要是马科动物的病原体；丁香假单胞菌（pseudomonas syringae），一种对番茄具有专一性的病原体。经估测，在几千年前就已出现这些病原体的插入序列扩增；最新评估出的密码子（B. mallei）的插入序列扩增的出现时间，和最晚被驯服的马的出现时间一致，都是距今 4000～5000 年前。

伴随着行为与文化的变化，农业经济完全替代了狩猎—采集经济，并从农业的起源地扩散至世界的各个角落。大多数被驯化的动植物以及共生生物都跟着人类跨越大洲，被带到了新的地理区域。这很可能还伴随着相关感染性疾病的传播，并且给新的区域带来了新一波人类和动物的病原体传播。有人提出过，一些家畜寄生虫，如寄生在猪身上的线虫——旋毛虫（trichinella spiralis），和野生宿主身上相关病原体能够配对上，它们的基因差异显然很低，这也许反映了古时候这些寄生虫的传播是跟随着农民携带的驯养动物的迁徙而发生的（Rosenthal 2009）。新石器时代的那场革新，随着驯养动物和共生生物的种群密度、种群数量及移动性的增加，给病原体创造了新的生态位，塑造了如今的驯养的人类—动物层面。

5　青铜时代、黑铁时代与古代史期：城市化与商贸的兴起

新石器时期，随着人工培育及食物加工储存技术的进步，陶艺技术开始发展，这一技术为人口增长与社会发展打下基础，并最终引领人类发现金属，同时学会了对金属的冶炼和使用。在 3000 年前到 5000～6000 年前，在人类学会使用铁器和钢铁前，铜器和青铜器被用作工具和武器。史前时期最后的这段岁月开启了进入古代史（追溯至约 2500 年前至公元元年之后 15 世纪）的过渡期，在此期间文字、集权政府、法学、社会分层、帝国与城市得到充分发展并且开始出现有组织的战争。很多在新石器时代革新时在人类身上出现的病原体，因为人类社区的密度和人口大小的继续增长而被保留了下来，并在人类身上继续进化，最终随着人类进入了历史的浪潮（Dobson 和 Carper 1996）。史前时期早期的人类—动物层面主要集中在新发生的人兽和动物产品的互动中，而史前晚期和古代史时期的人类—动物层面则一直围绕着影响令人注目的人口数量和与人口有关的社会巨变。

大多数由现存的严格寄生于人类的病原体引起的急性感染性疾病的流行需要大量人口的支持如儿童疾病或者流行病的复燃。人类社区之间因频繁迁徙而发生的交流，给疾病的传播和局部的及地区性的同步流行提供了机会（Grenfell et al. 2001）。麻疹病毒由于能诱导强烈且持久的保护性免疫，所以它需要大人群来维持它的存在，而大都市正是引起其他小社区

麻疹感染的常见源头,最终出现了起源于大城市、放射到小城镇村庄的同步感染流行浪潮的脉冲式扩散。经估算,维持麻疹病毒存在与流行的人口数最少也要在 20 万~50 万人的范围内。相似大小的社区里很可能还存在天花感染,天花存在最古老的证据是拉姆西斯五世法老(Pharaoh Ramses V)木乃伊皮肤上的脓包(Hopkins 1980)。然而,古代的这些重要社区的大小也许比如今的规模要小些,而且也许是外来移民及迁徙活动的关系,使得连续的流行病暴发能够发生在这些小社区中(Dobson 和 Carper 1996)。确实,大多数古代城市都会有一个约 1 万~2 万人的社区;虽然巴比伦(Babylon)被认为是这个时期里最早期的、第一个达到 20 万人口的城市。由 Mesopotanian 可知,很多城市都建在另一个城市的附近,以方便两城之间的贸易和物品交换,此外也会与距离较远的城市进行远方贸易。所以很可能当时的人口发展状况慢慢地造就了引起急性感染的人类病原体的进化。密集的人口和糟糕的环境卫生也促进了通过环境宿主传播的病原体的生存和进化,可能还便利了其毒力的不断进化。

值得注意的是,史前人类的大多数病原体都是引起慢性或持续感染且毒力较小的病原体,而古典历史初期的现代人类则越来越多地感染上会引起急性感染或(和)重度疾病的病原体。例如,支气管炎鲍特菌(bordetella bronchiseptica)——一种能感染多种野生或驯养哺乳动物的常见病原体。它能逐渐造成被感染者上呼吸道轻微甚至是无症状的慢性感染。百日咳鲍特菌是一种严格感染人类的病原体,它很可能是在新石器时期由一种鲍特氏支气管杆菌之类的祖先病菌进化而来的。不过,和它的祖先相反,它会引起百日咳这种可以很严重甚至危及生命的急性呼吸系统感染。有人认为这种引起急性感染的进化与上述所提及的人口规模密切相关,因为在大人群中,引发急性感染的病原体没那么容易灭绝(King et al. 2009)。有意思的是,对于狗和猪百日咳鲍特菌的某些菌株可以导致急性和(或)毒力更强的感染,而且这很可能是猪和狗的种群扩大、密度增加而导致菌株的进化的结果。实际上,古代城市不仅仅容纳了人类社区,同时还保留了早期村庄的特点——驯养食用的动物与人类有密切关系且同处在小镇之内。再加上糟糕的卫生条件,这样拥挤的环境促进了驯养动物和人类之间直接传播或者间接传播的病原体不断地出现和进化。此时,直接传播的病原体由于拥有高密度的庞大的宿主群体,进化可使它们引起更加急性的感染(King et al. 2009),而间接传播的病原体则倾向于进化成毒力更强者,因为它们的传播主要依赖于环境(Galvani 2003)。

在古代这种独特的城市环境中诞生了独一无二的人类—动物层面,它的特点是在大量的人口和驯养动物及激增的共生生物群体之间有着紧密的关系的，并且受到频繁贸易往来及种群混杂融合的深刻影响。最成功的病原体大熔炉的出现开启了一场空前绝后的与人类相关的灾难和瘟疫的大暴发。这些条件似乎构成了古典时期（Classical Antiquity）最著名的、通常被称之为"雅典瘟疫（Plague of Athens）"的流行病发生的基础，"雅典瘟疫"暴发于公元前 430 年初夏，并被 Thucidides 巧妙地记录了下来。某些墓地里挖出的患者遗体中存在已经发生了序列扩增的肠沙门氏杆菌，这使我们可以回顾性地诊断出伤寒。被斯巴达军队围攻的拥挤脏乱的城市必然助长了流行病的传播，而且，值得注意的是，在历史学家 Thucidides 对疾病的记录中提及了动物患病，这也许提示了一个有趣的可能："雅典瘟疫"中的沙门氏杆菌是一个古代菌株，尚未完全适应人类宿主（Papagrigorakis et al. 2008）。重要的是，这些新的灾难和瘟疫的出现，伴随了欧洲医学的诞生，《希波克拉底文集》（*Hippocrates' Corpus*）是欧洲医学的启蒙，在公元前 15 世纪时开始书写并完成，随后在公元 2 世纪末期被 Galen 继承并发扬。

从青铜时代到古典时代，当时世界的特征是城镇化和贸易快速发展，世界贸易路线的发展为常见的病原微生物繁殖地的扩展创造了条件。在罗马时代，这些微生物繁殖地（以及它们的疾病库）悄然出现在欧洲、亚洲和北非的人群中。这个交流系统的效力很快在中世纪瘟疫大流行中初现端倪。

6　中世纪和近代早期：殖民与战争

中世纪和近代早期是公元 15 世纪到 18 世纪末的这段时间。这个时期以不同种族文化间的入侵和战争而闻名，还充斥着通过世界贸易和征战来实现对新大陆的现代殖民。战争被有组织地发展着，但由于陆地上受限于马速，海上受限于风速，所以新领地的占领稍显缓慢。中世纪的人类—动物层面很大程度上与贫穷和脏乱的环境卫生有关，某种程度上还和殖民、战争、动荡不安以及社会分层有关。从这个时期到近代早期占主导地位的感染性疾病有以下两种：由适应了人类宿主的病原体引起的人群疾病，例如天花、麻疹、霍乱、结核和麻风病；主要与昆虫或啮齿动物媒介有关系的媒介传播疾病及动物传染病，例如瘟疫、斑疹伤寒、疟疾和黄热病。危险、脏乱、贫穷的环境，加上人类沿着贸易和征服之路的大量迁徙，都会引发这些动物源性疾病的暴发。一方面，殖民活动和对新领地的入侵，让殖民者和土著民都面临着对新病原体的暴露；另一方面，人类携带着这些新的感染性疾病的媒介和储存宿主跨越大洲来到了前所未有的地理区域。而且当时疾病流行的严重程度,包括这些病原体对人类造成的毁灭性的打击以及所致的疾病都被详细地记录下来,这些信息使我们今日几乎可以确切地辨别出何为其致病物。有一种发现于驯养犬类的新的病原体十分值得我们注意,就是犬丙型肝炎病毒,它出现于距今 500~1000 年前的中世纪(Kapoor et al. 2011)。尽管该病毒的起源尚不清楚,但根据跨物种传播我们推测它可能是由人丙型肝炎病毒进化而来的,这样的跨物种传播可能源于战争和贫穷(例如,因犬类食用了人类尸体的肝脏而发生)或者当时极差的卫生条件。

那场由鼠疫耶尔森杆菌引起的大瘟疫,是中世纪标志性的疾病,它充分地展现了中世纪的人类—动物层面的特征(Perry 和 Fetherston 1997)。它由啮齿动物通过跳蚤传给人类,而且还可以在人群中通过人的呼吸活动直接传播。然而,根据新的研究发现,跳蚤的传播能力有限,仅靠跳蚤完成蚤类疾病的传播是不够的,这提示着人类体虱作为黑死病(black death)人人传播媒介,也许还有一个潜在的角色(Ayyadurai et al. 2010)。

根据历史记载,大约共有两千万人可能感染过瘟疫。伤寒流行前的"雅典瘟疫"是第一个毫无争议的瘟疫流行,它发生于公元 541 年至公元 750 年,也是众所周知的第一个瘟疫大流行(或叫查士丁尼瘟疫,Justinian plague)。第二次大流行则通常被称为黑死病,出现于 14 世纪(公元 1347 年到 1351年)。经估算,黑死病在欧洲的首次流行所导致 1700 万~2800 万人的死亡,占了当时欧洲人口的 30%~40%,而且从此以后,直到 17 世纪以前,欧洲仍遭受着黑死病周而复始的暴发流行。第一次瘟疫大流行严重削弱了拜占庭帝国(即东罗马帝国,Byzantine Empire)的实力,第二次的大流行则被认为加快,甚至是引领了社会系统、医学教育和医疗实践的剧变。有意思的是,17 世纪 60 年代中期的瘟疫大流行迫使剑桥大学关闭了 18 个月,而在此期间牛顿却为他著名的数学和物理发现奠定了基础。

这场中世纪欧洲瘟疫的出现很可能与病原体主要的储存宿主之一,即黑鼠的扩散和种群增加有关。黑鼠被认为是跟随着陆地和海上的贸易路线,由最初的起源地东南亚地区移居至欧洲(McCormick 2003)。它们可能是在丝绸之路与中亚草原自然感染穴居啮齿动物的跳蚤接触后感染了鼠疫耶尔森菌。而黑鼠的共生倾向让它们的种群在粮食丰沛、垃圾处理落后的晚期罗马城市里大量繁殖起来。而城市里庞大的跳蚤群体,加上大大扩张了种群的黑鼠,激发了人类的瘟疫流行。人们常常将在第二次瘟疫大流行初期的瘟疫重现和芽孢杆菌暴力性地侵入无瘟疫人群联系在一起,那是1346 年,蒙古军队向卡法的克里米亚城内投射感染了瘟疫的尸体(Wheelis 2002)。然而,后来的瘟疫传播却与此事无关,反而很可能是由感染了病菌的老鼠和跳蚤带来的，老鼠和跳蚤随着贸易队伍跨越地中海，西西里岛为黑死病打开了进入欧洲的大门。尽管我们还不清楚这两次瘟疫大流行之间发生了些什么，但从 18 世纪起流行的衰退也许至少在一定程度上要归功于褐鼠在欧洲的殖民，因为它们不再窝藏跳蚤，并且取代了黑鼠在城市中的位置。

斑疹伤寒是另一种由啮齿类动物病原体——普氏立克次体（rickettsia prowazekii）和斑疹伤寒立克次体（rickettsia typhi）引起的疾病，这两种病原体分别由跳蚤和虱子传播。斑疹伤寒感染是一场持续到现代晚期的灾难，它随着战争的步伐蔓延，并与关押监禁的刑罚携手，在动荡不安的时期肆意妄为。15 世纪，斑疹伤寒所引起的大流行横扫欧亚大陆。与瘟疫相反，斑疹伤寒被认为是沿着丝绸之路从西方传播到东方的。而且由于人类发现了新大陆，斑疹伤寒也被散布到美洲。再加上麻疹和天花，首次接触这些病原体的当地土著民受到了严重的感染（Acemoglu et al. 2003）。这些灾难决定了美洲被殖民的命运。目前尚无证据能说明，15 世纪发现新大陆之前，美洲原住民就感染过几度蹂躏欧洲的流行病，对于许多欧洲殖民者来说，美洲原住民看起来比他们更加强壮健康。然而向西席卷而去的传染病暴露出了原住民体内也同样没有自然免疫保护的事实。在 Santo Domingo，可怕的死亡率记录始于 1494 年，所记载的很可能是猪流感流行的后果，缘于哥伦布探险船上的 8 只猪疑似携带了这种传染病病原。在哥伦布发现新大陆之前，美洲印第安人几乎没有驯养多少动物，而哥伦布登陆新大陆所携带的驯养动物，如马、牛、绵羊、山羊和猪等，才使印第安人第一次接触到源自这些驯养动物的病原体。而这一切，正是发生在北美洲印第安人因人源性传染病而大批死亡的不久前（Kraut 1994）。

另一方面，欧洲殖民者在新大陆的殖民也使他们重新暴露于新的外来病原体，例如非洲的疟疾病原体疟原虫和黄热病病毒（属于病毒科）。这些蚊媒传播的疾病是造成欧洲殖民者和非洲土著民高死亡率的主因，并且严重制约了非洲大陆社会制度和经济的发展步伐（Acemoglu et al. 2003）。疟疾和黄热病还被带到了美洲，并且由于人类缺乏对其有效的免疫力，这些疾病在该片流行病处女地里对土著和外来殖民者造成了无差别地肆虐。而由于在某些病例中一些非洲土著具有对这些疾病的获得性遗传抵抗力，疟疾和黄热病很可能就是奴隶贸易发展的决定性因素（Curtin 1968）。这些疾病尤其是黄热病，毫无疑问是几个世纪后，拿破仑•波拿巴（Napoleon Bonaparte）把路易斯安那州（Louisiana）廉价卖给美国最主要的原因，当时正值托马斯•杰斐逊（Thomas Jefferson）担任美国总统。这部分新领土通过了奴隶法案，最终导致了整个美国联邦的危机。

这个时期里，一个显而易见的关于人类—动物层面的问题不断被提及：为什么美洲和欧洲之间这些可怕的病原体的交换如此不公平？为什么不曾有至少一个致命疾病能够跨越大西洋传播到欧洲去？原因很可能是哥伦布时代前的美洲并没有致病性的人类流行病——也许是因为美洲的人口密度的增长速度太缓慢，以及美洲大陆上并没有集中的远距离贸易圈。另外还有一种有趣的解释，它指向的是驯化的重要性，强调的是在新大陆的五种动物是如何被驯服的，即：火鸡（墨西哥和美国西南部）、美洲驼 / 羊驼、天竺鼠（Andes 山脉地区）、美洲家鸭（美国南部热带地区）和狗（全美洲），这些罕见且特别的被驯化的动物之间没有交集，可能也就阻止了美洲人群疾病的出现（Diamond 1977，2002）。

7　现代晚期：工业产品与后殖民时代

动荡不安、社会分层以及殖民和战争构成了人类的早期近代史，工业、政治和文化的革命则是从 19 世纪到 20 世纪初的近代史晚期的标志。工业革命创造了一系列在化工、电气、石油和钢铁业上的重要革新，而因为机械化和新型食物保鲜技术的发展，人类的食物加工产品也日益增多。政治和文化的革新则往往与战争相关，革新主要围绕着社会运动的开展而产生，驱动着全球化的稳步推进。工业革命标志着一个重要的历史性（或流行病学）转折，逐日降低的人类死亡率颠覆了过往。人们通常认为全球死亡率明显降低要归功于发达国家营养状况的总体改善，以及卫生和医疗的进步（McKeown 1986）。但与此矛盾的是，因为这段时期人类和驯养动物的种群规模都发生了巨大的变化，主要的疾病在工业化和现代的人类—动物层面中也出现了。随着工业和社会的发展进程，疾病的跨物种传播会越来越频繁。这拉开了第三次重要流行病传播的序幕，此次流行具有转向以新发传染性病原体增长的特点，这将是一场永不落幕的感染性疾病与医学之间的较量（Barrett et al. 1998）。

新技术带来的巨大变化常常会对环境造成一定程度的影响，环境的改变又会严重影响人兽和病原体之间的相互关系。其中一个典型的例子是意大利的撒丁岛，19 世纪下半叶，人们砍伐了覆盖整个岛屿的橡木林，并将橡木转化为煤炭（用在工业生产及发电和 / 或发热上），或者用来为新统一的意大利铺设铁路网。森林的砍伐导致降雨大幅度减少，严重影响了撒丁岛的气候，变得近似于非洲的炎热干燥，连续 8 个月的干旱，随后紧接着 4 个月连续不断的降水，这为岛上大型湿地和沼泽的形成提供了条件，而那是按蚊的理想栖息地，也是疟疾传播的天堂（Tognotti 1966）。有趣的是我们注意到了这个现象，新石器时代的农民砍伐森林开启了农业时代，而 19 世纪的人类恰恰也正是用同样的方式改造了环境。

工业革命也使得新的人类—动物层面诞生了，它深受驯养动物和食用性动物的种群的大量扩增所影响，影响它的还有农业和畜牧业的强化——至今仍在不断发展。空前的种群规模无疑是驯化动物群中病原体出现和传播的首要催化剂，并为日益频繁地传染给人类的跨物种病原体的传播创造了条件。因此，人类的这段历史仿佛就是新石器时代和史上（史前）第一次跨物种传播的重播和升级。不过，新流派的新思想认为卫生和医学的进步控制住了病原体直接或间接传播带来的影响。在众多的重要发现中，其中有一位 Ignaz Semmelweis，他首创了产科和外科的术前消毒，还有 John Snow，他用流行病学调查方法证明了霍乱（cholera）是通过水传播的。这些发现最终使得医学微生物学得以发展，对此作出贡献的，除了上述二位，还有 Louis Pasteur、Joseph Lister 和 Robert Koch。19 世纪后几十年里，结核发病率的下降和居住条件的改善是同步的，但很可能发病率的降低更多地要归功于公众意识到被污染的牛奶是病原体传播的一个重要源头，以及公众运动推进奶制品卫生并且鼓励民众把牛奶煮开后再喝（Halliday 2007）。

然而，尽管环境卫生和医学的进步已在很大程度上控制了"传统"病原体的影响，但是工业革命和其对自然环境、居住及工作环境造成的影响，给新病原体的出现和传播创造了有利条件。最新出现的动物源性疾病病原体是近些年的流感病毒（属于正粘病毒科，orthomyxoviridae family）。流行性感冒的流行或许早在希波克拉底时代就已经存在，但首次被详细描述记录的流感大流行发生于 1918 年，由致死性的"西班牙流感（Spanish flu）"病毒所造成（Taubenberger 和 Morens 2006）。流感病毒原是禽鸟的病原体，特别是野生水鸟。驯养的动物如家禽和家猪，都很容易受到这种病毒的感染。流感病毒是一个典型的从动物源性的传染病病原体变成普适的、能在人群中肆虐的病毒的例子，最终形成了适应人类的季节性甲型流感病毒，使得数以千万计的人生活在流感流行周期中。在 1918 年大流行伊始，猪和人都是流感病毒的受害者，这导致超过 5000 万人的死亡，而在同一时期的第一次世界大战中，约有 800 万人死亡。工业革命后，家禽和家猪的激增（更不用说在上世纪时的数量飙升）对这些动物身上的禽流感病毒或猪流感病毒多样性的增加有着不可推卸的责任，同时这还得对这些病毒频频发生的跨物种传播而感染人类的事件负起责任（图 3）。另一种直到 21 世纪初才被认识到的动物源性病毒，也被认为是紧随工业革命的步伐跨越了人类—动物层面。人偏肺病毒（metapneumovirus；属于副黏液病毒科，paramyxoviridae family）和家禽的鸟类偏肺病毒关系紧密，可引起人体呼吸

图3

(a)自20世纪50年代至今的高致病性禽流感暴发事件数量（灰色条形柱），以及全球家禽肉制品数量变化趋势（黑色点）

(b)自1930年至今检测到的猪种群中的新发猪流感病毒家系数量（灰色条形柱），以及全球猪肉制品数量变化趋势（黑色点）

(c)自1970年至今，有记录的能感染人的禽流感病毒家系数量（黑色条形柱）和猪流感病毒株系数量（灰色条形柱）

图表中以10年为一个单位；sw表示猪流感病毒；av表示禽流感病毒。修改自Reperant和Qsterhaus的文献（2012）

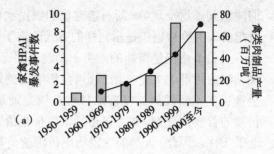

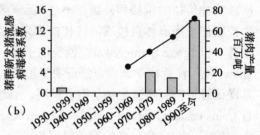

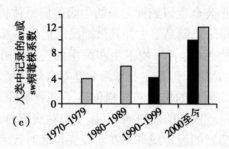

系统感染。尽管该病毒在2001年才被记载下来，但事实上它早已广泛地在全球的人类中传播着，很可能是在一个多世纪前，当它从鸟类传播到人类身上后，就已经开始了它的全球感染之旅（De Graaf et al. 2008）。

工业化和现代化时期的人类—动物层面不仅仅促进了最终适应人类的新型动物源性病原体的跨物种传播，也影响了被驯化动物的病原体的流行病学特征，导致同一种系的病原体的高度多样性（就像在禽流感和猪流感病毒上所体现的），并且扩大了地理范围。例如，口蹄疫（FMD）病毒株（属于小RNA病毒科）在欧洲主要感染有蹄类动物，它的多样性被认为起源于19世纪一场以辐射状迅速扩张的感染事件（Tully和Fares 2008）。19世纪末进口到非洲的牛种把牛瘟病毒带给了非洲本地的牛种以及野生食草动物，引发了这片处女地的牛瘟大流行，对所有驯养和野生的有蹄动物种群造成了毁灭性打击。虽然这种病毒并不造成直接的人兽共患的风险，但是，它对有蹄动物的影响导致了许多非洲国家灾难性的饥荒（Normile 2008）。由于这些巨大的影响，伴随着庞大扩张驯化动物种群中的病原体的出现和传播，应对策略和干预措施也在迅速发展，例如限制动物的活动范围以及疫苗的发展和使用。1739 年，在流行病流行期间法国国王首次颁布了动物活动的禁令，并且实施了在 19 世纪的欧洲被广泛用作管理控制牛瘟、炭疽及动物口蹄疫的方法（Blancou 2002）。实施的其他应对措施包括：宰杀染病动物，对染病动物生活过的房屋进行消毒，消毒餐具炊具。1796 年，疫苗接种的原则首次被 Edward Jenner 提出，当时是为了预防天花而提出的，后来，运用这个原则研制出了应对人类和动物的疾病的疫苗，使这些疾病不再发生。

　　人口变化和城市化都影响了这个时期的发展中国家，但是它们在营养和健康状况上的进步无法与发达国家相比，这至少在一定程度上要归罪于后殖民主义对它们的基础设施的破坏。食用丛林肉是一种古老、原始的行为，丛林肉也是热带国家和发展中国家的一项资源，例如在非洲和亚洲。包括在战区，这些地方的人们日臻习惯于无止境地扩大种群，最终人口达到如今惊人的水平（Wolfe et al. 2005）。现代人类—动物层面这方面直接导致更多的人类与野生动物及它们的产物接触，也是造成人类至今仍要面对持续不断、日益频发的动物源性病原体出现的重要原因之一：多达75% 的现有动物源性病原体起源于野生动物（Taylor et al. 2001；Woolhouse和 Gowtage-Sequeria 2005）。在约一个世纪以前，这导致了一种病原体的多重跨物种传播，这种病原体对于现代人类而言能引发最具毁灭性的瘟疫——它就是人类免疫缺陷病毒（human immunodeficiency virus，HIV；属于逆转录病毒科）。HIV 感染最终将导致获得性免疫缺陷综合征（acquired immunodeficiency syndrome，AIDS），该疾病在上世纪 80 年代便已形成了大流行。而正如前述，逆转录病毒在人类和灵长类之间的跨物种传播已有漫长的历史，这很可能是人类屠杀和食用灵长类动物时，与灵长类动物发生血液接触的后果。如今在人群中流传的 HIV 独立出现的情况至少有七次。HIV-1 被划分成三个家系，其中两个很可能来源于黑猩猩传播给人类的猴免疫缺陷病毒（simian immunodeficiency virus，SIV），而第三个则可能是大猩猩传播给人类的（Van Heuverswyn et al. 2006）。HIV-2 则被划分成6 个亚型，它至少四次由乌白眉猴（sooty mangabeys）通过跨物种传播给人类，并且每次传播之间互无关联。在人群中广泛分布并造成大多数 AIDS大流行的 M 组 HIV-1 病毒的 MRCA 可以追溯至 20 世纪初。丛林肉的猎食也许促进了病毒从黑猩猩跨物种传播到人类，但同时期的非洲以及世界其他地方的人类人口和行为变化，如城市化、旅行、性滥交以及共用针头等，很可能都刺激并最终导致了 HIV 的出现和世界性流行，并最终适应了人类种群。

8 当代史：全球化时代

当代史很大程度上建立于工业革命以及与之相关的人类、驯养动物、食用性动物的种群激增上，显示出发展中国家和发达世界都逐渐脱离自然的趋势。全球化似乎再度定义了当今的人类社会。人口的大量流动，从搭乘汽车上下班的短途路程到跨越洲际，都和动物及商品的大量流动有关。从一直以来都不衰退的发展到全球旅游业的兴起，人类一直在开发和侵占新的栖息地和环境，把驯化、农业、城市化、工业化和殖民发展到了前所未有的水平，形成了一个多面的全球性人类—动物层面。

驯养动物和食用性动物的数量一直在增多，这和人类种群规模及消耗水平毫无疲态的不断增长是相伴生的。随着工业化进程的推进，带动日益复杂的农业系统和贸易系统的发展，使得食用性动物及其制品的生产效率日益优化。越来越密集的与活禽活畜及肉类制品有关的、合法和非法的农业与贸易活动致使动物源性的或者非动物源性的病原体实现了全球的传播扩散。例如口蹄疫病毒（foot-and-mouth disease virus），由于它的强感染性而成为在贸易和全球化运动中破坏性最强的非动物源性病原体之一，在全世界四处传播。2001 年，由于使用从亚洲非法进口的肉饲养猪，口蹄疫病毒被引入了英国。在亚洲，口蹄疫仅是一种地方性疾病，而进入英国后在数个欧洲国家流行暴发，并造成严重的经济损失（Gibbens et al. 2001）。仅在英国，与这次流行暴发相关的农业和工业损失就高达 63 亿英镑（Thompson et al. 2002）。没有对猪饲料进行足够的热处理很可能是这次疾病流行的罪魁祸首。20 世纪 80 年代，英国对碎牛肉的热处理方法进行了改进，碎牛肉在英国被用作反刍动物饲料中的肉和骨成分，是富含蛋白的营养补充物，这导致了一种罕见的动物源性病原体的出现：一种不可降解的宿主蛋白质，或称之为朊病毒，其是引起疯牛病（bovine spongiform encephalopathy）的病毒。通过买卖污染的肉和骨头，朊病毒随之从英国播散到其他国家，不仅仅引起了欧洲和欧洲外的牛群灾难性的疯牛病流行，还导致了十年甚至几十年后数百起感染新型克雅氏病（creutzfeldt Jacob disease）的人类病例（Brown et al. 2001）。而在亚洲，多样化的农业和多种家禽的贸易刺激了禽流感病毒的复杂进化，包括产生了高致病性禽流感 H5N1 病毒。家禽贸易，如典型的在湿货市场销售活禽，使得 1997 年时出现了 HPAIV H5N1 病毒，在香港导致了 18 人感染，6 人死亡（de Jong et al.

1997)。如今,这种病毒在许多种不同的家禽和其他鸟类中传播,并且感染了超过 12 种哺乳动物(Reperant et al. 2009)。迄今为止,H5N1 已经引起了约 600 例记录在案的人类感染住院病例,病死率接近 60%(WHO 2012)。如果这个病毒能够在人群中获得高效的传播,就如最近在雪貂模型上发生的结果那样(Herfst S et al. 未发表),那么如今的流行也许可能就只是当代史一场空前严重的大流行的开篇。另外有几种备受关注的低致病性的禽流感病毒,它们最近被鉴别为属于 17H 亚型,其中有几种已经在中国的家禽种群中"安居"(Choi et al. 2004;Cheung et al. 2007)。猪流感病毒也是流感病毒大流行的候补者,一如它在 2009 年时的表现。最近,人们发现北美洲对家猪的畜养及贸易为猪流感病毒不同种系的出现、进化和传播创造了有利条件,而且北美洲也有一些猪流感病毒跨物种传播给人的散发病例(Nelson et al. 2011)。2009 年最新的流行病毒是一种重组病毒,这种重组病毒携带有欧亚地区和美洲地区的猪流感病毒的基因片段,这进一步证实了流感病毒及它们的基因库的全球传播和相互交换(Smith et al. 2009)。

　　合法或非法贸易下的动物全球流动不仅仅指食用性动物的贸易,还包括了宠物买卖,包括买卖外来物种和野生物种作宠物(Chomel et al. 2007)。每年杀死约 50 000 人的病毒性疾病——狂犬病,很可能是从远古时期起就不断地被人类通过携带驯养家犬而带到新的地理区域;如今,即使在对狂犬病管控良好的国家,由于有非法进口一些有地方性狂犬病流行国家的犬只和其他食肉动物的现象存在,狂犬病也仍是一个反复出现的威胁。除非提前接种疫苗或在暴露后迅速接受相关的治疗,否则,这个很大程度上被忽视了的疾病会一直带给人类和大多数温血动物致命的威胁,所以,狂犬病是长期与驯化关系下的人类—动物层面相关的最严重的疾病之一。然而,驯养宠物在全球社会中占据着前所未有的重要地位,而且越来越多的外来物种加入到宠物贸易中。例如,爬行类宠物是一个越来越多见的沙门氏杆菌感染的源头。20 世纪 70 年代早期,在 25 万婴儿和幼童被诊断出患有和乌龟相关的沙门氏菌病后,美国食品和药物管理局下令禁止销售幼年乌龟。现在,经估算全美约 3% 的家庭拥有 730 万只爬行动物,其中最多的是鬣蜥(Burnham et al. 1998)。美国 CDC 现在正在调查研究一起和啮齿动物饲料(即啮齿类动物也被作为爬行动物宠物或两栖动物宠物的食物来销售)有关的人沙门氏杆菌感染的暴发。在 2009 年英国和 2010 年美国发生过相同菌株引起的疾病暴发,而且都与冷冻的啮齿动物饲料有关联(CDC 2012)。

　　由于病原体的性质,外来宠物携带广泛的"外来"病原体。2003 年美国的猴痘病毒在人群中暴发流行就是由于进口了被感染的非洲啮齿动物,包括绳松鼠（隶属于非洲松鼠属）、冈比亚巨鼠（隶属于非洲巨鼠属）和非洲榛睡鼠（隶属于非洲睡鼠属），后来在隔离区还感染了草原土拨鼠。被诊断出感染猴痘的病例数共计 81 人（Di Giulio 和 Eckburg 2004）。从更宽广的角度来看，野生动物及其制品的合法或非法贸易是感染性疾病出现的源泉，从涉及丛林肉狩猎和湿货市场的局部地区到跨越大陆的范围都是如此。它使得与人类及驯养动物接触的动物种类增加了。于是，那些疾病可能会感染人类，或感染驯养动物，或其他的野生动物，所以他们跨越当代的人类—动物层面进行的跨物种传播加重了后果的严重性。虽然现在尚不清楚丝状病毒（filoviruses）的动物传染源是什么，例如埃博拉病毒（ebola），但非洲对丛林肉，尤其是灵长类动物的猎取，暗示了近来人群中暴发的恐怖的疾病的来源（Wolfe et al. 2005）。随着以丛林肉为生的人口数的增长，导致日臻频繁的狩猎和贸易，这又增加了非洲国家中的这些病原体和其他病原体跨物种传播的风险。而亚洲湿货市场销售的各种不同的野生动物则造成了新型冠状病毒（coronavirus）的传播，该病毒是于 2003 年引起严重急性呼吸系统综合征（severe acute respiratory syndrome，SARS）的病原体（Peiris et al. 2003）。而对于埃博拉病毒，在它最初开始感染人类时，我们并不知道它的动物传染源是什么物种。湿货市场发现的感染了 SARS 病毒的果子狸，则是这个新型病原体在传播给人的途径上的一块跳板（Song et al. 2005）。而现在，蝙蝠被认为是丝状病毒和 SARS 冠状病毒最可疑的储存宿主（Li et al. 2005；Monath 1999）。这两个例子向我们展现了在人类—野生动物—动物层面上复杂的跨物种传播的动力，人类—野生动物—动物层面的出现归因于密集的野生动物及其制品的贸易。最耸人听闻的全球传播的野生动物疾病的例子是壶菌（chytrid fungus）中的箭毒蛙壶菌（batrachochytrium dendrobatidis）的出现，该菌影响并威胁着全球的两栖类动物的数目。一般认为该菌是随着非洲爪蛙（学名 xenopus laevis）的国际贸易而出现的，并且从 20 世纪 30 年代就已开始（Weldon et al. 2004）。如今，每个存在两栖动物的大洲上都能找到这种病菌的身影，而且它很可能就是近年来世界各地都观测到的两栖动物种群大幅下降、甚至灭亡的原因。毫无疑问当代人类—动物层面的贸易组成使得动物驯化和动物开发发展到了无法想象的水平，为新的人类和动物的病原体的出现提供了前所未有的交融环境。

　　诞生于新石器时代革新期的农业至今仍在扩大规模，以满足我们日益增长的全球社会的需求。南美洲和亚洲的农业发展改变了新的共生生物的种群动态，包括多种啮齿类动物和蝙蝠。在过去十年里发现南美洲啮齿动物沙粒病毒（arena viruses）和汉坦病毒的多样化在不断增加，有一些通过动物传播感染了人类并引起严重病症,而这两种病毒多样化的增加与改变着当地形态的农业发展互相关联(Charrel 和 de Lamballerie 2003; Zeier et al. 2005)。人类为了发展农业而破坏了自然栖息地,推动了啮齿动物的栖息地和种群的扩大,而这正有利于新型病原体跨物种传播给人类。沙粒病毒与汉坦病毒和它们的啮齿动物宿主协同进化:它们在其宿主中引起无症状慢性感染,它们的系统进化和其宿主十分相像,就像人类的遗传性病原体和人类之间的关系。然而,这些病毒的跨物种传播往往把它们从无害变成对人类和驯养动物构成生命威胁的病原体。新大陆的沙粒病毒,如胡宁病毒(junin)、马丘波病毒(machupo)和瓜纳里托(toguanario)病毒,引起了人类出血热综合征,而新大陆的汉坦病毒,如辛诺柏病毒(sin nombre)、奥洛普切(oropouche)病毒和安第斯(andes)病毒,则引起急性肺综合征。大多数时候,是人兽共患病跨物种传播的结果使这些病毒会感染人类;但是,大部分沙粒病毒和汉坦病毒仅能够在人与人之间传播,这就让我们产生了一个疑问:是什么限制因素使它们适应人类、并最终形成一种流行病,甚至造成对人类有威胁的大流行。

在亚洲,经常把因农业而对自然栖息地的破坏和果蝠的栖息地种群的扩增联系起来。这种关联是确实存在的,而且每当人类和驯养动物中再度暴发立百病毒(henipavirus)感染之前,都会发生这样的破坏(Field et al. 2001)。马来西亚的果树种植业的发展,加上生猪养殖的存在,给尼帕病毒(nipah virus)的跨物种传播提供了理想条件(详见本书)。在果树中栖息的果蝠用带有病毒的涎液污染了水果;而被污染的水果则被猪吃掉。这使猪罹患呼吸系统和神经系统疾病,随后把这种新兴病原体传播给人类。为人们所熟知的是,在亚洲,尼帕病毒在大部分狐果蝠(pteropus bat)的活动区域里都有流行。在孟加拉国(Bangladesh),病毒可以直接由蝙蝠传给人类,很可能是人类饮用了受污染的植物汁液所导致的,这也可能限制了病毒在人与人之间传播的能力。澳大利亚的亨德拉病毒与此类似,从果蝠传播到了马身上,借助人兽共患传播,接触过染病的马匹之后,人类就会感染该病毒(Field et al. 2001)。

全球城市化的进程和农业相似,也破坏了自然栖息地,创造了有利于共生生物生存的环境,为它们提供了遮风挡雨的居所和丰富无偿的食物来源,为它们持续扩大的种群提供了强大的后盾。城市和城郊都被某些哺乳动物和鸟类占领了,这促进了人兽共患病的出现或复发。在欧洲,人兽共患的绦虫——多房棘球绦虫(echinococcus multilocularis),一种引起人类严重肝病的寄生虫——出现的地理范围正在扩大(Deplazes 2006)。这在一定程度上与作为其终宿主的赤狐在城市与城郊的固定居住和繁荣的种群有关（Deplazes et al. 2004）。西尼罗病毒（west nile virus）和乌苏图病毒（usutu virus）都是通过蚊子传播的虫媒病毒（flaviviruses），并将鸟类作为脊椎动物的储存宿主。这些病毒最近才在欧洲和北美洲首次出现，鸟类尤其是雀形目，作为它的储存宿主，在城市的中心和人口密集区起到了放大作用。被携带有该病毒的蚊子叮咬的人扮演了终宿主的角色，并且可能因此患上严重的神经系统疾病（Hubalek 和 Halouzka 1999）。

与食用性动物的集约生产及贸易系统发展相关的工业化、农业化和城市化进程对环境都有很大的影响，尤其是通过对全球气候的影响，这些环境的变化可能还会以一种前所未有的方式影响着人类—动物层面。本书中，Colwell 和 Dazsak 对这个环境层面做了综述性的介绍。

细菌的耐药性是一项世界性的挑战，尽管于很大程度上是由医疗中的药物滥用所引起，但它还是给人类—动物层面增添了新的维度。兽医学引入抗生素后，细菌对抗生素的耐受很快就出现了，而人们也越来越意识到那些从动物传播给人类的耐药性菌株的传播扩散的重要性。动物身上的耐药细菌不仅可以通过直接接触传给人类，还可以通过动物食物制品传染给人。耐药菌不仅能够无性繁殖，还能转移抗性基因。欧盟每年所用的抗生素中约 50% 是用在动物身上的，不仅仅是为了治疗或预防细菌感染，还为了节省饲料以及用作抗菌生长促进剂和功能增强剂（APE）。1969 年后，大多数欧盟成员国不再将曾经用在人类和 / 或动物的治疗上的抗生素作为 APE 来使用了。然而，如今欧盟使用的 APE 中，很多是它们的类似物，并且和治疗性抗生素有交叉抗性（van den Bogaard 和 Stobberingh 2000）。耐甲氧西林金黄色葡萄球菌（MRSA）在 2000 年初出现在农场动物身上，提供了一个人类和奶牛的感染库，尤其是在欧洲大陆，它被描述为"牲畜相关的耐甲氧西林金黄色葡萄球菌（livestock–associated MRSA，LA-MRSA）"。LA-MRSA 明显与兽医跟家畜的接触有关，对活猪而言，LA-MRSA 的感染和暴露之间有直接且紧密的联系（Graveland et al. 2011）。

今天人类、动物和环境之间的关系为日益频发的人兽共患病病原体的跨物种传播搭建了一个平台，而人类从局部地区到跨越洲际的广泛流动性使病原体以前所未有的速度在地方社区和全球内出现并传播。而环球旅游业和全球性商业差旅也加速了人兽共患病病原体的出现和传播，使得对病原体源头的追溯和应对控制策略的制定都变得复杂了起来。而出国旅游者回国时，把外来疾病也一并携带了回去，大大地扩大了鉴别诊断的疾病的范围，这些病例常常会有非特异性的临床症状出现，例如发热、神经症状、肠道症状或呼吸系统症状。现有的例子包括大量感染丝状病毒的病例和荷兰蝙蝠狂犬病传染事件（Timen et al. 2009；van Thiel et al. 2007）。不过，这些感染并未导致病原体在人群中的进一步传播。然而，一旦新出现的病原体获得了在人与人间传播的能力，而人类社会的全球化又令它们能够迅速地在全球传播开来，那么这将使得防控这些疾病的工作变得十分艰难。2009 年，于几周时间内来势汹汹的新型流感大流行讲述的就是一个迷惘的种族如何对抗传播率极高的病原体的范例。2003 年，亚洲湿货市场出现的 SARS 冠状病毒也在几周内就蔓延到了全球各处。4 个月的时间内，全球 26 个国家报告了共超过 8000 例 SARS 病例，其中病死率达 10%（Peiris et al. 2003）。经估计，这场流行病的暴发造成了 300 亿到 1400 亿美金的经济损失（Skowronski et al. 2005）。然而，在 WHO 的指导下，人们将对病原体的探索与全方位的公共卫生工作同时结合在一起，最终成功把本世纪第一次大型流行病遏制在萌芽之初，这也是人类史上第一次完成对新发传染病的控制。

9　未来：灭绝时代

　　人类史前时期和历史时期的多个不同阶段的发展，把人类—动物层面打造成了一个多面体，在众多层面中，全球人类—动物层面攀到了前所未有的巅峰，一直在增加扩散的传染病和由人类发明并运用的干预措施之间的比赛永不停歇，现代社会的许多诱发因素都刺激着传染病的发生和扩散，而同样复杂综合的干预措施的诞生，很大程度上是与之平行的。干预措施包括了医疗、分子技术、数学、社会学及其他科学的协调合作与及时运用。最近，对 SARS 冠状病毒及时诊断技术的发展，使得各方面的公共卫生工作能够最终成功地在新引进的病原体引发全面大流行之前控制住了疾病的流行暴发。尽管这增加了日后处理更具传染性的病原体的难度，例如 2009 年发生的新型流感大流行，但 SARS 是我们人类史册上独一无二的篇章。而另外两个最为成功且来之不易的现代医学的成就，则是消灭了两种在人类和驯养动物身上的流行已久的疫病：天花和牛瘟。两种瘟疫的消灭，都综合运用了大规模免疫接种、严密监测和病例隔离，这成功地把这两种至少摧残了人类和动物几千年的病原体消灭了，在 1977 年和 2001 年，分别诊断出了最后的天花和牛瘟病例（Normile 2008；Fenner 1977）。受到这两次成功的鼓励，如今的综合性公共卫生工作正致力于消灭麻疹和小儿麻痹症。

　　虽然成功根除上述疾病代表着人类在对抗感染性疾病史上的胜利，并且在对抗中人类获得了先机，但是感染性病原体的动力学特性，尤其是它们在流行病学上和进化上的灵活性及强大的适应能力，警示着我们要小心再度失势。千年来人类在不断消灭病原体,同时人群免疫力也在下降,这为潜伏在动物世界的这类病原体打开了进驻人类世界的大门,让我们开始面对新的挑战和问题。猴痘病毒可被视为是全球人类—动物层面中的一个正在逼近的威胁,如果有一天它从普通的种间传播转变成能够在人与人之间传播,那么它将填补被消灭的天花病毒留下来的历史空白(Stittelaar 和 Osterhaus 2001)。类似的威胁还可能在我们消灭了牛瘟,或未来清除了人类麻疹后,又来自于动物麻疹病毒(de Swart et al. 2012)。在尖端技术的新时代,热门的分子技术——传统的或新兴的——让人们发现了一系列迄今未知的人类和动物身上的微生物和病毒,当中的一些也许将会填补在现代人类—动物层面中新出现的生态位。所以,与其把精力和资金投入在对影响人类—动物层面中新发疾病复杂的诱发因素研究中,还不如投入到对各种新兴技术和干预措施的研究中,这样也许能更好地预防由新出现的感染性疾病引发的灾难,让人类不仅仅在主战役中获胜,更在永不停歇的人类与无情的新生微生物敌人的战役中获胜。

10　结论

从人类第一次踏入与动物互动的世界,人类—动物层面就开始发展了,人和动物以复杂多样的模式发生互动,这个模式在近期深受人类对全球环境造成的改变的影响。回顾我们人类这个物种的进化历程和历史,可以总结出,人类—动物层面通过跨物种传播了大量专一性的或强或弱的病原体,对人类的进化和历史进程有着重要深远的影响。而现在看来,人类对地球环境的影响程度完全没有减弱的趋势,如果我们能够对人类—动物层面有更深刻的认识,再运用上我们最先进的技术,也许我们就可以在与来自动物界的感染性疾病无止境斗争中保持我们的优势。

参考文献

Acemoglu D, Robinson J, Johnson S (2003) Disease and development in historical perspective. J Eur Econ Assoc 1:397–405

Allander T, Tammi MT, Eriksson M, Bjerkner A, Tiveljung-Lindell A et al (2005) Cloning of a human parvovirus by molecular screening of respiratory tract samples. Proc Natl Acad Sci U S A 102:12891–12896

Alroy J (2001) A multispecies overkill simulation of the end-Pleistocene megafaunal mass extinction. Science 292:1893–1896

Ayyadurai S, Sebbane F, Raoult D, Drancourt M (2010) Body lice, Yersinia pestis orientalis, and black death. Emerg Infect Dis 16:892–893

Barrett R, Kuzawa CW, McDade T, Armelagos GJ (1998) Emerging and re-emerging infectious diseases: the third epidemiologic transition. Annu Rev Anthropol 27:247–271

Bar-Yosef O, Belfer-Cohen A (2001) From Africa to Eurasia—early dispersals. Quat Int 75:19–28

Blancou J (2002) History of the control of foot and mouth disease. Comp Immunol Microbiol Infect Dis 25:283–296

Brown P, Will RG, Bradley R, Asher DM, Detwiler L (2001) Bovine spongiform encephalopathy and variant Creutzfeldt-Jakob disease: background, evolution, and current concerns. Emerg Infect Dis 7:6–16

Brunet M, Guy F, Pilbeam D, Mackaye HT, Likius A et al (2002) A new hominid from the Upper Miocene of Chad, Central Africa. Nature 418:145–151

Burnham BR, Atchley DH, DeFusco RP, Ferris KE, Zicarelli JC et al (1998) Prevalence of fecal shedding of Salmonella organisms among captive green iguanas and potential public health implications. J Am Vet Med Assoc 213:48–50

CDC (2012) Notes from the field: infections with *Salmonella* I 4,[5],12:i:- linked to exposure to feeder rodents—United States, August 2011–February 2012. MMWR Morb Mortal Wkly Rep 61:277

Charrel RN, de Lamballerie X (2003) Arenaviruses other than Lassa virus. Antivir Res 57:89–100

Chatters JC (1987) Hunter–gatherer adaptations and assemblage structure. J Anthropol Archaeol 6:336–375

Cheung CL, Vijaykrishna D, Smith GJ, Fan XH, Zhang JX et al (2007) Establishment of influenza A virus (H6N1) in minor poultry species in southern China. J Virol 81:10402–10412

Choi YK, Ozaki H, Webby RJ, Webster RG, Peiris JS et al (2004) Continuing evolution of H9N2 influenza viruses in Southeastern China. J Virol 78:8609–8614

Chomel BB, Belotto A, Meslin FX (2007) Wildlife, exotic pets, and emerging zoonoses. Emerg Infect Dis 13:6–11

Cockburn TA (1971) Infectious diseases in ancient populations. Curr Anthropol 12:45–62

Comas I, Gagneux S (2009) The past and future of tuberculosis research. PLoS Pathog 5:e1000600

Curtin PD (1968) Epidemiology and the slave trade. Polit Sci Q 83:190–216

de Graaf M, Osterhaus AD, Fouchier RA, Holmes EC (2008) Evolutionary dynamics of human and avian metapneumoviruses. J Gen Virol 89:2933–2942

de Jong JC, Claas EC, Osterhaus AD, Webster RG, Lim WL (1997) A pandemic warning? Nature 389:554

de Swart RL, Duprex WP, Osterhaus ADME (2012) Rinderpest eradication: lessons for measles eradication? Curr Opin Virol 2(3):330–334

de The G (2007) Microbial genomes to write our history. J Infect Dis 196:499–501

Deplazes P (2006) Ecology and epidemiology of *Echinococcus multilocularis* in Europe. Parassitologia 48:37–39

Deplazes P, Hegglin D, Gloor S, Romig T (2004) Wilderness in the city: the urbanization of *Echinococcus multilocularis*. Trends Parasitol 20:77–84

Despres L, Imbert-Establet D, Combes C, Bonhomme F (1992) Molecular evidence linking hominid evolution to recent radiation of schistosomes (Platyhelminthes: Trematoda). Mol Phylogenet Evol 1:295–304

Di Giulio DB, Eckburg PB (2004) Human monkeypox: an emerging zoonosis. Lancet Infect Dis 4:15–25

Diamond J (1977) Guns, germs and steel. W. W. Norton & Company, New York

Diamond J (2002) Evolution, consequences and future of plant and animal domestication. Nature 418:700–707

Dobson AP, Carper ER (1996) Infectious diseases and human population history. Bioscience 46:115–126

Emerman M, Malik HS (2010) Paleovirology—modern consequences of ancient viruses. PLoS Biol 8:e1000301

Fenner F (1977) The eradication of smallpox. Prog Med Virol 23:1–21

Field H, Young P, Yob JM, Mills J, Hall L et al (2001) The natural history of Hendra and Nipah viruses. Microbes Infect 3:307–314

Gagneux S (2012) Host-pathogen coevolution in human tuberculosis. Philos Trans R Soc Lond B

Biol Sci 367:850–859

Galvani AP (2003) Epidemiology meets evolutionary ecology. Trends Ecol Evol 18:132–139

Gibbens JC, Sharpe CE, Wilesmith JW, Mansley LM, Michalopoulou E et al (2001) Descriptive epidemiology of the 2001 foot-and-mouth disease epidemic in Great Britain: the first five months. Vet Rec 149:729–743

Gibbons A (2009) *Ardipithecus ramidus*. A new kind of ancestor: Ardipithecus unveiled. Science 326:36–40

Gifford R, Tristem M (2003) The evolution, distribution and diversity of endogenous retroviruses. Virus Genes 26:291–315

Graveland H, Duim B, van Duijkeren E, Heederik D, Wagenaar JA (2011) Livestock-associated methicillin-resistant *Staphylococcus aureus* in animals and humans. Int J Med Microbiol 301:630–634

Grenfell BT, Bjornstad ON, Kappey J (2001) Travelling waves and spatial hierarchies in measles epidemics. Nature 414:716–723

Gutierrez MC, Brisse S, Brosch R, Fabre M, Omais B et al (2005) Ancient origin and gene mosaicism of the progenitor of *Mycobacterium tuberculosis*. PLoS Pathog 1:e5

Haile-Selassie Y, Suwa G, White TD (2004) Late Miocene teeth from Middle Awash, Ethiopia, and early hominid dental evolution. Science 303:1503–1505

Halliday S (2007) The great filth. Sutton Publishing, Chalford

Hare R (1967) The antiquity of diseases caused by bacteria and viruses: a review of the problem from a bacteriologist's point of view. In: Brothwell D, Sandison AT (eds) Diseases in antiquity. Charles C. Thomas Publisher, Springfield

Herfst S, Schrauwen EJ, Linster M, Chutinimitkul S, de Wit E, Munster VJ, Sorrell EM, Bestebroer TM, Burke DF, Smith DJ, Rimmelzwaan GF, Osterhaus AD and Fouchier RA (2012) Airborne transmission of influenza A/H5N1 virus between ferrets. Science 336(6088):1534–1541

Hoberg EP, Alkire NL, de Queiroz A, Jones A (2001) Out of Africa: origins of the Taenia tapeworms in humans. Proc Biol Sci 268:781–787

Hopkins D (1980) Ramses V: earliest known victim. World Health 5:22

Hubalek Z, Halouzka J (1999) West Nile fever—a reemerging mosquito-borne viral disease in Europe. Emerg Infect Dis 5:643–650

Kapoor A, Simmonds P, Gerold G, Qaisar N, Jain K et al (2011) Characterization of a canine homolog of hepatitis C virus. Proc Natl Acad Sci U S A 108:11608–11613

King AA, Shrestha S, Harvill ET, Bjornstad ON (2009) Evolution of acute infections and the invasion-persistence trade-off. Am Nat 173:446–455

Kraut AM (1994) Silent travelers: germs, genes and the "immigrant menace". The John Hopkins University Press, Baltimore

Kuijt I, Goring-Morris N (2002) Foraging, farming, and social complexity in the pre-pottery Neolithic of the Southern Levant: a review and synthesis. J World Prehist 16:361–440

Larsen CS (2006) The agricultural revolution as environmental catastrophe: implications for health and lifestyle in the Holocene. Quat Int 150:12–20

Li W, Shi Z, Yu M, Ren W, Smith C et al (2005) Bats are natural reservoirs of SARS-like coronaviruses. Science 310:676–679

Linz B, Balloux F, Moodley Y, Manica A, Liu H et al (2007) An African origin for the intimate association between humans and *Helicobacter pylori*. Nature 445:915–918

McCormick M (2003) Rats, communications, and plague: toward an ecological history. J Interdiscip Hist 34:1–25

McGeoch DJ, Dolan A, Ralph AC (2000) Toward a comprehensive phylogeny for mammalian and avian herpesviruses. J Virol 74:10401–10406

McGeoch DJ, Rixon FJ, Davison AJ (2006) Topics in herpesvirus genomics and evolution. Virus Res 117:90–104

McKeown T (1986) Food, infection, and population. J Interdiscip Hist 14:227–247

McLysaght A, Baldi PF, Gaut BS (2003) Extensive gene gain associated with adaptive evolution of poxviruses. Proc Natl Acad Sci U S A 100:15655–15660

McPherron SP, Alemseged Z, Marean CW, Wynn JG, Reed D et al (2010) Evidence for stonetool-assisted consumption of animal tissues before 3.39 million years ago at Dikika, Ethiopia. Nature 466:857–860

Mira A, Pushker R, Rodriguez-Valera F (2006) The Neolithic revolution of bacterial genomes. Trends Microbiol 14:200–206

Monath TP (1999) Ecology of Marburg and Ebola viruses: speculations and directions for future research. J Infect Dis 179:S127–S138

Nelson MI, Lemey P, Tan Y, Vincent A, Lam TT et al (2011) Spatial dynamics of human-origin H1 influenza A virus in North American swine. PLoS Pathog 7:e1002077

Nikiforuk A (1991) The fourth horseman. Penguin Books, Toronto

Normile D (2008) Rinderpest. Driven to extinction. Science 319:1606–1609

Ollomo B, Durand P, Prugnolle F, Douzery E, Arnathau C et al (2009) A new malaria agent in African hominids. PLoS Pathog 5:e1000446

Oppenheimer S (2012) Out-of-Africa, the peopling of continents and islands: tracing uniparental gene trees across the map. Philos Trans R Soc Lond B Biol Sci 367:770–784

Papagrigorakis MJ, Yapijakis C, Synodinos PN (2008) Typhoid fever epidemic in ancient Athens. In: Raoult D, Drancourt M (eds) Paleomicrobiology. Springer, Berlin

Peiris JS, Yuen KY, Osterhaus AD, Stohr K (2003) The severe acute respiratory syndrome. N Engl J Med 349:2431–2441

Perry RD, Fetherston JD (1997) *Yersinia pestis*–etiologic agent of plague. Clin Microbiol Rev 10:35–66

Prescott GW, Williams DR, Balmford A, Green RE, Manica A (2012) Quantitative global analysis of the role of climate and people in explaining late Quaternary megafaunal extinctions. Proc Natl Acad Sci U S A 109:4527–4531

Reperant LA, Osterhaus ADME (2012) Chapter 4: Avian and animal influenza. In: Van-Tam J, Sellwood C (eds), Introduction to pandemic influenza, 2nd edn. CABI

Reperant LA, Rimmelzwaan GF, Kuiken T (2009) Avian influenza viruses in mammals. Rev Sci Tech 28:137–159

Roca AL, Pecon-Slattery J, O'Brien SJ (2004) Genomically intact endogenous feline leukemia viruses of recent origin. J Virol 78:4370–4375

Rosenthal BM (2009) How has agriculture influenced the geography and genetics of animal parasites? Trends Parasitol 25:67–70

Senut B, Pickford M, Gommery D, Mein P, Cheboi K et al (2001) First hominid from the Miocene (Lukeino formation, Kenya). Comptes Rendus de l'Academie des Sciences 332:137–144

Skowronski DM, Astell C, Brunham RC, Low DE, Petric M et al (2005) Severe acute respiratory syndrome (SARS): a year in review. Annu Rev Med 56:357–381

Slattery JP, Franchini G, Gessain A (1999) Genomic evolution, patterns of global dissemination, and interspecies transmission of human and simian T-cell leukemia/lymphotropic viruses. Genome Res 9:525–540

Smith GJ, Vijaykrishna D, Bahl J, Lycett SJ, Worobey M et al (2009) Origins and evolutionary genomics of the 2009 swine-origin H1N1 influenza A epidemic. Nature 459:1122–1125

Song HD, Tu CC, Zhang GW, Wang SY, Zheng K et al (2005) Cross-host evolution of severe acute respiratory syndrome coronavirus in palm civet and human. Proc Natl Acad Sci U S A 102:2430–2435

Stevens JR, Gibson W (1999) The molecular evolution of trypanosomes. Parasitol Today 15:432–437

Stevens JR, Noyes HA, Dover GA, Gibson WC (1999) The ancient and divergent origins of the human pathogenic trypanosomes, *Trypanosoma brucei* and *T. cruzi*. Parasitology 118(Pt 1):107–116

Stittelaar KJ, Osterhaus ADME (2001) MVA: a cuckoo in the vaccine nest? Vaccine 19:V–VI

Taubenberger JK, Morens DM (2006) 1918 influenza: the mother of all pandemics. Emerg Infect Dis 12:15–22

Taylor LH, Latham SM, Woolhouse MEJ (2001) Risk factors for human disease emergence. Philos Trans R Soc Lond B Biol Sci 356:983–989

Templeton A (2002) Out of Africa again and again. Nature 416:45–51

Thompson D, Muriel P, Russell D, Osborne P, Bromley A et al (2002) Economic costs of the foot and mouth disease outbreak in the United Kingdom in 2001. Rev Sci Tech 21:675–687

Timen A, Koopmans MP, Vossen AC, van Doornum GJ, Gunther S et al (2009) Response to imported case of Marburg hemorrhagic fever, the Netherland. Emerg Infect Dis 15:1171–1175

Tognotti E (1966) La Malaria in Sardegna. Franco Angeli, Milan

Tully DC, Fares MA (2008) The tale of a modern animal plague: tracing the evolutionary history and determining the time-scale for foot and mouth disease virus. Virology 382:250–256

Van Blerkom LM (2003) Role of viruses in human evolution. Am J Phys Anthropol Suppl 37:14–46

van den Bogaard AE, Stobberingh EE (2000) Epidemiology of resistance to antibiotics. Links between animals and humans. Int J Antimicrob Agents 14:327–335

Van Heuverswyn F, Li Y, Neel C, Bailes E, Keele BF et al (2006) Human immunodeficiency viruses: SIV infection in wild gorillas. Nature 444:164

van Thiel PPAM, van den Hoek JAR, Eftimov F, Tepaske R, Zaaijer HJ et al (2007) Fatal case of human rabies (Duvenhage virus) from a bat in Kenya: the Netherlands, December 2007. Euro Surveill 13:118

Vandamme AM, Bertazzoni U, Salemi M (2000) Evolutionary strategies of human T-cell lymphotropic virus type II. Gene 261:171–180

Verdonck K, Gonzalez E, Van Dooren S, Vandamme AM, Vanham G et al (2007) Human T-lymphotropic virus 1: recent knowledge about an ancient infection. Lancet Infect Dis 7:266–281

Vila C, Savolainen P, Maldonado JE, Amorim IR, Rice JE et al (1997) Multiple and ancient origins of the domestic dog. Science 276:1687–1689

Wang N, Baldi PF, Gaut BS (2007) Phylogenetic analysis, genome evolution and the rate of gene gain in the Herpesviridae. Mol Phylogenet Evol 43:1066–1075

Weiss RA (2009) Apes, lice and prehistory. J Biol 8:20

Weldon C, du Preez LH, Hyatt AD, Muller R, Spears R (2004) Origin of the amphibian chytrid fungus. Emerg Infect Dis 10:2100–2105

Wheelis M (2002) Biological warfare at the 1346 siege of Caffa. Emerg Infect Dis 8:971–975

WHO (2012) Cumulative number of confirmed human cases of avian influenza A/(H5N1) reported to WHO. 15 April 2010 ed. WHO, Geneva

Wolfe ND, Daszak P, Kilpatrick AM, Burke DS (2005) Bushmeat hunting, deforestation, and prediction of zoonoses emergence. Emerg Infect Dis 11:1822–1827

Wolfe ND, Dunavan CP, Diamond J (2007) Origins of major human infectious diseases. Nature 447:279–283

Woolhouse MEJ, Gowtage-Sequeria S (2005) Host range and emerging and reemerging pathogens. Emerg Infect Dis 11:1842–1847

Zeier M, Handermann M, Bahr U, Rensch B, Muller S et al (2005) New ecological aspects of hantavirus infection: a change of a paradigm and a challenge of prevention—a review. Virus Genes 30:157–180

人—环境层面：将生态系统的理念运用到健康中

Nicholas D. Preston, Peter Daszak, Rita R. Colwell

摘要　同一健康的方法更加注重兽医和人类医学专业人士的密切合作，但对于如何运用生态学方法，以及如何使公共卫生与疾病控制受益于生态学方法仍有待探索。在本章中，我们站在新发传染病的角度，回顾生态系统的概念并探讨其与健康的相关性。尽管大多数新发传染病起源于野生动物界，但只有极少数的学术研究将其原因归结为宿主、保存宿主、媒介的种群、群落及其生态环境。我们在本章中所倡导的研究公共卫生生态学方法的维度，本质上指的是种群动态网络、群落结构和复杂性、恢复力及生物地球化学过程的生态系统矩阵结合的概念。

1　引言

同一健康的定义在不同的作者和体系中有所差别，但有一个关键原则是同一健康方法使人们对健康有整体的概念。这个广泛的观点包括人类医学、兽医和对健康的生态学背景的理解（我们称作"生态健康"）。迄今为止，同一健康的方法更加关注兽医与人类医学专业人士的合作，但对于如何将生态系统方法应用于公共卫生及疾病防治领域的问题仍有待探索。在本章中，我们将重点从传染病，尤其是新发传染病的角度，回顾生态系统的概念并探讨其与健康的相关性。将近 2/3 新发传染病是通过动物传染的，其中大部分（72%）来源于野生动物（Anderson et al. 2004；Cleaveland et al. 2001；Daszak 2000）。如果某种疾病是在一个新的地理区域发生，且发病率迅速升高、出现异常的基因序列，又或者是首次进入人体，那它们就被认定为是新发的疾病。更加需要关注的是那些在人体内定居下来并在国际间传播的疾病。这些疾病一般通过动物、食物传播，或由耐抗生素的病原体引起，而且它们的出现和传播与人口统计（如旅行、人口增长）、行为（如药物使用）、经济活动（如农业集约化）或人为引起的环境改变（土地利用的变化、气候变化）等相关（Weiss 和 Mc Michael 2004；Jones et al. 2008）。

这些潜在的驱动者和野生动物、家畜、人类的病原体动力学之间的相互作用是传染病生态学的研究焦点。

2　生态学

　　生态学源自于自然史,到 19 世纪末,因"生物体及其所处环境相互作用的研究"而被看做一种科学规律并声名鹊起(Haeckel 1869)。生态学起初作为一门描述性科学,其物种形成、适应、进化的理论迅速成为了这个领域的中心。并衍生出许多批判性的研究方法(Lawton 1999)。在过去几十年当中,生态学家通过分析实地观察、实验室研究和大规模的现场调查数据,对种群的结构和动态、群体间相互作用和生态系统的复杂性进行了描述。

　　我们重点关注种群、群落和生态系统生态学。种群生态学是研究物种种群动态和密度、出生率、死亡率、迁入数、迁出数等相关指标的科学(Hall 1988;Murray 1999)。种群动态是通过物种间相互竞争、捕食、寄生而产生的。群落生态学描述不同物种种群聚集而形成群落、组成与多样性的形成过程。相关的群落指标有相似性、持续性、物种和基因多样性。生态系统生态学是研究生态系统的生命组分和非生命组分的相互作用以及能量与物质流动的科学(Lindeman 1942;Odum 1969;Cook 1977)。生态系统的指标包括状态、等级和生产力。生态系统为物种的组织结构提供了框架、资源舱,以及调节功能、过程、服务的动态。

　　在现代生态学方法中,可以用一个网络视角来描述生态系统组分间的相互作用,通过以种群为节点,用线将每个节点连接起来作为边界,与整体环境和非生命组分组成的生态系统矩阵(图 1)。这个框架补充了生态系统

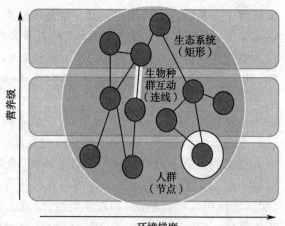

图 1　图表说明了生态系统组分:每个圆代表一种生物种群;每个生物种群用线连接;矩形表示生态系统中非生命组分。圆在垂直方向上以营养级、水平方向上以环境梯度分类。在本章中,我们以 Wilcox,Jessop(2010)和 Last(1998)的研究成果为基础,用生态系统网络解释生态学方法是如何应用于传染病的

（图中文字）生态系统（矩形）　生物种群互动（连线）　人群（节点）　营养级　环境梯度

思维从结构分层到网络的转变。虽然本章上下文介绍的概念是野生动物和新发传染病，但它们可以概括为生态系统相互作用的多样性。

传统的生态系统关注定向演替的概念，由此生态系统沿着一条可预见的路径发展到顶峰（如成熟的落叶林）（Clements 1916；Gleason 1939）。事实上，生态系统是持续适应内外部变化影响的、动态、复杂的种群聚集。它们很少像食物链、营养级、物种优势描述的静态表现那样处于稳定或平衡状态。此外，当受到外界干扰时，生态系统中各样镶嵌体、斑块组分会在稳定状态中发生非平衡的动态漂移。生态系统复杂的结构长期以来阻碍了我们对它的运作进行预测预报，也阻碍了我们对它恢复力、复杂性和混乱性的理解。

3　生态系统：丰富度、结构和流动性

从历史观点上说，公共卫生专注于人类种群的动态和结构——而这仅仅是全球生态系统背景中一个环节。整体上看，人类健康和其他生物体最好能被考虑进种群、群落和生态系统的相互作用中。在"同一健康"背景下，传染病需要重新定义，即把自然环境视作疾病媒介自身的栖息地，如介水传染病（water-borne infectious diseases）。

3.1　种群动态

3.1.1　背景

种群生态学以马尔萨斯生长模型为中心理论，专注于一定区域内个别物种的动态。然而，野生动物种群并不是静止的，它们的增长曲线也不是规律的。此外，种群生态学表现出复杂的周期性，相互作用进化的种群，包括竞争、捕食、植食性和互利共生，与此同时，也证明了随机动力学和对干扰的延迟反应。

由于人们对野生动物种群的了解并不完全，很多物种的历史数据都是缺失的，或致无法做到常规检测。此外，覆盖范围随着地理区域、类群、大小、丰富度，以及经济社会价值的差异而有所不同。

3.1.2　与人类健康的相关性

尽管大多数新发传染病起源于野生动物，但与人类群体和人口统计特征研究对比，几乎没有研究能解释宿主、保存宿主、媒介的种群、群落和生态系统之间生态学的内在相关性。这些涉及野生动物健康的不确定因素对家畜和人口数量都将构成威胁。至少，这些与人类健康密切相关的传染病媒介亟待深入研究，如那些正在发展并传播的疾病，至少可以提供一些诸如疾病监管和/或疫苗研制等的生态服务。识别这些关键物种不但有助于常规监测设定优先顺序，而且可以发现至今仍未知的受到威胁或有痊愈迹象的物种。

宿主和媒介数量的波动为疾病传播带来一种可变的风险分配。有些物种在与人类生理的相似程度（如灵长类和野猪）或覆盖范围的广度（如鸟类和蝙蝠）上是独一无二的，这也成为整合者、传播者、进行病原体重组和突变的实验室的独特威胁（Daszak 2000）。

3.1.3　局限性

野生种群生态学可用于改善全球健康模型，但有一定的局限性。我们很难为"种群"下定义，而且以种群为基础的定义通常是不完整的。那些被自然或人工隔离的种群通常表现出独特的行为方式和特异的风险（Levins 1968）。种群是一个连续的统一体，如年龄、性别、体型大小这些因素都是影响疾病传播的危险因素，尤其是当媒介分配并不一致的情况下。因此，单独从群落结构和生态系统矩阵的角度考虑种群动态过于简单化。

3.2　群落结构

3.2.1　背景

群落生态学描述了节点和它们的相互作用关系或边界。个别种群的贡献采用网络指标表示，其中一个例子是识别影响这个系统结构的决定性关键节点的高度连接性。应该注意的是群落可以表现均衡和非均衡动态。

生物多样性特征（characterizing biodiversity）是群落生态学的基础。它也是其中一个广为报道和流行的概念。生物多样性在不同的空间尺度上有所差异，它不仅描述了一个节点的种类和基因多样性，而且也从丰富性、丰度、和均匀度的角度描述了节点的多样性（Bisby 1995；Jost 2007；Whittaker 1972）。

3.2.2　结构

食物网代表了生态学的中心概念，并以节点的复合层级应用于模拟群落结构（Lindeman 1942；Elton 2001；Forbes 1887；Hairston et al. 1960）。在消费者和资源的交互节点之间的相互作用构成食物网的主干，而且这些节点可以构成营养级、捕食者种群如最高级的捕食者（Borrvall 和 Ebenman 2006；Finke 和 Denno 2005）、中间捕食者（Elmhagen 和 Rushton 2007）、食草动物和初级生产者。连线通常是单向的，但当较低营养级别的生物捕食较高营养级别的生物幼崽，就可以在某些生物体的生活史中实现跳级。

单向营养级食物网是最简单的（Tilman 1982），但现实世界中几乎不存在，多向营养级虽然复杂，但更现实更多见（Cohen 1978；DeAngelis 1992；Polis 和 Winemiller 1996）。受到共同进化、互利共生、自养、植食、竞争、遗传学和物种形成的影响，捕食关系在营养级结构的表现中占据着主体地位营养级结构中还有。

食物网是由低级生物和高级生物共同组成的。食物网的下行控制发生于消费者的捕食和资源消耗过程里，并影响着群落的大小结构。与此同时，由下而上的作用机制是通过丰度、可得性、初级生产者的可食性（自养生物）和第二级生产者（食草动物）来实现的。

3.2.3　变化

一个系统的结构动力学，也就是节点和边界的排列，可以影响种群对干扰反应的大小和变异性。来自一个节点的内因性（内部的）压力可以重新组织整个系统。食物网通常是营养级之间的线性连接；然而，对外源性（外部的）干扰的反应会暴露复杂的非线性动力学和反馈回路。不像某些例如自然平衡或生命之树的特性，从食物网操控来看，生态学网络显然是复杂的系统，其包含了层级、网络、多系统嵌套、循环和流动（Carpenter 和 Kitchell 1996；Scheffer 和 Carpenter 2003）。

3.2.4　与人类健康的相关性

当生态学纳入公共卫生事业中时，其范围就被限制在个别群落的分布和数量内。如果理解了人兽共患病的源头，那么研究疾病宿主和媒介的种群动力学无疑是重要的，但我们需要在明确其他节点之间的相互作用的情况下研究种群。事实上，那些即将出现疾病的群落可以提示与在种群分析中不同的重要的节点和相互作用。例如，一些节点，如基础物种，可能由于具有稳定的关联性和高度集中性而对这个系统的重要程度呈现差异性。传染源与生态系统紧密相连并通过该网络迅速地传播疾病。识别和监控这种基础物种、传染源和那些调节宿主和媒介密度的节点对于疾病防治非常重要。

当通过食物网改变某个营养级时，营养级联会调控宿主的种群密度。例如，当某个捕食者的种群瓦解，某种相应疾病的宿主和媒介就会从该捕食者的限制中释放出来，那么对疾病的监管也就减弱了。直接消除捕食者这一行为减轻了被捕食者种群数量的压力，而且可能改变被捕食者的生理应激能力、行为（Bakker et al. 2005）和生存状态（Werner 和 Peacor 2003）。

在这种情况下,宿主和捕食者无疑需要加强监控。

种间斗争影响了疾病媒介的数量、进化速度、多样性和致病力。这些过程与宿主和系统的群落动态紧密联系在一起。因此,由野生动物贸易、运输或气候改变所引起的外来物种入侵都会导致食物网的重建,进而改变疾病出现的概率。

一方面,物种的引入,像白纹伊蚊(aedes albopictus)这种具有侵略性的疾病媒介,可以改变感染特定媒介传播疾病的概率。另一方面,入侵物种在适当条件下可以降低疾病风险。物种入侵可以导致繁荣或萧条的动态现象,降低系统的稳定程度,把当地的物种变为不可逆的交替状态。入侵物种会通过隔离和奠基者效应从遗传学角度偏离于原来的物种,为疾病的发生推波助澜。

食物网的时空变化对种群迁移尤其敏锐,它们对资源的需求随着栖息地而改变,而且对其他物种的影响可以从一个系统转化到另一个系统。实际上,迁移为物种和种群提供交换病原体的机会。在这些情况下,绘制分布式的食物网可以帮助识别疾病传递的途径。

3.2.5　局限性

食物网和群落间相互关系的分析使数据模型具有高度复杂性。此外,很难精确地判断个别种群在食物网模型当中的营养级位置。当稳定同位素分析技术取得进步时,脂肪酸和生态化学计量学就可以帮助判断群落中与其他种群相关的营养级位置和饮食组成;然而同位素测量有位置的限制,在此基础上,正如受到了外部津贴的影响,在当地自养生产系统中的动物产品与市场价值相对应。因此,在食物网中很难做出有意义的比较。我们需要这样一个方法,在没有因限定食物网造成偏差的前提下,归纳模型和确定食物网中种群的方位以及网络的功能性价值(Olff et al. 2009)。通过食物网,我们可以证明生物地球化学过程在群落中扮演着重要角色(Carpenter 和 Kitchell 1996;Scheffer 和 Carpenter 2003)。所以,尽管群落生态学考虑到种群间相互作用的关系,但是这些系统最终应该在它们所处的环境以及生态系统营养级别中得以进一步研究。

3.3　生态系统模型

3.3.1　背景

生态系统生态学中包含的生物物理学机制,通过生命体和非生命体调节生态系统的新陈代谢,其中包括生态功能、生理学过程、种群和群落、物质循环利用、营养素循环以及系统之间的联系,人们高度关注其中的影响生物体自身及其生活史的相关习性、物质循环流动等。通过非生物路径的网络联系可以帮助确定这些关系，例如碳循环就是非常有用的例证，碳元素通过跨越生物和非生物的间隔而流动、吸收和转化。

生态系统模型为生态系统网络提供背景结构的时空马镶嵌体。这是一个不可预知的复杂的动态系统，包括生物体对它们周边环境资源的提取、修饰、释放其中形成的多元关系。某个生物体周围的物理化学条件会随着资源消耗和废物产生而帮助调整它的新陈代谢（Begon et al. 1996）。最终，资源流动影响种群和群落的系统动态。

3.3.2 生物地球化学

生物地球化学通过生态系统模型描述物质的流动，如营养、毒素的流动，包括分解和腐败过程。它通过食物网在生物体与非生物体之间周而复始地循环。微生物在资源循环中扮演了至关重要的角色，它们分解废物并将物质矿物化，在本质上推动着生态系统的营养循环。温度、盐度、pH 值和氧化还原反应引起了调节生物体及其代谢的梯度分布，实际上也影响了资源利用（Schlesinger 1991）。

资源的可及性尤其是营养素，与种群动态息息相关，如生物体的生命周期、群落结构和食物网。含磷物质在淡水湖中是通常是限制性营养素。尽管含磷物质可以通过其他物质转化而成，但生态群落可以影响内部资源的可用性，从而改变群落成分。例如，某些浮游动物，为其繁殖需要而隔绝含磷物质，这样，在某种程度上也限制了竞争物种的生长速度和密度。这种竞争作用最终会影响水的质量和物理特性，如透明度和温度曲线（Elser et al. 1998）。

该模型的物理化学条件会驱动酶催化反应过程，并影响生态系统中栖息地的适宜性和生态位结构。Olff 等人提议（2009），在食物网中增加生态化学计量学水平轴来补充垂直营养轴线（图 1）。这些框架基于海洋生态系统（Azam et al. 1983）和地面系统（Bardgett 2005；Wardle 2002）的研究，强调在有机营养型和自养型的基础上为食物网建立双重基础。

3.3.3 地形

地形为生态系统模型提供了物理结构，包括了生物体的栖息地。不同种群栖息地的连接（如野生动物领地）可以影响生物体的分布和疾病传播规律。随着物质在水、大气和土地等媒介间的转化，它们的可用性得到改变。地形支持一个决定非生物资源空间的非生物资源镶嵌体，包括物质状态和摄食的适宜性。

3.3.4 生态系统工程学

生态系统工程学是指研究生物体影响其栖息地结构的生物物理反馈机制过程的科学。这可以从根本上把生态系统功能从局部转变为全球范围(如：从海狸建坝到森林呼吸功能)。生态系统工程学影响生物的生存环境，或多或少地让环境更适宜生物自身和它们的竞争对象居住(Jones et al. 1994；Wright 和 Jones 2006)。比如在澳洲，建造兔子栅栏是为了限制具有物种入侵性的兔子泛滥成灾，却反而改变了许多本地食草动物的生活模式，同时进一步影响了土壤的蒸发蒸腾作用和区域性降水。这最终会改变许多生物赖以生存的微小气候与环境的适宜性(Lyons et al. 1993)。反馈回路和循环为系统增加了复杂性和非线性特性。它们可以造成交替的稳定状态和突然出现的临界点，在临界点，交替环境的转变会更改功能和引入混乱(Scheffer 和 Carpenter 2003；Carpenter et al. 2008；Huisman 和 Weissing 1999；Van de Koppel et al. 2001，2005；Rietkerk 2004)。

3.3.5 与人类健康的相关性

生态系统进程通过毒物与营养物质的相互作用直接影响人类健康，并且通过疾病周期和疾病发作强度间接影响人类健康。毒物在食物网中富集并对人类健康造成威胁，如双对氯苯基三氯乙烷杀虫剂(dichlorodiphen-yltrichloroethane，DDT)，它能有效控制疾病媒介，但同时由于生物富集作用危及动物和人类的健康。生态系统为湿地和沉积物起到隔离毒素的作用，但这些作用通常都是脆弱的，而且它们的破坏将会对该系统造成广泛的影响。湖泊营养富集化或富营养作用与介水传染病的流行有直接关系(Johnson 和 Carpenter 2008)。疾病流行的调控是一个间接的生态系统服务过程。然而，生态系统的微小变化会改变调控过程并释放新的病原体，莱姆病和稀释效应均可以充分证明这一点(Ostfeld 和 Keesing 2000)。

4 综合生态健康威胁

在现今的世界，生物圈正经历着空前的人为生态系统工程，范围从土地流转到生态简化和广泛的生物地球化学转变。这些变化带来的影响贯穿于生态系统各个种群、营养级和其相互作用中，并且影响生态系统的服务和恢复力。随着被改善的生态系统和管理体制的出现，我们必须认识到它们对人类健康的潜在影响。

调查人员已经研发出热点地图来描述疾病出现的风险(Jones et al. 2008)和生物多样性受到的威胁(Mittermeier et al. 1999)。然而，耦合社会—生态学的风险模型还有待发展。随着网络的发展，动态风险需要反复不断地更新以监测新兴的威胁。主要的驱动力是人们对土地的改造，如森林砍伐、农业开发和栖息地破坏，和由人为因素引起的复杂间接反馈机制等，都对生物地球化学循环造成影响，如营养循环和气候变化。

　　生态系统中种群生存的空间一直在重建。而新建系统不稳定，并呈现出复杂的非平衡动态和交替状态。获得流行病曲线图（图 2）远比种群、群落、生态系统这些简单的聚集性概念所需要的更多（Schoener 1986）。如果我们想要了解一个干扰因素如何在系统中传播或衰减，就必须监控网络系统属性的变化以及系统崩溃的弹性指标和先导指标。如果没有理解耦合的社会—生态学系统的突发拓扑学意义，则会导致奈特不确定性[4]（Knightian uncertainty）和干扰，前者的风险是不可估量的，而后者中因果关系是失调的。在这些情况下，干扰因素都会通过新兴的网络动力学被放大。

4.1　土地利用、转变和生态简化

　　栖息地破坏、土地使用或土地覆盖等变化将影响整个环境的物理结构，对生态系统产生极大影响。它们会危及一些关键服务，诸如疾病管理和其他未知的生态系统服务。比如，随着对秘鲁亚马逊森林的砍伐和人类的侵入，传染病的例数达到了高峰，但是当人类和病原体互相适应后又重新达到稳定（Olson 2010）。侵入生态系统的后果往往难以预料，因为其传播动力影响因素过多且结局无法预测。然而，在上文中生态系统就同时表现出疾病传播力的改变和疟疾媒介栖息地的改善。

　　基因多样性决定物种的适应性。我们应该预见土地使用的改变所引起的病原体生理学、形态学和行为学上的普遍适应性改变，以及不可避免的新发疾病的出现。众所周知，地理和地形在疾病传播中起着至关重要的作用，事实上早期的疾病地图就是由 Finke 和 Humboldt 在维多利亚时代早期所绘制的（Tylianakis et al. 2007）。因此，我们可以预料地形变化会在根本上改变现存的生态系统网络。在地形水平上的变化，例如栖息地碎片化造成的隔离，与生态系统形成高度联系的趋势背道而驰。然而，隔离系统的增加可能导致基因漂移，而且从始祖效应和遗传瓶颈引入新的脆弱点。这些稀有物种保护区和生物廊道成为了疾病转化的热点地区，这是因为生物体拥挤于人类聚居地之外，并且受到可用资源缩减的压力。

---

[4]　译者注：奈特不确定性指无法被衡量、不能被计算或然率的风险。由经济学家法兰克·奈特提出。在他的成名作《风险、不确定性与利润》中，他为风险与不确定性做出定义，主张风险是能被计算概率与期望值的不确定性，而不能被预先计算与评估的风险则是不确定性。

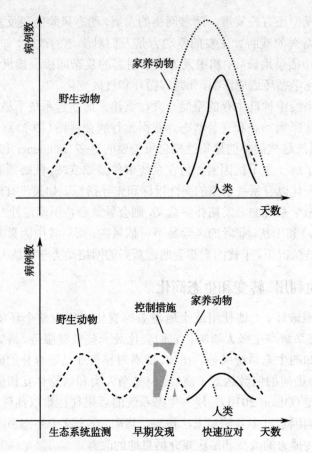

图 2　在流行病曲线中，上半部分的曲线表示新兴的传染病随着
时间首先在野生动物种群中波动，然后传播到家禽家畜，最后传
播到人。下半部分的曲线说明随着时间的推移，采取及时的监督
和控制方法缓和了疾病暴发带来的影响，即"领先于流行病曲线"

4.2　生物地球化学影响

　　绿色革命为全球生物地球化学带来了天翻地覆的变化。农业实践的
演化改变了耕地的景况——无论从面积还是从生产力而言都是重要的栖
息地。在这种背景下，考虑到全球化过程中人为因素的影响，生物地球化
学与人体健康尤其息息相关。第二次世界大战之后，炸弹制造工厂为维持
生计而转行生产农业化肥。因此，从根本上改变了生态化学计量学。于地
史年代来说这是一个短期实验，而且对全球生态系统进程的长期影响仍不
清楚。事实上，生产的化肥是典型的限制生产力的营养素，因此会不可避
免地影响生物体的密度和分布，包括疾病宿主和媒介。

5　生态学对疾病的影响：丰度、联系、分布和进化

在 2004 年，国际野生生物保护学会（WCS）召集研究人员创造出一个术语："同一世界，同一健康（One World–One Health）"，在新发传染病和环境管理者之间建立联系以维护全球利益。同一健康运动需要把各学科和各部门的方法运用到疾病预防、监督、监测、控制和缓解，以及环境保护当中。同一健康计划的目标是改善健康状况，提高生活质量。该目标已被兽医学、人类医学、农业以及环境卫生相关组织机构所接受。同一健康运动的促成来自于环境、兽医、农业科学以及公共卫生的理念，同时也使人们更为广泛地关注社会经济方面对于人和动物健康的影响。

20 世纪 90 年代，国际发展研究委员会（IDRC）出于将生态系统和健康联系起来的目的提出了生态健康（ecohealth）的概念（Lebel 2003）。生态健康概念逐渐发展，吸引了各领域对之感兴趣的研究者。

生态健康模型必须包括人类健康，且同一健康必须包括野生动物健康。否则，我们对疾病风险的理解将是不彻底的。社会科学和公共卫生中的概念性模型、数学模型可与农业及生态学发展有效地结合起来。因此，社会生态学模型将容纳新生系统的特性，并且考虑非线性复杂行为所带来的挑战。

总的来说，我们在本章中提出的公共卫生生态学方法，在本质上，是种群动态、群落结构和生态系统模型与复杂性、恢复力、生物地球化学概念的结合。

6　个案分析

6.1　皇家岛上狼和麋鹿的种群动态

疾病的出现可以强有力地影响野生动物种群的数量和多样性。皇家岛上的狼和麋鹿的种群动态就是一个经典案例。单一捕食动态的独特之处在于它的简单性和研究的长期性。这个系统中狼和麋鹿的数量从来没有达到平衡，并且我们无法解释其原因到底是狼群控制麋鹿的数量还是麋鹿影响狼群数量所引起的（Vucetich et al. 2011）。此外，疾病和气候均对该系统造成一定影响。1980 年，家犬携带的细小病毒造成了狼群数量的急剧下降。随后，麋鹿种群数量剧增而使其越冬的主要食物香脂冷杉迅速减少。这一切导致的结果是，1996 年严冬麋鹿种群数量也急剧下降。麋鹿是一种巨大的草食性动物（Owen-Smith 1988），身体会生长到足够大来躲避狼

群的捕食，所以狼群捕食的对象通常都是年幼或衰弱的麋鹿。麋鹿容易受扁虱攻击，扁虱使麋鹿身体状况变差成为弱势群体从而易于被狼群追捕。最终，入侵性病原体动态和捕食关系、资源可用性、寄生关系、非生命体状态和遗传多样性结合，一起影响着群落结构。这些因素都会影响种群动态和群落结构预测模型的稳定性。这个案例说明在动态的生态学系统中建立新发传染病模型的困难性。

6.2 霍乱的生态学

在过去的 20 多年，许多人研究霍乱（一种介水传染病）的发病率和发病强度与环境参数（包括温度、盐度、营养、电导率）和其他因素（如降雨量、极端的天气事件、民众是否能获得安全饮用水和卫生设备）的关联性。

Colwell 和 Huq（1994）观察到，霍乱病原体即霍乱弧菌，是与浮游生物（主要是桡足类）共生的，因此在孟加拉国开展了每年霍乱发病率的调查。他们发现其影响因素不仅包括水温和盐度，还与每年浮游生物的循环相关（Colwell 1996）。在孟加拉国每年两次的霍乱高峰期（春季和秋季）与浮游生物在春季和秋季发生的水华现象相对应，并证明桡足类是霍乱的载体（de Magny et al. 2008）。Lobitz 等（2000）使用卫星遥感测量进一步监测孟加拉湾的叶绿素、海面温度和海面高度等数据，为建立霍乱与气候关系的模型提供依据。恒河三角洲（Ganges delta）的河流系统模型更详尽的分析揭示了春夏季霍乱暴发的诱发因素，即降雨量、河流高度、流量和盐度（Jutla et al. 2010）。

人们可以在环境中追溯霍乱以及其他水源性传染病的来源（Jutla et al. 2010）。因此，霍乱弧菌的生态学对理解疾病的发生率非常关键（Colwell et al. 1977；Lipp et al. 2002）。基于霍乱弧菌的生态学和进化，可预测世界上多个地区的霍乱发生率。事实上，在南亚和撒哈拉以南的沿海地区的初步研究结果表明，结合区域性的水文气象学和卫星数据可以构建有效的霍乱预测模型，为霍乱暴发之前实施强化干预措施提供时间。

6.3 尼帕病毒的出现

近十年来，人们已经认识到野生动物和家禽在疾病传播过程中的作用（Karesh et al. 2012）。狂犬病等人兽共患病在野生动物中仍呈现区域性流行，并且会不断把病原体传播到人。然而，野生动物在新发传染病的传播过程中起了至关重要的作用。大部分新发传染病都是动物源性疾病且来源于野生动物（Jones et al. 2008）。诸如尼帕病毒、SARS 冠状病毒、埃博拉病毒等病原体均起源于野生动物物种，且暴发于人口密集的地方如热带和亚热带区域，加之环境的急剧改变驱使其传播风险与日俱增。生态学在理解动物源性疾病出现的模式中扮演着重要角色，生态学家应该致力于同一健康的工作中。

传统的新发人兽共患病的流行病学调查重点在于新发传染病的病例网络以及追溯来源和调查危险行为。遗憾的是，大部分研究只倾向于把野生动物视为疾病传播的危险因素，却很少关注野生动物本身的种群动态。例如，人们认为马来西亚果蝠是尼帕病毒（Niv）的保存宿主，因此就认为果蝠是尼帕病毒出现的危险因素。在马来西亚，尼帕病毒首先出现在临近果蝠栖居地的养猪场。人们猜测农场的密集性质是尼帕病毒出现的引发点（Chua et al. 2000）。另一个假设是，继在严重的厄尔尼诺现象事件期间发生的森林火灾之后，蝙蝠从附近的苏门答腊岛（Sumatera）把病毒带到了这个国家（Chua et al. 2002）。包括野生动物学家、兽医、病毒学家、数学模型师、医生和流行病学家在内的合作团队，收集和分析了关于蝙蝠的猎杀、指定农场猪的种群动态、果蝠活动范围以及病毒在尿液、唾液和果汁中生存的能力等数据（Pulliam et al. 2011），证明果蝠在发病农场区域持续存在以及当地集约生产的特点使病毒感染养猪场，并使部分猪群产生免疫，继而使养猪工人长期暴露，最终引起疾病大规模暴发（Pulliam et al. 2011）。

在孟加拉国的早期研究认为出现尼帕病毒的一个危险因素是饮用枣椰树汁，猜测可能是因为收集树汁的容器被果蝠污染所致（Luby et al. 2006）。随后，野生动物学家使用红外摄像机进行调查确认了污染领域（Khan et al. 2011），并对果蝠种群进行了纵向分析，以检验是否存在季节性规律可用于评估疾病风险。这些研究证明了结合流行病学和具体的疾病调查来分析野生动物生态学的价值。考虑到动物源性疾病在过去几十年中不成比例的增长，这种方法显得越来越重要（Jones et al. 2008）。

鸣谢：我们感谢 Alexa Frank（生态健康联盟）和 Norma Brinkley（马里兰大学）在本章节撰写过程中提供帮助。

参考文献

Anderson PK, Cunningham AA, Patel NG, Morales FJ, Epstein PR, Daszak P (2004) Emerging infectious diseases of plants: pathogen pollution, climate change and agrotechnology drivers. Trends Ecol Evol 19:535–544

Azam F, Fenchel T, Field JG, Gray JS, Meyer-Reil LA, Thingstad F (1983) The ecological role of water-column microbes in the sea. Mar Ecol Prog Ser 10:257–263

Bakker ES, Reiffers RC, Olff H, Gleichman JM (2005) Experimental manipulation of predation risk and food quality: effect on grazing behaviour in a central-place foraging herbivore. Oecologia 146:157–167

Bardgett RD (2005) The biology of soil: a community and ecosystem approach. Oxford

University Press, New York

Begon M, Harper JL, Townsend CR (1996) Ecology: individuals, populations and communities. Blackwell Science, Oxford

Bisby FA (1995) Characterization of biodiversity. In: Heywood VH (ed) Global biodiversity assessment. Cambridge University Press, Cambridge

Borrvall C, Ebenman B (2006) Early onset of secondary extinctions in ecological communities following the loss of top predators. Ecol Lett 9:435–442

Carpenter SR, Brock WA, Cole JJ, Kitchell JF, Pace ML (2008) Leading indicators of trophic cascades. Ecol Lett 11:128–138

Carpenter SR, Kitchell JF (1996) The trophic cascade in lakes. Cambridge University Press, Cambridge

Chua K, Bellini W, Rota P et al (2000) Nipah virus: a recently emergent deadly paramyxovirus. Science 288:1432–1435

Chua KB, Chua BH, Wang CW (2002) Anthropogenic deforestation, El Nino and the emergence of Nipah virus in Malaysia. Malays J Pathol 24:15–21

Cleaveland S, Laurenson MK, Taylor LH (2001) Diseases of humans and their domestic mammals: pathogen characteristics, host range and the risk of emergence. Philos Trans R Soc Lond B 356:991–999

Clements FE (1916) Plant succession; an analysis of the development of vegetation. Carnegie Institution of Washington, Washington

Cohen JE (1978) Food webs and niche space. Princeton University Press, Princeton

Colwell RR (1996) Global climate and infectious disease: the cholera paradigm. Science 274:2025

Colwell RR, Huq A (1994) Environmental reservoir of Vibrio cholerae the causative agent of cholera. Ann N Y Acad Sci 740:44–54

Colwell RR, Kaper J, Joseph SW (1977) Vibrio cholerae, Vibrio parahaemolyticus, and other vibrios: occurrence and distribution in Chesapeake Bay. Science 198:394–396

Cook RE (1977) Raymond Lindeman and the trophic-dynamic concept in ecology. Science 198:22–26

Daszak P (2000) Emerging infectious diseases: bridging the gap between humans and wildlife. Scientist 14:14

de Magny GC, Murtugudde R, Sapiano MR et al (2008) Environmental signatures associated with cholera epidemics. Proc Natl Acad Sci USA 105:17676–17681

DeAngelis D (1992) Dynamics of nutrient cycling and food webs. Chapman and Hall, New York

Elmhagen B, Rushton SP (2007) Trophic control of mesopredators in terrestrial ecosystems: top-down or bottom-up? Ecol Lett 10:197–206

Elser JJ, Chrzanowski TH, Sterner RW, Mills KH (1998) Stoichiometric constraints on food-web dynamics: a whole-lake experiment on the Canadian shield. Ecosystems 1:120–136

Elton CS (2001) Animal ecology. University of Chicago Press, Chicago

Finke DL, Denno RF (2005) Predator diversity and the functioning of ecosystems: the role of intraguild predation in dampening trophic cascades. Ecol Lett 8:1299–1306

Forbes SA (1887) The lake as a microcosm. Bull Sci Assoc 77–87

Gleason HA (1939) The individualistic concept of the plant association. Am Midl Nat 21:92–110

Haeckel E (1869) Ueber die fossilen Medusen der Jura-Zeit. Z Wiss Zool 19:538–562

Hairston NG, Smith FE, Slobodkin LB (1960) Community structure, population control, and competition. Am Nat 94:421

Hall CAS (1988) An assessment of several of the historically most influential theoretical models used in ecology and of the data provided in their support. Ecol Model 43:5–31

Huisman J, Weissing FJ (1999) Biodiversity of plankton by species oscillations and chaos. Nature 402:407

Johnson PTJ, Carpenter SR (2008) Influence of eutrophication on disease in aquatic ecosystems: patterns, processes, and predictions. In: Ostfeld RS, Keesing F, Eviner VT (eds) Infectious disease ecology: the effects of ecosystems on disease and of disease on ecosystems. Princeton University Press, Princeton, pp 71–99

Jones CG, Lawton JH, Shachak M (1994) Organisms as ecosystem engineers. Oikos 69:373

Jones KE, Patel NG, Levy MA, Storeygard A, Balk D, Gittleman JL, Daszak P (2008) Global trends in emerging infectious diseases. Nature 451:990–993

Jost L (2007) Partitioning diversity into independent Alpha and Beta components. Ecology 88:2427–2439

Jutla AS, Akanda AS, Islam S (2010) Tracking cholera in coastal regions using satellite observations. J Am Water Resour Assoc 46:651–662

Karesh WB, Dobson A, Lloyd-Smith J, Loh E, Lubroth J, Dixon MA, Bennett M, Aldrich S, Thomas J, Heymann D (2012) The ecology of zoonoses: their natural and unnatural histories. Lancet 380:1936–1945

Khan MSU, Hossain J, Gurley ES, Nahar N, Sultana R, Luby SP (2011) Use of infrared camera to understand bats' access to date palm sap: implications for preventing Nipah Virus transmission. Ecohealth 7:517–525

Last JM (1998) Public health and human ecology. McGraw Hill Professional, New York

Lawton JH (1999) Are there general laws in ecology? Oikos 84:177

Lebel J (2003) Health: an ecosystem approach. International Development Research Centre, Ottawa

Levins, R (1968) Evolution in changing environments. Princeton University Press, Princeton

Lindeman RL (1942) The trophic-dynamic aspect of ecology. Ecology 23:399

Lipp E, Huq A, Colwell R (2002) Effects of global climate on infectious disease: the cholera model. Clin Microbiol Rev 15:757–770

Lobitz B, Beck L, Huq A, Wood B, Fuchs G, Faruque A, Colwell R (2000) Climate and infectious disease: use of remote sensing for detection of Vibrio cholerae by indirect measurement. Proc Nat Acad Sci 97:1438–1443

Luby SP, Rahman M, Hossain MJ et al (2006) Foodborne transmission of Nipah virus, Bangladesh. Emerg Infect Dis 12:1888–1894

Lyons T, Schwerdtfeger P, Hacker J, Foster I, Smith R (1993) Land-atmosphere interaction in a semiarid region: the bunny fence experiment. B Am Meteorol Soc 74:1327–1334

Mittermeier RA, Goettsch MC, Myers N, Robles GP (1999) Hotspots: earth's biologically richest and most endangered terrestrial ecoregions. Conservation International, Cemex SA de CV, Agrupación Sierra Madre, Mexico City

Murray BG (1999) Can the population regulation controversy be buried and forgotten? Oikos 84:148–152

Odum EP (1969) The strategy of ecosystem development. Science 164:262–270

Olff H, Alonso D, Berg MP, Eriksson BK, Loreau M, Piersma T, Rooney N (2009) Parallel ecological networks in ecosystems. Philos Trans R Soc B 364:1755–1779

Olson SHG (2010) Deforestation and Malaria in Mâncio Lima County, Brazil. Emerg Infect Dis 16:1108–1115

Ostfeld RS, Keesing F (2000) Biodiversity and disease risk: the case of Lyme disease. Conserv Biol 14:722–728

Owen-Smith RN (1988) Megaherbivores: the influence of very large body size on ecology. Cambridge University Press, Cambridge

Polis GA, Winemiller KO (1996) Food webs: integration of patterns and dynamics. Chapman & Hall, New York

Pulliam JRC, Epstein JH, Dushoff J et al (2011) Agricultural intensification, priming for persistence and the emergence of Nipah virus: a lethal bat-borne zoonosis. J R Soc Interface 9:89–101

Rietkerk M (2004) Self-organized patchiness and catastrophic shifts in ecosystems. Science 305:1926–1929

Scheffer M, Carpenter SR (2003) Catastrophic regime shifts in ecosystems: linking theory to observation. Trends Ecol Evol 18:648–656

Schlesinger WH (1991) Biogeochemistry: an analysis of global change. Academic Press, San Diego

Schoener TW (1986) Mechanistic approaches to community ecology: a new reductionism? Am Zool 26:81–106

Tilman D (1982) Resource competition and community structure (MPB-17). Princeton University

Press, Princeton

Tylianakis JM, Tscharntke T, Lewis OT (2007) Habitat modification alters the structure of tropical host–parasitoid food webs. Nature 445:202–205

Van de Koppel J, Herman PMJ, Thoolen P, Heip CHR (2001) Do alternate stable states occur in natural ecosystems? Evidence from a tidal flat. Ecology 82:3449

Van de Koppel J, Rietkerk M, Dankers N, Herman PMJ (2005) Scale dependent feedback and regular spatial patterns in young mussel beds. Am Nat 165:E66–E77

Vucetich JA, Hebblewhite M, Smith DW, Peterson RO (2011) Predicting prey population dynamics from kill rate, predation rate and predator-prey ratios in three wolf-ungulate systems. J Anim Ecol 80:1236–1245

Wardle DA (2002) Communities and ecosystems: linking the aboveground and belowground components. Princeton University Press, Princeton

Weiss RA, McMichael AJ (2004) Social and environmental risk factors in the emergence of infectious diseases. Nat Med 10:S70–S76

Werner EE, Peacor SD (2003) A review of trait-mediated indirect interactions in ecological communities. Ecology 84:1083–1100

Whittaker RH (1972) Evolution and measurement of species diversity. Taxon 21:213–251

Wilcox B, Jessop H (2010) Ecology and environmental health. In: Frumkin H (ed) Environmental health: from global to local. John Wiley & Sons, New York, pp 3–48

Wright JP, Jones CG (2006) The concept of organisms as ecosystem engineers ten years on: progress, limitations, and challenges. Bioscience 56:203

野生动物：理解同一健康与野生动物之间联系的必要性

Melinda K. Rostal，Kevin J. Olival，Elizabeth H. Loh，William B. Karesh

摘要　野生动物是"同一健康"理论中常常被忽略的部分；然而，野生动物健康与人类健康、家畜健康以及环境健康之间的联系是显而易见的。大多数新发的人兽共患病都与野生动物有关，这主要是由于人类活动范围的改变导致的。除了存在这种风险，野生动物从环境指标、食品安全与保障到生计等多个方面，都与人类密切相关。本章内容将描述这些联系，并通过目标监测分析和对野生动物疾病的生态学研究，来阐述理解这些联系的必要性。当野生动物的疾病管理面临重大的挑战时，这些实践活动将大大改善人类、家畜、野生动物和环境的健康。

1 引言

"同一健康"是一个全方位的概念，涵盖了人类健康、动物（包括野生动物和家畜）健康和环境健康之间密不可分的联系。千百年来，人类将家畜广泛应用于食物、生产和工作当中，家畜与人类之间的联系是显而易见的，相比之下，野生动物与人类健康之间的联系往往容易被忽略。这可能是由于野生动物与人类之间在感观上存在着遥远的距离，而且我们没有意识到人类健康与所有动物的健康的重要联系。在一个前所未有的城市化和全球化的世界里，人类和野生动物之间的距离正在缩小，而这些联系则变得越来越明显。本章将从多个角度阐述野生动物与人类健康之间的联系。这包括了与人类健康的直接联系，如新发和非新发人兽共患病；也包括了野生动物健康与环境、食品安全保障、家畜健康以及人类可持续生计等各方面之间的联系。野生动物是"同一健康"的一个重要组成部分，但是因为进行健康相关的研究有一定难度，并且研究数据和资金有限，常常被忽视。我们将进一步阐述以下各个方面的重要性，包括通过针对性监测的途径来理解与野生动物的联系、理解野生动物疾病生态学以及野生动物疾病管理。

2 野生动物与新发传染病的联系

当我们将野生动物作为"同一健康"中的一个内容进行讨论时,通常是将它们作为新发传染病(EIDs)的宿主开始着手的。过去的六十年里新发传染病显著增加,最近的研究表明,这些新发传染病中大多数都是人兽共患病(占 60%),而这些人兽共患病当中有大约 70% 是源自野生动物的(Jones et al. 2008)。新发传染病通常被定义为最近扩散到新的宿主并发展出新的致病性,导致发病率增加,或扩散到新的地理区域的一种疾病(Lederberg et al. 1992;Jones et al. 2008)。新发传染病的暴发看上去像稀有事件,但该类疾病的发生,每年可导致成千上万的死亡病例(Bogich et al. 2012),并且一次新发传染病的暴发可能导致全球 100 亿～500 亿美元的经济损失(Newcomb 2003)。

疾病新发的过程是复杂的,并且往往是多因素的,通过大规模的生态学方法可以更好地识别这些影响因素或诱导因素。在第一次对疾病新发的基础驱动因素(underlying drivers)进行分类时,美国国家医学研究所(Institute of Medicine,IOM)认定了六大要素,包括人口结构及行为模式、技术及工业、经济发展与土地利用、国际旅游与贸易、微生物的适应与改变,以及公共卫生措施的失效(Lederberg et al. 1992)。

2003 年,美国国家医学研究所(IOM)进一步将 7 种新加的驱动因素写入报告当中,包括:人类对传染病的易感性、天气和气候、生态系统的变化、贫穷与社会不公、战争与饥荒、政治权利的缺失和故意伤害(Smolinski et al. 2003)。美国国家医学研究所(IOM)对"疾病新发的因素"的分类,很好地为目前调查新发传染病基础驱动因素的研究奠定了基础。值得重视的是,这些因素之间并非相互排斥的,而是共同作用,并且在疾病新发的不同阶段会发生变化。例如,人工用地的改变导致了疾病的跨物种传播或新发,这既可能是由于人类与动物接触的机会增多直接导致病原体从动物宿主传播到人体,也可能是传播媒介的数量变化而间接导致的(Daszak et al. 2000;Patz et al. 2004)。气候和天气能够增强这些效应并影响暴发的规模,尤其是通过媒介或水源传播的疾病。此外,全球贸易和旅游也促进了这些疾病的传播(Hufnagel et al. 2004)。这些新发传染病的驱动因素在不同的角度、不同的地域上起作用(Keesing et al. 2010),可以归因于环境、生态、政治和社会力量的综合作用。尽管目前有不少研究新发传染病因素的项目正在进行,我们仍需要更多的研究和模型构建方法去全面地认识和理解疾病新发的复杂机制(Bogich et al. 2012)。

2.1　野生动物贸易与人兽共患病

在"同一健康"体系中容易被忽视的，但对于人兽共患病的出现有着重要驱动作用的一个因素就是野生动物贸易。野生动物贸易，无论合法与否，都可能导致引入人兽共患病和（或）影响家畜或当地野生物种的外来动物疾病（Karesh et al. 2005）。据估计，非法野生动物贸易金额高达 200 亿美元，这是继毒品贸易之后的第二大黑市贸易（Karesh et al. 2012），而且这些估计数字很可能是过于保守的。最近一项研究表明：仅在热带的一个国家——委内瑞拉，每年就交易 100 万～1000 万只野生动物，贸易额估计约 3.21 亿美元（Asmüssen et al. 2011）。2000 年到 2006 年间，大约有 15 亿只活的野生动物通过合法途径进口到美国。这些动物中接近有 90% 都被用于宠物市场的贸易（Smith et al. 2009）。在这种全球范围内进行大规模的、频繁的，而且很可能是运输免疫功能低下的野生动物的背景下，疾病的传播和扩散波及当地野生动物、家畜和人类就不足为奇了。

先前一些重要的人兽共患病暴发已被归因于野生动物贸易，而在这些疾病当中，自 21 世纪以来较为引人注目的就是严重急性呼吸综合征（SARS）和猴痘（monkey pox）。SARS 的病原体是一种从蝙蝠转移到果子狸和人类的新型冠状病毒，可造成严重的发病率和病死率（病死率高达 13.2%～43.3%）（Donnelly et al. 2003）。全球化和航空网络推动 SARS 从疫源地中国华南地区扩散到全球 28 个国家的进程，造成了 21 世纪的第一次传染病大流行（Zhou 和 Yan 2003）。中国广州的传统农贸市场正是此次 SARS 发生的源头，该类市场由许多贩卖不同类型的野生哺乳动物、家畜、爬行动物、禽类的小摊贩组成，这些小摊贩的卫生条件往往很糟糕而且相互之间十分拥挤。据报道，当 SARS 被溯源到这些市场之后，中国政府没收了 828 500 只野生动物（Karesh et al. 2005）。对于 SARS 的最初出现和传播源头的猜想是：携带有 SARS 或 SARS 样冠状病毒的菊头蝠（rhinolophid）与关在笼子里的果子狸（civet）近距离接触，受感染的果子狸逐渐将病毒扩散到贸易市场中（Li et al. 2005）。然而，直到疫情暴发多年后，人们才发现蝙蝠是 SARS 样冠状病毒最终自然宿主的证据（Li et al. 2005；Field 2009）。一些正在进行的研究也揭示了许多新型冠状病毒来源于蝙蝠，因而 SARS 源自于这些宿主的假说进一步得到证实（Woo et al. 2009；Yuan et al. 2010）。2003 年，美国的猴痘也是通过合法的宠物交易等方式出现。假说指出草原犬鼠（cynomys spp.）在批发宠物市场中接触到了一批含有冈比亚鼠（cricetomys spp.）和非洲睡鼠（graphiurus spp.）的货物而受到感染。草原犬鼠感染后发病，与之接触的 37 人也随之发病（Guarner et al. 2004）。

　　尽管合法或非法的野生动物贸易都会引起造成严重威胁的新发传染病,但少有国际项目组织针对病原体对进口的野生动物进行筛选。最近一项研究分析了由纽约皇后区肯尼迪机场的美国海关与边境保护局、费城机场、华盛顿特区机场、休斯敦机场以及亚特兰大机场没收的野生动物产品(Smith et al. 2012)。Smith 等人于丛林野生兽肉及非人灵长类动物如黑猩猩、白眉猴(cercocebus spp.)及长尾猴(cercopithecus spp.)体内检测出猴泡沫病毒(simian foamy virus, SFV)以及多种疱疹病毒,这些动物或产品是从几内亚、利比里亚、尼日利亚等地进口的。即使仍未证实猴泡沫病毒(SFV)对人类具有致病作用,但与灵长类动物密切接触的猎人当中,大约 1% 感染了猴泡沫病毒(Wolfe et al. 2004)。Wolfe 等人(2004)证实了存在猴泡沫病毒传染到人体的散发病例,这有助于我们更好地理解人类免疫缺陷病毒 / 获得性免疫缺陷综合征(HIV/AIDS)是如何从灵长类动物传播到人类的。在突变成为现有人群中流行的 HIV 毒株之前,猴免疫缺陷病毒(SIV)曾在捕猎和食用灵长类动物的人群中发生过数次演变(Heeney et al. 2006)。最近由 Smith 等人(2012)进行的研究证实,人兽共患病病原体可经由丛林野生兽肉传播,在远离流行地区的区域存在潜在暴发的可能,这要求我们必须加强口岸监测及规范相关贸易活动。无论合法与否,不受监管的野生动物贸易都有可能对人类健康、野生动物健康和家畜健康造成极大的影响(以下将展开讨论)。

3　野生动物与环境的联系

　　野生动物的健康与环境密切相关,并且对人为的改变非常敏感。这既包括对化学物质和污染所引起的直接生理、行为反应,也包括外来物种的引入和 / 或新病原体所造成的竞争及其他影响。

3.1　野生动物可作为环境指标

　　动物一直被用作评价环境毒性的指标之一。众所周知,"煤矿里的金丝雀"是 20 世纪 80 年代 Sting 创作的歌曲当中的一句经典歌词,这源自于20 世纪初人们使用金丝雀来间接检测煤矿中微量的甲烷和一氧化碳含量。金丝雀若死亡,则提示矿工们应该对煤矿进行通风以免窒息。二氯二苯基三氯乙烷(DDT)是首批全球公认的对动物造成影响并且没有物种针对性的化学物之一。DDT 已被证实可导致多种鸟类的蛋壳厚度降低(Porter 和Wiemeyer 1969)。此后,又发现该类化学物质通过食物链所产生的生物富集作用,可对位于顶层的肉食动物和鸟类造成毁灭性影响(如猛禽类的隼和白头海雕）（Grier 1982）。这些影响随着 Rachel Carson 的著作《寂静的春天（Silent Spring）》的传播而广为流传，因此野生动植物越来越被看做是人为因素对环境健康威胁的重要指标。在 20 世纪 90 年代期间，美国环境保护署（Environmental Protection Agency，EPA）开始使用环境危险评估系统（人类危险评估除外）以评估农药或其他人工化学制品、废弃物堆放区、以及空气和水污染的危险。生态危险评估是基于化学构成组分对各种各样的动植物，包括无脊椎动物、鱼类、鸟类、小型哺乳动物等造成的危害风险进行评估的（EPA 1998）。随着系统的改进，生态危险评估已经在认定酸雨（acid rain）（Beamish 1974）、全氟化学品（Van de Vijver et al. 2003）、内分泌干扰物（Kloas 和 Lutz 2006）等的不利影响过程中起着重要的作用。这些生态风险评估促进了不少旨在保护人类健康的美国国家环境法律的制定。

除了顶层的捕食者之外，小型哺乳动物常被应用于生态危险评估，并且往往被用作重金属污染的"前哨指标"。由于小型哺乳动物有种类丰富、分布广泛、传播距离短、饮食习惯多样性、寿命短、繁殖率高、相对容易捕获的特征，Talmage（1991）认为小型哺乳动物可作为环境污染的合适指标，尤其是用于垃圾填埋场和矿区的环境污染评估（Torres et al. 2011）。食虫动物似乎是最好的指标，因为它们直接接触以吞食土壤为生的无脊椎动物（如蚯蚓等）（Hamers et al. 2002）。特别地，小型哺乳动物已经被成功应用于评估镉、氟、铅、汞等暴露因素了（Talmage 1991）。最近一项研究发现，生活在墨西哥矿场附近的啮齿动物和儿童体内的铅、砷含量几乎是其他地区对照组的两倍（Jasso-Pineda et al. 2007）。尽管许多研究已经成功地证实啮齿动物可用作评估重金属元素和慢性环境污染的指标，也可用于市场上新型化学物质的危险评估，但是啮齿动物仍然很少被应用于环境的监督管理（如对矿产地区的长期监测；Handy et al. 2003）。如果使用得当，环境指标可作为非常有价值的工具，应用于对陆生／水生栖息地污染风险的长期监测（Lam 和 Gray 2003；Jasso-Pineda et al. 2007）。因此，我们应当提高环境指标的使用频率。

3.2　野生动物的非人兽共患病

与新发人兽共患病一样，新发的野生动物疾病在最近几十年（Daszak et al. 2000）也出现明显增长，并且屡次与人为导致的生态环境变化有关。特别是贸易、旅游、物种入侵和生物安全措施的缺乏等因素促使了这些疾病的发展。我们以两种新兴真菌病原体作为例子，一种是寄生在两栖动物体内的壶菌（chytrid fungus），另一种是可致蝙蝠白鼻综合征（white–nose syndrome，WNS）的地丝霉属真菌（geomyces destructans），这两种病原体会对相关的两类脊椎动物造成破坏性的影响，并且根据同一健康的观点，也会对人类健康和食品安全造成间接的影响。

3.2.1 壶菌病

从 20 世纪后期开始，两栖动物的数量在全球范围内开始下降（Heyer et al. 1988；Young et al. 2001）。蛙壶菌是导致这种下降现象的病原体（Daszak et al. 1999）。这种真菌导致了美洲和澳大利亚原始栖息地多个物种的减少，甚至包括当地某些区域多个两栖动物种群的灭绝（Daszak et al. 1999）。已有研究（Weldon et al. 2004；Schloegel et al. 2009）表明，蛙壶菌是通过贸易在自然宿主非洲爪蛙（xenopus laevis）以及北美牛蛙（rana catesbeiana）间传播的。北美牛蛙可作食用，常常被养殖和交易，在巴西每年都有超过270 000 千克的牛蛙被贩卖（Schloegel et al. 2010）。有观点认为，在超过两百种两栖类动物不明原因地快速减少的报道中（Stuart et al. 2004），有相当一部分是由蛙壶菌导致的（Skerratt et al. 2007）。这种真菌演示了某些看似无关的人为活动（如野生动物贸易）是如何对环境和野生动物产生深远的影响的。此外，两栖动物的减少可能会扰乱生态过程，如减少对蚊子幼虫的捕食，从而间接地影响到人类或动物的健康。

3.2.2 白鼻综合征

白鼻综合征（WNS）是一种由地丝霉属真菌导致的，在蝙蝠冬眠过程中传播的新发疾病（Blehert et al. 2009；Lorch et al. 2011）。2006 年，该病于美国首次出现，并很可能是通过来往于欧洲的人类引入美国的，该病在欧洲随处可见但不会导致蝙蝠死亡（Puechmaille et al. 2011）。然而，在美国的冬天，这种嗜冷真菌在蝙蝠冬眠的环境里大量繁殖，干扰了冬眠蝙蝠的冬眠过程和生理状态。因为感染可引起冬眠动物过度兴奋，造成冬眠期间消耗过多的脂肪储备，由此造成蝙蝠因饥饿和脱水而死亡（Cryan et al. 2010；Reeder et al. 2012）。这种真菌在易感蝙蝠的口鼻和翼膜上生长。感染该疾病的冬眠动物死亡率非常高，通常是 80%～100%（Turner et al. 2011）。白鼻综合征在美国迅速向南、向西传播扩散，已有 19 个州及加拿大的 4 个省证实有相关的病例。2012 年初，据美国鱼类和野生动物保护局估计，超过550 万只蝙蝠死于这种疾病。有研究（Frick et al. 2010）预测白鼻综合征可能会导致曾经是美国本地数量最多的蝙蝠——小型棕蝠（myotis lucifugus）的灭绝。一旦野生动物疾病如白鼻综合征开始传播流行，控制将变得非常困难。研究人员目前正在探寻支持该真菌持续生长与蔓延的环境或生活史可变因素，并寄希望于区域性或微气候等因素能够用于大流行前的管控和干预（Boyles 和 Willis 2010；Wilder et al. 2011；Langwig et al. 2012）。其他未经试验证实的解决方案也正在开发当中，包括抗真菌治疗、建立和维护人工培育基地，以及蝙蝠洞穴人工加热等措施。白鼻综合征的病原体，类似于蛙壶菌，都是属于外来引入型的真菌病原体，白鼻综合征和壶菌病可称之为最重要的野生动物疾病中的两种——威胁到一大批物种，甚至可能引起物种濒临生态性和全球性的灭绝（Fisher et al. 2012）。仅仅是每年北美蝙蝠对于农业害虫的控制，就直接关系到 34 亿美元的经济产值，蝙蝠的损失也因此会导致生产成本的增加（需要寻求农药和其他虫害防治措施）和农作物产量的减少（Boyles et al. 2011）。

4　野生动物和食品安全与保障的联系

　　如上所述，食品安全与保障是"同一健康"理念的重要组成部分之一，联合国粮农组织（FAO）也特别提到全球有 10.2 亿人处于营养不良的状态（FAO 2009）。野生动物与食品安全密切相关，因为野生动物可以通过人兽共患病污染食品，丛林野生兽肉是居住在热带地区及国家的人们主要的蛋白质来源之一，野生动物和家畜也可能共同感染一些重要的病原体。

4.1　食源性疾病

　　随着日益增长的经济和国际贸易的影响，食源性疾病对公共卫生构成了极大的威胁。标准的公共卫生流行病学方法经常应用于调查人群中食源性疾病的暴发。然而，食源性疾病也是体现人类与动物、周围环境之间复杂联系的范例。2006 年，因 O157：H7 亚型大肠杆菌这种强毒株污染了菠菜而导致美国 26 个州约计 200 人受到影响（CDC 2006）。官方针对此次疫情的现场流行病学调查仅扩展到人群的发病率、死亡率、风险评估、可能来源评估、实验室检查和临床治疗。然而，Warnert（2007）考虑到了家畜、野生动物健康及生态学等因素，通过对暴发区域的 4 个菠菜农场进行调查，从其中一个农场的牛、野猪等动物粪便中分离出的大肠杆菌毒株 O157：H7 与暴发流行患者所感染的菌株完全一致。由此所见，"同一健康"整合流行病学、临床诊断、环境与生态学等多方面的知识，对这次疫情的全面调查与认识，以及食源性疾病暴发的理解起到了重要作用。

　　来自野生动物的食源性病原体分类范围跨度从寄生虫到病毒。新发的食源性疾病占了美国食源性疾病的大部分，甚至有更大比例的食源性疾病可能是由尚未被描述过的病原体引起的（Tauxe 2002）。大多数已知的食源性疾病病原体以及高达 70% 的食源性新发传染病是人兽共患的，而且其中许多可能与野生动物有关。通常地,野生动物和家畜都被认为是食品污染的来源(Beuchat 和 Ryu 1997;Doyle 和 Erickson 2008;Newell et al. 2010;Gorski et al. 2011;Cima 2012)。尽管如此,我们很少能够明确地识别哪些动物或物种是真正污染源,尤其是流行病学调查往往在首发病例发生很长一段时间以后才进行,同样的,对于多个州郡的暴发进行检测同样需要一定的时间。然而,在某些情况下,详细的生态学研究可以明确野生动物对食品污染的确切路径。例如,尼帕病毒(一种蝙蝠源性的新发脑炎副粘病毒)在孟加拉国主要是通过受污染的椰枣汁进行传播的。由于该病毒每年都会在人群中引起暴发并且病死率非常高(80%),我们特别关注这一种病原体(Luby et al. 2006,2009)。最近的血清学与病原学研究发现表明:印度狐蝠(pteropusgiganteus)这种大型的果蝠,很可能是该病毒最主要的来源。研究者进一步利用野生动物监测技术和红外摄像技术,明确了该病毒传播的准确机制:通过观察发现,蝙蝠在夜间从椰枣汁收集罐中取食。目前一种阻断传播途径的特殊干预措施正在开发当中,该措施不会造成蝙蝠灭绝(Nahar et al. 2010;Khan et al. 2011)。

4.2 丛林野生兽肉与健康社区

在全球范围内,野生动物为我们提供了很大一部分的食物来源,接近半数的海鲜都是来源于野生。在世界的某些区域,人们的蛋白质主要来自于野生陆地动物的肉类。仅仅中非地区就可收获大量的野生肉类,每年的收获量可达 10 亿千克(Wilkie 和 Carpenter 1999)。如此大量的肉类几乎都没有经过现代化的卫生处理过程,人们对其只进行了简单的处理便派送给消费者了,这为人类提供了持续暴露于常见或罕见食源性疾病致病原的机会(Karesh et al. 2005;Smith et al. 2012)。建模方法已被用于揭示健康与丛林野生兽肉消费之间的直接联系。Golden 等人(2011)运用广义线性混合模型回归的方法进行研究,结果发现,去除马达加斯加儿童膳食中的丛林野生兽肉后,血红蛋白浓度将下降 0.7g/dl,导致贫血儿童增加 30%。对野生动物资源的过度消费将很快导致丛林野生兽肉蛋白从膳食中消失。Fa 等人(2003)预言丛林野生兽肉在膳食蛋白中所占的比例将不可维持,以刚果盆地为例,相应的比例将从 2000 年的 55% 下降至 2050 年的 23%。该预测是基于野生动物的消耗量与生产量的比值不断上升,最终会导致野生动物丰度的下降。随着丛林野生兽肉可用性的缺乏和全球食物资源的再分配,这些地区的食物短缺情况很可能加重。野生兽肉的捕获和食物短缺情况之间的联系已得到一些研究的结果的支持,例如,过去两年里赞比亚通过提高家畜动物的产量缓解当地村民的食物短缺问题,这促使了猎人们上

交 12 000 套捕猎陷阱工具和 76 套枪支，因此保护了大约 1500 只野生动物
（Lewis 和 Jackson 2005）。

4.3　对家畜的传染

野生动物可以作为重要的家畜疾病储存库，其中一些较为原始的牲畜
疾病，尽管早已在家畜中灭绝，但仍存在于野生动物当中。疾病会在家畜
中造成一定的发病率和死亡率，另外某些疾病同样会因为对食用性动物的
供应产生负面影响而造成经济上的制约。

某些野生动物疾病在家畜动物中造成发病和死亡，这时家畜往往是作
为意外宿主（incidental host）或终结宿主（dead-end host）。其中一个例子就
是恶性卡他热，该病是由野生斑纹角马（connochaetes taurinus）体内的 1 型
狷羚疱疹病毒（alcelaphine herpesvirus 1）所引起的，会造成牲畜的急性死亡
（Russell et al. 2009）。该疾病的重要性不仅仅体现在斑纹角马生活的区域
内（或饲养该动物的动物园内）的流行，该病毒导致的疾病暴发同时可造成
非洲当地牧民的严重经济损失和艰难处境。另外一些疾病则会造成更大
的经济影响，如口蹄疫（FMD）。尽管口蹄疫病毒会影响所有的偶蹄目物种
（artiodactyla），有些特定的毒株似乎更容易在不同的地理环境中或可能的
主要存储物种间传播（如牛或者非洲水牛）（Klein 2009）。虽然该病毒对动
物来说不是高度致命的，但由于必须采取贸易限制措施防止该病毒被引入
非疫区，导致它成为一个经济上的重要病毒。据估计，2001 年英国暴发口
蹄疫期间，所造成的农业和食物供应链的损失合计达 31 亿英镑（Thompson
et al. 2002）。应对暴发的措施导致了 400 万头动物被销毁（Thompson et
al. 2002）。这些病毒很可能是由病毒流行区域的牛传入英国的（Samuel 和
Knowles 2001）。

有些野生动物疾病最初起源于家畜，而现在主要流行于野生动物种群
中，但他们同样可以再次传播到家畜当中（Daszak et al. 2001）。在美国，流
产布鲁氏菌（brucella abortus）通常被认为是由家畜带到新大陆的（Meagher
和 Meyer 1994）。经过了一场成功的"根除运动"之后，2008 年美国 50 个
州均宣布区内的家畜已经脱离了布鲁氏菌病的威胁；然而，大黄石地区
成群的麋鹿和野牛体内还残有相应的菌株，这使得病原体得以持续存在
并继续引起疾病的暴发。关于如何消除美国的布鲁氏菌病的争论一直在
进行。已被讨论的管制方法包括：检测和筛选、销毁灭绝、禁止对麋鹿进
行冬天喂食和疫苗接种（Olsen 2010）。一个类似的事件发生于牛结核病
（mycobacterium bovis）传播到野生动物中（见知识点 1）。

"同一健康"理念也考虑到来自家畜的病原体会严重影响到野生动物。

牛痘病毒在 20 世纪初传入非洲。该病毒席卷了整个大陆,将大量易感的家畜和野生偶蹄动物一同杀死。据报道,南非有超过 530 万牲畜死亡,非洲水牛的数量下降高达 90%(Plowright 1982)。幸运的是,在缺乏牛等动物的情况下,牛疫难以在大量的野生动物群体中保存(Plowright 1982)。尽管损失的物种在逐渐恢复,生态系统也有可能恢复到疾病暴发之前的状态,但多个草食动物物种(野牛、羚羊等)大规模的损失实际上已经导致了该地区生态系统的变化,这种变化所造成的影响仍然持续至今(Holdo et al. 2009)。牛痘病毒是目前继天花病毒之后,第二个通过疫苗接种措施被根除的病毒(Yamanouchi 2012)。

知识点 1　牛结核病:野生动物和家畜之间的持续性联系

野生动物是家畜动物疾病的储存库,这使得要根除对经济产生影响的重要病原体变得非常困难、甚至是不可能的。起源于家畜的疾病通常在野生动物中维持低度流行的状态,以至于直到家畜中的流行被控制或消除,相应疾病才能在野生动物中被检测出来。1917 年,在美国发起了一场消除牛结核病(bTB)的运动。到 1990 年前,每个州都宣称已经消除了牛结核病(Knust et al. 2011),然而与此同时,牛结核病病例却发生在密歇根的一种白尾鹿(Odocoileus virginianus;WTD)身上。当 354 只被猎杀的鹿中有 19 只在牛结核病检测中呈阳性时,这次暴发才得到了确认(Schmitt et al. 1997)。基因分析证实了这种牛结核病的菌株在白尾鹿中处于低水平流行状态(O'Brien et al. 2011)。

密歇根农业部和密歇根自然资源部(MDNR)最初关注于 5 个受影响县区白尾鹿数量的减少,并禁止冬天对鹿进行喂食或诱捕。虽然他们已经成功地将患病率降低了 60%,但低水平(0.2% 的患病率)的牛结核病依然在白尾鹿中持续流行并偶尔会传播到家畜牛体内,导致牛群数量的减少(O'Brien et al. 2011)。根据密歇根州现有的独立结核病评估体系评估,牛结核病在野生动物的流行造成了该区域极高的农业经济损失。目前认为密歇根州的上半岛地区是没有牛结核病的,其余地区则根据距离牛结核病疫源地的远近分为免于评估的、适当评估的以及深入评估。据估计,1999 年至 2003 年间,由于牛结核病及其评估所花费的农业经济成本是 5200 万美元,而 1999 年至 2008 年间,改变评估体系所花费的农业成本则是 1.56 亿美元(Thiel 2001)。通过持续而致命的干预方法来消除白尾鹿牛结核病的项目已经被终止了,部分原因是缺乏公众的支持。狩猎为密歇根州的经济贡献了 5.07 亿美元,但其他一些具有同情心的、希望在自家园子里看到白尾鹿的选民们也有重要的政治影响力（O'Brien et al. 2011）。政治压力减少了这种致命干预方法的实施，也致使了密歇根自然资源部要寻求发展新型的疫苗相关技术。这类疫苗尚未被研制出来，疾病带来的压力仍在持续地增加，如 2005 年明尼苏达的白尾鹿被发现感染了牛结核病（很可能是来自于家畜的菌株），随后便引起了家畜中的暴发（Knust et al. 2011）。

除美国以外的国家内不少其他野生动物也是牛结核病的储存库，这使得在全球范围内消除这种疾病变得非常困难。作为牛结核病储存库的例子包括英国的獾（meles meles）、南非的非洲水牛（syncerus caffer）、新西兰的帚尾袋貂（trichosurus vulpecula）等（O'Brien et al. 2011）。

牛结核病的例子说明了，对于人兽共患病以及造成严重经济负担的疾病进行持续性的控制是相当困难的。对野生动物进行消除或者控制措施所面临的挑战也突出了成本—效益的重要性。换言之，对家畜感染来自野生动物疾病的防控投入是比较划算的，而尝试从野生动物中消除病原体的措施则不那么有效。

5　野生动物与人们生计的联系

许多拥有最多生物多样性的地区往往同时也居住着贫困水平最高的人群。当人们脱离贫困，他们才能为家人提供更好的医疗保健，从而变得更健康。当地社区用于改善民生和健康的方法之一，就是可持续地利用和保护野生动物。确保可持续利用野生动物的一个重要部分，是联合所有的利益相关人员，尤其是生活在野生动物区域附近，且生计受野生动物直接影响的人群。居住在野生动物自由区的人们经常与野生动物发生冲突，如动物对农作物的偷袭。对野生动物的可持续利用可促进当地社区人群接受与野生动物共存的风险，并支持保护和维持自然生态系统的健康。

5.1　生态旅游

生态旅游有不同的定义，在此我们将引用 Stronza 和 Pêgas（2008）所提出的定义：一种为当地环境保护和社区可持续发展做出积极贡献的自然旅游模式。该定义将保护环境与健康和当地社会的发展直接联系在一起。这个概念旨在对日益增长的旅游业中的资源加以利用（Walpole 和 Thouless 2005）。例如，在 2011 年，肯尼亚野生动物观光旅游相关产业总收入近 12 亿美元，有 270 万游客到公园和狩猎保护区游玩（KNBS 2012）。这笔巨大的收益能极大促进国民经济。然而,尽管从野生动物旅游业和狩猎产业能获得巨大的收益,资金的公平分配对于实现野生动物资源的可持续性利用是十分重要的。生态旅游的成功与否可以通过衡量当地的经济效益和环境保护指标等进行评估。其中有很多因素可能影响到生态旅游的成败,包括"品牌标志"物种的存在、生物多样性指数和观赏野生动物的舒适程度、当地的知名度、当地居民的态度和生活状况、野生动物对当地社区的可预知的风险(如导致农作物损失、疾病问题、安全问题、与家畜竞争或捕食家畜)、野生动物对保护区附近可预知的生活成本的增加(如耕地或牧场的损失、水库的损失、捕猎的禁止)等(Walpole 和 Thouless 2005)。最近一项对于乌干达吉贝利国家公园周边村庄的可预知成本分析指出:明显的地理环境改变对周边家庭所造成的损失要多于收益。公园周边 0.5 公里以内的家庭损失最大,而对于在 15 公里以外的地区,收益才得以体现(Mackenzie 2012)。

Salafsky 等人(2001)曾与当地社区共同建立和支持了 37 种商业经营活动,并通过金融、社会和环保指标进行评估。他们发现,即使经营活动本身并不关注于环境保护,社区对于经营活动的参与可促成环保的成功。典型的例子是之前所提及的关于赞比亚狩猎陷阱设备的上交。有趣的是,少有项目能够在 3 年后收回成本,这需要强有力的管理体系以维持经济上的可行性(Salafsky et al. 2001)。尤其是在资源贫乏地区,由于竞争和高成本,成功创建以社区为基础的生态旅游项目是非常困难的。这类经营项目需要花费数年的时间收回成本,而且,这些项目对人类健康带来的益处是否会向社会扩展也是不清楚的(Kiss 2004;Walpole 和 Thouless 2005)。

尽管有不少大规模的项目曾试图将野生动物保护与健康保健直接联系在一起,但很少有项目能够成功地做到。在西藏珠穆朗玛峰国家级自然保护区,村庄、政府以及各种非政府组织(NGO)之间建立起一种合作,培训当地村民保护自然保护区,当地村民获得的好处是基本卫生保健的提高。当地村庄选出数名村民接受教育,内容包括:预防保健、药品分配、环境保护、生态旅游、脱贫和创收等。这些接受过培训的人员将为村民提供服务和教育。该项目是成功的,以下指标可以说明:保护区的野生动物数量增加了两倍,树木的砍伐量减少了三分之二,急性腹泻的发病率下降,婴儿的死亡率减少了 50%(Melnyk 2001;Taylor-Ide 和 Taylor 2002)。

5.2　生态旅游业与人源性人兽共患病的联系

很少在"同一健康"出版物、讨论会或者会议中提及的话题就是人源性人兽共患病——从人类传播到动物的疾病。大部分有关这个主题领域的原始文献来自于对灵长类动物的研究，特别是类人猿。Butynski 等人（2001）为人源性人兽共患病对类人猿造成的风险进行了广泛的回顾研究，包括了麻疹、肝炎病毒、脊髓灰质炎病毒、结核分枝杆菌、疥螨以及一系列的肠道寄生虫。一项调查发现，633 名到马来西亚沙巴州的西必洛猩猩康复中心观光的游客中，15% 的人具有一种或多种传染病的症状（Muehlenbein et al. 2010）。我们早已认识到，人类肺结核（结核分枝杆菌）能够感染非人灵长类动物。有一些标准的措施用于保护非人灵长类动物，包括对非人灵长类动物和与其接触的人类（如动物园饲养员）进行常规检测。有趣的是，大量的证据表明结核分枝杆菌明显早于家畜体内发现的菌种（牛分枝杆菌）。有研究者假设牛分枝杆菌是从现有人类体内的病原体进化而来的或者两者具有共同的祖先（Brosch et al. 2002）。这与人类结核病出现的时间早于人类对动物驯化的时间（1 万～1.5 万年前）的证据是相一致的（Gutierrez et al. 2005）。将人源性人兽共患病排除在"同一健康"的讨论话题之外就相当于将一个开放性的论题局限于以人类自身为中心的狭窄的世界观当中。人类疾病传播的预防措施和人类健康水平的提高，能够为保护野生动物免受人源性人兽共患病的危害提供简单且具有成本—效益的方法。

6　对各种联系的理解

以上所述的各种联系都明确地指示出野生动物的健康与人类健康、家畜健康以及环境之间有着复杂的联系。尽管存在着这些联系并且野生动物在作为人类新发传染病的储存库中扮演了重要的角色，野生动物健康监测可用于更好地明确可能传播到人类或家畜的病原库；同时也可以用来追踪疾病在野生动物群体中传播的路径。此监测通过调查研究病原体和宿主的生态状况，进而反过来可以促进对重要疾病的预防和控制。

6.1　新发传染病的针对性监测

通常，对于新发疾病暴发的应对措施是被动而昂贵的（Childs 和 Gordon 2009）。基于对特定疾病控制的监测项目已经成功地动用财政资源，并在防控目标方面取得短期的成果（Oliveira-Cruz et al. 2003）。然而，也有人批评这种方法仅仅关注于单一的疾病而无法降低大部分传染病的流行风险（Oliveira-Cruz et al. 2003；Travis et al. 2004）。另外，因为效益和成果通常受限于目标区域和资金周转，针对病原体的监测往往缺乏可持续性，且规模难以扩大（Oliveira-Cruz et al. 2003）。为了更好地对野生动物进行监测，许多因素需要考虑，包括疾病新发的地理风险、最受关注的人兽共患病宿主以及传播途径等。

最初针对地理上的"新发传染病热点"的研究发现，具有高度生物多样性和人口密度的国家有最大的暴发风险（Jones et al. 2008）。这些热点地区大多数位于发展中国家境内，而这些国家往往缺乏用于进行野生动物主动或被动监测的基础设施，以及对罕见病或新发病的诊断检验能力。其中一个多国合作效应的例子是美国国际开发署（USAID）预测项目（见知识点2），这是一项在这些地理热点地区内开展野生动物监测以及调查野生动物体内病毒多样性的项目。

于野生动物间进行人兽共患病的监测显然面临着巨大的挑战（全球有超过5000种哺乳动物），宿主范围的预测模型与已知的监测模式可被用于集中应对那些构成人兽共患病最大威胁的物种和病原体。新的工具使我们有可能对未进行采样的宿主进行一般模式的预测，主要通过以下方法获取已知模式：参考过去100年间已发表的文献、物种生态和生活史特点、衡量从宿主和疾病角度出发的监测误差和抽样误差等。其中所回顾的文献大多数是描述性的，宿主物种的分类往往也是从食物链较高水平进行（如有蹄类动物、肉食动物、啮齿类动物、非哺乳类动物）（Cleaveland et al. 2001；Woolhouse 和 Gowtage-Sequeria 2005；Woolhouse 和 Gaunt 2007）。最近有更多的研究从机制原理角度对病原体—宿主范围模式进行了检测和分析，包括获得系统发育之间明确关联的信息。尽管这些研究通常局限于一类宿主或病原体，如蝙蝠与狂犬病毒（Streicker et al. 2010），灵长类动物（Davies 和 Pedersen 2008）与鱼类体外寄生虫（Krasnov et al. 2010；Poulin 2010）。但类似的方法也被应用于观察一些已知的哺乳动物病毒引起人兽共患病的模式，以及测试跨物种病毒出现的驱动机制当中（Bogich et al. 2012）。

关注监测的效用、加速早期检测以及减少跨物种传播风险的另外一种有效的方法是集中研究特定人—动物层面的传播途径。这种方法的一个主要优势是，针对某种疾病传播途径的监测手段和控制方法同样可以应用于一些具有相同传播途径的传染病。针对疾病传播途径的多病原体方法是监测和控制目标病原体的一种有效方法。这种方法在实施预防措施、建立早期检测、减少进一步传播的风险等方面也许同样有效。

知识点 2　美国国际开发署预测项目：建立一个全球性的野生动物监测网络

这个预测项目是美国国际开发署"新发传染病威胁（Development's Emerging Pandemic Threats Program）"项目的一部分。该计划准备在位于"地理热点"地区的 22 个国家建立一个全球性的野生动物病毒监测系统（Jones et al. 2008）。这些地区包括亚马孙河流域、墨西哥、东南亚、中国、恒河平原和刚果盆地等。这套主动监测系统旨在弄清多种人类—野生动物层面的重要性。啮齿类动物、蝙蝠和非人灵长类动物被选作研究对象，并基于这些生物系统的发育建立模型，因为这些物种有更高的可能性携带人兽共患病的病原体（Olival et al., 内部资料）。具体来说，这个项目所针对的对象包括：在市场出售的丛林野生兽肉、猎人所捕获的野生动物、与人类近距离生活和（或）与人类生活发生冲突的野生动物。预测项目也研究土地的使用变化（利用景观发展指数，landscape development index）对不同地区的生物多样性、野生动物的病毒多样性的影响，这些地区可按一定的梯度分为城镇地区、有少量森林片区的农村地区以及原始森林地区。该项目的工作在每一个国家相应的基础设施内进行，以建立监测和诊断能力。病毒的探究是通过使用退行性引物针对人兽共患病病毒家族进行的，随后通过基因测序得以确认。此外，深入的基因测序方法可用于发现新的病毒。该诊断方法将发现病毒的可能性最大化，而不是仅仅针对目前体内可能并不存在的特定病原体。

预测项目是一项标准化的在全球范围内针对潜在的人兽共患病病毒的监测方法。该项目是一个结合了高水平建模和实地现场数据的实例，建立了目标监测系统来有效地发现病毒大流行的潜在威胁。

6.2　宿主与病原生态学对于预防人兽共患病的重要性

弄清野生动物疾病需要一个多学科的团队，包括流行病学家、生态学家和医学专家等。研究宿主以及其他相关物种的生态学可用于疾病的管理和减缓疾病的发生（见知识点 3）。这其中的重要性是非常明确的，如埃博拉病毒，我们最近才发现它的可能宿主（Leroy et al. 2005），在此之前我们常常无法追踪从蝙蝠到非人灵长类动物和（或）人类的传播途径。此外，新的监测结果发现，有证据显示在已知的非洲区域以外，埃博拉病毒在自然野生动物宿主中（如蝙蝠和灵长类动物）也同样存在（Nidom et al. 2012；Olival et al. 内部资料）。这些最近的发现表明，我们迫切地需要实现一种全面的、而非仅仅针对病原体—宿主的策略，来防止人兽共患病从野生动物传播开来，也就是，涵盖上面所涉及的多种传播途径和宿主。

高致病性禽流感甲型 H5N1 是一个很好的例子，它体现了认识理解野生动物人兽共患病的生态学和流行病学的重要性。1997年，这种禽流感的毒株首次在人体内被诊断出来。而在随后暴发的疫情中，尽管血清检测数据显示血清阳性率可能低至14%~33%（Li et al. 2008），但所观察到的病死率却高达84%（Kandun et al. 2008）。当甲型H5N1于2005年扩散到欧洲和非洲的时候，那里进行了应急反应并估测病毒是通过候鸟传播的，尽管当时缺乏确切的数据。关于野生鸟类是否传播和携带甲型H5N1病毒的说法却仍然存在争议。

野生鸟类暴发的甲型H5N1禽流感发生在一些相对隔离的禽类群体中，并且导致了在某些物种中较严重的发病率和死亡率。在中国青海湖的一次暴发期间，超过1500只鸟死亡，其中有90%都是斑头雁（ansar indicus; Chen et al. 2005）。蒙古和欧洲也发生了类似的暴发，这表明是有长途迁徙的候鸟进行了偶然的长距离传播（Alexander 2007）。不同物种的长距离传播效力有所不同，某些物种可能受到甲型H5N1病毒的严重影响，而另一些物种则可能没有临床症状（如家养绿头鸭）（Sturm-Ramirez et al. 2005）。Kilpatrick等人（2006）通过模型研究指出甲型H5N1病毒的传播可能与家禽贸易、野生鸟类的交易以及候鸟的迁徙等多种因素的组合有关。他们的模型结果指出甲型H5N1病毒在亚洲的传播主要与家禽贸易有关；在非洲的传播一部分原因与家禽贸易有关，另一部分与候鸟有关；而在欧洲的传播则主要是与候鸟有关。然而，Gilbert等人（2010）提出，通过候鸟进行传播似乎是罕见的，他们认为野生鸟类只有停留于存在家禽感染甲型H5N1病毒的高危地区，才可能会通过偶尔的迁徙传播病毒。目前对于候鸟传播的可能性或频率，我们仍缺乏足够的信息，因此，我们应进一步监测甲型H5N1病毒以便更好地理解病毒的传播动力学。

在缺乏对甲型H5N1病毒传播动力学进行生态学及流行病学研究的情况下，野生鸟类可能一直被认为是甲型H5N1病毒的宿主。然而在外观健康的野生水鸟中H5亚型的血清阳性率是很低的（Kang et al. 2010）。泰国的甲型H5N1流行病学分析调查中发现，病毒的存在与自然放养的家鸭密切相关。Gilbert等人（2010）进一步的分析表明，家养的鸭子是南亚地区甲型H5N1威胁的主要因素，人口数量和鸡的密度也同样与之相关。最近的建模研究表明，中等大小的禽类种群有利于维持甲型H5N1病毒的传播，而孤立的小种群或用于交易的大型种群则不太可能保持病毒的传播（Hosseini et al. 内部资料）。因此，同时在野生鸟类和家禽中进行生态学研究将继续是弄清该病毒维持状况的重要途径。

知识点 3　狐狸的狂犬病：理解欧洲狂犬病控制生态学的重要性

　　1939 年狐狸狂犬病首次传入到波兰，随后向东欧和西欧辐射状扩散开来（Anderson et al. 1981）。在对欧洲野生动物的被动监测中发现，红狐狸（vulpes vulpes）占所有被诊断为狂犬病的野生动物数量的 75%（WHO 1981）。人们试图通过捕杀的方式减少狐狸的数量，但并不能成功地阻止狂犬病的扩散，疾病仍以每年 30～60 公里的速度扩散。20 世纪 80 年代早期的一些论文阐明了需要一些方法和模型进行研究，这些方法和模型结合了病毒致病机制研究、狐狸生态学、疫情发展地图及狐狸之间的接触率等因素（Anderson et al. 1981；Macdonald 和 Bacon 1982）。考虑到一些城镇地区的社会结构和狐狸密度（每平方公里 5 只狐狸）则可能需要 80%～100% 的捕杀率以更好地达到消除狂犬病的目的（Smith 和 Wilkinson 2003）。对成年狐狸的捕杀留下了更多的空置土地，这些土地又迅速被其他幼小的狐狸填充。此外，幼崽的产生是依赖于种群密度的，因此，如果捕杀导致了种群数量的减少，随着狐狸的繁殖率增加，更多的易感动物将被引入到相应的生态系统当中。疫苗接种在欧洲部分地区已被证实是有效的，它相对于捕杀方法而言有两个主要的优势：①免疫降低了易感狐狸通过接触患病的可能性；②繁殖率保持稳定，防止了狐狸密度下降所带来的易感个体的激增（Macdonald 和 Bacon 1982）。

　　相比于狂犬病流行的区域，对于散发性感染，如狂犬病意外传入英国的情况，捕杀似乎是更有成效的方法，尤其是当控制效果受到季节变化影响时（Smith 和 Wilkinson 2003）。目前英国的控制方法是捕杀疫源地 19 公里范围以内的狐狸，外周一圈的区域内再进行免疫措施以防止病毒扩散（Smith 1995）。

　　控制狐狸感染狂犬病策略的发展背后所蕴含的生态学和流行病学理论可以被应用到其他类似的领域。在发展中国家，家犬仍然是狂犬病的主要宿主。印度的研究表明：诱捕、疫苗接种、放生等都会使人感染狂犬病例数减少，也会使流浪狗的数目减少（Reece 和 Chawla 2006）。理解狐狸和其他肉食动物狂犬病的生态学原理有助于显著地减少人感染狂犬病的例数。

6.3　野生动物疾病的监管

　　野生动物是难以捕捉的，在不同的州或国家，野生动物的所有权和保护方式也各不相同,同时野生动物也被公众通过情感、宗教、文化或实用主义等不同方面所接受。因此,所有的这些都需要控制疾病的新方法,该方法需要考虑到整个生态系统包括人类的作用。Artois 等人(2011)最近写了一篇回顾性综述,关于控制野生动物疾病的方法及其相关风险。控制措施的最初目标是控制易感个体的数量或者是治疗或消除感染个体以控制疾病传染期。杀灭控制和免疫接种是控制易感者数量的可利用的基本方法。而对于数量众多的高繁殖率或高迁移率野生动物种群而言,杀灭控制或捕杀已经被多次证明是相当困难的,并且这种方法也越来越不被社会所接受(Caughley 和 Sinclair 1994)。此外,当疾病暴发于罕见或濒危物种的时候,捕杀更是不可选择的方案,而且实际上捕杀过程本身就增加了人兽接触和人兽共患病传播的潜在风险。疫苗接种被越发认为是一种有效的控制方法,且预计对于繁殖率较低的宿主是最为有效的控制方法。然而,生产的疫苗必须保证其有效性、稳定性并且易于接种(通常以口服方式为宜),这使得疫苗接种仍是一个难以实施的控制方案(Artois et al. 2011)。此外,最有效的野生动物疫苗(如狂犬病疫苗)是减毒活疫苗,这可能对非目标物种产生潜在的危害。另一种可能的控制方法是通过栅栏或其他物理屏障来避免直接接触。这种方法在密歇根州和明尼苏达州的农民当中得以推广,以防止白尾鹿通过共用食物或进入牲畜养殖区而传播牛结核病(Palmer et al. 2004)。低技术含量的竹笼子也被用于将蝙蝠隔绝在外,避免椰枣汁收获区域受到尼帕病毒的污染(Nahar et al. 2010)。然而,栅栏和屏障有些时候会妨碍或影响非目标物种或当地的生态系统。例如,非洲南部的栅栏阻止了大象等大型草食动物的迁徙(Loarie et al. 2009)。野生动物疾病管理的创新方法将是必要的,尤其是针对出现在难以管控的物种身上的疾病,如蝙蝠的白鼻综合征。

7　总结

"同一健康"理念将人类健康与家畜、野生动物和环境等多方面都联系在一起。在本章当中,我们已经探讨了野生动物健康与人类、家畜健康之间的多种联系。野生动物与人类之间联系密切,包括:病原体传播的风险、食品安全与保障、环境的改变以及人类为维持生计对野生动物的依赖。每种关联都有其积极和消极的影响:例如人类和野生动物的迁移都会增加新发疾病传播的风险;动物源性人兽共患病和人源性人兽共患病的作用可能是相互平衡的(尽管少有研究证实这一点);野生动物是某些人群的重要蛋白质来源或收入来源,因此食物的污染和收入的损失有重要的关系。

　　更深入地理解野生动物的作用和地位，以及建立一个更为健全的监测体系进行调研，对于同一健康的未来领域是至关重要的。通过将主动监测和被动监测与预测模型联合起来，对野生动物进行监测，可能是理解和阻止新发传染病在人群和动物中传播的一项重要工具。这些监测数据和其他生态学研究数据可用于改进对野生动物和家畜疾病的管控方法。人类与野生动物之间的联系显然是同一健康的一个重要部分，我们越来越有必要去理解这些联系。

参考文献

Alexander DJ (2007) Summary of avian influenza activity in Europe, Asia, Africa, and Australia, 2002–2006. Avian Dis 51(1):161–166

Anderson RM, Jackson HC et al (1981) Population-dynamics of fox rabies in Europe. Nature 289(5800):765–771

Artois M, Blancou J et al (2011) Sustainable control of zoonotic pathogens in wildlife: how to be fair to wild animals? Rev Sci Tech Off Int Epiz 30(3):733–743

Asmüssen MV, Ferrer-Paris JR et al (2011) Illegal wildlife trade between South America and the United States. In: 25th international congress for conservation biology, Aukland, New Zealand

Beamish RJ (1974) Loss of fish populations from unexploited remote lakes in Ontario, Canada as a consequence of atmospheric fallout of acid. Water Res 8(1):85–95

Beuchat LR, Ryu JH (1997) Produce handling and processing practices. Emerg Infect Dis 3(4):459–465

Blehert DS, Hicks AC et al (2009) Bat white-nose syndrome: an emerging fungal pathogen? Science 323(5911):227–227

Bogich TL, Olival KJ et al (2012) Using mathematical models in a unified approach to predicting the next emerging infectious disease. In: Aguirre AA, Ostfeld RS, Daszak P (eds) New directions in conservation medicine: applied cases of ecological health. Oxford University Press, Oxford, pp 607–618

Boyles JG, Cryan PM et al (2011) Economic importance of bats in agriculture. Science 332:41–42

Boyles JG, Willis CKR (2010) Could localized warm areas inside cold caves reduce mortality of hibernating bats affected by white-nose syndrome? Front Ecol Environ 8(2):92–98

Brosch R, Gordon SV et al (2002) A new evolutionary scenario for the *Mycobacterium tuberculosis* complex. Proc Natl Acad Sci U S A 99(6):3684

Butynski TM (2001) Africa's great apes. In: Beck BB, Stoinski TS, Hutchins M et al (eds) Great apes and humans: the ethics of coexistence. Smithsonian Institution Press, Washington, DC pp 3–56

Carson R (1962) Silent spring. Mariner Books, New York, p 378

Caughley G, Sinclair ARE (1994) Wildlife ecology and management. Blackwell Publishing, Cambridge, p 334

CDC (2006) Update on multi-state outbreak of *E. coli* O157:H7 infections from fresh spinach, October 6, 2006. Centers for Disease Control and Prevention, Atlanta

Chen H, Smith GJD et al (2005) H5N1 virus outbreak in migratory waterfowl. Nature 436(7048):191–192

Childs JE, Gordon ER (2009) Surveillance and control of zoonotic agents prior to disease detection in humans. Mt Sinai J Med 76(5):421–428

Cima G (2012) Wildlife, trade, susceptibility amplify food risks: food-borne illness risks cross borders, production types. J Am Vet Med Assoc 240(4):352–355

Cleaveland S, Laurenson MK et al (2001) Diseases of humans and their domestic mammals:

pathogen characteristics, host range and the risk of emergence. Philos Trans Royal Soci Lon Ser BBiol Sci 356(1411):991–999

Cryan PM, Meteyer CU et al (2010) Wing pathology of white-nose syndrome in bats suggests life-threatening disruption of physiology. BMC Biol 8:135

Daszak P, Berger L et al (1999) Emerging infectious diseases and amphibian population declines. Emerg Infect Dis 5(6):735–748

Daszak P, Cunningham AA et al (2000) Emerging infectious diseases of wildlife—threats to biodiversity and human health. Science 287:443–449

Daszak P, Cunningham AA et al (2001) Anthropogenic environmental change and the emergence of infectious diseases in wildlife. Acta Trop 78:103–116

Davies TJ, Pedersen AB (2008) Phylogeny and geography predict pathogen community similarity in wild primates and humans. Proc Royal Soc BBiol Sci 275(1643):1695–1701

Donnelly CA, Ghani AC et al (2003) Epidemiological determinants of spread of causal agent of severe acute respiratory syndrome in Hong Kong. Lancet 361(9371):1761–1766

Doyle MP, Erickson MC (2008) Summer meeting 2007—the problems with fresh produce: an overview. J Appl Microbiol 105(2):317–330

EPA (1998) Guidelines for ecological risk assessment. Environmental Protection Agency, Washington, DC, p 124

Epstein JH, Prakash V et al (2008) Henipavirus infection in fruit bats (*Pteropus giganteus*), India. Emerg Infect Dis 14(8):1309–1311

Fa JE, Currie D et al (2003) Bushmeat and food security in the Congo Basin: linkages between wildlife and people's future. Environ Conserv 30(1):71–78

FAO (2009) The state of food insecurity in the world: economic crises—impacts and lessons learned. Food and Agriculture Organization of the United Nations, Rome

Field HE (2009) Bats and emerging zoonoses: henipaviruses and SARS. Zoonoses Public Health 56(6–7):278–284

Fisher MC, Henk DA et al (2012) Emerging fungal threats to animal, plant and ecosystem health. Nature 484(7393):186–194

Frick WF, Pollock JF et al (2010) An emerging disease causes regional population collapse of a common North American bat species. Science 329:679–682

Gilbert M, Chaitaweesub P et al (2006) Free-grazing ducks and highly pathogenic avian influenza, Thailand. Emerg Infect Dis 12(2):227–234

Gilbert M, Newman SH et al (2010) Flying over an infected landscape: distribution of highly pathogenic avian influenza H5N1 risk in South Asia and satellite tracking of wild waterfowl. EcoHealth 7(4):448–458

Golden CD, Fernald LCH et al (2011) Benefits of wildlife consumption to child nutrition in a biodiversity hotspot. Proc Natl Acad Sci U S A 108(49):19653–19656

Gorski L, Parker CT et al (2011) Prevalence, distribution, and diversity of *Salmonella enterica* in a major produce region of California. Appl Environ Microbiol 77(8):2734–2748

Grier JW (1982) Ban of DDT and subsequent recovery of reproduction in bald eagles. Science 218(4578):1232–1235

Guarner J, Johnson BJ et al (2004) Monkeypox transmission and pathogenesis in prairie dogs. Emerg Infect Dis 10(3):426–431

Gutierrez MC, Brisse S et al (2005) Ancient origin and gene mosaicism of the progenitor of *Mycobacterium tuberculosis*. PLoS Pathog 1(1):e5

Hamers T, Smit LAM et al (2002) Lack of a distinct gradient in biomarker responses in small mammals collected at different distances from a highway. Arch Environ Contam Toxicol 43(3):345–355

Handy RD, Galloway TS et al (2003) A proposal for the use of biomarkers for the assessment of chronic pollution and in regulatory toxicology. Ecotoxicology 12(1):331–343

Hatchette TF, Walker D et al (2004) Influenza A viruses in feral Canadian ducks: extensive reassortment in nature. J Gen Virol 85:2327–2337

Heeney JL, Dalgleish AG et al (2006) Origins of HIV and the evolution of resistance to AIDS. Science 313(5786):462–466

Heyer WR, Rand AS et al (1988) Decimations, extinctions, and colonizations of frog populations in southeast Brazil and their evolutionary implications. Biotropica 20(3):230–235

Holdo RM, Sinclair ARE et al (2009) A disease-mediated trophic cascade in the Serengeti and its implications for ecosystem C. PLoS Biol 7(9):e1000210

Hufnagel L, Brockmann D et al (2004) Forecast and control of epidemics in a globalized world. Proc Natl Acad Sci U S A 101(42):15124–15129

Jasso-Pineda Y, Espinosa-Reyes G et al (2007) An integrated health risk assessment approach to the study of mining sites contaminated with arsenic and lead. Integr Environ Assess Manag 3(3):344–350

Jones KE, Patel NG et al (2008) Global trends in emerging infectious diseases. Nature 451(7181):990–994

Kandun IN, Tresnaningsih E et al (2008) Factors associated with case fatality of human H5N1 virus infections in Indonesia: a case series. Lancet 372(9640):744–749

Kang HM, Jeong OM et al (2010) Surveillance of avian influenza virus in wild bird fecal samples from South Korea, 2003–2008. J Wildl Dis 46(3):878–888

Karesh WB, Cook RA et al (2005) Wildlife trade and global disease emergence. Emerg Infect Dis 11(7):1000–1002

Karesh WB, Smith KM et al (2012) The unregulated and informal trade in wildlife: implications for biodiversity and health. In: Animal health and biodiversity— Preparing for the future. Compendium of the OIE global conference on wildlife. Paris, pp: 51−57

Keesing F, Belden LK et al (2010) Impacts of biodiversity on the emergence and transmission of infectious diseases. Nature 468(7324):647–652

Khan MSU, Hossain J et al (2011) Use of infrared camera to understand bats' access to date palm sap: implications for preventing Nipah virus transmission. EcoHealth 7(4):517–525

Kilpatrick AM, Chmura AA et al (2006) Predicting the global spread of H5N1 avian influenza. Proc Natl Acad Sci U S A 103(51):19368–19373

Kiss A (2004) Is community-based ecotourism a good use of biodiversity conservation funds? Trends Ecol Evol 19(5):232–237

Klein J (2009) Understanding the molecular epidemiology of foot-and-mouth-disease virus. Infect Genet Evol 9(2):153–161

Kloas W, Lutz I (2006) Amphibians as model to study endocrine disrupters. J Chromatogr A 1130(1):16–27

KNBS (2012) Economic survey 2012 highlights. Kenya National Bureau of Statistics, Nairobi

Knust BM, Wolf PC et al (2011) Characterization of the risk of deer-cattle interactions in Minnesota by use of an on-farm environmental assessment tool. Am J Vet Res 72(7):924–931

Krasnov BR, Mouillot D et al (2010) Deconstructing spatial patterns in species composition of ectoparasite communities: the relative contribution of host composition, environmental variables and geography. Global Ecol Biogeogr 19(4):515–526

Lam PKS, Gray JS (2003) The use of biomarkers in environmental monitoring programmes. Mar Pollut Bull 46(2):182–186

Langwig KE, Frick WF et al (2012) Sociality, density-dependence and microclimates determine the persistence of populations suffering from a novel fungal disease, white-nose syndrome. Ecol Lett 15(9):1050–1057

Lederberg J, Shope RE et al (1992) Emerging infections: microbial threats to health in the United States. Institute of Medicine, National Academies Press, Washington, DC

Leroy EM, Kumulungui B et al (2005) Fruit bats as reservoirs of Ebola virus. Nature 438(7068):575–576

Lewis D, Jackson J (2005) Safari hunting and conservation on communal land in southern Africa. In: Woodroffe R, Thirgood S, Rabinowitz A (eds) People and wildlife: conflict or coexistance? Cambridge University Press, Cambridge, pp 239–251

Li FCK, Choi BCK et al (2008) Evidence-based public health policy and practice: finding the real case-fatality rate of H5N1 avian influenza. J Epidemiol Commun Health 62(6):555–559

Li WD, Shi ZL et al (2005) Bats are natural reservoirs of SARS-like coronaviruses. Science 310(5748):676–679

Loarie SR, Van Aarde RJ et al (2009) Fences and artificial water affect African savannah elephant movement patterns. Biol Conserv 142(12):3086–3098

Lorch JM, Meteyer CU et al (2011) Experimental infection of bats with *Geomyces destructans* causes white-nose syndrome. Nature 480(7377):129–376

Luby SP, Hossain MJ et al (2009) Recurrent zoonotic transmission of Nipah virus into humans, Bangladesh, 2001–2007. Emerg Infect Dis 15(8):1229–1235

Luby SP, Rahman M et al (2006) Foodborne transmission of Nipah virus, Bangladesh. Emerg Infect Dis 12(12):1888–1894

Macdonald DW, Bacon PJ (1982) Fox society, contact rate and rabies epizootiology. Comp Immunol Microbiol Infect Dis 5(1–3):247–256

Mackenzie CA (2012) Accruing benefit or loss from a protected area: location matters. Ecol Econ 76:119–129

Meagher M, Meyer ME (1994) On the origin of brucellosis in bison of Yellowstone National Park: a review. Conserv Biol 8(3):645–653

Melnyk M (2001) Community health and conservation: a review of projects. Biodiversity Support Program and USDA Forest Service, Washington, DC

Muehlenbein MP, Martinez LA et al (2010) Unhealthy travelers present challenges to sustainable primate ecotourism. Travel Med Infect Dis 8:169–175

Nahar N, Sultana R et al (2010) Date palm sap collection: exploring opportunities to prevent Nipah transmission. EcoHealth 7(2):196–203

Newcomb J (2003) SARS and the new economics of biosecurity. Bio Economic Research Associates, Cambridge

Newell DG, Koopmans M et al (2010) Food-borne diseases—the challenges of 200 years ago still persist while new ones continue to emerge. Int J Food Microbiol 139:S3–S15

Nidom CA, Nakayama E et al (2012) Serological evidence of Ebola virus infection in Indonesian orangutans. PLoS One 7(7):e40740

O'Brien DJ, Schmitt SM et al (2011) Management of bovine tuberculosis in Michigan wildlife: current status and near term prospects. Vet Microbiol 151(1–2):179–187

Olival KJ, Islam MR et al (unpublished data) Ebolavirus infection in fruit bats (*Rousettus leschenaultii*), Bangladesh. Emerg Infect Dis

Oliveira-Cruz V, Kurowski C et al (2003) Delivery of priority health services: searching for synergies within the vertical versus horizontal debate. J Int Dev 15(1):67–86

Olsen SC (2010) Brucellosis in the United States: role and significance of wildlife reservoirs. Vaccine 28:F73–F76

Palmer MV, Waters WR et al (2004) Investigation of the transmission of *Mycobacterium bovis* from deer to cattle through indirect contact. Am J Vet Res 65(11):1483–1489

Patz JA, Daszak P et al (2004) Unhealthy landscapes: policy recommendations on land use change and infectious disease emergence. Environ Health Perspect 112(10):1092–1098

Plowright W (1982) The effects of rinderpest and rinderpest control on wildlife in Africa. In: Symposium of the Zoological Society of London, London

Porter RD, Wiemeyer SN (1969) Dieldrin and DDT—effects on sparrow hawk eggshells and reproduction. Science 165(3889):199–200

Poulin R (2010) Decay of similarity with host phylogenetic distance in parasite faunas. Parasitology 137(4):733–741

Puechmaille SJ, Wibbelt G et al (2011) Pan-European distribution of white-nose syndrome fungus (*Geomyces destructans*) not associated with mass mortality. PLoS One 6(4):e19167

Reece JF, Chawla SK (2006) Control of rabies in Jaipur, India, by the sterilisation and vaccination of neighbourhood dogs. Vet Rec 159(12):379–383

Reeder DM, Frank CL et al (2012) Frequent arousal from hibernation linked to severity of infection and mortality in bats with white-nose syndrome. PLoS One 7(6):e38920

Russell GC, Stewart JP et al (2009) Malignant catarrhal fever: a review. Vet J 179(3):324–335

Salafsky N, Cauley H et al (2001) A systematic test of an enterprise strategy for community-based biodiversity conservation. Conserv Biol 15(6):1585–1595

Samuel AR, Knowles NJ (2001) Foot-and-mouth disease virus: cause of the recent crisis for the UK livestock industry. Trends Genet 17(8):421–424

Schloegel LM, Ferreira CM et al (2010) The North American bullfrog as a reservoir for the spread of *Batrachochytrium dendrobatidis* in Brazil. Animal Conserv 13(Suppl 1):1–9

Schloegel LM, Picco AM et al (2009) Magnitude of the US trade in amphibians and presence of *Batrachochytrium dendrobatidis* and ranavirus infection in imported North American bullfrogs (*Rana catesbeiana*). Biol Conserv 142(7):1420–1426

Schmitt SM, Fitzgerald SD et al (1997) Bovine tuberculosis in free-ranging white-tailed deer from Michigan. J Wildl Dis 33(4):749–758

Skerratt LF, Berger L et al (2007) Spread of chytridiomycosis has caused the rapid global decline and extinction of frogs. EcoHealth 4(2):125–134

Smith GC, Wilkinson D (2003) Modeling control of rabies outbreaks in red fox populations to evaluate culling, vaccination, and vaccination combined with fertility control. J Wildl Dis 39(2):278–286

Smith KF, Behrens M et al (2009) Reducing the risks of the wildlife trade. Science 324(5927):594–595

Smith KM, Anthony SJ et al (2012) Zoonotic viruses associated with illegally imported wildlife products. PLoS One 7(1):e29505

Smith RD (1995) Veterinary clinical epidemiology: a problem-oriented approach. CRC Press LLC, Boca Raton, pp 279

Smolinski MS, Hamburg MA et al (2003) Microbial threats to health: emergence, detection, and response. Institute of Medicine, National Academies Press, Washington, DC

Streicker DG, Turmelle AS et al (2010) Host phylogeny constrains cross-species emergence and establishment of rabies virus in bats. Science 329:676–679

Stronza A, Pêgas F (2008) Ecotourism and conservation: two cases from Brazil and Peru. Hum Dimens Wildl 13(4):263–279

Stuart SN, Chanson JS et al (2004) Status and trends of amphibian declines and extinctions worldwide. Science 306(5702):1783–1786

Sturm-Ramirez KM, Hulse-Post DJ et al (2005) Are ducks contributing to the endemicity of highly pathogenic H5N1 influenza virus in Asia? J Virol 79(17):11269–11279

Talmage SS (1991) Small mammals as monitors of environmental contaminants. Rev Environ Contam Toxicol 119:47–108

Tauxe RV (2002) Emerging foodborne pathogens. Int J Food Microbiol 78(1–2):31–41

Taylor-Ide D, Taylor CE (2002) Tibet, China: integrating development with conservation. In: Taylor-Ide D, Taylor CE (eds) Just and lasting change: when communities own their futures. The Johns Hopkins University Press, Baltimore, pp 208–223

Thiel C (2001) A summary of the resources and roles dedicated to the eradication of bovine tuberculosis in Michigan. Senate Fiscal Agency, Lansing, p 12

Thompson D, Muriel P et al (2002) Economic costs of the foot-and-mouth disease outbreak in the United Kingdom in 2001. Rev Sci Tech Off Int Epiz 21(3):675–685

Torres J, Eira C et al (2011) Cadmium and lead concentrations in *Moniliformis moniliformis* (Acanthocephala) and *Rodentolepis microstoma* (Cestoda), and in their definitive hosts, *Rattus rattus* and *Mus domesticus* in El Hierro (Canary Archipelago, Spain). Acta Parasitol 56(3):320–324

Travis P, Bennett S et al (2004) Overcoming health-systems constraints to achieve the millennium development goals. Lancet 364(9437):900–906

Turner GG, Reeder DM et al (2011) A five-year assessment of mortality and geographic spread of white-nose syndrome in North American bats and a look to the future. Bat Res News 52(2):13–27

Van de Vijver KI, Hoff PT et al (2003) Perfluorinated chemicals infiltrate ocean waters: link between exposure levels and stable isotope ratios in marine mammals. Environ Sci Technol 37(24):5545–5550

Walpole MJ, Thouless CR (2005) Increasing the value of wildlife through non-consumptive use? Deconstructing the myths of ecotourism and community-based tourism in the tropics. In: Woodroffe R, Thirgood S, Rabinowitz A (eds) People and wildlife: conflict or coexistance? Cambridge University Press, Cambridge, pp 122–139

Warnert J (2007) Expanded research to target *E. coli* outbreaks. Calif Agric 61(1):5

Weldon C, du Preez LH et al (2004) Origin of the amphibian chytrid fungus. Emerg Infect Dis 10(12):2100–2105

WHO (1981) Rabies Bulletin Europe. WHO Collaborating Centre for Rabies Surveillance and Research. World Health Organization, Tuebingen 5:42

Wilder AP, Frick WF et al (2011) Risk factors associated with mortality from white-nose syndrome among hibernating bat colonies. Biol Lett 7(6):950–953

Wilkie DS, Carpenter JF (1999) Bushmeat hunting in the Congo Basin: an assessment of impacts and options for mitigation. Biodiversity Conserv 8(7):927–955

Wolfe ND, Switzer WM et al (2004) Naturally acquired simian retrovirus infections in central African hunters. Lancet 363(9413):932–937

Woo PCY, Lau SKP et al (2009) Coronavirus diversity, phylogeny and interspecies jumping. Exp Biol Med 234(10):1117–1127

Woolhouse M, Gowtage-Sequeria S (2005) Host range and emerging and reemerging pathogens. Emerg Infect Dis 11(12):1842–1847

Woolhouse ME, Gaunt E (2007) Ecological origins of novel human pathogens. Crit Rev Microbiol 33:231–242

Yamanouchi K (2012) Scientific background to the global eradication of rinderpest. Vet Immunol Immunopathol 148(1–2):12–15

Young BE, Lips KR et al (2001) Population declines and priorities for amphibian conservation in Latin America. Conserv Biol 15(5):1213–1223

Yuan JF, Hon CC et al (2010) Intraspecies diversity of SARS-like coronaviruses in *Rhinolophus sinicus* and its implications for the origin of SARS coronaviruses in humans. J Gen Virol 91:1058–1062

Zhou GF, Yan GY (2003) Severe acute respiratory syndrome epidemic in Asia. Emerg Infect Dis 9(12):1608–1610

同一健康在降低人兽共患病风险上的经济学价值

Barbara Häsler, William Gilbert, Bryony Anne Jones, Dirk Udo Pfeiffer,
Jonathan Rushton, Martin Joachim Otte

摘要 同一健康本质上是一种以减少人类和动物健康风险为整体目标,综合考虑环境、生态、社会和经济因素的多部门、跨学科的理念。尽管目前许多国际相关人士都认为同一健康对更有效地保护全球健康,免受疾病威胁必不可少,但是在国家内或国际间仍然没有一个完善的系统的资源配置方案,原因部分归咎于现有的行业体系缺乏活力,同时缺少令人信服的经济支持论证。我们建议根据体系类型以及从同一健康方法获得的预期经济效益,统一管理不同层次的部门。由于成本和收益常常具有区域性甚至全球性,例如禽流感的案例,因此国际和地方机构在促进同一健康方法被采纳的过程中都起到重要作用。

1 引言

同一健康通常表述为一种降低微生物致病风险的方法,这些微生物是由非人类的动物物种所携带的,并可使人感染致病。它们包括已知的病原体以及迄今未知的、可能感染人或在适宜的环境下演化成可感染人的微生物。本章中新出现的疾病都被认定为一种以往从未被定义(未知)的情况,这可能是由于现存的病原体进化或变异,导致菌株、宿主范围和媒介发生变化或者病原体毒力增加,也有可能是有其他目前未阐明的情况(Hoinville et al. 2011)。在过去的几十年里,鉴于动物宿主体内存在着令人震惊的人类病原体数目以及其造成的严重后果(牛海绵状脑病,BSE;尼诺病毒;严重急性呼吸道综合征,SARS;高致病性禽流感 H5N1;以及甲型流感 H1N1),同一健康理念的形成背后有着充分的依据,该理念即:促进形成更和谐及综合的调查、计划方法,为降低人兽共患疾病风险出谋划策。在过去的五年里,为了贯彻同一健康理念,各界尤其是国际组织对开展健康调查、卫生体系服务的需求已经出现了一种持续增长的趋势。然而,医疗卫生专业人员的响应却出现了两极分化：在人类健康领域工作的大多数人都没有参与到同一健康[5]中来，而动物和环境领域的专家却对同一健康的研究方法展现了颇大的兴趣，其中一些人更是认识到了它巨大的价值。基于先验性分析，同一健康的拥护者们提出了一个设想，即对微生物源性健康危害进行更全面的管理将有助于实现对现有稀缺资源的利用，以便有效降低疾病风险。本文旨在通过经济学的评估框架来鼓励人们对同一健康理念的探讨，以寻找促进健康议程向前发展的途径和参与方式。在这次探索中，我们将尽最大努力追寻减低人兽共患病风险[6]这一目标，并将同一健康方法延伸到人类非传染性疾病和对动物疾病的控制之中。

1.1　运用经济学框架

同一健康的拥护者正面临一个现存卫生体制下巨大的挑战，现存体制以人和动物卫生系统的专业化及分离化为基础。为了实现医疗服务供给模式的转变，必须要提供令人信服的论点，即这个重大转变将产生的可观的净收益。

根据经济学中一个检验稀缺资源分配取舍的原则，针对同一健康主要考虑以下两个重要的方面：

- 资源利用效率。
- 因方法改变所带来的边际效益。

为降低人兽共患疾病发生的风险，由公众、无政府组织（NGO）和（或）私人机构组织的活动，通过宣传远离、遏制、减少或消除人兽共患病病原体来促进健康。从一种传统的部门性健康管理模式转变成一种全面的同一健康方法，需要比较这种变化的边际成本和收益。同一健康举措的最终结果是避免或减少人和动物的患病概率——该结果能够在技术条件内得以衡量（例如人类病例数减少或动物群体患病率降低），并能运用已确立的经济学量化方法转变成价值。某个活动的价值或影响度可以通过市场价值得到反映，例如，医疗卫生服务的支出或产出损失的避免。然而通常来说，同一健康的降低风险活动通常带来的是非市场价值，例如人类伤亡的减少、消费者的信任感、动物福利的改善或动物物种的保护，都没有任何市场意义上的价值，但是尽管如此，还有许多其他可行的经济学理论方法来衡量这些价值，比如条件价值评估法。

---

[5]　最近于较低和中等收入国家的一次会议上，关于人类健康服务并没有提及到同一健康。

[6]　降低人兽共患病风险指的是消除或减少暴露于人兽共患疾病的频率、次数或严重性，或将人兽共患疾病的潜在影响降到最低。

1.2　经济手段的局限性

为理解动态资源的使用及对其改变提供依据,经济学是一门必需的学科。然而新古典主义经济学,作为一种在经济学理论中的主要思想流派,是通过与生产者和消费者的主观意向有关的供需模型来研究资源分配的,具有一定的局限性。它倾向于将资源的流动性过分简单化,假设了资源是完全可分和即时使用的。同理,它也低估了被公共和私有管理架构所扭曲的资源的市场价值。

对于同一健康来说,资源既不可分也不能即时可用,且需要时间来提升人、制度和基础建设的能力。这些投资[7]是巨大的,以至于私人机构甚至是较小的乡镇政府[8]都不可能支付得起这样一种早期固定的资金投入。没有这样的投资,同一健康领域上所倡议的可能只剩下有趣的科研项目而不是模式的转变。并且,经济学的分析很有可能会低估全面模式的转变所带来的更大的好处。

在资源定价机制方面,要求更为谨慎的评估,同时应在规定和影响价格的公共或私人机构中进行必要的调查。这需要综合社会学、文化和心理学的方法来补充经济学和自然科学的知识。

1.3　结构

本章将会检验支持同一健康研究是高效的、可产生社会净收益这一假设的证据。检验这种方法的例子仅是在现行卫生系统中的小范围改进,因为国家还没有做出决定去资助同一健康机构。[9]本章分为两个核心部分:①背景;②同一健康经济评估的概念思考和阐述同一健康经济价值的文学证据。在讨论和结论部分,总结所展示的证据,目的在于识别出未来经济学在哪些方面能够提高对社会卫生管理的理解,以及实现这个目标过程中同一健康体系中需要加强的因素。

2　背景

所有的国家,无论是发达国家或发展中国家,能为人和动物卫生服务

---

[7]　这些投资是指基础设施、人员训练以及行政、后勤部门的改变。

[8]　这并非关于资源匮乏,而是关于将资源的急剧需求限于强大富裕的国家或国际联盟中的论点。

[9]　据笔者所知,很多国家将卫生部与农业部门分开运营,后者包括动物健康部门。许多经合组织的成员国拥有消费者维护机构,但这些机构往往不会促成跨部门的密切合作。联合国于国际层面上将鼓励 WHO 和 FAO 继续支持世界动物卫生组织。然而这些国际组织之间拟定的同一健康三方协议中,真正针对同一健康的预算与行动项目却十分少见。

提供的资源有限,但是改善人和动物卫生服务来保护全球卫生和食品安全的需要变得越来越迫切。

新发疾病的出现或现有的疾病再次暴发的事件明显增加,其中许多是人兽共患疾病(Harper 和 Armelagos 2010;Jones et al. 2008;Taylor et al. 2001),导致了疾病监测、紧急情况处理和疾病控制方面的需求不断提高。据报道,影响其发生的因素包括人类的人口数和日常行为改变、牲畜产量增加与生产加速、贸易、栖息地改变、生物多样性丧失以及全球化(McMichael 2004;Morse 2004)。在下一部分中,会更加具体地描述疾病的发生。

2.1 人兽共患疾病出现的风险

人口增长与经济发展,共同促进了动物源性食物产品需求量的增加,从而导致了牲畜数量的增加、生产强度的加大以及贸易数额和模式的相应改变。同时为包括携带抗生素耐药基因在内的人兽共患病病原体提供了一个可促使其加速进化并有助于其传播的环境(Daszak et al. 2000;Dobson 和 Carper 1996;Greger 2007;Jones et al. 2008;McMichael 2004;Morse 1995;Palumbi 2001;Pearce-Duvet 2006;Woolhouse 和 Gaunt 2007)。

在这种情况下,一种传染病的出现可能是某个特定人群中的病原体因其宿主范围或自身地理分布的扩大而导致传播频率增加的结果(经常同时伴有毒力的增加)。由于传播媒介所处的地理范围改变或者是因环境因素(Smolinski et al. 2003)导致特定的地理区域内媒介数量增多,依靠媒介传播的病原体也可能出现。这些变化伴随着牲畜种类多样性的减少和这些物种内部的遗传变异。因此一旦这些牲畜种群暴露在易感的新病原体中,疾病的传播速度便可加快。这种新病原体可能来自野生动物。野生动物种群比起牲畜而言,仍然具有高度的生物多样性,并且含有病原体的几率更大。假设完全暴露在这样的新病原体中,牲畜宿主或人类的高密度性将增加这些病原体在新的宿主群体中驻扎成功的可能性(Keesing et al. 2010)。

在抗击病原体的发展过程中,由于宿主密度的增加和预防性或治疗性措施的运用,在微生物多样性减少的同时,也将导致耐药基因出现变异的风险增加(Altizer et al. 2003;Davies 和 Davies 2010;zur Wiesch et al. 2011)。

2.2 病原体的种类

新发人兽共患病可由一系列具有感染性的病原体引起,包括:病毒、细菌、朊病毒、寄生虫和真菌。这些病原体发生遗传学变异的可能性有点不同,变异可以导致其拥有感染新的宿主物种或产生耐药性或在预防接种时通过遗传漂变来规避疫苗保护的能力。此外,病毒和细菌能够对环境因素做出应答,进行遗传信息的交流和基因表达的改变。

　　病毒,尤其是 RNA 病毒,由于其高度的突变率,最有可能诱导传染性人兽共患疾病的出现。如果病原体已经有了较宽的宿主范围(Woolhouse 和 Gaunt 2007),那么一种新的人类传染病出现的可能性将大大增加。

　　基于过去的经验,耐药菌菌株最有可能在细菌和立克次体中被筛选出来。虽然目前难治性病原体主要仍与人类滥用抗生素有关,但是粮食产量的增加以及世界上许多地方缺乏有效的监管机制也增加了人兽共患顽固性病原体遗传变异的风险(Anonymous 2012)。

　　近期,有人提出了真菌性疾病带来新兴威胁的潜力被低估的观点。

2.3　最重要的动物物种

　　各种作为人兽共患病原体来源的动物,它们的重要性是受到许多因素共同影响的,包括存在于同一物种中的不同微生物的数量、一个特定的物种库中特定微生物种类、宿主的种类、宿主的种群密度、动物宿主与人类之间的接触机会,以及进化至对人类易感的过程,均影响着疾病的发病率。

　　由于猪和家禽的数量庞大,且经常保持高密度和高流动性,它们很可能成为牲畜中新发人兽共患疾病的关键潜在来源。当猪和家禽养殖业中,与动物接触的从业人员数量减少时,剩下的从业人员与动物的接触强度则增大了(Graham et al. 2008)。流感病毒感染的案例表明,人和猪的呼吸道上皮细胞的相似性增加了交叉感染的可能性(Drew 2011;Greger 2007;Ma et al. 2009)。

　　在野生动物中,灵长类动物作为潜在的人兽共患病原体的储存库是非常重要的。它们在进化程度上与人类接近,从而弥补了它们与牲畜相比较低的种群密度以及有限的与人类接触机会的传播劣势(Greger 2007;Smith et al. 2011;Wolfe et al. 2007)。虽然啮齿动物在进化上距离人类较远,但其数量多密度高,其中几个物种几乎接近驯养,因此,它们也是几种人兽共患病病原体的储存库,例如钩端螺旋体病、鼠疫、斑疹伤寒。近年来,蝙蝠与严重急性呼吸综合征(SARS)、狂犬病病毒(lyssaviruse)、埃博拉病毒(ebola)、亨德拉(hendra)和尼帕(nipah)病毒的出现密切相关。蝙蝠几乎代表了 20% 的哺乳动物生物多样性,除南极外,世界各地均有它们的踪迹,其次它们偏爱彼此联系紧密的群居生活(Bennett 2006)。栖息地的变化导致蝙蝠觅食模式改变,蝙蝠种群更加接近人类住所和牲畜,因此增加了微生物感染新宿主和出现新的人兽共患疾病的机会(Breed et al. 2006;Calisheret al. 2006;Drexler et al. 2012;Field 2009)。

3 同一健康疾病风险缓解方案的经济评估

3.1 经济学方法

同一健康方案之所以得到普遍推广是因为与传统的区域性政策相比，它能够提高降低疾病风险的有效性和效率。因此，为了查明同一健康与当前措施相比所产生的附加价值，对同一健康的经济评估就必须从资源的使用以及其全面的方法措施所带来的成果的角度来和当前的措施对比；换句话说，就是比较同一健康所带来的增量。然而，首先这些假定基线或反向模拟的分析都是传统的方法，并不能证实传统的方法是否在一开始就有效。同一健康和传统方法只有独立地与相同的基线进行比较，它们的经济效益差异才能得到证明。而运用这个方法的难点便在于对基线或反向模拟法的选择，基线相当于没有进行调节的社会干预。

实施经济评估经过以下三个阶段：

- 在项目实施前的规划阶段，通过评估为决策者提供关于选择最有效方案的信息。这样的调查着重于实行不同的措施选择并预测其可能的后果，即处理预期的成本和价值。它们提供有关技术和经济可行性的信息，并强调了项目实施过程中可能遇到的挑战。

- 在实施期间通过中期评估来进行审查。如果有修改的必要，则用事前研究的假设去衡量成功的可能性是否已经发生了变化，例如在发生重大的技术进步或者参与者的依从性比预期要低的情况下。或者，如果没有进行事前的分析，也可以采用中期评估来评价正在试行的方案的价值。如果这个方案偏离预期结果，可以重新分配资金从而达到预期的结果。

- 在方案完成以后，对实施后评估方案进行评价，看是否产生正向的净收益。这些评估并没有完全反映出资源分配的决定，因为它们仅仅回顾已经做出的决定，但是却为未来实施前采取的措施提供了重要的评估信息，即能够从中学习到有关项目成败及其经济价值的影响因素。

这些基本的考虑对适用于同一健康同样重要。标准化的经济评估有助于避免资金的错误分配，并增加获得有效成本效益的可能性。用于同一健康活动的资源成本不应该高于所产生的相对于基线或反向模拟法的经济、社会和环境效益。然而，欲评估同一健康的经济收益，还需要考虑到其重要的特征：

A. 同一健康被认为是一种能够指导和帮助降低人兽共患病的风险、关注人和动物健康之间的密切联系的方法。在经验分析和模型构建中，通常把一个系统分割成许多部分，从而更易于管理和个案调查。只有通过模型构建再评估每一组分，才能得到综合的结果。然而，很多情况下这样的拆分、分析和再重建会失去关于整个系统运转和发挥效用的细节，即评估反馈机制以及重要性的能力都有所下降。

B. 许多同一健康项目旨在检测、解决和（或）预防新发疾病。搜集至今尚未出现的疾病数据是不可能的，我们无法获得未经证实的数据，包括新出现的病原体的类型、地理位置、易感宿主、毒力、传染性或传播途径，以及最重要的对人体的感染力。因此，任何试图用于预测的模型将必须以专家评估、学术性猜测、生物勘探/筛选假定来源以及对暴露人群的筛查作为指标进行参考。

C. 还有证据显示同一健康和其他跨学科或跨部门的合作战略可能会启动，因为其他战略没办法产生理想效果。因此，某些倡议可能由信任和信念推动而并非是科学证据。虽然广泛的目标可以初步制定，但是具体的活动和因果模式可能不太清楚，也就是说，它可以看成是一个借机整合可用的新知识的不断演进的学习过程。

因此，对于同一健康方案的经济评估，不会有"一劳永逸"的蓝图，必须根据各个实际情况，利用实用的经济学概念和标准逐个选择适当的评估标准，同时需认识到同一健康施行的特殊挑战。

3.2　同一健康方法经济价值的依据

四种类型的跨部门合作方式使同一健康风险降低方案的技术效率和（或）经济效益得到增加，而这四种类型的合作并没有清楚的界限划分，因此有重叠的可能（图1）：

（1）运用同一健康可以共享和节省运营成本：在一些国家和偏远地区，由于资源缺乏，各个政府都在努力提供基础的动物卫生和公共卫生服务。因此，对动物卫生和公共卫生服务的财政支持是为了整合资源，以达到利用最少的基础设施和服务达到重要规模的效果，或者是通过共享成本架构来优化服务。在操作层面上提供动物卫生和公共卫生服务整合的经济逻辑是显而易见的。哪里能提供多个同时运行的方案所需的在物流、人员和材料方面的相似构架，哪里就能共享资源，而某些情况下还可以通过部门间的合作来节省资源。这种费用分摊的倡议有助于减少个别方案所需的投资，从而提高方案的效率。

（2）运用同一健康理念降低地方性的人兽共患疾病的风险：策略上更高水平的预算和资源分配可使牲畜价值链中所发生的疾病得到控制，也给人类带来了好处。这需要一个具有主动性和预防性的方法来管理疾病和识

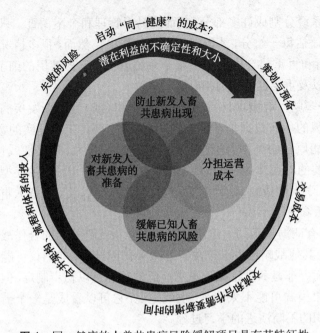

图1　同一健康的人兽共患病风险缓解项目具有其特征性
的经济效益概况

别可以进一步管理和逆转的疾病,这就要求资源分配上必须有重大转变。
降低风险的活动通过多个途径得到推广,也涉及多个部门或是一个资金支
持来源于其他部门的特定群体。

(3)运用同一健康监测并负责早期发现新发、再发或外来人兽共患疾病
的病原体:近来,处理新发人兽共患病的经验告诉我们这类疾病有着对人
类和动物种群产生重大影响的潜在威胁,要么直接反映在动物或人类的发
病率和死亡率,要么间接影响对疾病的反应、控制措施、对贸易的影响或
对疾病的恐惧以及相关行为的改变。为整合对未来新发疾病威胁的监测
并给予快速反应,需促进学科间伙伴关系的建立(King et al. 2004)。如果
这种伙伴关系是协调一致的,新发或外来疾病可在广泛蔓延之前被及早发
现,并且更容易,成本更低。

(4)运用同一健康防止人兽共患疾病的发生发展:降低人兽共患疾病风
险的最终目标是通过同一健康或生态卫生(Ecohealth)的方法来制止其发
生和随后的发展。生态卫生检测生物、物理、社会和经济环境的变化,并将
这些变化同人类健康相关联,令同一健康得以进一步发展。为了阻止疾病
的发生,从某种程度上必须调整高危环境中人与动物的接触和互动方式来
降低人兽共患病发生的概率。这不仅仅需要了解与疾病发生相关的知识,

同时需要了解服务提供者的投资意愿，鉴于这种投资的结果具有高度的不确定性，如果成功的话，消除人兽共患疾病所带来的利润可能是相当巨大的。

随着从"共享运营成本"到"防止人兽共患疾病的发生和发展"专业一体化程度的加大，潜在的利润和累积不确定性也在增加。由于经济评估并不完整，并没有考虑到为避免价值损失所使用的附加资源，例如用于计划、准备、数据分析和交流的工作时间及建立新架构（如共享数据库和交流渠道）等额外费用都必须考虑在内。

在以下的章节中，我们将讨论能够支持四种降低风险的同一健康方案提高经济效益的有效证据。

3.3　同一健康共同承担和节省运营成本

人们常常认为人类医学具有较强的优秀公共组分，它增加了受益人效用的同时也增加了他们贡献社会的能力。对于兽医学来说，公共组分的生成取决于干预的性质（De Haan 和 Umali 1992），这里有与外部相关的灰色地带（Leonard 2010；Rushton 和 Leonard 2009）。在灰色地带里，畜牧业改善穷人生计（Randolph et al. 2007）和搭建改善生计和促进健康之间联系（Smith 1999）的能力得到了认可。兽医诊断性或治疗性的干预措施，即是从小农户或游牧水平上对公共组件的考虑。居住在这种系统里的人更有可能面临缺乏基础设施的生活，缺少对健康问题的了解，承受疾病风险的能力也较低（McDermott et al. 1999），由此显得基础医疗和兽医服务十分必要。此外，这些人与其家畜的亲密接触使得他们处于人兽共患疾病传播的特殊风险之中。在这种情况下，同一健康创造了一个建立和提供医疗和兽医服务的机会。

在发展中国家，通过社区卫生工作者或社区动物卫生工作者扩大初级卫生保健服务的案例是可查的（Lehmann 和 Sanders 2007；Leyland 和 Catley 2002；Peeling 和 Holden 2004）。虽从中取得了有意义的成果（Schreuder et al. 1996；Yahya 1990）[10]，但当项目基金撤回时（Lehmann 和 Sanders 2007），这种计划通常是不可持续的。在相对孤立的或季节性的人类居住地，要维持专门服务的需求是难以实现的，而同一健康概念下的整合可能让这样的服务变得可持续（Schelling et al. 2005）。进一步来说，人类资源的可用性限制了发展中国家健康干预性措施的实施（Kurowski et al. 2007；Wyss et al.

---

[10] 将这个与发达国家所面临的问题相比，发达国家正竭力保持边远农村地区兽医的存在并从政策上鼓励兽医们继续在该地区工作。

2003)。因此,从人和动物健康服务提供者到综合性的兽医和医疗服务提供者之间的协调与合作,如受过训练的人员和共同承担成本的事件,就代表了一种潜在关键资源的节约。这种倡议的重点并不只是针对人兽共患病,而是一系列的人类和(或)动物的健康优先权。

进一步考虑通过综合服务惠及更多人口的可能性。在乍得(Chad),相关部门提供动物疫苗接种时,人和牛联合疫苗接种方案得到较高接受度,尤其是在妇女和儿童之中(Schelling et al. 2007;Schelling et al. 2005)。它还为游牧民族提供了与公共卫生服务接触的机会,而他们之中许多人之前从未去过健康中心。在南苏丹,为当地人提供脊髓灰质炎疫苗和牛瘟疫苗时,同样观察到了类似的效果(Ward et al. 1993)。疫苗接种被归类为具有较高的初始设置成本的项目,但当覆盖范围得到扩展时便具有较低的边际成本。随着疫苗接种的覆盖范围扩大,每只动物接种疫苗的平均成本就会降低,同时整个群体的免疫力也达到了阈值,因此可认为经济效益实际上得到了提高。

Schelling 等人(2007)描述了在 Chad 地区疫苗和家畜疫苗接种成本共承担的倡议的结果。流动家畜疫苗接种小组查访了该地区包括从田园禽畜饲养人到家畜疫苗管理人,结果是,基于现有的人员和基础设施进行人畜联合接种活动,在同一活动中为动物接种炭疽病、黑腿病、牛传染性胸膜肺炎、巴氏杆菌病的疫苗,给人类接种百日咳、破伤风、白喉、脊髓灰质炎的疫苗。与分开的疫苗接种活动相比,评估显示运营成本降低了15%。

尽管在操作层面上,整合之后的兽医和人类医疗服务的效果是令人信服的,至少在人烟稀少的农村地区,那里牲畜是民生重要的组成部分,但到目前为止,除这些原则的实际执行和相关的资源分配策略外,尚缺乏全面而系统的证据。

加拿大人类和动物健康科学中心(CSCHAH)提供了一个在工业化国家倡议成本共享的例子。其中的设施包括了加拿大公共卫生署和加拿大食品检验局外源性动物疾病国家中心管理的国家微生物学实验室。这个耗资2亿加币的设施于1999年开始投入使用,可在最高生物安全性标准上进行人和动物传染性疾病的研究(Square 1999)。虽无法获得由 CSCHAH 发布的由共享这套设施所获得的边际收益的评估,但是,考虑到初始投资的规模,很可能已经节省了大量的成本。虽然这些收益难以货币化,但是通过建立新的社会联系网络和合作项目的运作模式有可能产生额外的利益。

3.4　降低地方性人兽共患病风险的同一健康方案

为战略性地降低地方性人兽共患疾病的风险,同一健康方案让资源分配到会产生最大社会效益的部门。增加每个资源单位所获得的利益，从而增加了经济效益。具体的实施方式可以是部门性的或整体性的。部门性实施指的是单个部门实施干预方案，并从社会整体水平而不是单个部门的层次上观察其获得的效益；整体性实施要求多个部门的共同参与。在蒙古地区，因缺乏足够的对牲畜布鲁氏菌病的监控手段导致每年布鲁氏菌病发病率达 60/100 000 人（Roth et al. 2003）。结果，开展了针对长达 10 年的牲畜疫苗接种项目所带来的公共和动物健康效益的评估。成本—效益分析指出，作为一项动物健康干预措施，动物的布鲁氏菌病的疫苗接种并不是十分有效的。然而，如果根据所得的收益将疫苗接种项目的成本分到各个部门，那么从公共卫生角度来看，牲畜的布鲁氏菌病的控制是一种高效的干预，用低于 25 美元的成本便可获得一个伤残调整寿命年。

西班牙 La Rioja 地区通过人群疾病风险教育、对该地区所有家养狗的化学治疗、流浪狗安乐死处理、屠宰场废物卫生化处理、死羊填埋的安全处理，成功缓解了包虫病的发生（Jiménez et al. 2002）。在方案的整个实施过程中，对三个宿主种群进行了整体的监测，将数据进行统一收集并依此对方案进行评估，同时反应性地重新分配资源。当化学治疗被发现无法再降低疾病发病率时，对死羊尸体的卫生化处理则取而代之，这就是资源的重新分配。从经济分析发现，方案实施 8 年以后，累积的效益—成本比率已经超过 1，表明已经获得净收益。既然每年增加的收益与未干预时犬发病率的降低成比例，那么项目间的反应性资源再分配增加了这个缓解方案的经济效益。

在中国，自 20 世纪 50 年代起，通过定期实施环境管理和灭螺处理来控制螺的种群数量，以人类和动物的化学治疗为基础的血吸虫病控制取得了重大的进展。然而，在 1992 年，据估计仍有 1183 万人和 120 万动物感染了血吸虫病（Chen 和 Feng 1999）。从 1992 年到 1999 年，一种新的缓解方案开始实施。这个方案综合了人群病例报告发病率控制、灭螺处理、健康教育、监测、环境管理和牲畜控制各方面。随后，考虑了减少的人病例数的成本—效益分析表明综合方案给社会创造了每 1 美元的投资获得 6.20 美元的净收益。

这些例子说明了在由单个或多个部门平行工作的干预措施的计划和评估阶段，学科间的合作是有好处的。根据独立或综合的部门间传递的具体类型，活动可以在跨部门协调领导下由现有的机构计划并实施，或在某种情况下也可以由新成立的部门开展。新部门的成立将耗费相当大的交易费用，因此难以证明活动在什么情况下能够从现有的机构中分割出来。

3.5 同一健康监测并负责早期发现新发、再发或外来的[11] 人兽共患病的病原体

一个综合的监测和反应系统包含了人类卫生、动物卫生和野生动物部门之间的共同工作，目的是发现人类、家畜及野生动物群体中不常见的疾病事件，这些事件可能表明一种新疾病的出现或已知疾病发生的频率或地域分配上的改变。这种监测系统会产生一种综合的反应以控制疾病并监测干预措施的有效性。这种系统需要明确的领导和协调机制、共同的目标和目的、有关人类、家畜和野生动物疾病数据的采集工具、一体化的数据整理和分析、综合的应急计划和从外到内及学科之间的良好沟通。

基于通过疾病的早期发现来减少疾病暴发后较大的开支和疾病损失这一期望，有理由建立一个早期预警监测系统。换句话说，监测和干预措施很大程度上被认为是经济替代品。替代品的技术含量和它们产生的相关费用都决定了产生最少花费的组合。通过与欲规避的损失价值相比较，确定最优的或可接受的资源利用方式。对于同一健康的预警监测而言，应该有初始投资来整合现有的监测和反应体系（或者在罕见情况下建立一种完全的新系统）以及提供系统维护所需的日常开支。对于这样的一个系统，从经济学的角度来看，要取得理想效果必须使设立和运行系统的成本等于或小于流行或大流行之后所节约的潜在成本。

计算可能节约的成本应考虑到罕见事件发生的可能性，如人兽共患疾病的出现（例如，每 20 年出现一例）以及它可能导致的后果（其取决于疾病传染性、毒力、受影响的地理范围）。对近阶段出现的疾病的成本估算如下：①牛海绵状脑病：欧盟 920 亿欧元、美国 150 亿美元、加拿大 25 亿美元及日本 9 亿 9000 万美元（Walsh 和 Morgan 2005）；②重型急性呼吸窘迫综合征全球 300 亿～500 亿美元（Newcomb et al. 2011）；③高致病禽流感 H5N1 病毒全球 500 亿美元（Newcomb et al. 2011）。

估计人兽共患疾病暴发的成本，需要获取有关疾病对人类、动物以及个人行为、市场和公众反应的影响的数据。对于已知的疾病，在暴发的事件中所采取的应急计划一般都已清楚地定义了活动、角色和责任的归属。对于新发疾病的暴发，一般结构如领导力、沟通渠道和流行病学调查虽然是可以预知的，但是仍需要根据实际危害专门制定具体的风险降低活动。此外，还需要得到疾病传播和蔓延的数据；例如发病率、受感染的人数、携

---

[11] 我们新奇地描述了一个已明确（已知）的可跨越行政边界、出现在国家或地区，但未被记录为已出现疾病的疾病。我们将它和其他新发疾病区分开来，因为对于已知疾病的监测和反应策略，较之于新出现的疾病应该是有所区别的。

带者数和感染动物数，以此估计疾病损失和暴发的规模。过去的疫情暴发中所收集的数据给新暴发事件事后的分析提供了必要的信息，同时在事前分析时，可运用数学模拟模型来预测疾病在动物和人群中的传播和蔓延的趋势。对于已知的疾病，发病率或患病率足以精准地估计其后果。因而目前主要的挑战在于校对可靠的信息和对新发的未知疾病事件的假设。

对于综合的监测系统的需求已经引起全世界对此类系统实施的关注。然而，它们很少与有效的综合反应能力相关，因为这种反应仍然受到国家的控制。在全球性水平上，包括人兽共患疾病在内的主要动物性疾病的全球早期预警系统（GLEWS）结合了现有的联合国粮农组织（FAO）和世界卫生组织（WHO）的警报机制与世界动物卫生组织（OIE）对于动物疾病威胁的早期预警机制。同时，地区疾病监测相关卫生组织（CHORDS）作为同一健康区域性疾病监测网络的全球合作伙伴，致力于提高当地对传染病威胁的干预能力。在国家水平上，英国的人类动物感染和风险监测（HAIRS）是一个多机构、多学科交叉的小组，它以一种系统的、客观的方式直接对疾病风险进行快速的早期评估（Morgan et al. 2009）。ArboNET，美国国家虫媒病毒电子监控系统，是在1999年西尼罗河病毒传入美国之后建立，它致力于整理人类、动物（包括死亡鸟类）、哨兵小鸡和蚊子的潜在相关监测数据。

虽然越来越多的同一健康监测系统建立，但用以证明这个系统的经济效益的证据仍然不足，无论是作为单独的策略或是作为附加条件进行分析。有一个特例是对监测系统发现科罗拉多州（Colorado）的大肠杆菌O157：H7的暴发，并实施召回受污染的牛肉的反应策略（Elbasha et al. 2000）的社会成本和收益的分析。结论是通过早期发现个别散发病例并召回2500万磅（1磅≈0.45千克）潜在受污染的牛肉，至少避免了15个病例的发生，这种监测和响应系统启动后经过5年的运行将会收回所有的成本。

通常，这种系统建立在现有的监测和反应体系上，并且旨在通过筛选、分析和交流所收集到的、综合了不同系统的数据来提升其价值。对于这样一种增量经济分析方式，额外的支出，如信息整理、工作人员参与小组会议的时间、建立监督和管理委员会、邀请专家顾问的费用、共同分析和交流的额外时间，都必须与这些付出所综合产生的额外收益相比较。潜在的好处包括跨越种族和地域的障碍来获得及时数据和共享专业知识的资源。这不但减少了许多不确定性，还能更全面更好地了解风险评估的情况。如果风险可以忽略不计，那么可以在早期制止不必要的行动、过度反应和资源浪费。反之则可以及时、有效地对人兽共患疾病的暴发做出快速反应，尽可能避免疾病造成的损失。然而，仅仅评估疾病入侵的频率和对在与传统干预或无干预基线条件比较时，系统存在与否对疾病影响程度的差异的评估，可以体现这样的系统是否有经济效益。

3.6　防止人兽共患疾病发生和发展的同一健康活动

由于疾病的出现会带来巨大的损失，国家与国际上需采取相应的应对措施，而同一健康合作致力于防止疾病的出现。采取预防战略是基于"预防胜于治疗"的观点。但是，这并不是确切实际的，必须得在个案的基础上进行评估。考虑到微生物体内存在大量的突变（和重组），并且在世界范围内动物与动物及动物与人类每时每刻都在发生接触，必须说人兽共患病原体的产生和确立是一个罕见的事件。这可能是因为个体事件甚至是更多这样的事件极为罕见的组合，即产生可存活的、致病的突变之后，它需要寄生于合适的、敏感的宿主，并能够达到一定的密度使其能够在该宿主的原种群中建立起传染性，而后在超越种群的层面上，感染其他相同或不同物种中的敏感宿主。因此，任何与新发传染病发生相关的预测都因其高度不确定性而具有一定局限性。然而，基于目前对于不同的生物、环境和社会经济驱动因素重要性的认识，可以认为具有高密度的养殖动物（尤其是猪和家禽）的地区，对于人兽共患病的发生起到重要的作用，因为这些养殖动物很可能是病原体发生基因改变以及来自于其他物种（诸如野生动物）的新的或突变的病原体发生扩增的潜在来源。中距离到长距离的动物迁移、动物产品流通以及人类活动的频率和速度（活动时间比潜伏期要短）都是传播的关键参数，因此，在种群间的层面上，这些参数对一种新发病原体的建立来说是重要的。这些基本的原则使降低风险发生的风险管理实践更为明确。合适的做法包括提高对生态系统各方面的管理，同时考虑到分子、细胞、宿主、物种和环境的特征与交互作用。

因为对于疾病的发生和有效预防措施的认识仍然有限，所以尚且没有证据表明，为防止人兽共患疾病的出现而在动物群体中采取的措施是具有经济效益的。为评估经济效益，必须考虑到新出现的人兽共患疾病类型、流行病学特征以及疾病造成的损失、预防或控制疾病的花费等一系列因素。通过既往出现的事件所收集到的数据可以得到用以事先评估欲实施项目的经济效益的指标和数学模型。传染病出现的后果已经被研究人员模型化，尤其是像 SARS、H5N1、H1N1 和疯牛病（BSE）这样的疾病。在大多情况下，这些模型仅考虑在人群中传播的疾病。由于生物机制和量化参数值有（Becker et al. 2005；Ferguson et al. 2006；Ferguson 和 Donnelly 2003；Relman et al. 2010）极大的不确定性，因此，将这些模型的预测结果应用到政策开展上仍面临重大的挑战。而动物—人类通用模型的构建也正在发展中(Antia et al. 2003；Lloyd-Smith et al. 2009)。鉴于(仍有)新发疾病事件的出现，应该制定合适的数据收集协议以加强对此类事件的认识，同时使得对新发疾病的预测的准确性得到提高。

此外，事后经济评估有其局限性。原因很简单，即我们不能量化未发生的事情。因此，不可能去最终证实是否可以避免某种疾病的出现。

鉴于疾病事件发生的高度不确定性，另一种获取决定资源分配相关信息的方式便是掌握为恢复到特定情况所能接受的新发人兽共患病的暴发频率和(或)严重程度、防止疾病出现的运行成本以及判断疾病事件发生的可能性。然而，仅凭目前对于疾病发生和发展过程的认识去决定合理的投资规模将会是一个挑战。Sproul 等人(2012)利用"每拯救一条生命的统计学价值"的方法得出这样的结论：如果每年平均拯救 654 人，那么每年在降低流感风险方面投资 10 亿美元是合理的。

此外，决策者应该考虑到非货币形式的价值、人们的幸福感和用以驱逐对未知恐惧的社会资源之间的关系。用于避免人兽共患病发生的资源货币化价值必须在社会能重获信心的价值界限可控范围内。但是一直以来，如果存在这样的证据，也应该对相应措施的修改进行重新评估和改变。如果社会并没有出现恐惧，那么应该削减资源，但如果低估了风险，则应该增加资源。

4　讨论

我们认为有效的人兽共患病的风险管理需要跨学科、跨部门的方法，应鼓励专业人士脱离孤立的机构和知识体系，共同协作去设计、实施和评价疾病控制和预防方案。包括同一健康在内的跨学科措施已经非常流行，但是通常缺乏稳健的经济学依据来支持这种措施开展的必要性，甚至以跨部门措施带来的价值为基础的经济学证据更少。这可能是卫生服务的提供者没有系统地对从事跨人和动物群体、跨组织和跨部门的人员进行资源分配的原因之一。

为了合理地利用额外的资源和精力使同一健康制度化，决策者必须认真考虑其不确定性、风险、收益和以上所描述的成本之间的平衡和折中。决定同一健康资源的理想分配需要基于良好的经济评估，整合来自流行病学、生物学和社会科学的证据，而不是自动地偏爱同一健康多于传统方法。利用综合的框架评估人兽共患病的影响和风险降低措施的社会成本和收益，就像 Narrod 等人(2012)近期发表的观点：管理人兽共患病的资源可以以一种更高效的形式利用。虽然该框架提供了整体的方法，但是它同样需要各学科的专家协作、广泛的数据收集和分析（Narrod et al. 2012）。因此，实施这种分析所需的额外资源必须与在信息和知识方面的潜在收益之间相权衡。

一个完整的经济评估会认真考量其政治交易成本。同一健康旨在采取一种跨学科的方法并摒弃部门对于项目或方案的专有权。它也意味着共同承担工作的结果带来的荣誉和批判。由此引出两个问题：①人类和动物卫生部门之间的跨学科方法的制度化程度如何？②动物和人类卫生服务本身的系统有多根深蒂固？前者在跨学科的接受度方面很重要，而后者在跨部门工作方面很重要。通常，有着包括清晰的管理、预算、报告、责任和奖励制度在内的完整结构的部门很少有动力去进行跨部门的工作。而进一步，可能由于有程序、协议或政策方面的障碍，工作人员并没有空间或时间进行跨部门工作。一般来说，原先的系统越根深蒂固，关于成果和目标的争论就越少，而在资源和人员的控制方面的争论就越多。

当决策者决定启动同一健康项目时，合作的第一阶段可能会有令人气馁的现实问题。在跨学科工作上的经验不足，意味着同一健康项目初期常常需要更多的时间来达成共同的目标包括角色、责任、贡献、资金和领导能力。因为跨部门工作在某种程度上通常意味着要放弃所有权，由此可能出现领导权的空缺或争夺现象。再者，多部门合作伙伴的组织和管理结构往往不清楚或不明确，因此，官僚作风被放大和（或）人们根本不知道谁做了什么或如何向上级报告。一旦某些部门或学科被其他合作者低估，或因较差的信息共享和交流方式，都可能会导致不同的人有不同的认知和地位。

对于人类健康领域而言，人兽共患病在肥胖、高血压或癌症面前显得没那么重要。只有引起重大的经济影响，如 SARS、疯牛病或 H1N1 等特殊的人兽共患疾病发生时，人们对传染性疾病的关注才会增加。同样，对于动物卫生专业人员来说，其主要的责任是维护动物的健康或产量，人兽共患病病原体也只会造成小部分的疾病负担。管理同一健康合作的另一种方式可以是关注非传染性疾病。食物链的发展及动物和人类食品的精化，对于食物的摄入、营养健康和因此产生的疾病有着重要的启示。这些方面的问题很少被归于同一健康的范畴，并且人们总是局限在发现和担心这些问题，而没有思考其根本原因。我们所需要的不是特定疾病的解决手段，而是需要更普遍适用的系统方法来理解这些关系，并促进一个健康的食品供应。

基于降低疾病风险的可替代方法的理念，我们就同一健康模型探讨可用的经济学证据。因此，如果花费更低的成本取得相同的风险降低结果，或者用相同的开支达到更低更为全面的风险降低结果，那么比起替代品，同一健康被认为是更为有效的方案。为了更易于把握这个主题，我们提出了跨部门合作的整合程度不断增加的四种类型的设想结果。

低程度的跨部门整合足以分担和节省操作成本。例如，有一个案例是通过调整经济规模以减少提供卫生服务的成本。因此可用更少的花费取得同样程度的疾病风险缓解效果，节省下来的资源可以用作其他用途。在如牧区这样高牲畜数量的低密度人群地区，由于高运输成本、较差的基础设施和低的总体需求，除非提供补贴，否则很难支付起人类以及动物卫生服务所需的费用。另外一个可能通过分担运营成本节省开支的例子是将联合资助研究所需的高成本基础设施，例如高级安全实验室，用以诊断和调查危险的外来病原体。

中等程度的跨部门整合对于已知的人兽共患病的控制方案的制订是必不可少的，它通过动物卫生服务机构实施干预措施，从而为人类卫生部门带来了益处。虽然这种形式的干预作为兽医公共卫生中的"标准"已有较长历史，如在抗击结核病、布鲁氏菌病和狂犬病的项目中，但是从同一健康的角度对这种方案的经济效益评估仍然少见。面对人兽共患疾病，通过控制动物所获得的人类健康收益，粗略估计在数量级上往往要高于牲畜部门由此获得的利益，正如从蒙古（Roth et al. 2003）报道的布氏菌病和美国（Olmstead 和 Rhode 2012）报道的结核病可以看出。目前将公共资金分配给特定工作部门的体制架构与综合公共卫生方案的发展并不符合，所以当每一个部门只对自身进行经济评估时，可能会造成资源利用效率低下的结果。

高度的跨部门整合则不单单对已知疾病进行风险管理，还通过已整合的监测机制对新发的或外来的人兽共患病的病原体的进行早期检测。对前两种类型的同一健康合作可进行经济评估，而面对疾病出现或引入以及后续传播的不确定性，对整合后监测系统效率的经济评估是相当复杂的。现有的文献大多是理论性的，并侧重于额外监测的边际成本和预期损害的边际减少值之间的平衡。后者不仅依赖于对疾病监测的及时性，而且还依赖于疫情暴发时应对的有效性。在许多国家中，疫情暴发的应对机制是十分脆弱的，因此早期发现疾病的收益可能非常小。只有动物和人类卫生部门的反应能力得到充分的发展，或者在对监测系统投资的同时对提高疾病反应能力方面进行投资，才能使通过跨部门整合来加强监测的方法获得预期的效率。

确定和实施可在第一时间降低人兽共患病出现和暴发的可能性的有效措施，这代表了跨部门整合的最高程度。对这种措施潜在收益的经济评估是十分复杂的，不仅是因为相关结局（正如早期预警监测的例子）的不确定性，还伴随着广泛的外部因素如潜在措施的影响。

同一健康疾病管理措施不应仅仅致力于降低高毒力病原体出现的可

能,例如流感病毒,还应考虑"冷门"病原体,如空肠弯曲菌。这种病原体已经成为发达国家畜牧相关行业花费最大的人类健康危害之一,单单在美国就导致了每年超过 10000 例的住院治疗病例(Mead et al. 1999)。同一健康亟须关注的另外一种现象是动物性病原体或共生物的耐药基因的流行度增加,因为这些基因可以通过横向基因传递(Smillie et al. 2011;Witte 2000)转移到与人类相关的微生物中。据估计,在美国,耐药微生物的感染与 11 天住院治疗的增长相关,导致了每个病人约 20 000 美元的医院治疗费用的增加,总社会成本预计达 60 000 美元每个病人(Roberts et al. 2009)。在发达国家,动物和人类抗生素的使用管理制度是相当有效的。相比之下,在畜牧生产增长量最高的地区,尤其是亚洲,抗生素的非法交易、不当的使用或污染都十分常见,所有这些都会增加抗生素耐药性出现的风险。尽管这些影响的大小表明,人类和动物卫生部门之间更为紧密的合作对降低疾病风险可能是有益的,但只有系统的经济评估才能证明它的经济效益,并更好指导跨部门的资源分配。

5 总结

人兽共患疾病直接或间接地对社会造成相应的负面影响。如果市场的价格机制没有充分考虑到的社会成本和这些外部性的获益,那么除非社会规划者进行干预,否则它们可能会导致市场失灵并造成畜牧行业(甚至个别的县级政府)对这些疾病的预防和控制方法不足。

考虑到疾病风险的外部因素的延伸范围将跨越国界与区域,国际机构在向国家和地区提供同一健康规范性指导时具有重要作用。在机构水平上,卫生管理的扩展和创造更安全、抗病性更强的农业地貌已经很明显超越了兽医和人类的医疗服务范畴。扩大在农业和农村发展、环境保护和社会经济的可持续发展方面的努力需要很多机构利益拥有者的参与,同时需要迎接增强伙伴关系和沟通方面的挑战。推动同一健康向前发展可能不需要新的组织,但是它确实需要新的组织制度。它可能也不需要大量额外的资金,但需要在分配和管理资金方面采取不同的方法。这种变化需要支出,而这些支出必须与更好管理和预防疾病所获得的收益相比较。

参考文献

Altizer S, Harvell D, Friedle E (2003) Rapid evolutionary dynamics and disease threats to biodiversity. Trends in Ecology & Evol 18:589–596. doi: 10.1016/j.tree.2003.08.013

Anonymous (2012) The evolving threat of antimicrobial resistance: Options for action. World Health 119

Antia R, Regoes RR, Koella JC, Bergstrom CT (2003) The role of evolution in the emergence of infectious diseases. Nature 426:8–11. doi: 10.1038/nature02177.1

Becker NG, Glass K, Li Z, Aldis GK (2005) Controlling emerging infectious diseases like SARS. Math Biosci 193:205–221. doi: 10.1016/j.mbs.2004.07.006

Bennett M (2006) Bats and human emerging diseases. Epidemiol Infect 134:905–7. doi: 10.1017/S0950268806006674

Breed AC, Field HE, Epstein JH, Daszak P (2006) Emerging henipaviruses and flying foxes—conservation and management perspectives. Biol Conserv 131:211–220. doi: 10.1016/j.biocon.2006.04.007

Calisher CH, Childs JE, Field HE et al. (2006) Bats: important reservoir hosts of emerging viruses. Clin Microbiol Rev 19:531–545. doi: 10.1128/CMR.00017-06

Chen M, Feng Z (1999) Schistosomiasis control in China. Parasitol Int 48:11–19

Daszak P, Cunningham AA, Hyatt AD (2000) Emerging infectious diseases of wildlife–threats to biodiversity and human health. Science 287:443–449

Davies J, Davies D (2010) Origins and evolution of antibiotic resistance. Microbiol Mole Biol Rev: MMBR 74:417–433. doi: 10.1128/MMBR.00016-10

De Haan C, Umali DL (1992) Public and private sector roles in the supply of veterinary services. 12th Agricultural Sector Symposium. The World Bank, Washington pp 125–137

Dobson AP, Carper ER (1996) Infectious diseases and human population history effect of the growth of civilization. BioScience 46:115–126

Drew TW (2011) The emergence and evolution of swine viral diseases: to what extent have husbandry systems and global trade contributed to their distribution and diversity? Rev—Off Int Epizoot 30:95–106

Drexler JF, Corman VM, Müller MA et al. (2012) Bats host major mammalian paramyxoviruses. Nat Commun 3:796. doi: 10.1038/ncomms1796

Elbasha EH, Fitzsimmons TD, Meltzer MI (2000) Surveillance system for identifying Escherichia coli O157: H7 outbreaks. Emerg Infect Dis 6:7–11

Ferguson NM, Cummings D a T, Fraser C et al. (2006) Strategies for mitigating an influenza pandemic. Nature 442:448–452. doi: 10.1038/nature04795

Ferguson NM, Donnelly C a (2003) Assessment of the risk posed by bovine spongiform encephalopathy in cattle in Great Britain and the impact of potential changes to current control measures. Proc R Soc Lond B 270:1579–1584. doi: 10.1098/rspb.2003.2484

Field HE (2009) Bats and emerging zoonoses: henipaviruses and SARS. Zoonoses Public Hlth 56:278–284. doi: 10.1111/j.1863-2378.2008.01218.x

Graham JP, Leibler JH, Price LB et al. (2008) The animal-human interface and infectious disease in industrial food animal production: rethinking biosecurity and biocontainment. Public Health Rep 123:282–299

Greger M (2007) The human/animal interface: emergence and resurgence of zoonotic infectious diseases. Crit Rev Microbiol 33:243–299. doi: 10.1080/10408410701647594

Harper K, Armelagos G (2010) The changing disease-scape in the third epidemiological transition. Int J Environ Res Publ Health 7:675–697. doi: 10.3390/ijerph7020675

Hoinville L, Ronello A, Alban L et al. (2011) Animal health surveillance terminology final report from Pre-ICAHS workshop. Health 2011:1–26

Howe, KS, Häsler, B, Stärk, KD, 2012. Economic principles for resource allocationdecisions at national level to mitigate the effects of disease in farm animal populations. Epidemiol.Infect., doi:10.1017/S095026881200060X

Jiménez S, Pérez A, Gil H et al. (2002) Progress in control of cystic echinococcosis in La Rioja, Spain: decline in infection prevalences in human and animal hosts and economic costs and benefits. Acta Tropica 83:213–221

Jones KE, Patel NG, Levy MA et al. (2008) Global trends in emerging infectious diseases. Nature 451:990–993. doi: 10.1038/nature06536

Keesing F, Belden LK, Daszak P et al. (2010) Impacts of biodiversity on the emergence and transmission of infectious diseases. Nature 468:647–652. doi: 10.1038/nature09575

King LJ, Marano N, Hughes JM (2004) New partnerships between animal health services and public health agencies. Rev Sci Tech Off Int Epiz 23:717–726

Kurowski C, Wyss K, Abdulla S, Mills A (2007) Scaling up priority health interventions in Tanzania: the human resources challenge. Health Policy Plann 22:113–127. doi: 10.1093/heapol/czm012

Lehmann U, Sanders D (2007) Community health workers: what do we know about them? World Health Organization, Geneva, p 34

Leonard DK (2010) The new institutional economics and the restructuring of animal health services in Africa. In: Leonard DK (ed) Africa's changing markets for health and veterinary services. The new institutional issues. Macmillan Press Ltd, London, pp 1–40

Leyland T, Catley A (2002) Community-based animal health delivery systems: improving the quality of veterinary service. OIE seminar Organisation of Veterinary Services and Food Safety. World Veterinary Congress, Tunis, pp 1–15

Lloyd-Smith JO, George D, Pepin KM et al. (2009) Epidemic dynamics at the human-animal interface. Science 326:1362–1367. doi: 10.1126/science.1177345

Ma W, Kahn RE, Richt JA (2009) The pig as a mixing vessel for influenza viruses: human and veterinary implications. J Mole Gene Med 3:158–166

McDermott JJ, Randolph TF, Staal SJ (1999) The economics of optimal health and productivity in smallholder livestock systems in developing countries. Rev—Off Int Epizoot 18:399–424

McMichael AJ (2004) Environmental and social influences on emerging infectious diseases: past, present and future. Philos Trans R Soc Lond B Biol Sci 359:1049–1058. doi: 10.1098/rstb.2004.1480

Mead PS, Slutsker L, Dietz V et al. (1999) Food-related illness and death in the United States. Emerg Infect Dis 5:840–842

Morgan D, Kirkbride H, Hewitt K et al. (2009) Assessing the risk from emerging infections. Epidemiol Infect 137:1521–1530. doi: 10.1017/S0950268809990227

Morse SS (2004) Factors and determinants of disease emergence. Rev—Off.Int Epizoot 23:443–451

Morse SS (1995) Factors in the emergence of infectious diseases. Emerg Infect Dis 1:7–15

Narrod C, Zinsstag J, Tiongco M (2012) A one health framework for estimating the economic costs of zoonotic diseases on society. EcoHealth. doi: 10.1007/s10393-012-0747-9

Newcomb J, Harrington T, Aldrich S (2011) The economic impact of selected infectious disease outbreaks. 1–25

Olmstead AL, Rhode PW (2012) The eradication of bovine tuberculosis in the united states in a comparative perspective. In: Zilberman D, Otte J, Roland-Holst D, Pfeiffer D (eds) Health and animal agriculture in developing countries. Springer, New York, pp 7–30

Olsen L, Choffnes ER, Relman DA, Pray L (2011) Fungal diseases: an emerging threat to human, animal and plant health. National Academies Press, New York, pp 1–99

Palumbi SR (2001) Humans as the world's greatest evolutionary force. Science 293:1786–1790

Pearce-Duvet JMC (2006) The origin of human pathogens: evaluating the role of agriculture and domestic animals in the evolution of human disease. Biol Rev Camb Philos Soc 81:369–382. doi: 10.1017/S1464793106007020

Peeling D, Holden S (2004) The effectiveness of community-based animal health workers, for the poor, for communities and for public safety. Rev—Off Int Epizoot 23:253–276; discussion 391–401

Randolph TF, Schelling E, Grace D et al. (2007) Invited review: role of livestock in human nutrition and health for poverty reduction in developing countries. J Anim Sci 85:2788–2800. doi: 10.2527/jas.2007-0467

Relman DA, Choffnes ER, Mack A (2010) The domestic and international impacts of the 2009-H1N1 influenza A pandemic: global challenges, global solutions: Workshop summary. 440

Roberts RR, Hota B, Ahmad I et al. (2009) Hospital and societal costs of antimicrobial-resistant infections in a Chicago teaching hospital: implications for antibiotic stewardship. Clinical infectious diseases: an official publication of the Infectious Diseases Society of America 49:1175–1184. doi: 10.1086/605630

Roth F, Zinsstag J, Orkhon D et al. (2003) Human health benefits from livestock vaccination for brucellosis: case study. B World Health Organ 81:867–876

Rushton J, Leonard DK (2009) The new institutional economics and the assessment of animal disease control. In: Rushton J (ed) The economics of animal health and production. CABI, Wallingford, pp 144–149

Schelling E, Bechir M, Ahmed MA, et al. (2007) Human and animal vaccination delivery to remote nomadic. Emerg Infect Dis 13:373–379

Schelling E, Wyss K, Béchir M, et al. (2005) Synergy between public health and veterinary services to deliver human and animal health interventions in rural low income settings. BMJ (Clinical research ed) 331:1264–1267. doi: 10.1136/bmj.331.7527.1264

Schreuder BEC, Moll HAJ, Noorman N, et al. (1996) A benefit-cost analysis of veterinary interventions in Afghanistan based on a livestock mortality study. Prev Vet Med 26:303–314. doi: 10.1016/0167-5877(95)00542-0

Smillie CS, Smith MB, Friedman J, et al. (2011) Ecology drives a global network of gene exchange connecting the human microbiome. Nature 480:241–244. doi: 10.1038/nature10571

Smith JP (1999) Healthy bodies and thick wallets: the dual relation between health and economic status. J Econ Perspect: J Am Eco Assoc 13:144–166

Smith TC, Harper AL, Nair R et al. (2011) Emerging swine zoonoses. Vector Borne Zoonot Dis 11:1225–1234. doi: 10.1089/vbz.2010.0182

Smolinski MS, Hamburg MA, Lederberg J (2003) Microbial threats to health: emergence, detection and response. Health, San Francisco 398

Sproul TW, Zilberman D, Roland-Holst D, Otte J (2012) The cost of saving a statistical life: a case for influenza prevention and control. In: Zilberman D, Otte JM, Roland-Holst D, Pfeiffer DU (eds) Health and animal a1griculture in developing countries. Springer Science + Business Media, New York, pp 135–141

Square D (1999) The strange world inside Canada's only level-4 containment laboratory. Health 161:1171–1172

Taylor LH, Latham SM, Woolhouse MEJ (2001) Risk factors for human disease emergence. Philos Trans Royal Society Lond B, Biol Sci 356:983–989. doi: 10.1098/rstb.2001.0888

Walsh AL, Morgan D (2005) Identifying hazards, assessing the risks. Vet Rec 157:684–687

Ward DE, Ruppanner R, Marchot PJ, Hansen JW (1993) One medicine—practical application for non-sedentary pastoral populations. 10

zur Wiesch PA, Kouyos R, Engelstädter J et al. (2011) Population biological principles of drug-resistance evolution in infectious diseases. Lancet Infect Dis 11:236–247. doi: 10.1016/S1473-3099(10)70264-4

Witte W (2000) Selective pressure by antibiotic use in livestock. Int J Antimicrobial Agents 16 Suppl 1:S19–24

Wolfe ND, Dunavan CP, Diamond J (2007) Origins of major human infectious diseases. Nature 447:279–283. doi: 10.1038/nature05775

Woolhouse M, Gaunt E (2007) Ecological origins of novel human pathogens. Critic Rev Microbiol 33:231–242. doi: 10.1080/10408410701647560

Wyss K, Doumagoum Moto D, Callewaert B (2003) Constraints to scaling-up health related interventions: the case of Chad, Central Africa. J Int Dev 15:87–100. doi: 10.1002/jid.967

Yahya SRR (1990) Indonesia: implementation of the health-for-all strategy. Achieving health for all by the year 2000.

第二部分

同一健康理念应对特定疾病的成功范例

Examples of Health Approach to Specific
Diseases from the Field

同一健康方法在关于亨尼帕病毒研究方向的应用

David T. S. Hayman, Emily S. Gurley, Juliet R. C. Pulliam, Hume E. Field

摘要 亨尼帕病毒可对人和家畜造成致命的感染。果蝠作为亨尼帕病毒的野生储存宿主的同时也传播该病毒,人们推断这是(至少是一部分原因)由人类活动改变了宿主生态情况而导致的。通常地,人类和家畜的死亡大多发生在亚洲和澳洲,然而新近的研究表明亨尼帕病毒也出现在东半球热带地区的蝙蝠体内。本章回顾了同一健康方法在澳大利亚、马来西亚和孟加拉国三个地方对亨尼帕病毒研究的应用。对于降低未来人类及家畜因感染亨尼帕病毒的致死率方面的研究,我们建议运用同一健康方法去辨识及寻找人类、家畜和野生动物生态系统中复杂的交互作用,会比选择性地应用单一学科方法更为成功。

1 引言

亨尼帕病毒[12]可感染野生动物、家畜和人类,其暴发和人类活动早已划上联系,而同一健康范式正是通过多学科协作来争取人类、动物、环境三者的最佳健康状况的,因此,亨尼帕病毒为我们提供了一个相当有帮助的视角,从中我们可以窥视到同一健康范式的发展和实践。另外,亨尼帕病毒曾在经济和文化发展不相匹配的国家暴发,如澳大利亚和孟加拉国。这一事实为对比研究法和对跨物种交汇的思考提供了机会,其中后者可提升对不同条件下跨物种传播的通常过程的理解。迄今,研究亨尼帕病毒所采用的同一健康方法主要把重点放在整合人群与兽医的健康上。然而在澳大利亚发生的从蝙蝠到马的亨德拉病毒(HeV)的持续性传播,以及在孟加拉发生的由蝙蝠到人的尼帕病毒(NiV)的扩散,这些事实都在表明,防止亨尼帕病毒肆意蔓延的道路上,我们依然面临着巨大的挑战和复杂的问

---

[12] 译者注:尼帕病毒(NiV)和亨德拉病毒(HeV)属于副黏病毒亚科的亨尼帕病毒属的成员。NiV和HeV感染引起新的两种重要的人兽共患传染病。

题,同一健康方法亟待更长足的改善和提升。在这样的背景下,针对亨尼帕病毒的研究集合社会科学中各学科的力量也显得尤为重要。这种学科的综合不可或缺,它有助于甄别出既能被当地接受又切实可行的干预手段,从而推动行为改变,以达到减小跨物种感染风险的效果。本章我们会回顾 1994 年澳大利亚第一次 HeV 大暴发之后的亨尼帕病毒研究。我们认为,人类医学和兽医学的整合,以及生态学和流行病学的整合,是控制亨尼帕病毒的重要步骤。但是这种整合却可能在部分情况下显露出不足之处,尤其是当诸如政策和法规等自上而下的干预不够切实有效时,则常常会发生基础设施和资源受限,或者某些个体身处疾病险境却浑然不知的情况(Spiegel et al. 2011)。最后,我们针对最近从非洲获得的发现,即亨尼帕病毒存在于东半球的热带蝙蝠体内,进行详细讨论。另外我们还将探讨如何吸取并应用这些源于澳洲和亚洲的经验,以进一步改善其余地区针对亨尼帕病毒研究的同一健康方法。

2　澳大利亚的亨德拉病毒

HeV 的暴发、病毒动物性传染的后果以及蝙蝠作为其储存宿主身份的确认,为同一健康方法对蝙蝠相关的暴发性疾病的研究拉开序幕。1994 年的 9 月,在昆士兰州布里斯班(Brisbane)的郊区亨德拉,一匹重病的马被关入马厩以待兽医救治。这种行为不经意地迅速引发了首例也是迄今为止最大的一例 HeV 暴发,同时导致 20 匹马和两个人的死亡(图 1a)。在将这匹马关入马厩之后的 72 小时内,另外殃及的两匹马也迅速发病,随后一大波的马匹死亡接踵而至。十三匹马病死或被安乐死,病死率达到 65%(Murray et al. 1995)。当这场暴发愈演愈烈时,负责治疗的兽医向州动物卫生局报告了这种马群高发病率的新型综合征,这推动了检疫申报的工作,也限制了马的活动,甚至取消了昆士兰州东南地区的赛马大会。最初,外来传染源(如非洲马瘟)和毒素被纳入鉴别诊断的考虑范围,但是数天后,昆士兰动物研究所和澳大利亚联邦科学与工业组织的动物健康实验室(Australian Animal Health Laboratory, AAHL)都分离出了 HeV(初期被称作马麻疹病毒)。AAHL 随后用分离出的病毒在马身上做了感染实验,使得马匹患上这种疾病,再从病马体内重新分离出了该病毒(Murray et al. 1995),这个过程和所得的结果均符合科赫法则(Koch's postulates)。

距第一匹马死后 1 周,这匹马的驯马师和一个马夫都患上了流感样疾病。尤其是驯马师,他在强迫病马尽量吃下饲料的过程中,与马口鼻中的泡沫状分泌物有过多次直接的接触。之后马夫康复了,然而驯马师的情况却逐步恶化。临床鉴别诊断结果为马鼻疽,此病(尽管为外来传入澳洲)是当时唯一已知的动物传染性马病。诊断结果意味着医学权威认为这次人群疾病暴发与马群染病可能会有联系(Selvey et al. 1995)。驯马师在发病不久后死去,从他的肝脏组织中分离出了 HeV。随后的实验研究证明,HeV 虽然能够感染多个物种,包括马、猫、狗、兔和实验用的啮齿类动物,但发病率居高的却只限于马和兔(Hooper et al. 1997a, b;Westbury et al. 1995, 1996;Williamson et al. 1998)。

随后的回顾性调查表明,布里斯班的这次暴发并不是 HeV 第一次登上历史舞台,大约在一个月之前,布里斯班向北 800 千米处,在昆士兰州的麦基小镇的一个骟马场里,两匹马在急性发病之后的一周先后死去,特征性临床表现为呼吸性和神经性症状(Baldock et al. 1996)(图 1a)。作为兽医的农场主,在她丈夫的协助下,对两匹马都进行了尸检。她的丈夫不久后出现了轻微的脑膜脑炎,不过很快就痊愈了。脑脊液检验证明他确实受到病毒感染(Allworth et al. 1995)。然而十四个月之后,他因严重的脑炎而不幸病死(O'Sullivan et al. 1997)。后来,经过对照发现,在他先后两次发病中所获样本中发现的 HeV 的基因组,与两匹马体内的 HeV 的基因序列相匹配。

尽管发生在布里斯班的大暴发增强了昆士兰州的公众和动物健康权威之间的专业互动,但是事实上,发生在麦基(Mackay)的事件才真正预示跨机构合作的持续性量变和质变的到来。双方当局虽然仍然分开运转,但是在高层管理,研究和执行层面的交流都有所提升(图 1a)。当下一次 HeV 疫情发生的时候,则会有较强的跨部门联系,以促进官方反应活动间的交流与合作。其中的合作部分包括案例属性回访,媒体沟通和跨机构简报/回顾。跨机构合作方法的一个表现就是机构内技术工作小组的成立,这个小组的任务是提供最新的、有科学依据的最佳执行方案以最小化 HeV 的传播,而这一过程正好是动物和公众健康政策的基础。该跨部门小组成员包括公众和动物健康代表,工作场所卫生和安全代表以及工业界代表。针对于马匹拥有者,兽医和执业医师的信息和风险管理草案也已经拟定完成,可在网上查看(Anonymous 2011)。

动物和公众的卫生当局的联合只是同一健康的一个狭义的解释。后来对果蝠作为 HeV 储存者身份的确认也带给我们一个新的视角(Young et al. 1996, Halpin et al. 2000)。随着更多的研究不断证实土地使用的变化和野生动物源性疾病的发生之间的联系,关于发现 HeV 暴发的可能潜在因素的生态学观点应该也是有意义的。这种观点在研究阶段很早便出现了,但是由环境部所进行的更广层面上的实践参与却进展缓慢。这种现象的原因尚不明确,但是事实上环境部对野生动物的管理进行了优先考虑,而对

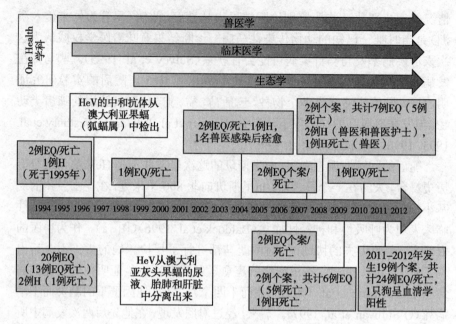

（a）澳大利亚

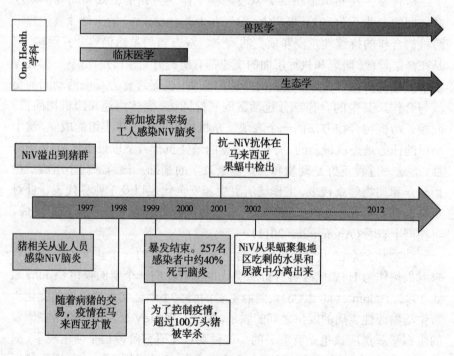

（b）马来西亚

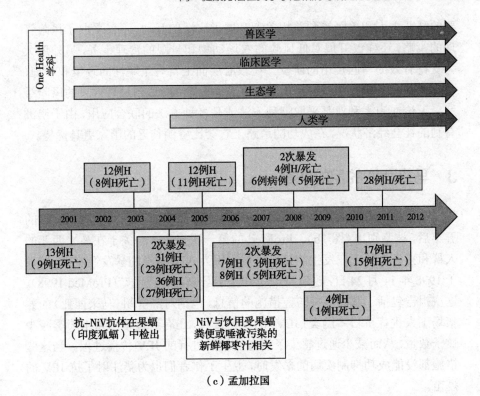

图1 亨尼帕病毒暴发的时间格局在图中显示为澳大利亚（a）的亨尼帕病毒（HeV）和马来西亚（b）以及孟加拉国（c）尼帕病毒（NiV）的相应状况。箭头展示了同一健康方法中至今仍然需要应用的不同的学科分布；矩形展示了暂时还没有开展的研究。总而言之，以下这些学科如微生物，血清学以及生态学的诸多分支都被包含在大类学科中，如兽医学（着重于家畜），临床医学（着重于人类），生态学（着重于宿主，宿主生态学和感染动力学），以及人类学（注重于人类对疾病、宿主和医疗卫生的态度研究）。灰色渐变表明学科综合达到的程度，人和马的病例分别用H和EQ代替

于感染性疾病的专业知识却十分有限。因此，在一个有着各种需求竞相需要被满足的世纪，新出现的、与马类相关的动物传染病也许确实不能被视为优先考虑的项目。然而，卫生当局现在则认为，对HeV暴发相关的生态学因素进行考虑，是有效缓解风险必不可少的一环，不仅如此，这种考虑还通知并补充了其他部门的风险管理和应急角度。环境部门现在和动物和公众卫生部门在政策和研究层面上都作出均等的贡献，这种贡献在追踪2011年的18例独立的外延性案例时，在洲际与跨部门的亨德拉专项小组的成立中尤为明显。2011年没有发生人类案例的现象表明了风险沟通上的显著进展。然而，数量空前的马的案例却显示出，我们并没有完全找出HeV感染发生的因素。为了使人和动物健康的风险最小化，官方已经与主

要的马匹主人和兽医等利益相关者开展了广泛的互动，不仅采取了风险管理的策略，还建议开展对低风险的农场动物和景观的管理事务，另外还大力支持有效的马匹疫苗的研发。在政府层面上富有策略性的政策和管理，与利益相关者执行的缓解措施有效联合，很有可能达到最有效果的风险缓解。无论在澳大利亚是采取哪种方法或是多种方法的联合应用，由于澳洲有利的社会经济状况，在成功的道路上它会比资源贫乏的国家更具优势。

3 马来西亚的尼帕病毒

亨尼帕病毒属的第二种病毒——NiV，距 HeV 首次于澳大利亚发现的五年后，被鉴别出（图 1b）。ProMed 的第一次报告——关于在马来西亚的人群和猪身上所正在发生的且最终被辨识为 NiV 脑炎的暴发性疾病，发表于 1998 年 11 月 24 日，题为"日本脑炎，于马来西亚重现？"（ProMed 1998）。这次报告包括了那时多种防控措施的信息，包括对霹雳州（马来西亚）的养猪场工人进行抗日本脑炎（JEV）的疫苗接种，还有通过使用杀虫喷雾减少蚊子数量，从而减少通过感染了病毒的蚊子进行的 JEV 传播过程。当这些措施都没能成功抑制疾病的暴发时，卫生工作者们也为猪注射了抗 JEV 的疫苗。

因此，从一开始，甚至在疾病的病因被查明之前，为了控制人群里脑炎的暴发，卫生部和农业部的兽医局已经开始采取了多学科的相互协作，这次不单从兽医学和环境卫生的角度出发，人类医学也涵盖在内。然而，早期却没有与在检测和控制流行性 JEV 方面有经验的流行病学家合作。这样的疏漏延迟了对引起这次暴发的新型病原体的正确鉴别。而这种新型病毒，作为这次暴发的致病原，被一个在主要调查和响应范围之外的医学病毒学家发现，直到 1999 年 3 月最终被证实时（Chua 2004；Chua et al. 2000），该病毒已经蔓延到新的区域并导致马来西亚和新加坡超过 130 人患病（Anonymous 1999）。

一旦发现这次暴发的病原体为一种新的副粘病毒，尤其是一种类似于 HeV 的病毒后，就需要国际力量参与其中。世界卫生组织，疾病预防和控制中心以及其他部门都向马来西亚派遣了援助小组，其中包括流行病学、临床微生物学、人类和兽医学、宿主生态学、危机管理学和后勤学的专家们（图 1b）。在这个阶段，对 NiV 暴发的反应即为我们现在所说的同一健康方法，其中不仅包括了多学科的参与，更重要的是反映了一种朝着一套共同目标而协调合作的努力。之后，马来西亚政府决定清除已感染病毒的及其附近的养猪场，授权提供给研究和控制过程的参与者们以更多的个人保护设施，随着这些措施的执行，这场暴发在随后的几周内被控制住。流行病学小组努力辨别对疾病暴发有影响的因素以及个人和农场水平上发生感染的风险因素（Lam 和 Chua 2002；Parashar et al. 2000）。由于 NiV 和 HeV 有亲缘关系，当它一被确认为这次流行病的病原体，狐蝠就被迅速认定为这种病毒的可能储存者（Yob et al. 2001）（图 1b）。调查研究将除了猪之外的家畜认定为可能的中间宿主（Mills et al. 2009），并确认了之前在那个暴发农场所发生的人类案例的时间早达 1997 年 1 月（Arif 和 Nipah Virus Study Group 1999）。猪舍附近种了果树也被认为是狐蝠和家猪之间的流行病学关联（Chua et al. 2002）。1999 年出台的一项规定成功阻断了进一步的暴发，这项条例规定，禁止牲畜围栏附近种植果树，以防止家畜和蝙蝠体液污染果实而接触，其中蝙蝠体液则包括具有潜在感染性的尿液和唾液。

在 1998～1999 年 NiV 的暴发之后，人们对病毒暴发的起因产生极大兴趣，并由此开始了一场回顾性多学科的调查，以研究这场暴发的过程和诱因。对狐蝠群体的血清学监测，和通过卫星追踪得到的狐蝠在马拉西亚境内的活动特征。都显示了这一储存者群体的高度活动性和个体间的紧密联系，加上它们体内几乎都存在 NiV 的抗体（Epstein et al. 2009；Pulliam et al. 2012），种种现象都证明这种病毒的传播之广泛。对已捕获狐蝠的监测也突显了该区域血清学资料解读的困难，并与宿主体内的感染动力学相关的假设产生矛盾（Rahman et al. 2010；Sohayati et al. 2011）。该研究小组着力研究了对这场世界瞩目的疫情暴发的时间和程度产生影响的因素，并努力确认这场暴发中可提示预防和监测工作开展的方方面面。这些调查显示农业的集中化是这场暴发的一个主要原因。一方面由于两用的农业实践导致的野生动物和家畜的生态学重叠的可能性；另一方面，对商业猪的集中化管理最终使 NiV 一直存在于上述的农场中（Pulliam et al. 2012）。

4　孟加拉国的尼帕病毒

在马来西亚发现了 NiV 不久之后，NiV 就被认为是 2001 年孟加拉国急性重度脑膜脑炎的病因（图 1c）。我们对孟加拉国的 NiV 所了解的大部分信息来自于对人类疾病暴发的调查和反应，包括人类疾病的风险因素。另外，当地在预防进一步的暴发方面，所付出的在完善和补充公共卫生干预措施上的努力，很大一部分都源于这些研究中的发现。和 HeV 与 NiV 在澳大利亚、马来西亚和新加坡的暴发不同的是，在孟加拉国所发生的人 NiV 的感染似乎主要来自于间接的人蝠接触，既不通过中间宿主，又没有人与人之间的传播（Luby et al. 2006，2009）。因此，人的健康问题依然是孟加拉国的主要问题。然而,在澳大利亚和马来西亚的经验说明了研究 NiV 通过人和动物间相互作用传播的重要性,所以在孟加拉国的第一次暴发一经确认,同一健康的方法便被投入应用(图 1c)。

近来,对于人的 NiV 脑炎暴发情况,孟加拉国采用了被动和主动两种检测方法。第一种是鼓励孟加拉国的内科医生向卫生和家庭福利部的流行病控制和研究所(IEDCR)上报严重疾病的集群发生,同样的,IEDCR 也每天复核媒体的报导,以期找到提示存在 NiV 的暴发事件。除此之外,六所政府医院中实施对集群性暴发脑炎的主动监控。负责监控的医生将符合脑炎诊断标准的病人计入名单,并判断他们是否与其他确诊的脑炎病例发生时间或者空间上的集群。在这些医院中的其中三所,任何以脑炎为病因且在一月到三月间入院的病人都被采了血清样本,以测试其中的 NiV 的抗体含量。因为一到三月是人确诊感染 NiV 最频繁的时段。孟加拉国的内科医生,尤其是在 NiV 感染常发生的地区的医生,已经从政府报告中了解到,人通常是通过饮用被果蝠污染过的椰枣汁而被感染。因此,国内这些地区的医生经常调查确诊了脑炎的病人与野生动物的接触情况,以及他们对椰枣汁的饮用情况。已患脑炎的且有过饮用椰枣汁经历的病人被认为很有可能携带 NiV。任何满足上述标准的病例一经确认,医生便会通知当地的卫生局。

一旦有人类感染 NiV 的案例被上报,紧接着就会开展多项调查以评估牲畜或者野生动物在传染中的角色。调查小组将会探访案例发生地并询问所有近来所发生的动物的患病或者死亡的事件。患病的动物将受到兽医的诊断,部分也会作为实验室样本被收集以备实验室诊断。近期死亡的动物也可能为了检查和样本收集被掘出。另外,案例中的病人在疾病发作之前的两周内与患病动物的接触史,也通过与病人家属的访谈过程被系统地调查。由于 NiV 的高致死率(>70%),大多数的病人都不能亲自提供信息。流行病学研究对比了病例组和来自同一区域的控制组的接触史,来判断是否与动物接触或者与 HIV 感染相关的特种。尽管在马来西亚和新加坡的牲畜疾病暴发和人类疾病暴发确实有直接的关联,但是孟加拉国的感染者从未发现与家畜和临近地区家畜有明显的联系。然而,在 2001 年和 2003 年的两场暴发中,流行病学研究表明,病例组很可能比控制组与牲畜有更多的接触(Hsu et al. 2004)。除此之外,一名感染 NiV 的儿童也被报告与死于明显的神经疾病的山羊接触,但是这些动物在调查期间都难于取样(Luby et al. 2009)。

在人类疾病暴发过程中对野生动物角色的调查将注意力集中在了当地的储存宿主——大狐蝠身上。最初的研究将野生动物范围划得更为广泛，却没能找到其他野生动物被感染的证据，因此，研究重点仍集中在狐蝠属（icddr，b2004）。野生动物生态学家以及与暴发小组共事的兽医通常捕获并收集暴发地内外的狐蝠样本，来判断 NiV 的血清阳性率和 NiV 的散发率。病例组的患者也被系统地收集了与果蝠的接触史，包括捕捉和食用果蝠，居住在果蝠的栖息地附近或下边，以及食用了可能被污染过的食物。基于之前马来西亚推测的蝠猪传播途径为被蝙蝠咬过（或以别种方式污染）而掉落的水果（Chua et al. 2002；Pulliam et al. 2012），孟加拉国的民众调查着重于询问病人是否食用过有明显动物咬痕的水果。尽管病例组的病人经常报告食用过有动物咬痕的水果，但是这种报告却不多于来自同一社区的控制组。但是与此相反，对椰枣汁的饮用却不断与人类感染 NiV 表现出紧密的联系（Luby et al. 2006，2009；Rahman et al. 2012）。基于这些发现，人们开展了更加深入的研究，以观察蝙蝠如何污染椰树汁液（Khan et al. 2010），另外，阻断蝙蝠接触树汁的干预途径已经成为孟加拉国亟待发展的预防 NiV 感染的干预手段重心之一（Nahar et al. 2010）。

　　在疾病暴发调查中使用同一健康方法的关键，就是集合一个有着必要技能和经验的调研小组。经过了过去的十年，孟加拉国的暴发研究小组已经逐步形成一个包括了医生、流行病学家、兽医、野生动物学家、病原体学家和人类学家的小组。其中要把卫生与家庭福利部、畜牧渔业发展部，以及环境与林业部的政府合作者联合起来调查孟加拉国的动物源性疾病这一过程着实耗费了很多心血。跨学科跨部门的工作并不简单，构建和维持这些联系也很耗费时间和精力。然而，一旦构建成功，孟加拉国调查 NiV 的同一健康的方法就成为了其他动物传染病高发地区应对暴发的十分可贵的应急模板。除此之外，对可能有 NiV 感染风险的暴露史的调查过程中对定性的人类学研究方法的使用，对孟加拉国暴发控制过程中的重要因素的理解（如对生物医学建议的拒绝）（Blum et al. 2009），在孟加拉国都得到了非常好的发展。在澳大利亚和马来西亚，人类学研究都遭受了忽略，这可能是因为家畜在暴发过程中扮演了中间宿主和放大宿主的角色，而致使国家预防家畜感染的政策和规范的修改已着实成功降低了风险。

5　亨尼帕病毒研究中同一健康范式的扩展

5.1　地理学扩展

　　关于亨尼帕病毒暴发事件的应对和研究，迄今为止已为我们提供了整合不同水平学科的同一健康调研的实例。开始于澳大利亚这一特定的平台，更好地完善了多学科研究综合体系的方法，随着时间流逝已经取得了一定的成效。然而像印度这样曾报导过多次人类脑炎暴发的地区，也急需将同一健康的方法应用于亨尼帕病毒的调查研究中去。在西孟加拉邦的Siliguri，2001年有研究回顾性地通过血清学检测测得的病人体内含有抗NiV的IgM抗体，随后又从病人的尿液中间检测到了NiV的RNA，病例这才得到确诊（Chadha et al. 2006）。2007年印度的第二次暴发疫情同样发生在西孟加拉邦（Arankalle et al. 2011），西孟加拉邦是一个与孟加拉国接壤的州。而印度狐蝠的血清阳性率检测表明，亨尼帕病毒很有可能就是在这些动物之间流传（Epstein et al. 2008）。另外，印度暴发区域接壤孟加拉国，地理位置上的相邻也表明，相似的生态学因素和文化习俗可能对两国的暴发均造成影响。印度所开展的NiV进一步的研究及其与孟加拉国的跨国合作很有可能增进我们对NiV的传播的理解，并且有望在南亚地区创造出一个更为高效的公共卫生应对的环境。

在本章所陈述的同一健康的范例中，人和家畜的感染一经查证，相应研究项目便立即启动。然而，在某些国家，研究项目是伴随着对野生动物和潜在亨尼帕病毒储存宿主的调查开始的。例如，近年来的血清学和病毒学研究表明，亨尼帕病毒存在于非洲蝙蝠体内，甚至可能是起源于非洲蝙蝠（Drexler et al. 2009，2012；Hayman et al. 2008a）。然而，因为在大多数高危区域，对人和动物的监控系统十分薄弱，所以这些地方内人和牲畜的感染报告病例数低的现状究竟是由于监测的缺乏还是传播确实发生得少引起的，事实上也并不明朗。血清学研究表明，加纳（Ghana）的猪类可能接触过一种疑似亨尼帕病毒的感染（Hayman et al. 2011），但是在这些国家却没有可用的检测亨尼帕病毒感染的系统。至今为止，非洲的唯一一个已经确认的亨尼帕病毒的储存宿主是黄毛果蝠，它在基因上和行为上都与狐蝠十分相似（包括栖息地接近人类这一特性）。因此在非洲进行同一健康方法的实践应用，将会为洲际的对比研究提供一个十分有趣的机会，或许可能帮助阐明暴发的一般诱因。例如，在非洲、亚洲和澳洲，已发现狐蝠和黄毛果蝠是远距离迁徙的动物（Breed et al. 2010；Epstein et al. 2009；Richter 和Cumming 2008）。这种储存宿主的高度迁移特性给我们的研究带来了很大的挑战，因为交界面研究在理解促使生态学改变的过程中是很有必要的，但是这反过来也会影响暴发发生的可能性（Plowright et al. 2011）。同一健康范式的合作性本质在所需的交界面研究方法的发展中也很有帮助，尤其是当互补的专业知识在每一个利益相关的国家中能够得到充分利用的时候。

5.2　跨学科的扩展

在澳大利亚和孟加拉国，亨尼帕病毒从蝙蝠到人和家畜的传播仍然在发生,这一现状表明了要阻断野生动物源性病原体的传播是十分困难的。当商业化行业中,如马来西亚大范围的猪类养殖,以及作为正规的商业部分的家畜,当它们在更加富有的国家中被卷入暴发中时,对这些行业相关政策规范的修订就可能会在降低风险方面获得更为显著的成功。然而,当仅仅是由于人的自身行为使其接触到蝙蝠才造成蝙蝠到人的传播时,我们认为,只有在法规修订者考虑到人类接触的动机后,对暴发的缓解措施才能够收到更大成效。

理解人们与蝙蝠的相互关系和人们主动接触的动机,有利于设计相应的干预措施,以降低疾病传播的风险,并减轻人类活动对蝙蝠数量造成的可能损害。在孟加拉国,污染过的新鲜椰枣汁被认为是 NiV 传染给人类的主要机制。孟加拉国对 NiV 的反应,已经成为人类学研究整合到亨尼帕病毒暴发的应对措施中的范例。随着社区投入的增加,孟加拉国的干预措施获得了不断地发展,也因此提升了市区的接受率,增加了干预措施的可行度。当地风俗中使用竹席盖住椰枣汁收集点的做法,经研究者分析被认为是一项潜在的、能够降低暴发风险的干预手段。在竹席被应用的区域,这种行为的原始目的是预防椰枣汁的污染,以便于收获"干净的"更加高质量的椰枣汁,而不是为了预防 NiV 的传播。

对人类学研究与日俱增的应用在整个亨尼帕病毒的研究范围中大有裨益,尤其是有利于更好地理解人蝠接触所在的文化环境情形。例如非洲和亚洲的人们会捕猎到可能感染过亨尼帕病毒的蝙蝠(Epstein et al. 2009;Kamins et al. 2011;Struebig et al. 2007),但是捕捉这些蝙蝠的动机却没有被阐述清楚。这些被捕捉的动物,或许能够增加额外收入,或许是被当做蛋白质的来源,又或者在文化习俗上对捕获它们的人类族群有重要意义。这些因素不仅会影响人们对蝙蝠价值的认知,也会影响他们多大程度上愿意遵从政府建议的暴发缓和措施。

例如,在 Ghana 的阿克拉,当地的传说中说,蝙蝠是随着当地(Kibi)的一个酋长而到达这个城市的,由于酋长在阿克拉的医院逝世,蝙蝠也从那以后停留在了阿克拉。黄毛果蝠现在依然栖居在医院庭院、市区和军队营区附近的树上。军队最近曾尝试控制蝙蝠的活动,包括移走树木以避免蝙蝠在公共场所或军队营地栖居或排便排尿。然而,出于保护野生动物的原因,此举遭到了 Ghana 林业委员会的野生动物部的阻止(Hayman,个人观察)。这一移走树木驱赶栖居的蝙蝠的举动同样也不受到大众的欢迎,原因一方面在于人们想要躲在树下遮阴,另一方面人们还想捕捉蝙蝠作为食物(Hayman et al. 2008b;Kamins et al. 2011)。这些对居住在城市的蝙蝠的复杂反应以及 Ghana 当地的民间传说表明,如果非洲的亨尼帕病毒导致了人和动物的感染，即便是当地减少人蝠接触的敏化方法，到那时也是可能也是需要的。

6 结论

总之，我们建议使用同一健康的方法，它不仅提供了对亨尼帕病毒跨物种感染复杂诱因的更全面的理解，也提供了减缓传播的最合适的办法。这种方式对亨尼帕病毒尤为重要，一方面是因为有时人和家畜都会发生戏剧化的感染，另外一方面也是因为暴发也是由人类行为和宿主生态学之间的相互作用引起的。由农业发展造成的生态学改变以及其他因素都可能会影响人蝠接触、畜蝠接触和蝙蝠群体内感染动力学的变化（Plowright et al. 2011；Pulliam et al. 2012）。同一健康的方法，就像所有有效的合作一样，需要各方的相互尊重、相互信任以及对互补技能的相互认可。我们相信，增加生态学家和社会科学学家（如医学人类学家）在病毒学、兽医学和流行病学研究的有效参与，在理解暴发过程和对当地控制措施进行适当有效的补充的过程中，是十分必要的。由于诸如孟加拉国的政府机构的自顶向下的干预收效甚微或耗资过大，因此合适的社会科学家的加入在类似孟加拉国的地区就显得尤为重要。然而，在文中所陈述的每一个案例研究中，我们已经看到，跨学科的合作与日俱增，单一学科不能解决所有问题的观念也逐渐受到广泛认可。在发展和补充亨尼帕病毒研究的同一健康方法的过程中，我们已经取得了显著的进步，这些进展也为那些在其他发生动物源性感染以及暴发性疾病的地区的人们提供了一个良好的通用模型。

参考文献

Anonymous (1999) Outbreak of Hendra-like virus—Malaysia and Singapore, 1998–1999. Morb Mortal Wkly Rep 13:265–269

Anonymous (2011) Guidelines for veterinarians handling potential Hendra virus infection in horses (version 4.2), vol 2012. Queensland Government, Brisbane

Allworth T, O'Sullivan J, Selvey L, Sheridan J (1995) Equine morbillivirus in Queensland. Commun Dis Intell 19:575

Arankalle VA, Bandyopadhyay BT, Ramdasi AY, Jadi R, Patil DR, Rahman M, Majumdar M, Banerjee PS, Hati AK, Goswami RP, Neogi DK, Mishra AC (2011) Genomic characterization of Nipah virus, West Bengal, India. Emerg Infect Dis 17:907–909

Arif MT, Nipah Virus Study Group (1999) An over-view of the Nipah (Hendra-like) virus encephalitis outbreak in Malaysia, 1998–1999. World Health Organization, Kuala Lumpur

Baldock FC, Douglas IC, Halpin K, Field H, Young PL, Black PF (1996) Epidemiological investigations into the 1994 equine morbillivirus outbreaks in Queensland, Australia. Sing Vet J 20:57–61

Blum LS, Khan R, Nahar N, Breiman RF (2009) In-depth assessment of an outbreak of Nipah encephalitis with person-to-person transmission in Bangladesh: implications for prevention and control strategies. Am J Trop Med Hyg 80:96–102

Breed AC, Field HE, Smith CS, Edmonston J, Meers J (2010) Bats without borders: long-distance movements and implications for disease risk management. EcoHealth 7:204–212

Chadha MS, Comer JA, Lowe L, Rota PA, Rollin PE, Bellini WJ, Ksiazek TG, Mishra A (2006) Nipah virus-associated encephalitis outbreak, Siliguri, India. Emerg Infect Dis 12:235–240

Chua KB (2004) The discovery of Nipah virus: a personal account. Neurol Asia 9:59–63

Chua KB, Bellini WJ, Rota PA, Harcourt BH, Tamin A, Lam SK, Ksiazek TG, Rollin PE, Zaki SR, Shieh W, Goldsmith CS, Gubler DJ, Roehrig JT, Eaton B, Gould AR, Olson J, Field H, Daniels P, Ling AE, Peters CJ, Anderson LJ, Mahy BW (2000) Nipah virus: a recently emergent deadly paramyxovirus. Science 288:1432–1435

Chua KB, Chua BH, Wang CW (2002) Anthropogenic deforestation, El Nino and the emergence of Nipah virus in Malaysia. Malays J Pathol 24:15–21

Drexler JF, Corman VM, Gloza-Rausch F, Seebens A, Annan A, Ipsen A, Kruppa T, Muller MA, Kalko EK, Adu-Sarkodie Y, Oppong S, Drosten C (2009) Henipavirus RNA in African bats. PLoS One 4:e6367

Drexler JF, Corman VM, Muller MA, Maganga GD, Vallo P, Binger T, Gloza-Rausch F, Rasche A, Yordanov S, Seebens A, Oppong S, Sarkodie YA, Pongombo C, Lukashev AN, Schmidt-Chanasit J, Stocker A, Carneiro AJ, Erbar S, Maisner A, Fronhoffs F, Buettner R, Kalko EK, Kruppa T, Franke CR, Kallies R, Yandoko ER, Herrler G, Reusken C, Hassanin A, Kruger DH, Matthee S, Ulrich RG, Leroy EM, Drosten C (2012) Bats host major mammalian paramyxoviruses. Nat Commun 3:796

Epstein JH, Prakash V, Smith CS, Daszak P, McLaughlin AB, Meehan G, Field HE, Cunningham AA (2008) Henipavirus infection in fruit bats (*Pteropus giganteus*), India. Emerg Infect Dis 14:1309–1311

Epstein JH, Olival KJ, Pulliam JRC, Smith S, Westrum J, Hughes T, Dobson AP, Zubaid A, Rahman SA, Basir MM, Field HE, Daszak P (2009) *Pteropus vampyrus*, a hunted migratory species with a multinational home-range and a need for regional management. J Appl Ecol 46:991–1002

Halpin K, Young PL, Field HE, Mackenzie JS (2000) Isolation of Hendra virus from Pteropid bats: a natural reservoir of Hendra virus. J Gen Virol 81(Pt 8):1927–1932

Hayman DT, Suu-Ire R, Breed AC, McEachern JA, Wang L, Wood JL, Cunningham AA (2008a) Evidence of henipavirus infection in West African fruit bats. PLoS One 3:e2739

Hayman DTS, Fooks AR, Horton DL, Suu-Ire R, Breed AC, Wood JLN, Cunningham AA (2008b) Antibodies against lagos bat virus in megachiroptera from West Africa. Emerg Infect Dis 14:926–928

Hayman DT, Wang LF, Barr J, Baker KS, Suu-Ire R, Broder CC, Cunningham AA, Wood JL (2011) Antibodies to henipavirus or henipa-like viruses in domestic pigs in Ghana, West Africa. PLoS One 6:e25256

Hooper PT, Ketterer PJ, Hyatt AD, Russell GM (1997a) Lesions of experimental equine morbillivirus pneumonia in horses. Vet Pathol 34:312–322

Hooper PT, Westbury HA, Russell GM (1997b) The lesions of experimental equine morbillivirus disease in cats and guinea pigs. Vet Pathol 34:323–329

Hsu VP, Hossain MJ, Parashar UD, Ali MM, Ksiazek TG, Kuzmin I, Niezgoda M, Rupprecht C, Bresee J, Breiman RF (2004) Nipah virus encephalitis reemergence, Bangladesh. Emerg Infect Dis 10:2082–2087

icddr, b (2004) Nipah Encephalitis outbreak over wide area of West Bangladesh, 2004. Health Sci Bull 2:7–11

Kamins AO, Restif O, Ntiamoa-Baidu Y, Suu-Ire R, Hayman DTS, Cunningham AA, Wood JLN, Rowcliffe JM (2011) Uncovering the fruit bat bushmeat commodity chain and the true extent of bat hunting in Ghana, West Africa. Biol Conserv 144:3000–3008

Khan MS, Hossain J, Gurley ES, Nahar N, Sultana R, Luby SP (2010) Use of infrared camera to understand bats' access to date palm sap: implications for preventing Nipah virus transmission. EcoHealth 7:517–525

Lam SK, Chua KB (2002) Nipah virus encephalitis outbreak in Malaysia. Clin Infect Dis

34(Suppl 2):S48–S51

Luby SP, Rahman M, Hossain MJ, Blum LS, Husain MM, Gurley E, Khan R, Ahmed BN, Rahman S, Nahar N, Kenah E, Comer JA, Ksiazek TG (2006) Foodborne transmission of Nipah virus, Bangladesh. Emerg Infect Dis 12:1888–1894

Luby SP, Hossain MJ, Gurley ES, Ahmed BN, Banu S, Khan SU, Homaira N, Rota PA, Rollin PE, Comer JA, Kenah E, Ksiazek TG, Rahman M (2009) Recurrent zoonotic transmission of Nipah virus into humans, Bangladesh, 2001–2007. Emerg Infect Dis 15:1229–1235

Mills JN, Alim AN, Bunning ML, Lee OB, Wagoner KD, Amman BR, Stockton PC, Ksiazek TG (2009) Nipah virus infection in dogs, Malaysia, 1999. Emerg Infect Dis 15:950–952

Murray K, Selleck P, Hooper P, Hyatt A, Gould A, Gleeson L, Westbury H, Hiley L, Selvey L, Rodwell B et al (1995) A morbillivirus that caused fatal disease in horses and humans. Science 268:94–97

Nahar N, Sultana R, Gurley ES, Hossain MJ, Luby SP (2010) Date palm sap collection: exploring opportunities to prevent Nipah transmission. EcoHealth 7:196–203

O'Sullivan JD, Allworth AM, Paterson DL, Snow TM, Boots R, Gleeson LJ, Gould AR, Hyatt AD, Bradfield J (1997) Fatal encephalitis due to novel paramyxovirus transmitted from horses. Lancet 349:93–95

Parashar UD, Sunn LM, Ong F, Mounts AW, Arif MT, Ksiazek TG, Kamaluddin MA, Mustafa AN, Kaur H, Ding LM, Othman G, Radzi HM, Kitsutani PT, Stockton PC, Arokiasamy J, Gary HE Jr, Anderson LJ (2000) Case-control study of risk factors for human infection with a new zoonotic paramyxovirus, Nipah virus, during a 1998–1999 outbreak of severe encephalitis in Malaysia. J Infect Dis 181:1755–1759

Plowright RK, Foley P, Field HE, Dobson AP, Foley JE, Eby P, Daszak P (2011) Urban habituation, ecological connectivity and epidemic dampening: the emergence of Hendra virus from flying foxes (Pteropus spp.). Proc Biol Sci 278:3703–3712

ProMed (1998) Japanese Encephalitis, Suspected-Malaysia, Archive Number: 19981124.2269

Pulliam JR, Epstein JH, Dushoff J, Rahman SA, Bunning M, Jamaluddin AA, Hyatt AD, Field HE, Dobson AP, Daszak P (2012) Agricultural intensification, priming for persistence and the emergence of Nipah virus: a lethal bat-borne zoonosis. J R Soc Interface 9:89–101

Rahman SA, Hassan SS, Olival KJ, Mohamed M, Chang LY, Hassan L, Saad NM, Shohaimi SA, Mamat ZC, Naim MS, Epstein JH, Suri AS, Field HE, Daszak P (2010) Characterization of Nipah virus from naturally infected Pteropus vampyrus bats, Malaysia. Emerg Infect Dis 16:1990–1993

Rahman MA, Hossain MJ, Sultana S, Homaira N, Khan SU, Rahman M, Gurley ES, Rollin PE, Lo MK, Comer JA, Lowe L, Rota PA, Ksiazek TG, Kenah E, Sharker Y, Luby SP (2012) Date palm sap linked to Nipah virus outbreak in Bangladesh, 2008. Vector Borne Zoonotic Dis 12:65–72

Richter HV, Cumming GS (2008) First application of satellite telemetry to track African straw-coloured fruit bat migration. J Zool 275:172–176

Selvey LA, Wells RM, McCormack JG, Ansford AJ, Murray K, Rogers RJ, Lavercombe PS, Selleck P, Sheridan JW (1995) Infection of humans and horses by a newly described morbillivirus. Med J Aust 162:642–645

Sohayati AR, Hassan L, Sharifah SH, Lazarus K, Zaini CM, Epstein JH, Shamsyul Naim N, Field HE, Arshad SS, Abdul Aziz J, Daszak P (2011) Evidence for Nipah virus recrudescence and serological patterns of captive Pteropus vampyrus. Epidemiol Infect 139:1570–1579

Spiegel JM, Breilh J, Beltran E, Parra J, Solis F, Yassi A, Rojas A, Orrego E, Henry B, Bowie WR, Pearce L, Gaibor J, Velasquez P, Concepcion M, Parkes M (2011) Establishing a community of practice of researchers, practitioners, policy-makers and communities to sustainably manage environmental health risks in ecuador. BMC Int Health Hum Rights 11(Suppl 2):S5

Struebig MJ, Harrison ME, Cheyne SM, Limin SH (2007) Intensive hunting of large flying foxes Pteropus vampyrus natunae in Central Kalimantan, Indonesian Borneo. Oryx 41:390–393

Westbury HA, Hooper PT, Selleck PW, Murray PK (1995) Equine morbillivirus pneumonia: susceptibility of laboratory animals to the virus. Aust Vet J 72:278–279

Westbury HA, Hooper PT, Brouwer SL, Selleck PW (1996) Susceptibility of cats to equine morbillivirus. Aust Vet J 74:132–134

Williamson MM, Hooper PT, Selleck PW, Gleeson LJ, Daniels PW, Westbury HA, Murray PK (1998) Transmission studies of Hendra virus (equine morbillivirus) in fruit bats, horses and cats. Aust Vet J 76:813–818

Yob JM, Field H, Rashdi AM, Morrissy C, van der Heide B, Rota P, bin Adzhar A, White J, Daniels P, Jamaluddin A, Ksiazek T (2001) Nipah virus infection in bats (order Chiroptera) in peninsular Malaysia. Emerg Infect Dis 7:439–441

Young PL, Halpin K, Selleck PW, Field H, Gravel JL, Kelly MA, Mackenzie JS (1996) Serological evidence for the presence in Pteropus bats of a paramyxovirus related to equine morbillivirus. Emerg Infect Dis 2:239–240

对印度尼西亚 H5N1 高致病性禽流感疫情的回顾思考

Peter Daniels，Agus Wiyono，Elly Sawitri，Bagoes Poermadjaja，L. D. Sims

摘要 印度尼西亚是仍流行禽类间 H5N1 亚型高致病性禽流感（H5N1 HPAI）的 5 个国家之一。重要的是，它也是已报道的人类感染此病毒的国家之一。WHO 数据显示，截止至 2012 年 5 月 2 日，印度尼西亚共报告 189 例 H5N1 禽流感病例，其中死亡 157 例。这些病例当中还包括了少量的有限人传人个案。因此，在印度尼西亚迫切需要建立更为有效的同一健康方法来预防和控制人群与动物间的禽流感疾病。本章将探索 H5N1 高致病性禽流感在印度尼西亚的演变、导致该病的病毒、所采用的预防与控制措施等若干方面，着重探讨兽医领域的成功经验和不足之处以及同一健康方法的运用。印度尼西亚为同一健康方法提供了许多成功的例子，其他国家则需要进一步的努力，进行多方协调共同应对以保障利益的最大化，这将有利于人类健康风险的有效管理。

1 背景

1997 年，当 H5N1 高致病性禽流感在中国香港特别行政区的禽类和人群间同时引发严重疾病时，人们首次认识到它不再只是一种重要的禽类疾病。禽类被认为是人感染该病毒的直接来源，这为具有潜在高病死率的人类流感大流行的发生启动了国际性的预警。当局通过一系列的强硬措施，如宰杀本地所有在售的家禽、停止市场活禽交易 7 周等，促使香港地区能清除这种导致人兽共患病的高致病性禽流感 H5N1 病毒，并为市场和养殖场的彻底清洁消毒以及改善禽类养殖、运输、销售环节，包括强制性加强卫生措施争取时间。这一系列措施通过可靠的实验室诊断被全方位的监测程序所监控（Sims et al. 2003）。

香港疫情的暴发和处理证实了运用同一健康的方法在预防和控制疾病上的重要性。其中包括人类健康机构和动物健康部门的紧密合作以及对疾病发生和传播相关因素的准确理解（Sims 和 Peiris 2012）。这些经验都很好地获得了公众的认可，然而要在那些具备更庞大复杂的禽类生产规模而兽医体系和政府系统却无足够资源与之匹配的国家推广却是相当的困难，更难以高效地执行从养殖场到消费供应链上的政策措施（FAO 2011a）。

尽管香港检测到的 H5N1 高致病性禽流感病毒株已确认几乎全部被清除，但是其他 H5N1 高致病性禽流感病毒株却在中国内地不断流行和进化（Li et al. 2004；Chen et al. 2006）。2003 年末至 2004 年初，全球 8 个国家（包括中国）相继报道了 H5N1 高致病性禽流感病毒在禽类间的暴发，而且也有国家同时伴随着人类 H5N1 的感染个案发生。此时此刻，这种病毒持续性流行的重要意义变得明朗起来。日本、韩国、越南、泰国、印尼、柬埔寨、中国和老挝都接连不断地报告了禽类间的感染。而所有导致暴发的病毒株都可以追溯到 1996 年在广东省的鹅中率先检测到的一株病毒（Li et al. 2004）。

尽管国际社会几乎是同时接收到这些报道的，但很快证实所报道的时间与各国病毒引入的时间不相一致，例如在印尼，病毒很可能是在 2003 年上半年入境的。直到事件报道时，病毒已经牢固地扎根于本土并引起了广泛的传播。因此除了在一些地域更为偏远、最近尚未引入病毒以及禽类密度相对低的省份、岛屿外，通过基于早期检测及扑灭的常规方法来清除病毒的对策注定是失败的。

2　早期应对

2.1　控制措施启动的延误

印度尼西亚 H5N1 禽类间暴发早期阶段的详细情况已在印尼的相关文献（Wiyono et al. 2004a；Damayanti et al. 2004a，b；Dharmayanti et al. 2004；Indriani et al. 2004）中发布，也通过了畜牧与动物健康服务总局（Directorate General of Livestock and Animal Health Services，DGLAHS）的审核（Wiyono 2004b）。首个确诊病例是在 2003 年 8 月于中爪哇省（Central Java）发现的。在接下来的几个月里疫情逐渐蔓延到西爪哇省和东爪哇省，直到 2004 年 1 月时已遍布整个爪哇岛。疾病于 2003 年 10 月传至巴厘岛，到了 2004 年 2 月，出现病例报告的地区已纵贯全岛。2003 年 11 月开始累及苏门答腊岛和加里曼丹（Kalimantan）岛的南部。估计截止到 2004 年 4 月，印尼全国禽类约死亡 750 万只，减产 275 万只。

不幸的是，直到 2004 年 2 月 2 日病毒才被正式发现，并向国际兽疫局（OIE）报告，公众对控制措施的交流才得以开始。然而，此时病毒已经在印尼至少 4 个拥有大量密集的禽类和超过 1.5 亿人口的主要岛屿上活跃地传播了，任何控制疾病传播的快速应对措施都已很难实现。

　　这对于各个国家应对新发传染病暴发的可能性时应急系统的启动与预备都是个深刻的教训。技术职责部门如农业部和公共卫生部门，都必须拥有清晰的处理疾病暴发的法律基础、利落的沟通以及与政府机关达成共识，早期诊断和报告是必需和力撑的工具。政治上需要对这些应对部门给予支持，以便他们公布快速诊断方法并获取认同。

2.2　采用所有政府部门的手段

　　在确认禽类 H5N1 的暴发和人类感染病例的诊断之后，印尼政府很快意识到需要整合政府所有部门的力量来协同应对。人类感染病例直到 2005 年才被报道，当年出现了 20 例病例，其中 13 例死亡（WHO 2012a）。

　　印尼举国一致地认为控制人群间感染要依靠控制禽类的感染。于是，为协助兽医部门，农业部建立了高致病性禽流感防控管理部门（Campaign Management Unit，CMU），其职责也包括密切联系卫生部，而对捐赠物资的管理也是 CMU 重要的任务。

　　此后，印尼也成立了禽流感控制和流感大流行预案全国委员会（National Committee for Avian Influenza Control and Pandemic Influenza Preparedness，KOMNAS FBPI）来整合所有政府部门的控制举措，这个部门一直从 2006 年到 2010 年都在运作。这种强有力的科技和政治的结合使政府高层间建立了有效的沟通，为发展国家的支撑项目提供了国际机构在某些重点方向的支持。随着委员会（如全国人兽共患病控制委员会（The National Committee for Zoonosis Control；Jakarta Post 2010））的工作范围拓宽到了其他疾病，它的作用也被人们所见。KOMNAS FBPI 近期也建议传染病暴发的控制应在国家灾难管理局（National Disaster Management Agency，BNPB）的监管下运作。由此，人们意识到这些原则的重要性。

2.3　动物健康部门全面应对的早期运筹和技术挑战：成就与遇到的问题

　　传染病的控制需要阻断传播链。正如本章背景部分所介绍的，香港政府采取包括宰杀所有禽类的一系列综合措施有效控制了疾病的蔓延。然而，印尼的兽医部门即使尽其最大能力，包括利用与禽类养殖人员的关系及自身的运作能力，还有政府提供的资源，都未能很全面地开展病例检测、病例或疫区隔离以及疫源地清除等相关工作。而为促进病毒清除工作，当地也曾尝试就强制宰杀禽类的行动并为养殖户建立相应的补偿机制，却不能有力地实施。由于经费的缺乏，当局无法与养殖户确定补偿机制及相关细则以减少养殖户的疑虑或不安,更不能引导他们建设性的参与其中。

印尼疫情中存在的复杂因素是在全国范围内面临如新发传染病的威胁时,相关部门在建立与管理一个全国层面的应对疾病的政治体系上缺乏经验。兽医部门的业务机构是基于省和地区层面上管理的,并没有从国家到地方的统一指挥。因此,政府的每一级应对工作都会潜在地受到当地各种因素的影响和制约。解决未来全国性的紧急事件,需要考虑的一点就是如何建立一个政府多层面的系统,并用统一的方式进行管理。

也许是与负责协调的司法部门在疫情暴发早期不能改变市场供应链有关,这种供应链过于传统且已成为根深蒂固的社会行为,又不属于兽医部门直接管辖。这样,可能受到感染的禽类将通过市场供应体系持续运输和传播病毒。而印尼的禽类数量也是相当巨大的。DGLS 在 2004 年的统计数目是 12 亿只肉鸡、8000 万只种鸡、2.95 亿只本地鸡和 4500 万只其他禽类(Wiyono 2004b)。由原本就不符合行业规范又极不愿意做出改变的产业部门来监管这么大规模的禽类,显然存在着诸多挑战。

在这种情况下,各个部门应分别针对不同的问题寻找解决方法去改进眼前的处境而不是笼统地决策。一方面应努力试行疫苗接种计划、建立监测系统、加强实验室诊断,并针对家禽扑杀做出赔偿预算。另一方面,针对 H5N1 禽流感病毒在禽类间主要传播途径的相关研究也应该着手启动,这将有利于推进在市场供应链上实行干预措施。

2.3.1　监测

2005 年,乡村层面的疾病检测和控制系统纳入到疾病监测与应对系统中(participatory disease surveillance and response, PDSR)同时启动试行(Azhar et al. 2010)。致力于村级直报系统的建立是考虑到农村里的禽类占据了很重要的地位。政府和大型商业机构之间关系薄弱的环节长期得不到充分解决,因而不断演化的 PDSR 加入了小型养殖场的监测,特别是那些生物安全体系相对较弱的养殖场。

PDSR 系统中,大多数是由助理兽医组成的小组,他们应用共享技术执行常规的村级监测,提高社区人群的相关意识,同时到村里对疾病明显的暴发开展调查和进行快速的现场检测。在这些监测系统覆盖的地区便可获得农村层面上良好的疾病流行信息,那么可以推测在印尼全国范围内也能够获得这些小型养殖户切实的疾病进展信息。PDSR 同时也有利于训练数百名现场调查人员的能力及为动物健康工作人员提供反馈信息。然而,这些方案却苦于没有足够的经费支持来实现此类有效的控制措施。还有另一个问题是这些项目是由捐助基金所支持的,包含了较高的工人报酬和较低的政府雇员薪酬,因此其最初的形式无法维持。现在有关部门正尝试从捐助基金支持转变为持续的经费支持,但是这种方案的可持续性仍需论证。不管怎样,印尼 PDSR 系统及其网络覆盖被认为无论在 H5N1 禽流感病毒的检测还是在辅助管理如巴厘岛最近暴发的狂犬病等其他新发传染病中都是有所成效的。在同一健康的框架下,疾病监测和应对系统(PDSR)应与公共卫生的 DSO 一起合作。

2.3.2　实验室服务和诊断

印尼为支持疾病诊断并进一步研究病毒特征所进行的实验室建设,在疾病应对方面已经获得很引人注目的成功(Damayanti et al. 2004a, b; Dharmayanti et al. 2004 和 Wiyono et al. 2004a, b)。出于生物安全的考虑,需要一个可供替代的病毒分离方法作为标准诊断方法。在精确测试和故障排除的支持下,Real-time PCR 已经顺利在所有国家级的政府实验室建立起来并更加普及。然而纵观全国,却还没有充分而有效地应用这项能力。标本送往实验室的流程被认为还未达到最佳。为了不断推进国家全面的综合性监测,更多地从大型禽类经销商到政府实验室系统的报送工作显得十分必要。

更重要的是,实验室生物安全问题从某种程度上已经通过可能的设备来解决。实验室获得性人类感染病例亦未见报道。从最初病毒分离的分子分析(Smith et al. 2006)和到目前的分析(WHO/OIE/FAO 2012)证实,印尼仅引入了唯一一名 H5N1 病毒的感染者,因此全国范围内检疫隔离程序以及对生物安全通信的支持是有效的。

2.3.3　捐助方的支持和协调

从 2004 年到 2009 年,为了预防和控制禽流感,包括个别国家的双边支持、国际金融机构以及 FAO、OIE、WHO、UNICEF 和一系列民间团体机构承诺资助了约 1.75 亿美元。以往从未有过像这样跨越人类与动物健康范畴的项目,并在这么短的时间内得到如此大的支持。这也导致了一些接纳能力上面的问题。尽管禽流感控制和流感大流行预案全国委员会(KOMNAS FBPI)在全方位地努力,可援助是否能起到最大效果和最优调整仍将是以后分析的要点。在这样的分析中,我们理应记住随之而来的支援或是建议都不是早期单方面获取或确认的,这些出资也非单个来源。很多不同的捐赠者都指明他们的拨款是用以支持某个特定领域的活动的。对印尼政府在处理危机状况时提供给公共卫生和动物健康两部门互相协作的框架模式将很快得到评估。

　　其中一个重要的结果是印尼能否把这些协调经验转化为基于国家突发事件计划的风险性分析，这无论对于处理正在发生的 H5N1 疫情还是其他国家或地区的新发传染病事件，或是全球大流行状况都是适用的。

2.4　印尼 H5N1 禽流感病毒的自然史

　　印尼 H5N1 禽流感病毒引入的来源和途径仍然不甚清楚。分子生物学研究的证据显示，印尼暴发株的前体曾存在于中国湖南省 2002 年末至 2003 年初的病毒内（Wang et al. 2008）。正如上文所述，暂没有任何证据证实 2003 年之后印尼引入了新的病毒株（Smith et al. 2006；WHO/OIE/FAO 2012）。2003 年前所传入的病毒反而持续进化形成了一些亚型。而从 2003 年起，人们并没有在其他任何的国家找到 2.1 型病毒（clade 2.1 viruses）或其衍生物（WHO/OIE/FAO 2012），这表明该病毒可能并未传出印度尼西亚。

　　病毒引入的一种合理解释是通过非法进口受感染的活禽或含有病毒的污染物。然而，印尼和中国相关省份之间的有关贸易或产业关联并没有见报道。尽管数据显示在 2003 年有单一的病毒引入，但是没有任何证据证实 H5N1 流行期间经由长距离的候鸟迁移一波又一波地传入这种病毒（Smith et al. 2006）。

　　印尼 H5N1 高致病性禽流感的暴发处置是同一健康成功应用的案例，它采取了分子流行病学技术作为理解不同病毒株进化和传播的帮助手段。上百株从印尼分离到的病毒株（禽源、人源以及偶见源于其他物种的）已经进行部分或全序列测序，测序结果可通过基因数据库和国际相关机构组织来进行有效分析。

　　印尼最初的 H5N1 禽流感病毒被认为是属于 2.1 型，之后 2.1 型分化成三个进化枝 2.1.1、2.1.2 和 2.1.3。目前第四个进化枝也在 2.1.3 中被辨识（WHO/OIE/FAO 2012）。这些工作能够接近实时地呈现出病毒进化过程，也可以比较不同流行病学现场所分离到的病毒，分析动物病毒与人群体内病毒以及不同禽类生产商间病毒的关联。

　　印尼大多数的主动监测针对着小规模经营商，对大型商业养殖场内的病毒信息却知之甚少。同一健康方法要求所有的参与者紧密地分享信息，然而印尼目前也只能实现部分的共享，尚未达到透明化的程度。

3　地方性持续的"同一健康"的挑战

　　FAO 评估了导致 H5N1 在某些国家形成地方性流行或者"根深蒂固"残存的环境情况（FAO 2011a），共找到了三个因素。

　　禽类相关部门的架构是关键的决定因素。呈地方性感染的国家通常存在复杂的生产和市场供应链，二者亦未整合，而本地家禽生产和禽类产品的需求却相当大。占据大部分比例的禽类就在这些仅提供少有的流感病毒防护、生产体系最低限，或无养殖场所生物安全门槛的情况下进行养殖和销售。而大量禽类在可传播疾病的时期并不显现临床表现，这将使得问题变得更加复杂。上述状况会发生在一些相对疏于管理的生产和市场供应链上，如在已被感染的市场和收购市场里会通过本地的鸭或其他家禽以相对更快的速度进行传播。

　　监督这种毫无架构的禽类经营行业的多为技术相对较薄弱的公立或私立的兽医和动物产品服务机构，他们仅以有限的能力，甚至无法识别和应对任何感染性事件，也因此不能充分理解在价值链中病毒传播的驱动因素。这些兽医服务还不足以实现生产和市场体系所需要的转换。

　　但是传染病的管理从根本上依靠着有实际性意义的全社会响应。地方性流行的国家没有显示出他们的行动已得到了家禽业和政府的足够承认，以及公众对清除 H5N1 高致病性禽流感病毒的足够支持。对 H5N1 高致病性禽流感的恐惧并没有转化为病毒控制与清除的切实行动。直到大多数养殖户认为 H5N1 高致病性禽流感病毒会严重威胁他们的生计和健康，养殖户才会对各种清除病毒所需的措施有所重视。强烈的公众支持是在地方性流行的国家里清除病毒的先决条件。

　　这些思考为理解印尼 H5N1 禽流感的状况作了准备。

3.1　对印尼禽类产品和市场经营者的理解

　　在同一健康方法中，最重要的一点是理解疾病出现和持续的驱动因素，包括人类行为、动机和激励措施。其中的核心问题在于禽类的养殖、运输和销售方式。

　　印尼有着很复杂的禽类产品体系，有主要分布在爪哇岛和苏门答腊岛的集约型工业化禽类生产项目、数千个中型养殖场、数百万个少量养殖的农户以及小型但值得关注的鸭和鹌鹑类生产经营点。

　　工业化经营在疾病的应对方面可加强生物安全措施及开展免疫接种。很多小型经营并不会改善生物安全系统，可能是因为这种模式对于生物安全措施的投资激励是有限的。

　　活禽和禽类产品通过复杂的市场价值链而发生大规模流通（见例子，Sudarman et al. 2010），特别是在拥有超过 2500 万人口且每天近 100 万只家禽交易的雅加达城区及其周边（FAO 2011b）。从爪哇岛到其他岛屿也会因薄弱的控制和潜在的非法运输促进疾病的传播进程。不同的禽类产品和市场体系在某些方面看似系统独立,但是不论在产品生产环节(养殖场空间间隔有限而实施相异的生物安全系统),还是在市场层面(从不同养殖场任何形式售卖的禽类都通过同一市场链销售)上,它们都是错综复杂的。

同一健康的观点认为,活禽市场很显然是重要的场所,因为在很多城区里,人群与禽类就是在活禽市场中进行接触。可以肯定的是,市场显示出了它作为禽类疾病传播最常见疫点的特性(Indriani et al. 2010)。市场在传统意义上也是购买活禽回自家后院圈养或销往其他市场的地方。尽管当地已经开始对市场试点进行改造并提出了相关建议,但却也遭遇了其他改变的障碍和阻力(Samaan et al. 2012),在面临处理人类和禽类感染来源的挑战上,还未如香港当年做得一样有效。

将活禽交易从市场和经营场所转移可能会有助于预防和控制禽流感,但实施起来却很难达成。因为肉鸡不是直接送至屠宰场而主要是通过活禽市场进行销售的。从雅加达的这些市场转移到城市郊外的市场来销售,这样的举措迟迟没有实现,尽管它已在政策议程中被提及了好几年。这也部分反映了经营者和顾客不愿去改变,而相关行政部门也没有能力去解决这些问题的现况。因此,人们很有必要采取更广阔的视角,不要单从病原体的角度,也要从养殖和销售的宿主以及环境的角度去看待这种疾病。正如很多动物健康问题中,人类的行为是疾病持续传播的决定因素。

3.2　对人类疾病的理解

截止 2012 年 5 月 2 日,印尼报告了 189 例人感染 H5N1 禽流感病例,其中 157 例死亡(WHO 2012)。在印尼的研究中已经确认 H5N1 禽流感是一种以动物源性传播为主、存在有限人传人的人兽共患疾病。因此,预防人类疾病依靠着预防和控制禽类疾病。

人感染 H5N1 病毒带来的一个严重的问题就是报告病死率高。有人假设是由于存在大量未检测出来的人类感染,而一旦检出将会使得感染死亡的比例降至或更接近于其他人类流感的水平。更多的工作应该要直接针对这个问题,但目前并没有广泛人群暴露的证据。于巴厘岛开展的一项综合性研究显示,即使是在高危人群中检测也没有证据说明人群中存在着亚临床感染(Santhia et al. 2009)。

一些聚集性病例已被报道(Kandun et al. 2006),但持续的人传人还没有发生(Aditama et al. 2012)。在评估疾病从禽类传播到人的这些调查中采用了同一健康方法。在一些案例中,清晰地显示了其与病死禽间存在联系的证据,在其中一例个案中尚不能排除接触禽粪是其可能的来源,但在其他一些案例中存在部分没有明显的禽类接触史(Sedyaningsih et al. 2007)。

4 其他目前和将来的需求

4.1 病毒样本共享

印尼农业部门通过与 OFFLU 的国际性合作,已连续分离出 H5N1 病毒株并用于国际研究。而通过 WHO 每年两次疫苗株的选择,从同一健康观点来分析这些病毒非常重要。因为印尼大量的资料贡献逐渐形成了咨询活动中的一些常设项目,其中包括:使动物源性流感病毒的基因、抗原特性、为大流行准备的候选疫苗毒株的进展以及确认是否因抗原漂移导致疫苗无法防控相对应的病毒株。此外有些抗病毒药物的耐药性进展也被监测和报告(McKimm-Breschkin et al. 2012)。

全球共享病毒分离株的过程仍存在一些复杂的情况,特别是在印尼与国外实验室共享人类病毒株的好处被提高关注度的时候,现在已经开始对这些情况进行十分详细的探讨。最近批准和发行的 WHO 流感大流行预备(PIP)框架(WHO 2012c)为全球同一健康的持续性合作提供了可行的基础。

4.2 禽类疫苗

由于许多更直接打破传播链的措施没有被成功应用,所以以疫苗看上去是一个很吸引人的方向,主要是因为疫苗能保护禽鸟、维持生计、抵御疾病、促使商业部门发挥作用且在国家食品安全中扮演着相应的角色。从概念上,在同一健康领域,禽类疫苗可以降低其他污染环境的病毒载量,从而降低人群暴露的机会。疫苗已作为印尼的高致病性禽流感重要的预防和控制措施(Domenech et al. 2009;Swayne et al. 2011)。

然而,在农村,大量疫苗还是难以有效实施,因为成本高和禽类的高流通量,最后都不能维持疫苗接种。因此,村级范围的禽类疫苗接种很快被印尼政府从政策中撤了下来,而那些拥有更多生物安全设施和能控制禽类数量的商业经营者则持续使用疫苗,特别是用于需长期饲养的禽类身上。

在印尼大范围接种了包含不同抗原的疫苗,各界对疫苗产品的适用性和有效性的关注度也迅速增加。获得国际支持并由 OFFLU 开展的一项调查证实了(FAO 2010a),某些疫苗的疫苗效力出现了问题,继而开始绘制抗原地图以作为禽流感研究的工具,识别出从市场经营与村户的禽类中分离的病毒株抗原漂移的情况。现在,印尼能在当前的国际合作下识别与目前流行的 H5N1 禽流感野毒株相匹配的疫苗抗原。

其他有关疫苗的使用在同一健康议题中也有所提及。与抗原地图的研究结果一致,有证据显示禽类长期接种禽流感疫苗可能会引起抗原变异性的发展,这提示我们,关于疫苗抗原的选择不仅要针对禽类预防,也要为防止疾病于人群间的大流行做出考虑。

在野外条件进行的疫苗接种不一定能阻断被感染个体短期内低水平的病毒排放,而接种疫苗的禽类也不一定表现临床症状。因此,如果以禽类发病率和病死率作为调查人类病例的危险因素,那么修订人类病例定义是很重要的。还要注意即使没有接种疫苗,H5N1高致病性禽流感亚临床型的感染也会在鸭中存在。

5 结论

2003年在印尼出现的H5N1亚型的高致病性禽流感严重影响了动物的健康,也成为潜在的公共卫生威胁,甚至在2005年进一步演化为具有大流行可能性的公共卫生威胁。回顾过去,动物健康紧急事件应对的滞后性,而且显然是由于早期不愿接受诊断而导致后来报告与控制的延迟,使得病毒得到了广泛传播,并在商业经营者和村户经营者的家禽中扎根下来,这些情况为公共卫生部门管理新发传染病方面提供了有价值的经验教训。人们认识到需要发展兽医良好的服务技能,建立完善的报告系统,因为当问题持续存在时快速诊断和紧急应对才是关键。

为实时监测地方性流行情况,印尼在开发野外操作技术和实验室工具做出了很多颇有意义的改进,但在动员社会各层人员参与到打破传播链及清除病毒上仍没有成功。这个国家是由群岛组成的,可能从一个岛接着一个岛地发展和开展试点工作上有战略优势。当然,在分子分析中清楚的显示印尼只引入了一个H5N1病毒株,这是在全国范围隔离的突破口方面获得的显著成就。通过促进市场体系到从消费者和社会层面开展更多传染病控制和食品安全上的教育工作,国际社会应该持续协助印尼更成功地从村户禽类养殖业至市场禽类产品的价值链上建立干预措施。

参考文献

Aditama TY, Samaan G, Kusriastuti R, Sampurno OD, Purba W, Misriyah, Santoso H, Bratasena A, Maruf A, Sariwati E, Setiawaty V, Glass K, Lokuge K, Kelly PM, Kandun IN (2012) Avian influenza H5N1 transmission in households, Indonesia. PLoS ONE 7(1):e29971 (Epub 2012 Jan 4)

Azhar M, Lubis AS, Siregar ES, Alders RG, Brum E, McGrane J, Morgan I, Roeder P (2010) Participatory disease surveillance and response in Indonesia: strengthening veterinary services and empowering communities to prevent and control highly pathogenic avian influenza. Avian Dis 54(1 Suppl):749–753

Chen H, Smith GJD, Li KS, Wang J, Fan XH, Rayner JM, Vijaykrishna D, Zhang JX, Zhang LJ, Guo CT, Cheung CL, Xu KM, Duan L, Huang K, Qin K, Leung YHC, Wu WL, Lu WL, Chen Y,

Xia NS, Naipospos TSP, Yuen KY, Hassan SS, Bahri s, Nguyen TD, Webster RG, Peiris JSM, Guan Y (2006) Establishment of multiple sublineages of H5N1 influenza virus in Asia: implications for pandemic control. PNAS 103:2845–2850

Damayanti R, Dharmayanti NLPI, Indriani R, Wiyono A, Darminto (2004a) Gambaran klinis dan patologis pada ayam yang terserang flu burung sangat patogenik (HPAI) di beberapa peternakan di Jawa Timur dan Jawa Barat. Jurnal Ilmu Ternak dan Veteriner 9(2):128–135

Damayanti R, Dharmayanti NLPI, Wiyono A, Indriani R, Darminto (2004b) Deteksi virus avian influenza subtipe H5N1 pada organ ayam yang terserang flu burung sangat patogenik di Jawa Timur dan Jawa Barat dengan teknik imunohistokimia. Jurnal Ilmu Ternak dan Veteriner 9(3):197–203

Dharmayanti NLPI, Damayanti R, Wiyono A, Indriani R, Darminto (2004) Identifikasi virus avian influenza isolat lokal Indonesia dengan Reverse Transcriptase-Polymerase Chain reaction (RT-PCR). Jurnal Ilmu Ternak dan Veteriner 9(2):136–142

Domenech J, Dauphin G, Rushton J, McGrane J, Lubroth J, Tripodi A, Gilbert J, Sims LD (2009) Experiences with vaccination in countries endemically infected with highly pathogenic avian influenza: the Food and Agriculture Organization perspective. Rev Sci Tech 28:293–305

FAO (2010) http://www.fao.org/avianflu/en/news/indonesia_OFFLU_hpai.html. Accessed 19 April 2012

FAO (2011a) http://www.fao.org/docrep/014/i2150e/i2150e.pdf. Accessed 19 April 2012

FAO (2011b) http://www.fao.org/avianflu/en/news/jakarta_market.html. Accessed 20 April 2012

Indriani R, Dharmayanti NLPI, Wiyono A, Darminto, Parede L (2004) Deteksi respon antibodi dengan uji hemaglutinasi inhibisi dan titer oroteksi terhadap virus avian influenza subtype H5N1. Jurnal Ilmu Ternak dan Veteriner 9(3):204–209

Indriani R, Samaan G, Gultom A, Loth L, Indryani S, Adjid A, Dharmayanti NLPI, Weaver J, Mumford E$, Lokuge K, Kelly PM, Darminto (2010) Environmental sampling for avian influenza virus A (H5N1) in live-bird markets, Indonesia. Emerg Infect Dis 16:1889–1895

Jakarta Post (2010) http://www.thejakartapost.com/news/2010/03/24/commission-prepared-sby%E2%80%80%99s-approval.html Accessed 3 July 2012

Kandun IN, Wibisono H, Sedyaningsih ER, Yusharmen, Hadisoedarsuno W, Purba W, Santoso H, Septiawati C, Tresnaningsih E, Heriyanto B, Yuwono D, Harun S, Soeroso S, Giriputra S, Blair PJ, Jeremijenko A, Kosasih H, Putnam SD, Samaan G, Silitonga M, Chan KH, Poon LL, Lim W, Klimov A, Lindstrom S, Guan Y, Donis R, Katz J, Cox N, Peiris M, Uyeki TM (2006) Three Indonesian clusters of H5N1 virus infection in 2005. N Engl J Med 355:2186–2194

Li KS, Guan Y, Wang J, Smith GJD, Xu KM, Duan L, Rahardjo AP, Puthavathana P, Buranathai C, Nguyen TD, Estoepangestie ATS, Chaising A, Auewarakul P, Long HT, Hanh NTH, Webby RJ, Poon LLM, Chen H, Shortridge KF, Yuen KY, Webster RG, Peiris JSM (2004) Genesis of a highly pathogenic and potentially pandemic H5N1 influenza virus in eastern Asia. Nature 430:209–213

McKimm-Breschkin J, Barrett S, Pudjiatmoko, Azhar M, Mohr P, Wong F, Selleck P, Bruce K, Cooke J, Kim M and McGrane J (2012) Screening neuraminidase inhibitor susceptibility of avian influenza isolates from SE Asia 2005–2009 identifies H5N1 I222 mutants with reduced oseltamivir sensitivity, In: Proceedings of 8th international symposium on avian influenza, Royal Hollaway, University of London, UK, 1–4 April 2012 (Abstract)

OFFLU (2012) http://www.offlu.net/. Accessed 3 July 2012

Samaan G, Hendrawati F, Taylor T, Pitona T, Marmansari D, Rahman R, Lokuge K, Kelly PM (2012) Application of a healthy food markets guide to two Indonesian markets to reduce transmission of "avian flu". Bull World Health Organ 90:295–300

Santhia K, Ramy A, Jayaningsih P, Samaan G, Putra AA, Dibia N, Sulaimin C, Joni G, Leung CY, Sriyal J, Peiris M, Wandra T, Kandun N (2009) Avian influenza A H5N1 infections in Bali Province, Indonesia: a behavioral, virological and seroepidemiological study. Influenza Other Respir Viruses 3:81–89

Sedyaningsih ER, Isfandari S, Setiawaty V, Rifati L, Harun S, Purba W, Imari S, Giriputra S, Blair PJ, Putnam SD, Uyeki TM, Soendoro T (2007) Epidemiology of cases of H5N1 virus infection in Indonesia, July 2005-June 2006. J Infect Dis 196:522–527

Sims LD, Ellis TM, Liu KK, Dyrting K, Wong H, Peiris M, Guan Y, Shortridge KF (2003) Avian influenza in Hong Kong 1997–2002. Avian Dis 47(3 Suppl):832–838

Sims LD, Peiris M (2012) One health: the Hong Kong experience with avian influenza (this volume)

Smith GJD, Naipospos TSP, Nguyen TD, de Jong MD, Vijaykrishna D, Usman TB, Hassan SS, Nguyen TV, Dao TV, Bui NA, Leung YHC, Cheung CL, Rayner JM, Zhang JX, Zhang LJ, Poon LLM, Li KS, Nguyen VC, Hien TT, Farrar J, Webster RG, Chen H, Peiris JSM, Guan Y (2006) Evolution and adaptation of H5N1 influenza virus in avian and human hosts in Indonesia and Vietnam. Virology 350:258–268

Sudarman A, Rich KM, Randolph T, Unger F (2010) Poultry chains and HPAI in Indonesia: the case of Bogor. HPAI Working Paper 27. Washington, DC: IFPRI. http://www.ifpri.org/sites/default/files/publications/hpaiwp27_indonesia.pdf Accessed 10 April 2012

Swayne DE, Pavad G, Hamilton K, Vallat B, Miyagishima K (2011) Assessment of national strategies for control of high-pathogenicity avian influenza and low-pathogenicity notifiable avian influenza in poultry, with emphasis on vaccines and vaccination. Rev Sci Tech 30: 839–870

Wang J, Vijaykrishna D, Duan L, Bahl J, Zhang JX, Webster RG, Peiris JSM, Chen H, Smith GJD, Guan Y (2008) Identification of the Progenitors of Indonesian and Vietnamese avian influenza A (H5N1) viruses from southern China. J Virol 82:3405–3414

WHO (2012a) http://www.who.int/influenza/human_animal_interface/EN_GIP_20120502Cumulative NumberH5N1cases.pdf. Accessed 12 June 2012

WHO (2012b) http://www.who.int/influenza/resources/documents/characteristics_virus_vaccines /en/index.html. Accessed 3 July 2012

WHO (2012c) http://www.who.int/influenza/pip/en/. Accessed 3 July 2012

WHO/OIE/FAO (2012) Continued evolution of highly pathogenic avian influenza A (H5N1): updated nomenclature. Influenza Other Respir Viruses 6:1–5

Wiyono A, Indriani R, Dharmayanti NLPI, Damayanti R, Darminto (2004a) Isolasi dan identifikasi virus Avian influenza type A,subtipe H5N1. Jurnal Ilmu Ternak dan Veteriner 9(1):61–71

Wiyono A, Dharmayanti NLPI, Indriani R, Damayanti R, Darminto (2004b) Outbreaks of highly pathogenic avian influenza H5N1 subtype in Indonesia during 2003–2004. Paper presented at Australian Veterinary Association meeting, Canberra, 1–7 May 2004

Wong F, Kim M, Selleck P, Stevens V, Davies K, Allen J, McGrane J, Pudjiatmoko, Azhar M, Dauphin G and Daniels P (2012) Update on H5N1 activity and diversification in Indonesian poultry. In: Proceedings of 8th international symposium on avian influenza, Royal Hollaway, University of London, UK, 1–4 April 2012 (Abstract)

亚洲狂犬病：经典的人兽共患病

Henry Wilde, Thiravat Hemachudha, Supaporn Wacharapluesadee,
Boonlert Lumlertdacha, Veera Tepsumethanon

摘要　亚洲许多地区至今仍然面临狂犬病的威胁。狂犬病病毒的主要储存宿主是狗，其次为携带病毒的野生动物。在过去的 20 年中，世界卫生组织尚未宣布亚洲国家或地区已消除狂犬病的消息，却有证据表明犬类狂犬病在过去 10 年已蔓延至其他新的地区。现在，人们已有能力控制犬类狂犬病，然而要彻底控制狂犬病，需要政府的协调，调动公共卫生部门和畜牧业管理部门相互合作。狂犬病是最早被发现并公认的人兽共患病之一，其防控方式也真正体现了"同一健康"管理目标的模型：医生、兽医和政府官员必须共同协作，战胜这种疾病。

1　引言

全球越来越多的人开始关注在动物和人类之间自然传播的新发人兽共患疾病（Meslin 1997a, b; Chomel 和 Sun 2011）。从古代起人们已经认识并畏惧狂犬病。4000 多年前，Mesopotanian 的艾希奴那法典（Mesopotanian Legal Codex of Eshnuna，公元前 1930 年）规定：如果患狂犬病的狗咬人并致人死亡，那么养狗之人必须为没有及时处死病狗而交付罚款。由于人与狗的关系密切，因此狂犬病备受关注，这在拥有大量未接种疫苗的狗的地区尤其显著。工业化国家通过控制狗群的数量和持续接种狂犬病疫苗等方式几乎已消除狂犬病。这证明，人类是可以控制犬类狂犬病的。在亚洲地区，记录"疯狗"致人类死亡的事件可追溯到几百年前。1911 年发生了一起引人关注的事件：泰国一位小公主被狗咬伤，而泰国当时还没有研制出狂犬病疫苗。该事件促使曼谷建立了"巴斯德研究所（Institute Pasteur）"，即后来的"萨瓦巴哈皇后纪念研究所（Queen Saovabha Memorial Institute）"，其使命是制造抗蛇毒血清和森普尔型（Semple-type）狂犬病疫苗。英国和法国这些殖民国家早在印度和越南就建立起类似的机构，而泰国和亚洲大部分地区到今天仍有狂犬病的流行（图 1）。

162

　　国际旅游业的发展及人口迁移导致狂犬病从疫区传入到非疫区(Smith et al. 1991)。对狂犬病缺乏认识和经验不足常导致误诊与处理不当(Bronnert et al. 2007;Maier et al. 2010;Srinivasan et al. 2005)。

2　南亚和东南亚地区狂犬病的出现

　　狗是全球人类狂犬病的主要传播媒介。在亚洲,狂犬病几乎全部是由大量未接种疫苗的狗所致。在以下国家中,狗与人的比例分别是:泰国1:10,印度1:28,美国1:5,加拿大1:13,英国1:9,而全球比例则估计为1:16(www.mapsofworld.com)。泰国人口超过6500万,至少有600万只狗,但只有少数狗接受过持续的狂犬病疫苗接种。这种情况在南亚和东南亚大部分地区非常相似(Hossain et al. 2011;Meng et al. 2011;Meng et al. 2010)。

　　猫是亚洲地区第二种最常见的人类狂犬病的暴露来源(Fogelman et al. 1993;Dodet et al. 2008 a,b)。在来自亚洲的感染狂犬病的猫和其他家养动物

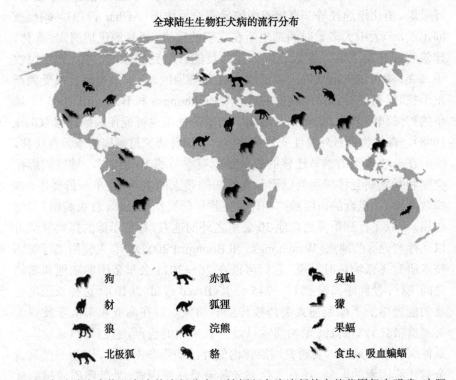

全球陆生生物狂犬病的流行分布

狗		赤狐		臭鼬	
豺		狐狸		獴	
狼		浣熊		果蝠	
北极狐		貉		食虫、吸血蝙蝠	

图1　全球陆生生物狂犬病的流行分布。蝙蝠狂犬病流行的完整范围仍未明确,实际上很可能是遍布全世界。其他野生动物狂犬病地区通常与现有犬类狂犬病区域一致。资料源自世卫组织

样本体内只分离到狂犬病的野毒株。美国一项调查也未能找到持续猫—猫传播的证据（Lumlertdacha et al. 2006；Denduangboripant et al. 2005；Fogelman et al. 1993）。

2001 年，泰国通过血清学方法发现非基因型 1 型蝙蝠狂犬病毒属（Non-genotype 1 bat lyssavirus）（Lumlertdacha et al. 2005）。该地区有超过 110 种不同的蝙蝠，其中一些为狂犬病毒的储存宿主。以果实为食的蝙蝠的 394 份血清样本中，335 份泰国狐蝠（pteropus lylei）样本、45 份长舌果蝠（eonycteris spelaea）样本、1 份棕果蝠（rousettus leschennaulti）样本和 13 份食虫蝙蝠 / 大马蹄蝠（insectivorous bats/Hipposideros armiger）样本均未检测到狂犬病毒中和抗体。然而，16 份样本（15 份泰国狐蝠和 1 份长舌果蝠）中检测到阿拉万病毒（aravan virus）、苦盏病毒（khujand virus）、伊尔库特病毒（irkut virus）或澳大利亚蝙蝠狂犬病病毒（australian bat lyssavirus）的中和抗体。这些结果与自然出现的病毒相一致，推测可能和新的狂犬病病毒基因型相关。到目前为止，即使是在常捕杀和食用蝙蝠的泰国村民中尚未发现蝙蝠引起人类狂犬病的事件，在邻近的亚洲国家也未发现。狂犬病也可通过黏膜接触、呼吸道、消化道途径等非直接咬伤的暴露途径传播（Afshar 1979）。蝙蝠夜间出没，一天中大多数时间都生活在它们的窝里，栖息地包括洞穴、森林、建筑物和建筑工地。蝙蝠适应力强并且能够耐受轻微的干扰（如农民收集鸟粪、游客进入洞穴等人类活动），在某些地区，当蝙蝠被捕食或受到严重干扰时，可能导致整个族群的迁移（Wanghongsa 和 Boongird 2005）。城市的扩张和园艺业、工业中有毒化学物质的使用也可促使蝙蝠迁移（Clark 1988）。森林物种对外源性变化很敏感。泰国曾研究过蝙蝠的季节性迁移，蝙蝠在炎热多雨的季节迁移的数量是凉爽季节的 10 倍之多；雄性蝙蝠在交配和断乳期会移居别处以避免食物短缺带来的争斗；在单一群体中，蝙蝠数量越多，觅食的范围越广。计量生物学研究结果显示，食虫蝙蝠（犬吻蝠属）可以飞行到距离栖息地 30 公里之外的地方，标记示踪的狐蝠甚至可以飞行到更远的地点（Wanghongsa 和 Boongird 2005）。有人使用飞行遥感技术研究飞狐物种时发现，它们可以在 76～3011 公里范围的陆地和岛屿之间飞行，径向距离覆盖 17～245 公里（Breed et al. 2010）。这种长距离迁移的能力增加了蝙蝠向人类传播传染病的风险。在南亚和东南亚发现大果蝠携带狂犬病病毒、尼帕病毒以及其他未知的病毒，它们显然是危害公众健康的潜在风险。要研究蝙蝠体内储存的病毒非常困难，因为不仅是资金与物流因素的限制，还有文化差异甚至是法律因素，处处阻碍着蝙蝠样本的收集和分析（Wacharapluesadee 和 Hemachudha 2010）。

猴子引起的狂犬病非常罕见，尽管猴子可以经常接近人或狗。但猴子咬伤并不少见，泰国红十字会动物咬伤诊所每年接诊约 10 起被猴子咬伤的病例（通常是游客）并认为他们存在潜在的狂犬病暴露风险，然而，具备这种狂犬病传播风险的猴子通常却很难确定。目前泰国和印度尚无猴子引起人类狂犬病的病例报道（GN Gongal，个人通讯）。

泰国境内至少存在 21 种鼠类，其中褐家鼠（brown rat）和黑家鼠（black rat）最常见，其次是田鼠（Legakul B 和 McNeely 1977）。板齿鼠（B. indica or B savilei）遍及亚洲，经常活动在稻田里，偶尔也在一些城市地区出没。外行人实际上很难将其与城市鼠类区分，但斯里兰卡和印度已有板齿鼠导致狂犬病的病例报告（Wimalaratne 1997；Patabendige 和 Wimalaratne 2003）。然而，这些病例尚不能说明鼠类到底是病毒溢出性载体还是独立的病毒储存宿主。过去 20 年中，中国出现了两例鼠类狂犬病（物种不确定但认为其来自城市）的个案报告（Kamoltham et al. 2002）。不过，目前认为老鼠不是狂犬病毒的储存宿主，但这也说明了存在病毒外溢的可能。亚洲老鼠体型足够大，可以在遭受狗或猫的攻击后生存。因此，泰国动物咬伤中心提供老鼠咬伤皮肤的暴露后治疗。此外，猫鼬也被视为亚洲地区狂犬病毒的携带者（Patabendige 和 Wimalaratne 2003）。

在亚洲一些农业国家中，牛有时也会成为狂犬病的受害者。犬类是最有可能的传染源。表 1 展示了泰国实验室诊断的狂犬病个案的物种分布。类似的结果也在南亚和东南亚的邻国有过报道（表 2）。

表 1　2009 年泰国实验室诊断的狂犬病个案

物种	检测数	阳性数	百分比（%）
狗	978	308	31.49
猫	141	15	10.63
奶牛	19	11	57.89
水牛	1	1	100.00
山羊	2	0	0.00
大鼠	5	0	0.00
猪	5	0	0.00
松鼠	3	0	0.00
树鼩	1	0	0.00
兔	2	0	0.00
野生动物	6	0	0.00
人	6	6	100.00
不详	3	0	0.00
合计	1172	341	29.10

数据来源于泰国畜牧发展部，卫生部

表2　亚洲区域狂犬病诊断方法

国家	使用的狂犬病诊断方法							诊断条件			诊断机构	
	MIT	Seller染色	组织病理学	VICC	FAT	ELISA	PCR	中央	省级	地方	医学实验室	兽医实验室
孟加拉国	+	+	-	-	+	-	-	+	-	-	+	+
不丹	+	-	+	-	+	-	-	+	-	-	+	+
印度	+	+	+	+	+	-	+	+	+	-	-	+
印尼	+	+	+	-	+	-	+	+	-	-	+	+
缅甸	+	+	-	-	+	-	-	+	-	-	-	+
尼泊尔	+	+	+	-	+	-	-	+	-	-	+	+
巴基斯坦	-	-	+	+	+	-	+	+	+	-	+	+
泰国	+	-	-	-	+	-	+	+	-	-	+	+
斯里兰卡	+	+	+	-	+	+	+	+	-	-	+	+

数据来源于 WHO 地区性办公室，新德里，2010

VICC——细胞培养病毒分离；FAT——荧光抗体试验；MIT——鼠颅内接种试验

在大象、其他家畜及野生动物中发现狂犬病毒存在着病毒外溢现象，但没有形成新的自身循环（Wimalaratne 和 Kodikara，1999）。

3　发病机制

虽然长期以来狂犬病被认作是一种致命性疾病，但这并不完全正确。Wistar 研究所开展了一项经过精心设计的大规模研究，发现有接近 14% 感染后出现症状的狗能幸存（Bear GM，个人通讯）。这些狗未接种过狂犬病疫苗，但检测发现它们体内均含有狂犬病病毒中和抗体。埃塞俄比亚（Ethiopia）和泰国也有类似的报道（Fekadu 和 Bear 1980；Yasmuth et al. 1983），几乎可以肯定的是这些狗在顿挫感染中幸存。美国亦有研究表明浣熊感染狂犬病后也能生存，其他哺乳动物可能也会存在这样的情况（Bigler et al. 1983）。曾有报道称，生活在阿拉斯加 Kuskokwim 河畔专门设陷阱捕捉狐狸的一位爱斯基摩老年人，在他体内检出了狂犬病中和抗体。此前这位老人从未接种过狂犬病疫苗，但近 50 年来一直在狐狸狂犬病流行地区从事捕捉狐狸及空手剥皮的工作（Follmann et al. 1994）。在加拿大因纽特人（爱斯基摩人）的猎人体内也曾检出了低滴度的狂犬病抗体（Orr et al. 1988）。而几篇颇具争论的文献报道了比较罕见的狗携带狂犬病病毒却未表现出任何症状的现象（Zhang et al. 2008）。

曾经有非常罕见的报道称人类狂犬病患者在没有接受重症监护管理的情况下幸存。在出现感染症状后的短期内，从患者血清和脑脊液中发现高滴度中和以及非中和抗体，并且从这些血清、脑脊液或组织中均未分离到狂犬病毒 RNA（Wilde et al. 2008；Jackson 2007，2010）。这些患者能够幸存是由于体内早期调动体液免疫和细胞免疫，及时清除了病毒。目前这些病例都与蝙蝠变异型有关，这可能也是患者幸存的原因之一（Wilde et al. 2008）。最近报道了一起由蝙蝠引起的 14 岁女孩狂犬病顿挫感染的案例，她在没有重症监护的情况下康复，体内早期可以检测到高滴度的非中和抗体，进一步的实验室研究也未发现活病毒或病毒 RNA。2010 年报道的另一名幸存者，没有确切的暴露史，血清中也检测到非中和抗体，但未检测到可复制的病毒或 RNA（Blanton et al. 2011）。

狂犬病毒抵抗力弱，加热、使用化学物质或干燥均可早期灭活狂犬病毒，病毒不大可能长时间在外环境中生存。狂犬病毒可以特异性抑制宿主免疫，其机制尚未清楚（Lafon 2007）。狂犬病通常是由于被已感染的哺乳动物咬伤所致。病毒通过附着于乙酰胆碱受体（AchR）而进入神经系统，在肌肉中特异的微小 RNA 调控下保持休眠状态，这也许是该病具有较长潜伏期的原因。病毒随后沿外周神经末梢集中并缓慢地向中枢神经移动。潜伏期长短还取决于咬伤的部位、病毒的毒力和数量、神经分布的密度以及到中枢神经系统的距离。病毒在外周神经的移动速度被认为是 8～20mm/d（Hemachudha et al. 2005），在此期间无任何临床症状或临床表现（Susan 和 Nadin 2007），一旦病毒到达中枢神经系统症状即可出现。前驱症状是在咬伤的部位或附近出现瘙痒和疼痛，通常这是最早出现的症状，随后很快出现其他临床表现甚至是死亡（Laothamatas et al. 2008）。

症状出现前不久，病毒向外周扩散至多种器官，包括唾液腺和心肌。然后通过感染新的受害者（细胞）完成病毒生命周期。被感染的狗由于大脑中部选择性功能障碍而出现独特的攻击行为（并非总是如此，尤其在其他物种）。Tepsuethanon 等人通过一项大型研究证实，如果没有给予治疗措施，患狂犬病的狗和猫都将在出现症状后 10 天内死亡（Tepsumethanon et al. 2004a，b），而在出现症状前 2～3 天，狗或猫的唾液已具有传染性（Vaughn et al. 1963，1965；Patabendige 和 Wimalaratne 2003；Wimalaratne 1997；Fogelman et al. 1993）。

4 溢出性传播

犬类狂犬病可能起源于非洲，随即由欧洲入侵者传入到美洲地区。然而，有证据表明阿兹特克人（Aztecs）在哥伦布到来之前，对吸血蝙蝠狂犬病已有所了解（Vos et al. 2011）。已知的储存宿主包括狗、狼、狐狸、臭鼬、浣熊、浣熊狗、猫鼬、鬣狗、蝙蝠和土狼。它们维持自身感染周期并保存个别的变异病毒（Hanlon et al. 2007）。通过咬伤其他家畜和野生动物而将狂犬病毒向外传播，这使新感染的哺乳动物成为外溢传播的受害者，或在少数情况下开始成为一种新的病毒宿主。

狂犬病最常见的传播危险因素是携带病毒的狗，其次是蝙蝠。因为人与蝙蝠接触较少，蝙蝠将狂犬病病毒传播给人类的风险较低。然而，澳大利亚的蝙蝠狂犬病毒属（Australian bat lyssavirus，ABLV）已经成为狂犬病的新发病因，曾导致 2 人死亡（1996 年和 1998 年）。澳大利亚已经从本土发现的 4 种狐蝠[即中央狐蝠（P. alecto）、岬狐蝠（P. scapulatus）、灰首狐蝠（P. poliocephalus）和眼镜狐蝠（P. conspicillatus）]以及一种食虫蝙蝠（囊喉墓蝠，Saccolaimus flaviventris）中分离到病毒。蝙蝠狂犬病可以传播给陆生生物（Kuzmin 和 Ruppecht 2007；Gibbons 2002）。蝙蝠生活在人类居所附近及村民和游客经常参观的洞穴内（Banyard et al. 2011；Kuzmin 和 Ruppecht 2007；Gibbons 2002），而像它们这样的小型食虫物种针状的牙齿可导致几乎无痛的咬伤（Banyard et al. 2011；Gibbons 2002）。有文献记载，将关在笼子里的动物放进蝙蝠洞穴中，该动物便感染了狂犬病。这项研究的结果表明，狂犬病可通过空气传播（Constantine 1967）。因此，任何与蝙蝠的密切接触都可能意味着狂犬病暴露（Kuzmin 和 Ruppecht 2007）。大多数蝙蝠物种都具有迁徙性，通常在太平洋西北地区能见到的感染狂犬病的食虫蝙蝠也可能出现在没有狂犬病流行的阿拉斯加东南部（个人通讯，阿拉斯加地区流行病学调查，2011）。一只原产于美国大陆巨大的棕色蝙蝠，可藏身于集装箱中迁移到没有狂犬病流行的夏威夷（Sasaki et al. 1992）。在没有狂犬病流行的苏格兰，也曾出现一起人类被来自欧洲大陆的蝙蝠咬伤并死于狂犬病的病例（Anon 2011）。此外，印度分离出的狂犬病病毒与北极地区的病毒株高度相关（Nadin-Davis et al. 2007）。狂犬病是一种潜在的全球性威胁，可以通过迁移和人类活动的干扰而广泛传播。这取决于公共卫生部门是否具备应急方案，在暴发扩大之前就迅速隔离患者和消除疫情，比如最近发生在印度尼西亚群岛的疫情。

据目前记载所知，也存在卫生护理人员感染狂犬病但并未致死的病例报告。曾有作者报道，在一家三级手术医疗机构中有多达 300 名医护人员不同程度地接触过真正或假想的狂犬病患者（Kietdumrongwong 和 Hemachudha 2005）。而尽管兽医学生已在暴露前接种狂犬病疫苗，但在兽医院里罕见的狂犬病死亡事件依然会发生。即使疫苗不能保护所有的接种者，但大多数感染都可以通过暴露前接种疫苗而预防。

狂犬病可以进行长距离和跨物种的传播。受感染的哺乳动物具有明显的攻击力和咬伤行为，从而形成了一种新的人兽共患病。人类通过运输犬类将狂犬病带到非疫区。如南亚和东南亚渔民活动范围较广，出于陪伴和保卫目的而随身携带犬只，却在原本无狂犬病流行的太平洋岛屿地区引起了狂犬病的暴发（Windiyaningsih et al. 2004；Merritt 2010）。

曾有报道提出，自然界和实验室感染的狗、蝙蝠和其他哺乳动物中出现了罕见的经胎盘传播的狂犬病（Sims et al. 1963；Martell et al. 1973；Howard 1981），这使人类孕期感染狂犬病一度成为焦点，但通常无论有无暴露后预防，婴儿均能存活（Dacheux et al. 2008；Prakrong 和 Wasi 1990；Muller-Holve et al. 1979）。我们只在土耳其找到了一例人类经胎盘传播狂犬病的案例：顺产的婴儿于出生后 40 小时死亡，实验室确诊为狂犬病（Sipaioglu 和 Alpaud 1985）。

实验室导致的狂犬病感染事故已有报道，但并未导致人类死亡（Kaplan 1981）。一位科学家在暴露前接种过狂犬病疫苗，意外感染后病情发展到部分恢复的减毒感染状态（Tillotson 1977）。笔者目睹过一起离心机事故：离心时，含有病毒的水滴溅入一名学生的眼结膜，该名学生于 1 年前接种过疫苗。意外发生后她立即使用生理盐水冲洗眼睛，2 小时后再使用稀释的人类狂犬病免疫球蛋白冲洗。继而通过注射加强疫苗，她没有出现症状也幸存了下来，加强免疫前抗体效价已超过 0.5IU 水平，并出现积极有效的免疫应答。

欧洲、美国和亚洲报道过器官或组织移植引起的狂犬病传播（Bronnert et al. 2007）。笔者也知道另一例未公开的因角膜移植导致的狂犬病传播个案。

食用狗和猫在许多文化习俗中甚是常见。亚洲、非洲和南美洲已报道过食用未煮熟的狗肉或猫肉引起狂犬病传播的案例。越南和菲律宾也报道过某些人因屠宰和食用感染狂犬病的狗而死于狂犬病，说明屠宰过程也可能使人感染狂犬病毒（来自美国华盛顿 Merrit C 的个人通讯，ANIMAL PEOPLE 社论，2009）。

亚洲最近的一项调查显示，公众对狂犬病的认识不足，犬类狂犬病流行的国家迫切需要提高公众认知度和加强犬类管理。遗憾的是亚洲每年依然有超过 31 000 人死于狂犬病，其中 50% 是儿童（Dodet et al. 2008 a，b；Robertson et al. 2011）。

5 临床表现、诊断和处理

人类狂犬病临床表现的基本特征是众所周知的，特别是攻击性行为、多涎、恐惧性肌痉挛（恐水症）等。但这些症状经常被忽略或没有表现出来，而且可能不会持续太久，一旦病人出现昏迷，症状便很快消失。而病人送到医院时通常已处于昏迷状态，因此会缺乏相关病史。笔者曾经历过以下事件，一名诊断为狂犬病的儿童被带回家后出现呼吸窘迫，送往另一个医院治疗时因未说明先前的病史和诊断，造成数十名医护人员需要暴露后的预防接种。了解狂犬病的典型症状和病史非常重要。狂犬病类似于格林巴利样麻痹综合征等，其非典型的表现容易让人联想起这些疾病，但它们主要表现为单侧肢体感觉缺失和下肢轻瘫等（Hemachudha et al. 2005）。这类患者通常不伴有过度流涎或恐惧性痉挛。早期确诊试验对明确诊断和降低接触风险是非常重要的。

世卫组织已不主张通过检测狂犬病内基氏小体（Seller 染色）来确诊狂犬病，而建议用荧光抗体试验或分子技术取代。Seller 染色不可靠，但在许多贫穷国家仍将其作为诊断试验使用（Tepsumethanon et al. 2004 a，b）。

尽管我们对狂犬病临床症状的病理生理学和分子机制都有了深入的认识，但非典型的狂犬病患者还是经常被误诊（Laothamatas et al. 2003）。

对狂犬病的疑惑如该病为什么表现为类似麻痹（反应迟钝的）或脑炎（狂躁）的问题已得到部分解决（Hemachudha et al. 2005）。传统的脑部成像技术并不能完全区分狂躁（Laothamatas et al. 2003）和麻痹型狂犬病。然而，CT 和 MRI 能识别其他原因引起的症状或有些迹象也可提示何种为可治疗的疾病。以整个正常大脑作为模板使用弥散张量成像技术构建概率图像已证明是有效的（Laothamatas et al. 2011）。

　　对于狂犬病监测和临床处理最有效的检测方法是荧光抗体试验检测相关组织标本（Dean et al. 1998）。可在患者临死前提取唾液、尿液、脑脊液、毛囊和颈部毛囊的皮肤标本并采用分子技术进行诊断（Wacharapluesadee 和 Hemachudha 2010）。这样进行分子诊断的敏感性范围是 39%～≥98%，而使用 RT-PCR 技术从皮肤活检标本检测 L 基因也具有高灵敏度（≥98%，43名患者），唾液标本检测灵敏度为 70.2%，尿液标本为 9.5%（Dacheux et al. 2008）。每天连续 3 次测试躁狂型患者的唾液标本，检测敏感性可达 100%。唾液标本中的 N 基因序列扩增检测的敏感度高于毛囊标本。脑脊液标本的检测敏感度是 43%，尿液是 39%（Wacharapluesadee 和 Hemachudha 2010）。人类和动物的体液（如唾液、脑脊液或尿液）均检测发现病毒感染存在着间歇期，因此，至少需要患者临死前的 3 种标本才能做出狂犬病的死前实验室诊断。如果结果是阴性，应同时并多次采集多部位标本再次检测才能作出最终诊断。临死前的动物标本检测结果不应成为临床处理的依据，如果怀疑是狂犬病，即使没有条件立即进行尸检和荧光抗体检测，也要尽快开始暴露后预防接种。如果此后未发现动物感染狂犬病可以停止预防接种。泰国已有科学家和兽医学家使用"同一健康"的理念，创建合资企业，进行人和动物狂犬病的诊断。这项业务始于 20 年前，是让泰国每年狂犬病病例从 400 例减少到低于 20 例的一个重要原因。遗憾的是，在一些有犬类狂犬病地方流行的亚洲国家组织诊断技术尚未得到广泛使用，医生、兽医和畜牧业人员之间需要进一步沟通合作。

6　暴露前和暴露后处理

　　由于生活方式或职业差异，有可能暴露于狂犬病的人员应在暴露前预防性接种狂犬病疫苗（WHO 2010，Rabies vaccines）。喜欢探险的游客要前往犬类狂犬病疫区，如果这个地区没有条件提供暴露后治疗，当地居民感染风险也会很高（尤其是儿童），因此只要有条件应在暴露前进行预防接种。接种狂犬病疫苗没有禁忌证，任何年龄、孕期或哺乳期妇女或存在免疫抑制的个体（虽然体内 CD4＋水平较低时可能减弱或不产生免疫应答）

均可接种（WHO 2010, Rabies vaccines）。

　　暴露后接种治疗必须尽早开始，最好在 72 小时内。暴露后预防措施包括：用肥皂和水充分清洗伤口，然后使用消毒剂处理伤口。任何部位流血的伤口都代表潜在的严重暴露，若有这样的伤口，机体必须在开始免疫应答的 0 到 7 天内注射人源或马源狂犬病免疫球蛋白，在狂犬病病毒进入免疫保护的外周神经系统之前杀死病毒。人源免疫球蛋白使用剂量是每公斤体重 20IU，马源免疫球蛋白使用剂量是每公斤体重 40IU。如果计算的剂量不足以浸润注射的所有伤口（常见于幼龄儿童），可将免疫球蛋白用生理盐水稀释。应尽可能推迟缝合伤口。如果必须缝合，应首先使用免疫球蛋白在伤口周围浸润注射，等待数小时后尽可能以最小的限度缝合。最优条件下进行的二次缝合不仅伤口美观而且不太可能引起感染（Morgan 和 Palmer 2007）。伤口注射免疫球蛋白没有禁忌证（Wilde et al. 1992），手指、脚趾尖、耳垂或鼻部都可以安全注射，且免疫球蛋白注射不会因局部增加过多的压力而导致压迫综合征（Suwansrinon et al. 2006）。

　　过去利用脑组织制备的疫苗免疫原性差、耗时较长，现在暴露后疫苗接种的程序已得到简化。即使是在已经具备有效的灭活组织疫苗的情况下，众人对狂犬病的恐惧依然导致长时间疫苗免疫程序的改变进程十分缓慢。目前的观点认为早期的抗体反应才能挽救患者的生命。以下的免疫方案是世卫组织批准的，并且可能进一步简化。

　　只有世卫组织认可的组织培养疫苗才被推荐用于接种，这也是三类被批准的肌肉和皮内注射的"暴露前、暴露后"免疫接种程序之一。注射部位是三角肌或大腿内侧，切勿注射入脂肪组织（WHO 2010, Rabies vaccines; Shantavasinkul et al. 2010a, b）。

　　世卫组织所认可的灭活人二倍体细胞、VERO 细胞、纯化鸡胚细胞狂犬病疫苗目前在欧洲生产，并且印度也在欧洲的许可下进行生产。新疫苗正在生产，并于日本、印度、中国、俄罗斯和前苏联加盟共和国以及巴西等地获得许可，其中一些正在接受世卫组织的批准鉴定。人源免疫球蛋白的市场在大多数发达国家由国际公司占据着，而在发展中国家存在供应短缺并难以获取的现象。印度可生产有限数量的疫苗。高纯度的马源免疫球蛋白由泰国红十字会和巴西、印度及中国的一些公司生产。美国目前只批准使用人二倍体和纯化鸡胚狂犬病疫苗以及人源狂犬病免疫球蛋白。免疫球蛋白常常在狂犬病流行国家供应短缺，这也是一些游客和居民需要暴露前接种的主要原因，这同时增加了对免疫球蛋白的需求。只有在巴基斯坦、缅甸和朝鲜仍然制造和使用 Semple 型大脑组织提取的狂犬病疫苗，这些疫苗效价低且容易产生不良反应。

6.1　暴露后免疫程序

（1）最初的"埃森（Essen）"肌肉注射免疫程序包括在第0、3、7、14和28天各注射1针完整剂量疫苗，后经调整修改，第28天的注射被取消。

（2）"萨格勒布（Zagreb）"或2-1-1肌肉注射免疫程序包括第0天在两个部位分别完成2针完整剂量的组织培养疫苗注射。第7天和第21天各注射1剂量疫苗。

（3）泰国红十字会皮内注射免疫程序包括在第0、3、7和28天各注射2针剂量的疫苗。

（4）这三种免疫程序能产生等效的抗体反应，经许多研究证实是安全和有效的（WHO 2010）。

6.2　暴露前免疫程序

（1）第0、7、14天或28天各肌内注射1针完整剂量的疫苗。

（2）第0、7、14天或28天在三角肌或大腿内侧完成0.1ml的两针次皮下注射。

6.2.1　之前接种过疫苗的暴露后加强免疫

（1）第0天和第3天分别完成1针完整剂量（0.1ml）的肌肉或皮内注射。

（2）（在三角肌和大腿内侧）完成四处1针剂量皮内注射（0.1ml）。

为提高动物暴露后免疫效果，研究者一直专注于使用新兴技术开发"一针"长效疫苗，并努力研发出一种适用于动物的减毒活疫苗，现已初见成效（Mebatsin 2001）。也有人持续研发蛋白质和多肽疫苗，通过基因工程技术使疫苗在植物体内生长（Loza-Rubio et al. 2008；Osorio et al. 1999）。这项研究结果将会在犬类和吸血蝙蝠狂犬病地方性流行的国家显示出疗效、安全性以及商业用途等情况。不愿改变任何长期建立的暴露后免疫程序将推迟新的研究进展在全世界实践运用的进程。

也有暴露后免疫失败的报道，通常是由于伤口处理不当、注射免疫球蛋白前缝合伤口和未遵照世卫组织的指南处理伤口。然而，也有完全按照指南进行处理，但病人仍然死于狂犬病的病例。可能是由于暴露后预防不及时，大量的病毒繁殖失控；忘记或未能在所有的伤口注射免疫球蛋白（Shantavasinkul et al. 2010 a, b）。

狂犬病地方性流行的国家，通常也存在很多人类免疫缺陷疾病患者。多项研究表明，弱的甚至无应答的暴露后免疫反应与极低的CD4＋细胞计数有关（Tantavichien et al. 2001）。一个艾滋病病人因不完整的暴露后免疫死于狂犬病,而成功的抗艾滋病化疗可使机体对狂犬病疫苗接种产生足够的免疫应答(Gelinck et al. 2009)。

动物咬伤中心的临床医生往往面临当前世卫组织指南中没有涉及的暴露后处理问题。男性受试者可以在出现狂犬病症状的早期阶段产生性冲动,性交(阴道或口)存在潜在的黏膜暴露,我们曾遇到过三个这样的病人。另外,常见的问题是"在哪里注射免疫球蛋白"。一个孩子被携带狂犬病毒的狗舔了嘴唇和口腔,从巴厘岛赶回澳大利亚,在全麻状态下口腔注射人狂犬病免疫球蛋白(由巴厘岛 Janice Girardi 的个人通讯)。这个案例最近在 WHO 亚洲专家会议上讨论,建议立即静脉注射人狂犬病免疫球蛋白,以产生足够的血清抗体水平。没有人支持口腔注射,考虑到病人在巴厘岛已被严重延误的情况下支持者甚至更少。

人类死亡人数居高不下的主要原因是缺乏教育,应鼓励受害人获得及时有效的暴露后治疗。另一个原因是生物治疗费用过高,在许多最需要的地方几乎无法获得狂犬病免疫球蛋白。现在已经在进行通过单克隆抗体鸡尾酒技术替换当前的人源和马源血清提取抗体的现场试验。问题是在日平均工资低于 5 美元以及政府不提供免费狂犬病疫苗的贫穷国家,能否以人们支付得起的价格销售这些疫苗(Wu et al. 2011;Bakker et al. 2008;Rupprecht 1996)。

7　系统进化

对狂犬病病毒鉴定和测序使传播动力学研究获益。鉴别出长潜伏期病人体内分离出的狂犬病毒变异情况可以有助于确定其地理起源。如一些美国和澳大利亚病例所感染的狂犬病病毒被证实来自亚洲的街道或源自蝙蝠(Smith et al. 1991;Smith 1996)。

通过更多的鉴定和测序工作,目前已经在无狗或猫咬伤病史的受害者中确认了以前从未发现过的蝙蝠狂犬病。人、狗、猫、猫鼬、野狗和水牛大脑标本显示只有单克隆的狂犬病毒在斯里兰卡传播流行(Patabendige 和 Wimalaratne 2003)。斯里兰卡两个感染狂犬病的大象的案例报告显示这种皮肤厚重的大型动物也未能幸免,病毒来源于当地的犬类(Wimalaratne 和 Kodikara 1999)。

8　控制管理策略

尽管与泰国接壤,但马来西亚半岛现在无本地狂犬病流行,这得益于严格的犬类数量控制和狂犬疫苗接种(Wells 1957)。

遗憾的是,在过去 30 年,世卫组织的列表中没有新增的摆脱狂犬病威胁的亚洲国家。此前,无本地狂犬病流行的国家如印尼的 Flores 岛、Ambon 岛、Nias 岛和巴厘岛在过去十年间,因渔夫经常在船上携带狗而导致狂犬病的传入(Windiyaningsih et al. 2004;Merritt 2011)。

由于忽视或拒绝接受执行全球控制犬类狂犬病的指南,导致缺乏有效的控制措施,狂犬病迅速在这些岛屿蔓延和流行。由于当地无法提供及时、免费、易获得的人暴露后免疫接种治疗,造成了本来可以避免的悲剧。人类、农业、动物保护和学术机构没有合作、在主要的应对计划上意见不一致(特别是关于巴厘岛的流行)、无法控制疫情,导致过去 3 年中有 140 人死于狂犬病,狂犬病在多年后重现也不再局限于发展中国家。加拿大的一个省纽芬兰,最近也经历了狂犬病的暴发(Nadin-Davis et al. 2008)。这些都强调了通过"同一世界(One World)"的策略控制此类疫情的必要性,包括由医生、兽医以及野生动物专家联合组成应对小组的密切合作。

努力控制犬类狂犬病通常首先从灭犬开始,但人们很快就认识到这不起作用。然而,持续的疫苗接种消除了超过 70% 的狂犬病流行。2010 年,Merritt 总结了犬类狂犬病防控的悠久历史并发表了两篇重要的文章(Merritt 2010,2011)。

根除犬类狂犬病流行的工作在几乎所有的欧洲国家、北美的大部分地区、日本、中国台湾省、马来西亚、新加坡和泰国普吉岛等地已经完成。这是通过激励机制、资金支持、人员培训、监测以及控制狗的数量和强制狗接种疫苗来实现的。立法和法律的实施对狂犬病控制至关重要,使这些国家和地区能保持无本地狂犬病流行状态。实现有效监测还需要一系列的策略促进狂犬病诊断实验室的设立,以便可靠地鉴定与报告人和动物狂犬病,在暴发进展到广泛流行之前快速应对。

大部分的南亚和东南亚国家仍然持续面临着失控的犬类狂犬病的威胁。最近发表在《疫苗》杂志的一个有关经济和成本效益的出色研究评价了不丹犬类和人类狂犬病控制和管理方法(Tenzin et al. 2011)。

9　狂犬病是否是生态系统问题?

由于狂犬病很少,由此产生的生物多样性变化可能对生态系统有轻微的影响。欧洲因使用有效的口服狐狸狂犬病疫苗增加了狐狸的数量,它们越来越多地出现在人类栖息地周围觅食。在亚洲,家畜的狂犬病外溢感染并未成为主要问题,但造成了巨大经济损失。狂犬病已经是造成埃塞俄比亚狼濒临灭绝的一个因素。可想而知,类似的威胁也可能在世界其他地方出现。

10   总结

现有的知识和技术只能消除犬类狂犬病,但缺乏动力、资金和当地专家的指导。亚洲农业(畜牧)和公共卫生部门已经承诺在 2020 年前控制相应国家狂犬病的流行(Kahn et al. 2008)。对政客们来说,这听起来很棒;然而,除非有重要的激励机制和组织管理的变化,否则成功控制狂犬病的前景不佳。我们很可能会经历更多类似巴厘岛的事件,这对推动当局制定为狂犬病暴露者立即免费提供暴露后预防措施及持续性犬类接种疫苗计划至关重要。即使在狂犬病广泛流行的亚洲地区,免疫球蛋白的可用性和可及性尚未普及。犬类狂犬病控制确实是"同一健康"规划和实施的一个最好的案例。

致谢   作者声明没有利益冲突。所有作者过去都参加过世卫组织专家会议和获得赛诺菲—巴斯德、瑞士血清和疫苗研究所的出差资助。他们目前接受泰国国家研究委员会、泰国红十字会和美国政府的研究基金资助(W911NF-11-2-0041)。

参考文献

Afshar A (1979) A review of non-bite transmission of rabies virus infection. Brit Vet J 135:142–148

Anon (2011) Rabies in Scotland. http://www.Defra.gov.uk. Accessed 15 Dec 2011

Bakker AB, Python C, Kissling CJ, Pandya P, Marissen WE, Brink MF (2008) First administration to humans of a monoclonal antibody cocktail against rabies virus: safety, tolerability, and neutralizing activity. Vaccine 26:5922–5927

Banyard AC, Hayman D, Johnson N, McElhinney L, Fooks AR (2011) Bats and lyssaviruses. Adv Virus Res 79:239–289

Bigler WJ, Hoff GL, Smith JS, McLean RG, Trevino HA, Ingwersen J (1983) Persistance of rabies antibody in free-ranging raccoons. J Infect Dis 148:610

Blanton JD, Palmer D, Dyer J, Rupprecht CE (2011) Rabies surveillance in the United States during 2010. J Am Vet Med Assoc 239:773–783

Breed AC, Field HE, Smith CS, Edmonston J, Meers J (2010) Bats without borders: long-distance movements and implications for disease risk management. Eco Health 7:204–212

Bronnert J, Wilde H, Tepsumethanon V, Lumlertdacha B, Hemachudha T (2007) Organ transplantation and rabies transmission. J Travel Med 14:177–180

Chomel BB, Sun B (2011) Zoonoses in the bedroom. Emerg Infect Dis 17:167–172

Clark DR (1988) How sensitive are bats to Insecticides? Wildl Soc Bull 16:399–403

Constantine DG (1967) Rabies transmission by air in bat caves. United States Public Health Service, Publication 1617, Atlanta

Dacheux IC, Ralandison S, Andreanarivelo M, Rousset D, Bourhy H (2008) Delivery and follow-up of a healthy newborn from a mother with clinical rabies. J Clin Virol 42:82–5

Dean DJ, Abelseth MK, Atanasiu P (1998) The fluorescent antibody test. In: Meslin FX, Kaplan MM,

Koprowski H. (eds) Laboratory techniques in rabies. World Health Organization, Geneva pp 88–95

Denduangboripant J, Wacharapluesadee S, Lumlertdacha B, Ruankaew N, Hoonsuwan W, Puanghat A, Hemachudha T (2005) Transmission dynamics of rabies virus in Thailand: implications for disease control. BMC Infect Dis 29:52

Dodet B, Goswami A, Gunasekera A, Guzman FA, Jamali S, Motalban C, Salahuddin N, Sampath G, Tang Q, Dacheux L, Reynes JM, Buchy P, Sivuth O, Diop BM, Rousset D, Rathat C, Jolly N, Dufourcq JB, Nareth C, Diop S, Iehlé C, Rajerison R, Sadorge C, Bourhy H (2008a) A reliable diagnosis of human rabies based on analysis of skin biopsy specimens. Clin Infect Dis 1(47):1410–1417

Dodet B, Goswami A, Gunasekera A, de Guzman F, Jamali S, Montalban C, Purba W, Quiambao B, Salahuddin N, Sampath G, Tang Q, Tantawichien T, Wimalaratne O, Ziauddin A (2008b) Rabies awareness in eight Asian countries. Vaccine 26:6344–6348

Editorial (2009) Rabies risk is medically identified from eating dogs and cats. Animal People, Clinton WA, USA

Fekadu M, Baer GM (1980) Recovery from clinical rabies of 2 dogs inoculated with virus strain from Ethiopia. Am J Vet Res 41:1632–1634

Fogelman V, Fischman HR, Horman JT, Grigor JK (1993) Epidemiologic and clinical characteristics of rabies in cats. J Am Vet Med Assoc 202:1829–1833

Follmann EH, Ritter DG, Beller M (1994) Survey of fox trappers in northern Alaska for rabies antibody. Epidemiol Infect 113:137–141

FX Meslin (1997a) Global Aspects of Emerging and Potential Zoonoses A WHO Perspective. Emerg Infect Dis 2:223–228

Gelinck LB, Jol-van der Zijde CM, Jansen-oogendijk AM, Brinkman DM, van Dissel JT, van Toi MJ, Kroon FP (2009) Restoration of the antibody response upon rabies vaccination in HIV-infected patients treated with HAART. AIDS 23:2451–2458

Gibbons RV (2002) Cryptogenic rabies, bats and the question of aerosol transmission. Ann Emerg Med 39: 528–535

Hanlon CA, Niezgoda M, Rupprecht CE (2007) Rabies in terrestrial animals. In: Jackson AC, Wunner WH (eds) Rabies, 2nd edn. Elsevier, Amsterdam, pp 201–258

Hemachudha T, Wacharapluesadee S, Mitrabhakdi E, Wilde H, Morimoto K, Lewis RA. (2005) Pathophysiology of human paralytic rabies. J Neurovirol 11:93–100

Hossain M, Ahmed K, Bulbul T, Hossain S, Rahman A, Biswas MN, Nishizono A (2011) Human rabies in rural Bangladesh. Epidemiol Infect 20:1–8

Howard DR (1981) Transplacental transmission of rabies virus from a naturally infected skunk. Am J Vet Res 42:691–692

Jackson AC (2010) Why does the prognosis remain so poor in human rabies? Expert Rev Anti Infect Ther 8:623–625

Jackson AC (2007) Recovery from rabies. In: Jackson AC, Wunner WH (eds) Rabies, Elsevier, Amsterdam, pp 325–329

Kahn S, Stuardo L, Rahman SA (2008) OIE guidelines on dog population control. Dev Biol (Basel) 131:511–516

Kamoltham T, Tepsumethanon V, Wilde H (2002) Rat rabies in Petchabun Province, Thailand. J Travel Med 9: 106–107

Kaplan C (1981) Rabies virus and laboratory regulations. Lancet 4(2):41

Kietdumrongwong P, Hemachudha T (2005) Pneumomediastinum as initial presentation of paralytic rabies: a case report. BMC Infect Dis 25(5):92

Kuzmin IV, Ruppecht CE (2007) Bat Rabies. In:Jackson AC, Wunner WH (eds) Rabies. Elsevier, Amsterdam, pp 259–307

Lafon M (2007) Immunology. In: Jackson AC, Wunner WH (eds) Rabies. Elsevier, Amsterdam, pp 489–504

Laothamatas J, Sungkarat W, Hemachudha T (2011) Neuroimmaging in rabies. Adv Virus Res 79: 309–379

Laothamatas J, Wacharapluesadee S, Lumlertdacha B, Ampawong S, Tepsumethanon V, Shuangshoti S, Phumesin P, Asavaphatiboon S, Worapruekjaru L, Avihingsanon Y, Israsena N, Lafon M, Wilde H, Hemachudha T (2008) Furious and paralytic rabies of canine origin: neuroimaging with virological and cytokine studies. J Neurovirol 14:119–129

Laothamatas J, Hemachudha T, Mitrabhakdi E, Wannakrairot P, Tulayadaechanont (2003) MR imaging in human rabies. Am J Neuroradiol 24:1102–1109

Legakul B, McNeely JF (1977) Mammals of Thailand. Kurusapha Ladprao Press, Bangkok

Loza-Rubio E, Rojas E, Gomez L, Olivera MT, Gomez-Lim MA (2008) Development of an edible rabies vaccine in maize using the Vnukovo strain. Dev Biol (Basel) 131:477–482

Lumlertdacha B, Boongird K, Wanghongsa S, Wacharapluesadee S, Chanhome L, Khawplod P, Lumlertdacha B, Wacharapluesadee S, Wanghongsa S (2005) Survey for bat lyssaviruses, Thailand. Emerg Infect Dis 11:232–236

Lumlertdacha B, Wacharapluesadee S, Denduangboripant J, Ruankaew N, Hoonsuwan W, Puanghat A, Sakarasaeranee P, Briggs D, Hemachudha T (2006) Complex genetic structure of the rabies virus in Bangkok and its surrounding provinces, Thailand: implications for canine rabies control. Trans R Soc Trop Med Hyg 100:276–281

Maier T, Schwarting A, Mauer D, Ross RS, Martens A, Kliem V, Wahl J, Panning M, Baumgarte S, Müller T, Pfefferle S, Ebel H, Schmidt J, Tenner-Racz K, Racz P, Schmid M, Strüber M, Wolters B, Gotthardt D, Bitz F, Frisch L, Pfeiffer N, Fickenscher H, Sauer P, Rupprecht CE, Roggendorf M, Haverich A, Galle P, Hoyer J, Drosten C (2010) Management and outcomes after multiple corneal and solid organ transplantations from a donor infected with rabies virus. Clin Infect Dis 50: 1112–1119

Martell MA, Montes FC, Alcocer R (1973) Transplacental transmission of Bovine rabies after natural infection. J Infect Dis 127:291–293

Mebatsin T (2001) Extensive attenuation of rabies virus by simultaneously modifying the dynein light chain binding site in the P protein and replaceing Arg333 in the G protein. J Virol 75:11496-11502

Meng S, Sun Y, Wu X, Tang J, Xu G, Lei Y, Wu J, Yan J, Yang X, Rupprecht CE (2011) Evolutionary dynamics of rabies viruses highlights the importance of China rabies transmission in Asia. Virology 410:403–409

Meng S, Xu G, Wu X, Lei Y, Yan J, Nadin-Davis SA, Liu H, Wu J, Wang D, Dong G, Yang X, Rupprecht CE (2010) Transmission dynamics of rabies in China over the last 40 years: 1969–2009. J Clin Virol 49:47–52

Merritt C (2010) How not to fight a rabies epidemic; a history in Bali. Asian Biomed 4:663–670

Merritt C. (2011) How to eradicate rabies, a perspective of historical efforts. Asian Biomed 5:559–568

Meslin FX (1997b) Global aspects of emerging and potential zoonoses: a WHO perspective. Emerg infect Dis 3:223–226

Morgan M, Palmer J (2007) Dog bites. BMJ 334:413–417

Muller-Holve W, Leitritz H, Knorr E (1979) Early development of a child following rabies of the mother during pregnancy. Infection 135:142–148

Nadin-Davis S, Muldoon F, Whitney H, Wandeler A (2008) Origin of the rabies virus associated with an outbreak in Newfoundland during 2002–2003. J Wildl Dis 44:86–98

Nadin-Davis SA, Turner G, Paul JP, Madhusudana SN, Wandeler A (2007) Emergence of Arctic-like rabies lineage in India. Emerg Infect Dis 13:111–116

Orr PH, Rubin MR, Aoki FY (1988) Naturally acquired serum rabies neutralizing antibody in a Canadian Inuit population. Arctic Med Res 47 Suppl 1 699–700

Osorio JE, Tomlinson CC, Frank RS, Haanes EJ, Rushlow K, Haynes JR, Sinchcomb DT (1999) Immunization of dogs and cats with a DNA vaccine against rabuies virus. Vaccine 17:1109–1116

Patabendige CG, Wimalaratne O (2003) Rabies in mongooses and domestic rats in the southern provinces of Sri Lanka. Ceylon Med J 48:48–50

Prakrong L, Wasi C (1990) Survival after rabies immunization in newborn infant of affected mother. Lancet 336:319–320

Robertson K, Lumlertdacha B, Franka R, Petersen B, Bhengsri S, Henchaichon S, Peruski LF, Baggett HC, Maloney SA, Rupprecht CE (2011) Rabies-related knowledge and practices among persons at risk of bat exposures in Thailand. PLoS Negl Trop Dis 5:1054

Rupprecht CE (1996) Rhabdoviruses: rabies virus. In: Medical microbiology, 4th edn. University of Texas Medical Branch at Galveston, Galveston, Chapter 61

Sasaki DM, Middleton CR, Sawa TR, Kobayashi GY (1992) Rabid bat diagnosed in Hawaii. Hawaii Med J 51: 181–185

Shantavasinkul P, Tantawichien T, Jaijaroensup W, Lertjarutorn S, Banjongkasaena A, Wilde H, Sitprija V (2010a) A 4-site, single visit intradermal postexposure prophylaxis regimen for previously vaccinated patients: experiences with >5000 patients. Clin Infect Dis 51:1070–1072

Shantavasinkul P, Tantawichien T, Wacharapluesadee S, Jeamanukoolkit A, Udomchaisakul P, Chattranukulchai P, Wongsaroj P, Khawplod P, Wilde H, Hemachudha T (2010b) Failure of rabies postexposure prophylaxis in patients presenting with unusual manifestations. Clin Infect Dis 50:77–79

Sims RA, Allen R, Sulkin SE (1963) Studies on the pathogenesis of rabies in insectivorous bats III. Influence of the gravid state. J Infect Dis 112:17–27

Sipaioglu U, Alpaud S (1985) Transplacental rabies in humans. Microbiyol Bul 19:85–89

Smith JS, Fishbein DB, Rupprecht CE, Clark K (1991) Unexplained rabies in three immigrants in the United States. A virological investigation. N Engl J Med 324:205–211

Smith JS (1996) New aspects of rabies with emphasis on epidemiology, diagnosis and prevention of the disease in the United States. Clin Microbiol Rev 9:166–176

Srinivasan A, Burton EC, Kuehnert MJ, Rupprecht C, Sutker WL, Ksiazek TG, Paddock CD, Guarner J, Shieh WJ, Goldsmith C, Hanlon CA, Zoretic J, Fischbach B, Niezgoda M, El-Feky WH, Orciari L, Sanchez EQ, Likos A, Klintmalm GB, Cardo D, LeDuc J, Chamberland ME, Jernigan DB, Zaki SR (2005) Rabies in Transplant Recipients Investigation Team.Transmission of rabies virus from an organ donor to four transplant recipients. N Engl J Med 352:1103–11111

Susan A, Nadin D (2007) Molecular epidemiology:. Aspects of rabies pathogenesis and evolution revealed by molecular epidemiology. In:Jackson AC, Wunner WH (eds) Rabies. Elsevier, Amsterdam, pp 110–111

Suwansrinon K, Jaijaroensup W, Wilde H, Sitprija V (2006) Is injecting a finger with rabies immunoglobulin dangerous? Am J Trop Med Hyg 75:363–264

Tantavichien T, Jaijaroensup W, Khawplod P, Sitprija V (2001) Failure of multiple-site intradermal postexpoosure rabies vaccination in patients with human immunofeficiency virus with low CD4 lymphocyte counts. Clin Infect Dis 15:122–124

Tenzin, Dhand NK, Gyeltshen T, Firestone S, Zangmo C, Dema C, Gyeltshen R, Ward MP (2011) Dog bites in humans and estimating human rabies mortalityin rabies endemic areas of Bhutan. PLoS Negl Trop Dis 11:e1391

Tepsumethanon V, Lumlertdacha B, Mitmoonpitak C, Sitprija V, Meslin F-X, Wilde H (2004a) Survival of Naturally Infected Rabid Dogs and Cats. Clin Infect Dis 39:278–280

Tepsumethanon V, Lumlertdacha B, Wilde H (2004b) Microscopic diagnosis of Seller stain compared with the fluorescent antibody test. Infect Dis J Pak 13:39–40

Tillotson JR (1977) Follow up on rabies in a laboratory worker, New York. US-CDC, MMWR 26:183–184

Vaughn JB, Gerhardt P, Newell KW (1965) Excretion of street rabies virus in saliva of dogs. JAMA 193:363–368

Vaughn JB, Gerhardt P, Paterson JCS (1963) Excretion of street rabies virus in saliva of cats. JAMA 184:705–708

Vos A, Nunan C, Bolles D, Muller T, Fooks AR, Tordo N, Baer GM (2011) The occurrence of rabies in pre-Columbian Central America: a historical review. Epidemiol Infect 139:1445–1452

Wacharapluesadee S, Hemachudha T (2010) Ante- and post-mortem diagnosis of rabies using nucleic acid-amplification tests. Expert Rev Mol Diagn 10:207–218

Wanghongsa S, Boongird K (2005) Management of bat caves. The challenging zoonoses in the 21st century, Ministry of public health, Thailand, pp 156–171

Wells CW (1957) The control of rabies in Malaysia through compulsory mass vaccination of dogs. Bull WHO 10:731–742

WHO (2010) Rabies vaccines. WHO position paper. Weekly Epidem Record 32:309–320

Wilde H, Bhanganada K, Chutivongse S, Siakasem A, Boonchai W, Supich C (1992) Is injection of contaminated animal bite wounds with rabies immune globulin a safe practice? Trans Roy Soc Trop Med Hyg.86:86–88

Wilde H, Hemachudha T, Jackson AC (2008) Viewpoint: management of human rabies.Trans R

Soc Trop Med Hyg 102:979–982

Wimalaratne O (1997) Is it necessary to give post-exposure treatment after rodent bites? (rats,mice,squirrels and bandicoots) Ceylon Med J 42:44

Wimalaratne O, Kodikara DS (1999) First reported case of elephant rabies in Sri Lanka. Vet Rec 144:198

Windiyaningsih C, Wilde H, Meslin FX, Suroso T, Widarso HS (2004) The rabies epidemic on Flores Island, Indonesia (1998-2003). J Med Assoc Thai 87:1389–1393

Wu X, Smith TG, Rupprecht CE (2011) From brain passage to cell adaptation: the road of human rabies vaccine development. Expert Rev Vaccines 10:1597–1608

Yasmuth C, Nelson KE, Laima T, Supawadee J, Thaiyanant P (1983) Prevalence of abortive canine rabies in Chieng Mai, Thailand. J Med Assoc Thai 66: 169–175

Zhang YZ, Fu ZF, Wang DM, Zhou JZ, Wang ZX, Ly TF, Xiong CL, Zhu Y, Yao WR, Li MH, Dong GM, Xu GL,Niezgoda M, Kuzmin IV, Rupprecht CE (2008) Investigation of the role of healthy carrier dogs as potential carriers of rabies virus. VectorB Borne Zoonotic Dis 8: 313–319

流行性乙型脑炎：一个在同一健康上的议题

Daniel E. Impoinvil，Matthew Baylis，Tom Solomon

摘要　流行性乙型脑炎（简称乙脑；japanese encephalitis, JE）是一种经由节肢动物传播的人兽共患病，人们针对该病在人和动物机体的所做的深入研究已达 60～70 年。在亚洲某些国家，乙脑的研究和防治政策体现了为人类、动物和环境达到最优健康的"同一健康"策略。然而，尽管亚洲某些国家的疫苗接种计划和基础设施逐渐完善，疫情基本得到控制，但乙型脑炎仍然是亚洲地区主要的疾病负担之一。在全球范围内，包括乙型脑炎在内的虫媒传播疾病使人类和动物健康面临极大挑战。这类疾病的涌现是媒介、宿主、环境、气候和人类活动等多种复杂因素相互作用的结果。因此，在 21 世纪，对能够同时感染人类和动物的传染源进行综合管理或许成为公共卫生决策者致力追求的目标。这正是为了应对不断增多的新发传染性疾病所带来的挑战，包括缩减财政预算和资源的紧张、日益增加的对公共卫生产出的要求、人口结构转换和流动、全球贸易经济发展、气候和地貌的改变。因此，虽然乙型脑炎的研究和政策是"同一健康"策略付诸实践的一个绝佳案例，但还需要更深入的工作去解决一些难以控制的传播负担。

1　引言

源于节肢动物的新发人兽共患传染病对全球公共卫生具有极大的挑战性。这些传染病的出现涉及媒介、宿主、环境、气候和人文等综合复杂的因素。为了更好地了解这些疾病及其传播途径，从而得出一套同一健康的有效防控措施方案，或许流行性乙型脑炎就是最具参考价值的例子。在最近 60 余年，科学家尝试使用一系列方法研究蚊媒传播性人兽共患病，在同一健康出现之前，这种方法已经应用于实际工作中。即便现有的研究成果已经比较完善，但是流行性乙型脑炎作为同一健康的典范案例，还未被整个亚洲地区普遍理解并应用于决策和实施。在此章节，我们将以流行性乙型脑炎的研究和防治策略为例介绍同一健康策略，重点阐述一些有重大应用价值的措施，以及在哪些方面还需要做出更多的努力。

　　在 21 世纪,对于可同时感染人类和动物的传染源进行综合管理或许是公共卫生政策制定者梦寐以求的策略。这可应对不断增多的新发传染性疾病所带来的挑战,包括:财政预算和资源的紧缩、不断增加的对公共卫生产出的要求、人口结构的变化和流动、全球经济贸易的发展、气候和地貌的改变。一些传染病综合管理举措的实施已取得显著成果,例如在对病原体携带者的管理中,媒介生物综合防治(Integrated Vector Management,IVM)是一种有效的决策制定过程,能够减少或中断通过媒介传播的传染病(世界卫生组织《对寄生虫病和带菌者控制小组的策略发展与监控》;WHO 2004;Beier et al. 2008)。在非洲,IVM 与其他疟疾防控手段的结合在儿童疟疾控制上取得了巨大成果,儿童疟疾病例数量显著下降(Okech et al. 2008)。一些科学家和非洲当地政府甚至考虑利用 IVM 和疟疾管理达到消除疟疾的可能(Hlongwana et al. 2009;Ceesay et al. 2010;Kunene et al. 2011;Nourein et al. 2011;Moss et al. 2012)。鉴于已有的疟疾综合防控的成功经验,使用诸如同一健康的策略解决人兽共患疾病有着深远的前景。

　　所有蚊媒传播的人兽共患病的发生、规模、持续性等均与以下关键因素有关:蚊子、环境、保存 / 自然 / 增殖宿主和临床宿主(表 1)。在这个章节,我们将针对危害性最大的人兽共患病之一,即流行性乙型脑炎,围绕上述提及的几个方面展开讨论。

2　同一健康的定义

　　同一健康被定义为"通过社区、国家以及全球范围内跨学科工作者的共同努力以达到人类、动物和环境的最佳健康目标"(The American Veterinary Medical Association 2008)。目前,全球形势不断变化,导致传染病的防控方向存在不确定性,同一健康日程的推进也因全球化环境而备受关注。

　　在 20~21 世纪,随着越来越多新的动物源性疾病的出现,人类在对这些疾病的防控工作中也迎来了更大的挑战(Jones et al. 2008)。例如,在 1415 种已被证实能感染人类的微生物中,61% 来源于动物或为人兽共患(Taylor et al. 2001)。人兽共患传染病的新兴和卷土重来一般被认为是人和动物之间接触的增加、国际旅游业的发展、食物生产和流通的扩大以及全球化动物交易的扩展等导致的结果(World Health Organization 1999)。

　　人类和动物之间健康影响的交互作用如何日益剧增并且趋同发展,进而影响总体健康的? 1999 年西尼罗尔病毒(WNV)在纽约的暴发就是其中一个典型例子。暴发期间,在开始出现关于病死乌鸦报道的数月之后,人类也出现了不明原因的病症。导致人类和动物同时发病的 WNV 事件就像

表 1　蚊子传播人兽共患病毒导致的人类临床疾病

病原	主要媒介[a]	环境[b]	保存/扩增宿主	其他临床相关宿主
东部马脑炎病毒	黑尾赛蚊	淡水沼泽	鸟类	马，火鸡，鸡，鸸鹋，鹧鹕，猪
日本流行性乙型脑炎病毒	三带喙库蚊	水灌溉土地——稻田	水鸟，猪	马，猪
拉克罗斯病毒	三列伊蚊	落叶林栖息地	花栗鼠和松鼠	未知[c]
墨累山谷病毒	环纹库蚊	冲积平原，湿地和沼泽	水鸟	未知[c]
裂谷热病毒	伊蚊属和其他蚊子	冲积平原，湿地和沼泽	水牛，羊骆驼，牛，山羊，猪 啮齿动物	水牛和羊骆驼，牛，山羊
罗斯河病毒	骚扰蚊亚属	盐沼	袋鼠，马，兔，狐蝠，小袋鼠	未知[c]
圣路易斯脑炎病毒	库蚊属	城市，郊区环境	雀形目和鸽形目	未知[c]
委内瑞拉马脑炎病毒	库蚊属和其他蚊子	主要低地森林和沼泽	啮齿动物，蝙蝠，负鼠，有袋海岸鸟	马
西方马脑炎病毒	环附库蚊	农业灌溉河谷沿岸栖息地	多种鸟类，长耳大野兔	马，火鸡，山鸡，鸸鹋，鹧鹕，麻雀，黑鹂
西尼罗河病毒	库蚊属	城市和近郊环境	一些鸟类	马，乌鸦，松鸡
黄热病病毒	埃及伊蚊	城市和丛林环境	灵长类动物	新热带的灵长类动物

[a] 其他蚊媒可能扮演传播、中转或辅助媒介的角色
[b] 与蚊子发育有关的环境
[c] 其他未知的出现临床症状的动物

一个精彩的医学侦探故事，整个过程已经被美国审计总署和美国国家自然历史博物馆载入史册（U.S. General Accounting Office（GAO）2000）。

在抗击新发传染病的过程中，人类面临着各方面挑战：城市化、全球化、气候变化及近年来的生物恐怖主义的威胁（Pappaioanou 2004）。所以，改变以往兽医学、环境学和人类医学单学科研究的传统模式，并在卫生规划中采取多样化的综合方法显得异常重要（Pappaioanou 2004）。面对全球变化和有限资源的新挑战，引入同一健康策略能更好地解决人类和动物健康面临的挑战。

3　蚊媒虫媒病毒

于近期被发现的大约 500 种虫媒病毒中（Karabatsos 1985），超过 200种被认为或怀疑与蚊子传播有关（DeFoliart et al. 1987）。此类病毒大多为动物源性，基本上，人类并不作为参与其传播过程的主体，而是对病原体的传播起间接作用或作为最终宿主。但是，人为因素对促进或减缓病原体传播的过程起着直接或间接的作用。因此，人类活动在病原体传播中的角色不容忽视。运用同一健康方法控制这些蚊媒病毒是有效的（表 1）。大多数蚊媒病毒性疾病的传播过程较为相似。在本章中我们主要关注的是乙型脑炎病毒（JEV），因为该病毒给全亚洲公共卫生带来了巨大的影响，我们应正确认识其传播过程、监测和控制方法。除此之外，人们对流行性乙型脑炎的历史溯源与当前的认识是基于多方面研究的，其中包括：医学、兽医学、农业、昆虫学和病原体的环境因素等多方面，上述理由说明乙型脑炎非常适合用作案例分析。

4　同一健康的案例：流行性乙型脑炎病毒

4.1　流行性乙型脑炎病毒生活史

流行性乙型脑炎病毒是一种通过蚊媒传播的可感染人、马和猪的人兽共患传染病病原体。它是亚洲地区主要的公共卫生问题，也是引起亚洲虫媒病毒型脑炎尤其是儿童脑炎的主要原因（图 1）。因此它被人称为"东方瘟疫"（Monath 1988）。流行性乙型脑炎病毒能感染多种脊椎动物，在该病毒的基本传播和繁殖延续的生活史中，涉及鸟类鹭科，诸如苍鹭和白鹭；野鸭也在该过程中扮演着重要角色；流行性乙型脑炎病毒复制周期中涉及家猪，可导致母猪的自然流产或仔猪的感染。其他一些动物也能感染乙型脑炎病毒，但普遍认为不致病。乙型脑炎病毒的传播也可能涉及其他动物，

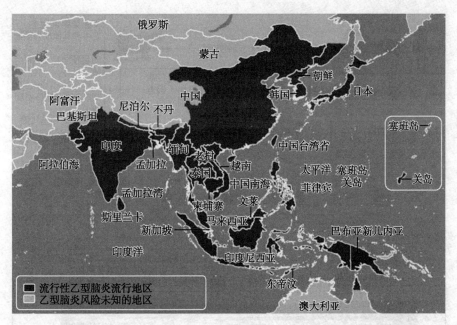

图 1　流行性乙型脑炎地区分布图（引自 Hills，Nett et al. 2012）

但这些动物的作用程度尚不清楚。人类和马是其重要的终末宿主或偶发宿主，这些宿主主要表现的临床症状通常包括：发热、行动障碍和意识改变等一系列类似脑膜脑炎的症状。

4.2　传播

流行性乙型脑炎病毒的传播过程包括环境、家畜、野生动物和人类之间复杂的相互作用（图2）。理论上，多个因素影响着流行性乙型脑炎病毒的传播（图3）。在随后的章节中，我们将依次讨论每个因素在与流行性乙型脑炎病毒传播的关系。

4.2.1　气候：温度、降雨量、风力和厄尔尼诺现象

温度和降雨量

影响乙型脑炎病毒传播的主要环境因素是温度和降雨量。温度和降雨量主要影响蚊媒生活史，例如蚊子从未发育成熟阶段（即幼虫和蛹）到发育成熟的时间长短和种群数量（Reisen et al. 1976；Mogi 1983；Olson et al. 1983；Gingrich et al. 1992；Vythilingam et al. 1997；Murty et al. 2010）。而蚊子叮咬率很大程度上受到蚊子种群数量的影响（Garrett-Jones 1964；Garrett-Jones 和 Grab 1964），蚊子种群密度越高，叮咬率越大。更重要的是，温度与

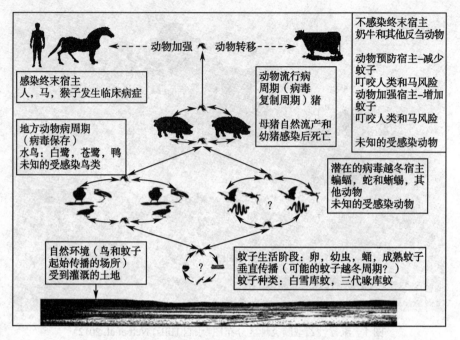

图2　流行性乙型脑炎病毒的生活史

乙型脑炎病毒在蚊子中的传播呈正相关,温度升高会增加叮咬率甚至缩短外部增殖期——从蚊子叮咬到病毒载量增至具备传染性的时间段(Takahashi 1976)。温度和降雨量对蚊子生活史有影响,从而进一步影响人类和动物的感染过程。日本一项早期研究表明,在人群中增加的乙型脑炎传播与高温、低降水量密切相关(Mogi 1983)。研究中所描述主要机理如下:①高温导致病毒在宿主体内的复制速度加快;②降雨量低和高温时,蚊子孵化生长时间缩短,导致其生存率高进而可使种群数量升高;③降雨量减少,使水流对地表冲刷减少,从而导致水生虫卵丢失减少。近期研究也发现温度及降雨量与人群乙型脑炎发病率之间有较强关联(Bi et al. 2003,2007;Hsu et al. 2008;Impoinvil et al. 2011;Lin et al. 2012)。

风

其他可能影响乙型脑炎病毒传播的气候因素还包括风。在温带环境中的国家如日本和韩国,乙型脑炎主要发生在西南风开始后(Sellers 1980; van den Hurk et al. 2009a);有研究提示,乙型脑炎病毒是由每年季风带来的蚊子所引起(Sellers 1980)。

热带辐合带(The Inter-tropical Convergence Zone,ITCZ)是环绕地球赤道的区域,南北半球信风气流在此处汇集。有研究显示,热带辐合带和风

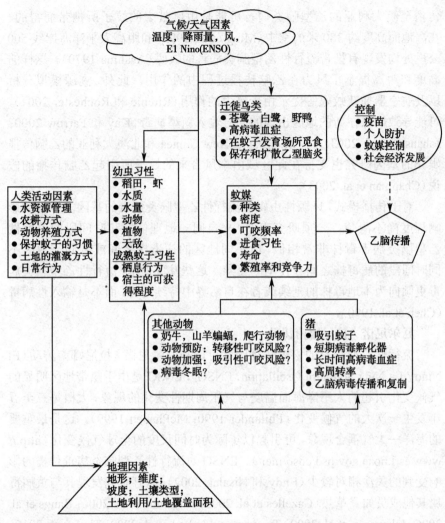

图 3　参与流行性乙型脑炎传播的各因素的概念模型

的流动趋向会影响虫媒移动，进而影响病毒的传播。例如，在幼发拉底河流域（Euphrates-Tigris）的山谷中受非洲马瘟病毒感染的蚊子能通过热带辐合带的 Algeria 东南风向西边的印度和巴基斯坦传播，从而导致了疾病的扩散（Sellers 1980）。

在 1995 年前，普遍认为乙型脑炎病毒向南最远传播至华莱士区，这是亚洲和澳大利亚大陆间的深海峡（华莱士线，Wallace's Line）分割成的印度尼西亚岛屿群（Kanamitsu et al. 1979；Mackenzie et al. 2002）。然而 1995 年在 Torres 海峡群岛出现了流行性乙型脑炎病例，1998 年澳大利亚北部大陆的 Cape York 半岛也出现病例，这表明流行性乙型脑炎感染范围已经扩大，传播至澳大利亚的乙型脑炎病毒可能是由风带来的蚊子所携带而得的。在离地面高度约 380 米的空中（Ming et al. 1993）和距离太平洋海岸线 500公里处均发现有携带流行性乙型脑炎病毒的蚊媒（Asahina 1970）。这样的高度和距离提示了风力在乙脑传播过程中的作用。此外，溯源模拟分析以及航空器捕获蚊媒等提示由于风力的作用（Ritchie 和 Rochester 2001），可能导致蚊媒在新的地区出现的同时输入新型病毒（Kay 和 Farrow 2000；Johansen et al. 2003）。对来自 Papua New Guinea 和北澳大利亚的乙脑传播媒介的基因研究也支持在此区域由季风带来的蚊子所引起乙脑传播的假说（Chapman et al. 2003）。

　　对于传播模式，风源性虫媒对流行性乙型脑炎病毒的基因多样性的影响程度尚不清楚。一项研究表明，来自同一地理位置和时间段的流行性乙型脑炎病毒毒株非常相似，但不同地区的病毒株之间或者同一地区不同时间段的病毒株之间存在基因变异。这些发现提示，流行性乙型脑炎病毒更倾向为本地毒株的延续或者在自然界中持续进化，而不是输入性病毒（Chen et al. 1990）。

厄尔尼诺/拉尼娜南涛动

　　流行性乙型脑炎的宏观传播因素可能是厄尔尼诺/拉尼娜南涛动（El Niño / La Niña Southern Oscillation，ENSO），ENSO 是由于热带地区明显的气候变化引起的太平洋海面温度与气压周期性变化的现象，大概每三至五年发生一次大的气候变化（Philander 1990；McPhaden 1999）。这是最重要的海洋—大气耦合现象，可引起以年际为时间尺度的全球气候变化（http://www.esrl.noaa.gov/psd/enso/mei/）。ENSO 对流行性乙型脑炎病毒传播的影响受到的关注相对较少（Endy 和 Nisalak 2002），但有研究发现其与黄病毒属其他成员如登革热（Cazelles et al. 2005；Anyamba et al. 2006；Bangs et al. 2006；Johansson et al. 2009；Tipayamongkholgul et al. 2009；Thai et al. 2010；Weaver 和 Reisen 2010）存在关联，因此 ENSO 可能对流行性乙型脑炎病毒的传播有一定程度的影响。

4.2.2　稻田：流行性乙型脑炎病毒的乐园

　　影响流行性乙型脑炎病毒传播周期的一个基本因素是物理环境特性。环境方面，影响流行性乙型脑炎的最大危险因素是与接近农业灌溉地的距离，尤其是稻田。蚊虫幼虫阶段以及水鸟的觅食对流行性乙型脑炎的传播具有非常重要的作用，稻田为病原体的传播提供了适宜的环境。早期对流行性乙型脑炎的研究表明，乙脑的传播与稻田的距离有关联（Smith 1970；Barzaga 1989）。进一步的研究发现特定的稻田生产方式，例如种植方法和肥料的使用，会促进虫媒传播（Heathcote 1970；Victor 和 Reuben 2000；Sunish 和 Reuben 2001）。最近研究发现，韩国稻田的比例与蚊子数量（Richards et al. 2010）以及随后发生的乙脑病例存在明显正相关（Masuoka et al. 2010）。在印度尼西亚巴厘岛的一项鉴别乙脑危险因素的病例对照研究发现，生活在靠近稻田（<100m）地区的居民乙脑感染率是对照组的 2.93 倍（95%CI：1.57～5.45）（Masuoka et al. 2010）。有学者已经对全球范围内的水稻灌溉与流行性乙型脑炎传播的影响进行了系统综述（Keiser et al. 2005）。这篇综述对亚洲地区从 1963 年到 2003 年的农村土地、灌溉稻田土地面积、稻米生产量进行了分析（Keiser et al. 2005），从而估测存在乙脑风险人群的数量大小，发现全世界大约 19 亿人口现今生活在流行性乙型脑炎流行的地区，而其中大约 2.2 亿人生活在靠近水稻灌溉的区域。而另一篇综述则概述了乙脑的传播风险可能呈递增趋势的国家的共同特点，包括人口增长伴随而来的密集型水稻种植、家猪养殖数量增加，疫苗接种和监测方案的缺乏等因素，这些国家包括孟加拉国、柬埔寨、印尼、老挝、缅甸、朝鲜和巴基斯坦（Erlanger et al. 2009）。

4.2.3　蚊子：传播的媒介

　　蚊媒的出现及其种群密度是影响蚊媒传播疾病的主要危险因素。因此，消灭蚊子成为阻断蚊媒传播病毒的途径。为了理解传播模式和防控措施，蚊媒被准确地归于传播病原体的载体，而如何理解疾病的传播和控制方式，这一点是至关重要的。蚊媒的控制包括对蚊媒种群密度、叮咬习性以及携带病原能力的研究，以此来判断其在病原传播中的作用（Higgs 和 Beaty 2005）。已经证实，几种蚊媒在乙脑传播过程中扮演重要角色。然而，鉴于库蚊的绝对种群密度、幼虫发育阶段适宜地点与储存宿主的距离、叮咬习性和对乙脑病毒的传播能力等因素，库蚊被认为是亚洲地区乙脑病毒传播的主要传播媒介（Burke 和 Leake 1988；Endy 和 Nisalak 2002）。除了库蚊，其他蚊媒也可能影响乙型脑炎传播或者扮演着区域性的或者第二位的角色（Arunachalam et al. 2004；Thenmozhi et al. 2006；van den Hurk et al. 2009a）。比如在澳大利亚，环喙家蚊是主要传播的蚊媒（Mackenzie et al. 2002）；在马来西亚，白霜库蚊被发现是乙型脑炎病毒在猪之间传播的主要媒介，随着传播的外溢而发生于人类和马属动物中（Simpson et al. 1976）；曼蚊属被认为是乙脑在印度传播最重要的第二媒介（Arunachalam et al. 2004）；其他蚊子也被证实在传播过程中有一定意义（Rosen 1986；Burke 和 Leake 1988；Vaughn 和 Hoke 1992；Endy 和 Nisalak 2002）。

　　由于乙型脑炎的传播媒介蚊子主要以血液为食，所以宿主的可获得性决定了蚊媒的叮咬模式。乙脑的媒介主要表现为嗜血性（以动物血为食）。一些研究显示这些蚊子大部分吸食牛、猪、山羊和其他偶蹄类反刍动物的血液（Mitchell et al. 1973; Reuben et al. 1992; Khan et al. 1997; Mwandawiro et al. 2000），相对较少吸食鸟类和人类的血液（Reuben et al. 1992）。然而，传播乙型脑炎的蚊媒由于对幼虫发育阶段地点的选择、数量上的绝对优势和蚊子随机叮咬习性促使乙型脑炎从鸟类传播至其他哺乳类动物。对于人类而言，人的活动可能是导致其暴露于乙型脑炎的一个重要方面。比如，在炎热季节增加晚上户外睡眠的时间可能增加被携带乙型脑炎病毒的蚊媒叮咬的机会，从而感染乙型脑炎（Reuben et al. 1992）。

三带喙库蚊叮咬主要发生在晚上（Shultz 和 Hayes 1993; Bhattacharyya et al. 1995; Khan et al. 1997），然而其叮咬的高峰时间段是变化的。在马来西亚，三带喙库蚊叮咬时间相对稳定（Hill 1970），没有出现高峰，但在泰国和日本（Wada et al. 1970; Gouldet al. 1974），呈现两个叮咬高峰。三带喙库蚊连同其他的传播乙脑的蚊媒，比如环带库蚊、魏仙库蚊或者伪杂鳞库蚊主要是在户外觅食和栖息的（Reuben 1971; Mitchell et al. 1973; Kanojia 和 Geevarghese 2004），而其他一些蚊媒可能养成室内栖息的习惯和觅食行为（Kanojia 和 Geevarghese 2004）。事实上，在乙型脑炎流行的季节，传播乙型脑炎的蚊媒在室内与人类的接触也达到了一个显著水平（Mitchell et al. 1973）。这些习性决定了人们选择控制蚊媒的合适方法。比如，一项巴基斯坦的研究表明，向房屋和牲畜棚喷洒有机磷杀虫剂对杀灭不受人类活动影响而独立生存的蚊子来说是无效的（Reuben et al. 1992）（例如，外栖性虫媒（Reisen 1978））。

有文献对蚊媒传播乙脑病毒的能力进行了分析（Burke 和 Leake 1988; Vaughn 和 Hoke 1992）。已有很多关于不同种类蚊媒对乙型脑炎病毒传播能力高低的报道。库蚊被认为是乙型脑炎的主要蚊媒，因此对其传播乙脑动力学的研究比较深入（Hale et al. 1957; Gresser et al. 1958a; Takahashi 1976）。实验室研究结果表明，库蚊在适宜的温度环境中感染乙脑病毒后，最快5天就能传播病毒。像三带喙库蚊这类高传播效能的蚊媒，感染低剂量病毒后就能传播病毒，大约只需 $10^{1.0-3.5}$ SMIL-LD 50/0.03ml 的血，但其唾液中病毒浓度可高达 $10^{4.2}$ SMIC-LD 50/ml（Takahashi 1976）。

在温带地区的非传播季节，乙型脑炎病毒得以存活的部分原因是受感染的雌性库蚊或伊蚊虫卵的越冬行为。越冬过程中，初始环节就是蚊媒体内的乙脑病毒垂直传播，当一只雌蚊通过叮咬感染病毒，病毒就能够通过受孕传给下一代。如果是在越冬的雌性库蚊中，新近的感染会使雌蚊搜寻身体内的糖分转变成脂肪，然后直接飞到冬眠地点进入冬眠阶段，整个冬季都不需要再进食（Rosen 1986）。蚊媒的冬眠是由日照射量减少，温度急剧下降所致。而越冬的雌蚊在春夏季可通过再次吸食人血而传播其所携带的病毒。此外，实验室研究表明，白纹伊蚊和东乡伊蚊虫卵能够在室温环境中保存病毒长达两个月，然后虫卵孵化成受病毒感染的幼虫，就这样不断地去感染新宿主。蚊媒通过性活动传播乙脑病毒也是病毒得以保存的一个途径。尽管蚊媒传播乙脑病毒的机制非常有趣，但这些机制是否足以维持病毒在自然界的传播尚不清楚（Rosen 1986）。

4.2.4　其他节肢动物宿主

最近中国报道了从台湾省铗蠓属（Wang et al. 2007；Pan et al. 2011）和库蠓属等蠓（lasiohelea）中分离出乙型脑炎病毒的发现。虽然在蠓体内可分离出极少数乙脑病毒株，但蠓及其他节肢动物在乙型脑炎病毒传播过程中所扮演的角色尚不清楚。

4.2.5　水鸟：保存宿主和扩散宿主

水鸟，如黑冠夜鹭和白鹭被认为是乙型脑炎病毒主要的保存宿主（Buescher et al. 1959a；Scherer et al. 1959a）。一些野鸭（雁鸭科）和其他涉水鸟类也被证实参与乙脑的传播过程（Saito et al. 2009b；Yang et al. 2011）。这些鸟类在乙脑病毒蚊媒发育的水稻种植区域内觅食，导致乙脑病毒传播的发生。尽管尚不清楚乙型脑炎对野生动物是否有明显疾病影响，可这些鸟类的数量却足以感染蚊子。例如研究表明，这些鸟类体内的乙型脑炎病毒浓度达到 $10^{3.5}$ SMIC LD50/0.03ml 血液（Buescher et al. 1959a；Scherer et al. 1959a），便可使鸟类携带病毒。已证实一些三带喙库蚊在叮咬了受到感染的鸟类后而感染，其滴度低至 $10^{1.3.5}$ SMIC LD 50/0.03ml（Hale et al. 1957；Gresser et al. 1958；Hill 1970；Takahashi 1976；Burke 和 Leake 1988）。

水鸟不仅是乙脑病毒的保存宿主，也可能是扩散宿主。在日本，乙脑季节性流行与鹭从中国、菲律宾和爪哇岛的迁徙有关。这可能是乙脑病毒越冬后在日本、中国和韩国等温带地区重新传播，并引发季节性流行的机制之一。此外，已经有人提出鸟类迁徙使种群中引入新基因变异位点（Morita 2009；Nabeshima et al. 2009；Yang et al. 2011）。相反地，系统发育树数据提示越冬主要是延续既往的基因型，而不是引入新毒株（Chen et al. 1990）。日本一项研究发现，在连续三年的病毒检测中，出现阳性的都是同一地区的猪场，如果猪场的乙型脑炎病毒是因为每年受感染的候鸟迁徙或蚊子的移动而引入，一些猪场会发生随机血清阳转现象，那么每年阳性猪场的位置应该是不同的（Takashima et al. 1988）。

4.2.6 猪:扩增宿主

饲养的猪以及野猪在乙型脑炎病毒传播过程中扮演重要角色。猪已被证实能够促进乙脑病毒传播,并能增加某地区内病毒传播给人类和马的风险(Gresser et al. 1958a; Scherer et al. 1959d; Simpson et al. 1976)。虽然乙脑病毒的传播会发生在猪存栏量不高以及密度不高的养殖场(Rosen 1986; Ting et al. 2004),而相比于将生猪养殖与水稻种植分开,二者结合对乙脑传播具有更重要的促进作用(Erlanger et al. 2009)。然而,乙脑的传播与养殖手段的变化有关,现代规模化猪场不一定会增加感染的风险(Igarashi 2002; Arai et al. 2008; Erlanger et al. 2009)。

猪被认为是增殖宿主,其原因如下(Gresser et al. 1958b; Scherer et al. 1959d, e):

(1) 传播乙脑病毒的蚊媒相对喜欢叮咬猪。

(2) 在稻田附近的养猪场中,猪的感染率高达 98%~100%。

(3) 猪被蚊媒叮咬 24 小时后可产生滴度约达 10^6 SMIC LD 50/ml 血的高病毒血症,这种情况会持续至少四天或者更长时间。此外,几乎所有的猪都能够被感染。

(4) 猪的生存周期短,因为 6~8 个月大的猪会被屠杀,所以幼猪替代了大龄猪和已免疫的猪群,这意味着每年都在为乙脑提供新的易感染群体。

乙型脑炎在猪、蚊子和人类间传播的循环模式在日本得到了简要论证(Konno et al. 1966)和总结(Vaughn 和 Hoke 1992; van den Hurk et al. 2009a)。简言之,在猪身上有两种疑似扩增病毒周期。初始周期发生在传播季节的初期并导致一定数量的猪被感染,通过检测猪血清中抗乙脑病毒抗体阳性而被发现。蚊子通过叮咬这些被感染的猪后把病毒传播给其他易感的猪。第二次扩增随之而来并导致 100% 的猪血清阳转。在二次扩增后开始出现人类感染病例。猪和人的感染之间的间隔为 7~14 天,这与病毒在蚊子体内的发育周期一致(图 4a)。

乙脑病毒传播循环模式之间的区别在于猪的同步和非同步血清学转换,这对于病毒是否会传播到人有重要作用。在斯里兰卡,有研究发现,在猪发生了同步血清学转化的地区(比如几乎所有的猪同时发生血清阳转)可发现人血清阳转的现象。而在猪发生不同步血清学阳转地区(不是所有的猪发生阳转,且发生阳转的时间也不同)不会出现人血清学阳转。日本曾有学者推测(Konno et al. 1966),同步血清学转化是蚊子、猪和人类之间的周期传播,同步血清阳转的猪的第二次疾病暴发导致季节性蚊子感染率升高,随之发生溢出并引起人类的感染(图 4a)。反之,不同步的血清学阳转是因为猪的血清学阳转需持续一段时间,没有形成大规模的二次暴发,蚊子的感染也相应减少，即便 100% 的猪仍然会发生血清学阳转（Peiris et al. 1993）（图 4b），人的感染率也会较低。这些结果提示了病毒在猪中周期传播的局限性（Peiris et al. 1993）。

也有研究指出猪血清学阳转的同步现象和牛血清阳性率的总体判断，比猪总体血清阳性率更能预测乙型脑炎流行的风险，而总体猪血清阳性率是更适合预测森林乙脑的指标（Peiris et al. 1993）。

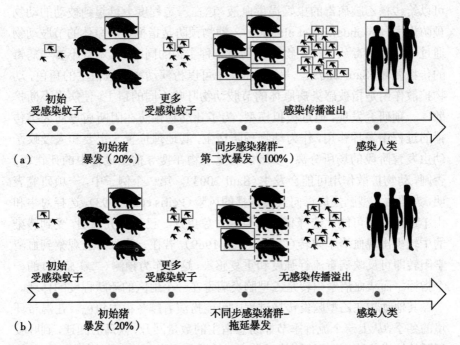

图 4　在日本本州岛，猪、蚊子、人之间的乙脑病毒传播的基本循环模式。a. 猪的同步感染；b. 猪的不同步感染。加框表示感染了病毒

4.2.7　马：终末宿主

乙型脑炎对马的感染被认为与人类的情况大体相似，马与稻田及猪的距离较近是乙型脑炎在马类传播的主要危险因素，一般认为马是乙脑传播的终末宿主。然而实验室研究结果表明，$10^{1.2}$ SMIC LD 50/0.03ml 血液的病毒血症可以在马身上维持 2～6 天，大约 3.5% 的库蚊因叮咬感染乙脑病毒的马后而携带病毒（Gould et al. 1964）。然而易感马匹的数量太少，不能维持病毒的传播，而马周转更迭的速度也相对较慢（Rosen 1986）。

4.2.8　其他脊椎动物的角色

可通过一些动物如牛、水牛、绵羊、山羊、狗、浣熊、鹅和鸡血液中明显

的乙型脑炎抗体滴度来判断是否感染了乙型脑炎病毒（Peiris et al. 1993；Ohno et al. 2009；Saito et al. 2009a）。然而，这些动物没有直接参与乙脑病毒传播，因此，它们在这个过程仅扮演终末宿主的角色。

牛可能是乙型脑炎病毒的间接传播者。有两个例子对此进行了剖析：第一个例子中，传统的宿主偏好研究发现，由于受到物理环境的影响，一些三带喙库蚊会更倾向吸食牛而不是猪的血液（Mwandawiro et al. 2000）。牛可以给传播乙脑病毒的虫媒提供血液，这在一定程度上可起到被动的动物预防作用（Mwandawiro et al. 2000）。动物预防是指携带病原体的节肢动物通过叮咬将病毒从一种生物转移到另一种生物的同时，其本身不参与病毒的传播循环（Saul 2003）。另一方面，牛可以扮演动物扩散宿主的角色，动物扩散作用是指被感染病原体的节肢动物叮咬不同的宿主，使病毒不断扩散。一项研究发现，通过模拟模型，为了让动物预防在阻断病毒向人类传播的过程中发挥作用，作为动物预防宿主，其地理位置一定要和人及蚊子幼虫发育阶段的场所分离，以增加病媒生物在搜寻宿主过程中的死亡率。否则，动物扩散作用可能会发生（Saul 2003）。第二个例子中，一项研究表明，为评估乙型脑炎病毒向人类传播的风险（Peiris et al. 1993），选择对牛和山羊进行监测可能比选择猪作为监测对象更好。已有研究表明，受到感染的牛较少出现血清学阳转（Carey et al. 1969），若在一头牛身上观察到血清学阳转即可反映病毒流行强度和重复感染，这可作为预测（二次感染）的一个指标。而猪血清学阳转是乙型脑炎病毒在一个地区的活跃程度的体现。

其他动物在乙型脑炎传播过程中可能扮演着越冬宿主角色。在温带环境的冬季，从上一个流行季节非易感宿主的数量回升、候鸟的回迁，到叮咬活跃的蚊媒的缺失，都能够使正常病毒的活力下降，甚至难以存活。在新的传播季节，患病毒血症的蝙蝠、蛇、蜥蜴和青蛙（Doi et al. 1968；Shortridge et al. 1974；Shortridge et al. 1977；Doi et al. 1983；Oya et al. 1983）将病毒传播给蚊子（Sulkin et al. 1970；Cross et al. 1971；Wanget al. 2009）。已有研究表明，三带喙库蚊通过这些动物感染病毒的概率很低，因为蚊子对这些宿主动物有较低的吸食喜好。尽管如此，野生动物对蚊子的传染能力仍然需要深入研究。一项近期的研究发现，黑色飞行狐狸能够产生低水平的病毒血症，但却足以感染传播乙型脑炎的蚊媒（van den Hurk et al. 2009b）。

4.2.9　人类：另一终末宿主

人类在地方性动物病流行的区域及周边居住或旅行偶尔可能出现感染乙型脑炎病毒的情况。即便很多情况都发生在农村地区，乙型脑炎病毒在某些亚洲城市的边缘也被发现，例如越南的胡志明市、泰国曼谷和印度勒克瑙（Gingrich et al. 1992；Tsai et al. 1999）。人类一般在季风降雨多蚊子数量急剧增长的时期发生感染，而猪群也在该时期出现高感染率（Buescher et al. 1959a；Peiriset al. 1993）。偶尔能够从人外周血分离出病毒，但病毒血症通常是短暂、低滴度的，因此，人被认为是终末宿主而一般不会继续传染（Scherer et al. 1959c；Chan 和 Loh 1966）。虽然人类对乙脑病毒的传播过程没有直接的影响，但是诸如森林砍伐、土地利用和土地覆盖率的变化、人类居住、商业发展、道路建设、水控制系统建设（水坝、运河、灌溉系统、水库）等人类活动，可能对乙脑病毒传播周期产生外在影响（McMichael et al. 1998；Patz et al. 2000）。

4.3　副作用和临床症状

　　本节讨论蚊子感染乙脑的负面影响和鸟类、猪、马以及人类感染乙脑的临床表现。图 5 显示了猪，人类和马感染乙脑的临床表现。

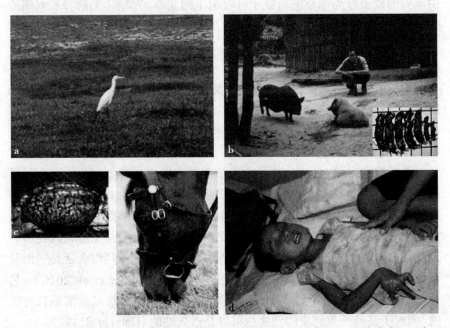

图 5　涉及或影响流行性乙型脑炎（乙脑）病毒传播的各类动物。a. 水乡家禽；b. 在乙脑传播中受牵连的猪；c. 一匹马因为感染乙脑大脑皮质充血；d. 感染乙脑的小孩

4.3.1　蚊子感染病毒后的负面影响

　　目前，没有数据显示乙型脑炎病毒对蚊媒存在明显的不良影响。然而，一项研究发现乙脑病毒在库蚊的神经系统有明显增殖（Doi et al. 1967），

有观点认为乙脑病毒在蚊媒神经系统的繁殖可能影响蚊子的生理或行为。一项关于登革热病毒(一种乙脑病毒近期)的研究发现,埃及伊蚊的神经组织是登革热病毒最先感染的部位,而且是病毒繁殖的主要部位(Linthicum et al. 1996)。而一项后续研究发现,已感染的蚊子比未感染的蚊子平均刺入皮肤并进行吸食的时间显著延长,所得出的结论是,埃及伊蚊作为登革病毒媒介(Platt et al. 1997),去寻找和吸食宿主血液的时间更长,而过长的吸食过程使蚊子更易于被宿主发现及驱赶,因此这些蚊子更可能选择继续寻找并吸食更多的宿主。

最近一项关于披膜病毒科的辛德毕斯病毒的研究发现,感染了辛德毕斯病毒的蚊子更能抵抗驱蚊剂中避蚊胺(DEET)的作用(Qualls et al. 2011),而且相对于未感染的蚊子,能降低其第一次就叮咬到宿主的几率(Qualls et al. 2012)。相反,另一项研究发现,感染了四种登革病毒的蚊子暴露于DEET的反应和未感染的蚊子的反应是一致的(Frances et al. 2011)。类似的不同的蚊子行为学反应对蚊子叮咬宿主的几率、对宿主的选择和对病原传播模式的影响有着重要的提示作用。

4.3.2　水鸟的临床病症

水鸟被认为是乙型脑炎病毒的自然宿主(图5a),尚不清楚水鸟感染乙脑病毒后的临床病症。

4.3.3　猪的临床病症

乙型脑炎对猪(图5b)的影响通常表现为造成生育方面的疾病。最常见的症状是死胎或木乃伊胎儿(被乙脑病毒感染的猪胎儿影像可在以下网址浏览 http://www.cfsph.iastate.edu/Diseaseinfo/)。能够顺利出生的仔猪通常也无法成活,怀孕的母猪也可能流产。非妊娠的猪通常无症状或经历一过性发热,但脑炎的症状偶尔出现在半岁的猪身上。消耗综合征是一组验尸结果为非化脓性脑膜脑炎的仔猪的唯一症状(Spickler et al. 2010)。另外,精子的形成过程受到病毒的干扰导致公猪不育;虽然这通常是暂时性的,但对于某些严重感染的动物也可以是永久性的(Habu et al. 1977)。

4.3.4　其他动物的临床病症

在其他动物身上的临床病症还未见报道。

4.3.5　马科动物的临床表现

马和驴都是可以感染乙脑病毒的种群。在马科动物中,对乙脑病毒的研究多数集中在马，感染的马匹大多临床症状不明显，而有症状的病例其严重程度有所不同。马的症状由一组综合征组成：包括轻微的一过性发热、厌食、嗜睡及消化不良，或一般持续 2～3 天的黄疸。通常虽然有些马会恢复且无并发症，但仍有其他马匹将继续发展为脑炎（图 5c）。脑炎的症状可以轻重不一，严重病例的症状包括高烧、亢奋、漫无目的地游荡、暴力和行为失控，偶有失明、大量出汗、肌肉震颤。虽然有些马会从脑炎症状中恢复，但大多数会虚脱，并在发病 1～2 天后死亡（Spickler et al. 2010）。

4.3.6　人类感染乙脑病毒的临床病症

大多数的乙型脑炎病毒感染是无症状或引起非特异性发热性疾病，年龄在 1 至 15 岁的儿童最容易感染乙脑（图 5d）。病人感染乙脑病毒后，先是表现为数天的无特异性发热，随后出现典型症状，包括鼻炎（感冒）、腹泻、僵直（寒战），其次是头痛、呕吐、意识水平下降，且往往以惊厥作为前驱症状（Solomon 2010）。除了乙型脑炎（脑实质的感染），有些表现为无菌性脑膜炎（脑膜的感染）或以脊髓灰质炎样改变为先的急性脊髓炎。后者的表现也发生在其他黄科病毒感染，包括蜱传脑炎病毒（Kaiser 1995）和西尼罗河病毒（Asnis et al. 2000；Leis et al. 2002；Heresi et al. 2004）。癫痫发作在乙脑中也很常见，据报道高达 85% 的儿童和 10% 的成人有可能出现癫痫（Dickerson et al. 1952；Poneprasert 1989；Kumar et al. 1990）。

4.4　感染率

本节讨论乙脑在蚊子、鸟类、猪、马和人类中的感染率。

4.4.1　蚊子感染率

确定蚊子感染率是一项艰巨的任务，有一些因素会在确定感染率的过程中引起结果偏差：比如收集蚊子方法的不同、季节和年际变异、有活力和没有活力病毒的区分等（Burke 和 Leake 1988）。据统计，在日本感染率可能很高（在 233 只受测蚊子中检出 1 株乙脑病毒株），又或者较低（在 442 118 只受测蚊子中仅检出 1 株乙脑病毒株）（Buescher et al. 1959a）。

4.4.2　野生鸟类感染率

在鸟类中，18% 受检测的野生鸟类体内存在中和抗体。其中，稻田鸟种占的比例较大，例如水鸡和麻鸦，占抗体阳性鸟类近一半的数量；在鸭类中，19% 的鸭有中和抗体（Burke 和 Leake 1988）。

4.4.3　猪感染率

乙脑给猪群造成了相当大的疾病负担,在日本的一些乙脑大流行造成
50%~70%的猪丧失生殖能力(Spickler et al. 2010)。近期的一项研究显示,
在日本西部的部分地区野猪中有68%的血清抗体为阳性(Hamano et al. 2007)。

4.4.4　其他动物的感染率

除了猪、马和鸟类,其他动物的血清阳性率也已到达可被检测的水平。
例如,新加坡报告显示狗、乌鸦、鸡、牛和山羊的血清阳性率波动于1%~
100%之间(Tinget al. 2004)。在日本不同地方,浣熊(procyon lotor)的血清
阳性率在0~69.1%之间波动。此外,在野猪(sus scrofa)和貉(nyctereutes
procyonoides)身上发现血清阳性率高达83.3%和63.2%(Ohno et al. 2009)。

4.4.5　马感染率

在马类中,感染通常是零星或小集群散发的,但大量的易感动物集聚将
容易发生乙脑大流行。发生在马身上的感染常不明显(Spickler et al. 2010)。
从1948年到1967年,亚洲马类中乙脑的发病率大约0.045%(每100 000匹
马中有45例)。1948年,日本发生的家畜流行中,马的发病率总体是0.3%,
但在某些地区发病率高达1.4%(Spickler et al. 2010)。据报道,马病死率平
均约为5%(Haleand Witherington 1953),在部分地区稍低,也有部分地区
病死率在5%~15%之间(Ellis et al. 2000)。在严重暴发时,病死率可高达
30%~40%(Nakamura 1972),幼年动物尤为易感。当一组易感的幼母马被
引入到流行区后,三分之一的母马将会死亡(Spickler et al. 2010)。2003年,
在印度Pune的一个疫点暴发乙型脑炎,相关部门报告称2.67%的马(4/150
匹)表现出乙型脑炎的症状,20.33%的(12/59匹)马的乙脑血清学检测呈
阳性(Raut et al. 2003)。2006年1月至2009年12月,印度的十三个邦(省)
对未接种的马匹进行血清阳性率研究,发现被调查的马中有大概10%检
测出抗乙脑病毒抗体,其中在Manipur州的检出率高达91.7%(Gulati et al.
2011)。

4.4.6　人类感染率

据报道,人群中乙脑的总体发病率看似很低(2×10^{-5}例/年),但其流
行暴发是集中且高强度的,流行人群集中在1~15岁的儿童,空间分布上
呈现高度聚集。近期一项估计全球人类的乙脑发病率的研究发现,大约有
70 000例发生在亚洲,其中约50%在中国。在所有受影响的亚洲地区中,
约51 000例(75%)的病例出现在0~14岁中的儿童,发病率为5.4/100 000。

近 55 000 例发生在已完善或正在制定乙脑疫苗接种计划的地区，而约 12 900 例病例发生在几乎没有乙脑疫苗接种计划的地区（Campbell et al. 2011）。

4.5　监控

实施同一健康策略的一个重要方面就是监控，为了成功遏止新发传染性疾病，对生物危害进行系统性和综合性的监测是必要的。在乙型脑炎病毒的系统中，同一健康监控策略应包括：①对潜在的乙型脑炎蚊媒的常规监测；②对野生动物常规的血清学调查；③对监测哨点选择家畜时用猪或者其他非马科动物；④对人和马的快速乙脑病例诊断。这样可监控病毒的传播，从而确定人类和牲畜的发病风险，监测数据对制定决策很关键，这些决策包括：在高发区引入疫苗，提供对人类疾病控制来说最符合成本经济效益的方法（Solomon 2006）。

4.5.1　媒介

对乙脑媒介进行常规监测也许有一定用处，因为在印度（Mani et al. 1991）、日本（Kanojia et al. 2003）和韩国（Masuoka et al. 2010）发现媒介的数量和分布与乙脑病例呈正相关关系。已有研究表明，在传播季节，乙型脑炎病毒通常先在蚊子身上检测出来。在乙型脑炎病毒传播周期前确定蚊子数量和感染率是预测乙型脑炎疫情规模的一个重要指标。由于媒介数量波动有一定规律，天气事件也许能预测乙型脑炎疫情。澳大利亚建议用蚊虫，而不是用猪作为监测乙型脑炎病毒传播的指标（Johansen et al. 2002）。

4.5.2　野生鸟类

已有研究表明（Burke 和 Leake 1988），野生脊椎动物如鸟类，对预测乙型脑炎流行病作用不大，对野生鸟类的监测也许可以帮助理解乙型脑炎病毒在温带环境的重新输入、病毒分离株的基因多态性及病毒扩增超出当前范围等问题。可产生败血症的候鸟如苍鹭、白鹭、野鸭及食果蝙蝠在乙型脑炎病毒传播过程发挥重要作用，乙型脑炎的基因型有 5 种（Mohammed et al. 2011），不同的基因型在临床上症状没有太大差异，但是可以作为不同传播途径的标志物（Chen et al. 1990；Solomon et al. 2003）。在 90 年代以前，基因型 3 型被认为是传播最普遍的，但如今 1 型已取代 3 型。在日本，中国候鸟或许是导致乙型脑炎的基因型转变的一个潜在原因（Nga et al. 2004），这可能暗示着鸟类可通过引入毒力强的乙型脑炎毒株影响优势基因型的转变。在日本和韩国已经有研究发现血清阳性的候鸟比例在 60%～90% 之间（Saito et al. 2009a；Yang et al. 2011）。

4.5.3　哨点动物

在流行期之前或者流行过程中可使用哨点动物,即在哨点地区放置已免疫动物并在固定时间间隔采样。如上所述,日本的一项研究为乙型脑炎病毒在猪之间的传播动态变化提供了很好的数据。日本(Maeda et al. 1978;Araiet al. 2008)、中国台湾省(Okuno et al. 1973;Detels et al. 1976;Lien et al. 1980)、泰国(Burke et al. 1985;Gingrich et al. 1987;Gingrich et al. 1992;Nitatpattana et al. 2011)、印度(Geevarghese et al. 1991;Borah et al. 2012)、澳大利亚(Hanna et al. 1999)和其他亚洲国家与地区,猪被扩大化并成功地应用于乙型脑炎病毒的哨点监测。

由于家猪对乙型脑炎病毒的易感性,它被认为是最具实践性意义的哨点动物。家猪多在疫情暴发的早期阶段受到感染(Ellis et al. 2000),对蚊媒具有很强的吸引力并易与蚊媒接近。由于乙型脑炎是季节性的,所以,对猪的血清学监测可用于预测乙型脑炎在人类中的流行趋势(Spickler et al. 2010)。然而如前面所提到的,已经有研究提出,其他动物(如牛)同样可以成为乙型脑炎病毒传播的一个很好的指标(Peiris et al. 1993),也应当作为哨点动物,包括鸡(Bhattacharya et al. 1986)和山羊(Yang et al. 2007)。最近,有研究提出利用亚洲獴(红颊獴)作为哨点动物(Saito et al. 2009b)。

4.5.4　马和人类

虽然有些国家已有确诊乙型脑炎病例的实验室方法,但是人类和马不适合用作乙型脑炎病毒传播的血清学监测,因为人类和马是在乙型脑炎病毒传播周期中的终末宿主(Ellis et al. 2000)。但疾病的临床症状或者疾病引起的行为特性可以用来预测疫情暴发。例如,目前认为每天监测未接种疫苗的马匹的肛温是一种早期预警方法,能够预测乙型脑炎病毒的活动性(Ellis et al. 2000)。有一种用于预警新出现的感染性疾病的检测方法叫"生物监测"。生物监测的定义为通过数据的监测达到发现暴发疫情的目的(Shmueli 2005)。而在人群中,生物监测可能需要记录非处方药和药房药品的销售数量、人们致电医疗热线次数、学校缺勤记录、医疗网站搜索量或者人们对医院急诊室的投诉情况等信息。而上诉这些信息虽不能直接衡量感染情况,但对疾病暴发还是有早期预示作用。这些信息的收集需要硬件设备的支持,比如许多亚洲农村居民并没有"医疗热线"(Shmueli 2005)。尽管如此,如果乙型脑炎病毒传播已经出现人或马的病例,表明病毒的大量扩增已经发生了,并且在这个区域中已建立起成熟的传播路径(Buescher和 Scherer 1959;Elliset al. 2000)。

4.6　诊断

4.6.1　鉴别诊断

已有多种公认的病原体可引起急性脑炎症候群（acute encephalitis syndrome，AES）的临床表现。标准化实验室技术通常用于检测 AES 病例的病因。因为许多其他病原体和因素也可导致相似的临床症状，故对马和人进行乙型脑炎的临床诊断很困难。在马身上，脑神经疾病可能由马疱疹、肝性脑病、真菌毒素软化症、细菌性脑膜脑炎、蠕虫性脑炎、马原虫脑炎、狂犬病及植物毒素类化学物质等所引起（Ellis et al. 2000）。同样的，乙型脑炎患者的临床症状分析中需与其他几个致病因素进行鉴别，如狂犬病病毒、单纯疱疹区分病毒、脊髓灰质炎病毒、麻疹病毒、西尼罗河病毒、梅毒、弓形体病、疟疾、原发性阿米巴脑膜脑炎、隐球菌属、链球菌属、葡萄球菌、某些革兰阴性杆菌和自身免疫性疾病（Jmor et al. 2008；Solomon et al. 2008；Hills et al. 2009）。所使用的方法包括确诊症状（或临床）监测和病原体鉴别技术。症状监测是指收集和分析某一临床综合征的健康数据，以指导有关卫生政策的制定和健康教育的开展。病原体的检出代表着新兴分子技术、临床敏感性、病理学、血清学和传统微生物培养技术等多学科相互支持的结果（Lipkin 2008）。

4.6.2　病毒的检测

在疾病暴发过程检测病原体将会遇到一些问题，其中包括：①有关病毒的相互传染是否导致相似的临床症状；②需要在有限的时间窗口期鉴别出处于病毒活跃期的感染症状；③需要适合的实验室去进行检测；④实验室的成本高；⑤在临床症状出现时，中和抗体的滴度过高为分离活病毒颗粒带来的困难；⑥标本的不完整性为特定的生物测定带来困难。病毒培养技术、血清学、细胞染色法和分子技术被发展应用于多种诊断性监测，以解决上述辨别病原体的问题。具体方法包括：血细胞凝集抑制试验、基于抗体反应的酶联免疫测定法（ELISA）、空斑减少中和抗体滴度测定、免疫印迹、用脊椎动物或蚊子和细胞株进行病毒分离、免疫细胞化学和聚合酶链反应（PCR）（Endy 和 Nisalak 2002）。这些技术均已通过审批并用于对蚊子、脊椎动物和人的检测。

4.7　经济

4.7.1　社会经济的联合

由于乙型脑炎高发于农村地区，主要影响资源贫乏的国家，穷人是受影响最严重的人群。因此，了解农村贫困人口受疾病威胁的特殊机理相当重要。于中国的河南省南部进行的一项以人口为基础的病例对照研究中，研究人员将乙型脑炎患儿与邻居对照组的儿童进行对比以鉴别乙型脑炎的危险因素。采用单因素分析发现，乙型脑炎的风险增加与较低的家庭收入、父母受教育程度较低、居住在村庄外围地带和较差的居住环境有关，研究结果与设想一致（Luo et al. 1995）。笔者认为较高的家庭收入和较高的家长受教育程度会降低孩子感染乙型脑炎的风险，因为那些家长具备让孩子接种疫苗的意识。

4.7.2　经济影响

同一健康策略需要强调经济因素在蚊媒传播的人兽共患疾病中的作用。动物患乙型脑炎会引起大量的农业损失，如马群病死率高达 2%，在疫情暴发时期死亡率更高达 5%，而未免疫的感染仔猪可以出现接近 100% 的死亡率（Spickler et al. 2010）。上述情况带来的经济损失，再加上流行期间的公众重视，乙型脑炎所引起的社会和经济影响受到更为广泛的关注。

对人的经济影响分析

乙型脑炎带来的经济负担非常大。在柬埔寨（Touch et al. 2010）、中国（Ding et al. 2003），印尼（Liu et al. 2008）和泰国（Siraprapasiri et al. 1997）已有相关研究计算了乙型脑炎疫苗的实施成本。相关研究人员在乙型脑炎疫苗还未实施接种前就已经报告了很高的经济成本基线。在柬埔寨的研究中，从社会学的角度出发，笔者考虑了医疗费用支付方的成本，如医疗服务费、手续费、药费、实验室和诊断测试费，以及在住院和出院后随访 90 天的期间由医疗服务提供方支出的设施使用费和相关专业费用。看护者的额外自费成本如：家庭入院前护理和治疗支出、挂号费、住院费、医疗服务费、手续费、药费、实验室和诊断测试费、设施和专业成本、交通、住宿、看护者的收入损失。使用这种方法，一个病人全部的经济花费为 441 美元，与税前人均国民收入 723 美元相比（Touch et al. 2010），乙型脑炎造成的经济负担很大。其他研究已经表明，较不采取任何措施而言，每接种一针乙型脑炎疫苗即可节约费用 72 922 美元（Siraprapasiri et al. 1997）。

马和猪的经济分析

在亚洲国家乙型脑炎在猪和马养殖上造成的经济损失并没有得到很好的研究。然而，动物养殖产业在一些亚洲国家规模很大。例如随着赛马业的高水平增长，在韩国约有 23 000 匹马，包括 8000 匹纯种马和 15 000 匹其他品种（济州马、济州赛马），圈养在大约 1142 个场所（Yang et al. 2008）。下面以一个在美国的经济研究为例，说明乙型脑炎对畜牧业的潜在经济影响。在美国北达科他，西尼罗河病毒疫情导致 569 多马匹死亡，死亡率为 22%。通过这种对流行病的经济分析发现，马场主因其马匹的感染而导致的经济损失高达 150 万美元，其中 781 203 美元用于医疗费用，而 802 790 美元的损失是由于患病动物本身的经济价值损失（Ndiva Mongoh et al. 2008）。

4.8 控制

目前有几种方法已被用于中断 JEV 的传播，每个方法具有不同程度的效果。针对乙型脑炎病毒传播周期的不同，主要有两种措施，一种是通过媒介控制来阻断动物或人与蚊子的接触，另一种是接种疫苗来预防人和动物感染（Vaughn 和 Hoke 1992；Solomon 2006）。事实上，大规模疫苗接种是最有效和最符合经济效益的控制乙型脑炎传播的方法。然而，在严重暴发或未提供大规模疫苗接种的地方，蚊媒控制可能是对限制病例增长的有效控制措施（Vaughn 和 Hoke 1992）。表 2 提供了不同的乙型脑炎控制方法和各自的优缺点。

表 2　用于乙型脑炎病毒传播的动物，人以及他们的优点和缺点的控制方法

控制类型	方法	优点	缺点
接种疫苗			
	疫苗	有效和符合经济效益	易感的野生动物宿主需要经常接种
			没有群体免疫
			昂贵
			猪周转周期短
环境			
	家畜关在有遮罩的圈里	简单，价格相对便宜	对自由放养的动物无效
	间歇灌溉	可以提高水稻产量	稻米的农业实践制度实施情况不一致
	管理	据调查是有效的	风扇动力源的成本和维护
	农场风扇	蚊子在风大的环境中飞行能力弱	
	人口迁移	通过扩大病原和宿主之间的距离地域阻断蚊子传播	并不总是可行的
	降低生猪养殖	减少扩增宿主	依靠发展水平
	减少水稻种植	减少幼虫发育场所和水鸟觅食地点	水稻种植是农民生活来源

续表

控制类型	方法	优点	缺点
	有针对性选择野生动物	减少储存宿主	猪是一些农民的生活来源
			蚊子可以选择其他地点发展
			水稻耕种是生活来源
			可操作性不强
化学	驱虫剂	所示的几个驱避剂是对蚊子非常有效	驱虫剂衰减
			昂贵
	室内残留喷洒	作为驱虫剂杀死蚊子	持续使用
	杀虫剂处理过的材料（比如蚊帐）	作为驱虫剂杀死蚊子	
	低浓度喷涂	起初有效	对居民不实用
		立即起效，快速应用	蚊子产生抗药性
		需要相对少量的材料	成功与否依赖于蚊子叮咬和休息的行为
			化学物质对环境健康的影响
			蚊虫抗药性
			由于水稻分布广泛，使用成本高
			杀虫剂颗粒分散迅速，在室外，杀不了很多蚊子
			会影响有益昆虫
			作用时间有限
			化学物对环境健康影响的担忧
生物因素			
	细菌毒素	有效使用	价格昂贵
	食蚊鱼	生物环保：几乎没有影响到非目标生物	蚊子耐药性
	天敌	有效使用	效果有限
		利用已经适应了环境的自然天敌	难以实现
			效果有限

4.8.1　疫苗控制

目前有四种疫苗可以使用，分别是：①源于老鼠脑部，并用福尔马林灭活的 Nakayama 株疫苗；②减毒活疫苗，SA14-14-2 乙型脑炎减毒株；③灭活 Vero 细胞衍生疫苗，基于减毒 SA14-14-2 病毒改良而来；④减毒活疫苗嵌合疫苗，在 17Da 黄热病疫苗感染克隆株的基础上减活并嵌合 SA14-14-2 病毒膜蛋白基因疫苗。这些疫苗已被研究者广泛探讨（Hoke et al. 1988；Tsai et al. 1999；Endy 和 Nisalak 2002；Monath 2002；Solomon 2010），这里不再作详细讨论。

动物疫苗接种控制

猪和马的疫苗已被成功地用于减少乙型脑炎在这些动物中的传播，如接种乙型脑炎病毒疫苗已被用于控制乙型脑炎在猪群中的传播，就像疫苗可以降低乙型脑炎病毒在人群中的传播一样。

马

自 1948 年，日本便开始在每年 4～6 月使用灭活鼠脑源性疫苗接种马，6 年后该疫苗被批准用于人体（Nakamura 1972）。日本最严重的马乙型脑炎流行暴发发生在 1948 年，当年全国马匹发病率达到 337.1/10^5 例（Goto 1976）。随着乙型脑炎疫苗生产的进步和稳定的疫苗接种量的扩大，病例从 1960 年的 29.74/10^5 例急剧下降至 1967 年的 3.33/10^5 例（Nakamura 1972）。其他国家诸如新加坡和中国也发表报告称，马匹中乙型脑炎发病率显著降低（Ellis et al. 2000）。

在中国香港特别行政区，大多数从未发生乙型脑炎的进口纯种赛马在蚊子活动高峰期到来之前就已全面接种了疫苗。一般情况下基本注射方案包括两支 1ml 剂量的疫苗，于颈处皮下注射。两支疫苗之间相隔 4 周。另外每年在 6 月底的赛季末注射 1ml 强化疫苗（Ellis et al. 2000）。

猪

乙型脑炎在猪体内主要通过引起生殖系统疾病从而影响猪胎和仔猪，因此应对小母猪进行疫苗接种以提高未孕母猪的免疫力，已有的乙型脑炎免疫计划结果显示疫苗对母猪产业有利。中国台湾省的一项研究表明，疫苗接种组的死胎总发生率较对照组显著降低，接种疫苗的母猪生产的健康仔猪超过 92%，而对照组新生仔猪死胎率高达 31.6%～54.1%（Hsu et al. 1972）。

一般认为猪接种疫苗可以降低病毒的扩增，从而保护马和人（Rosen 1986）。日本的一些研究已经证实这项举措可以减少乙型脑炎病毒在人群中的传播。而另一项研究也表明（Igarashi 2002），接种疫苗的猪不会感染乙型脑炎病毒。但是因为猪的周转周期较短，疫苗的相对成本较高，所以为猪接种乙型脑炎疫苗从而保护人群免受乙型脑炎感染的举措不切实际，亦难以持续的。新一代疫苗，如减毒活疫苗可稍微降低乙型脑炎疫苗的成本，但使用减毒活乙型脑炎疫苗对猪的保护作用是有限的，因为接种的猪含有母体的抗体而抑制了免疫保护（Igarashi 2002）。

人群的疫苗控制

对于接种乙型脑炎疫苗在人群中的影响已有深入研究。根据提供的疫苗及注射剂量，其功效经观察高达 98%（Hennessy et al. 1996）。尽管婴幼儿和老年人是感染乙型脑炎的高危人群,但是大多数疫苗计划只集中于1～15岁的人群。疫苗接种通常至少需要两剂以达到临床免疫的效果。加强剂通常在间隔期的某个时间点给予(Hoke et al. 1988; Centers for Disease Control and Prevention 1993)。接种疫苗后几年,从儿童到成人发病曲线的峰值移位非常常见,因此建议使用"追赶"策略以提供保护。尽管疫苗控制了需就医的乙型脑炎病例数(Wu et al. 1999; Arai et al. 2008; Wong et al. 2008),但疫苗并没有打断病毒在动物宿主间的传播。因此,经常监测是有必要的。

4.8.2　非疫苗控制措施

动物非疫苗控制措施

目前已存在多种非疫苗阻断 JEV 传播的方法,但尚未应用这些方法在人群中开展广泛的评估,针对动物的评价就更少。在疫苗接种覆盖率较低的情况下,非疫苗的方法可能是有用的,非疫苗控制措施通常分为环境管理、化学和生物控制措施(Axtell 1979)。这些方法通常试图通过控制蚊子数量或减少与蚊子的接触机会来起作用。

环境管理

关于环境管理概念的定义已经获得认同,在其他地方也已进行充分讨论(World Health Organization 1980)。简而言之,环境管理是一个跨学科概念,即为了减缓疾病的发生,通过物理和行为控制等方法协调环境、人类、媒介和病原体之间的相互作用。以下是环境管理用于疾病控制的例子:如果有可能,在黄昏到次日清晨蚊子叮咬活动的高峰期,把牲口圈入遮蔽的牲口栏,这在疫情暴发期对牲口有部分保护作用。因为蚊子不擅于在强风中飞行,牲口栏风扇的使用也有助于防止蚊虫叮咬(Goreet al. 2008)。间歇灌溉,即间歇性排干稻田的水,可减少蚊媒滋生(Lacey 和 Lacey 1990; Rao et al. 1992; Rajendran et al. 1995; Rao et al. 1995; Barrett 2001),从而减少乙型脑炎病例。尽管间歇灌溉可以减少蚊媒的数量,但在一些地区该方法的可操作性较差。一个非常简单而有效的方法来阻断乙型脑炎传播的方法是让猪的养殖区远离宿主(即人类和马),最小的参考距离为 5 公里,这是用于控制蚊媒数量扩散的下限(Solomon 2006; van-den-Hurk et al. 2008)。尽管这些方法可能有一定成效,但它们不是在所有的条件下都具有可操作性。

化学

以化学物质控制传播乙型脑炎的蚊媒主要通过使用杀虫剂和驱虫剂。例如,在牲口栏使用驱虫剂如避蚊胺或哌啶羧酸异丁酯来保护动物个体。

牲口栏墙壁和遮蔽也可喷洒杀虫剂，而在某些气候条件下，可以为马盖上或罩上轻质的经氯菊酯处理过的物料。而近期的一项研究表明，用经杀虫剂处理的蚊帐（insecticide-treated mosquito nets，ITMN）保护的猪群，血清转阳情况是没有采用这种蚊帐保护的猪群的血清阳性转化率的 0.23 倍（95%CI：0.12～0.43）。虽然超低容量喷洒杀虫剂也被证实是韩国成功控制蚊媒数量的有效手段，但蚊子的飞行模式、蚊子抗药性的出现、杀虫剂作用时间的有限性（Dutta et al. 2011）及频繁重复喷洒杀虫剂产生的费用等因素（Self et al. 1973）使化学试剂的喷洒仅仅在疫情反复出现的地区，或在疫情暴发初期或是雨季初期使用才可行（Vaughn 和 Hoke 1992）。

生物控制

乙型脑炎媒介的生物控制包括利用微生物毒素和植物杀虫剂、蚊子的致命病原体及蚊子的天敌。目前已有文献对乙型脑炎媒介生物控制的影响进行分析（Lacey 和 Lacey 1990；Keiser et al. 2005），证明以幼虫为食的鱼类、线虫、细菌毒素、昆虫天敌和病原真菌可以减少蚊子数量及病原在一些蚊媒中的传播。人们普遍认为生物控制的效果是有限的，而且在后勤保障方面具有一定挑战性（Hemingway 2005）。

综合蚊媒控制

综合蚊媒控制是指以适当的技术和管理技巧为基础，制定有效并符合成本经济效益的方法来控制蚊媒（World Health Organization 1983）。例如，印楝饼（由一种天然杀幼虫剂和肥料粉碎楝树果仁制成）和稻田间歇排水的应用，已被证明可以减少蚊子的繁殖，而后减少乙型脑炎病毒传染至动物和人类宿主的机会（Rao et al. 1992，1995）。正如前面所提到的，牲口栏和毛毯覆盖的联合使用，蚊帐和杀虫剂、驱虫剂的联合使用，可有效地减少宿主和蚊虫接触的机会。

人类非疫苗控制

减少动物和人感染的控制措施是一致的。在乙型脑炎病毒传播周期中，蚊子、动物及人类之间的密切关系，使乙型脑炎防控的协同效应得以实现。例如，一项研究表明人和猪在叮咬高峰时期在驱蚊剂处理过的蚊帐下休息（Dutta et al. 2011），人类血清转化率是人和猪都没有使用 ITMN 组的 0.28（95%CI：0.16～0.49）倍。仅猪使用 ITMN 地区人类血清阳转是猪没有使用 ITMN 地区人类血清阳转的 0.44 倍。

但一般认为最有效中断乙型脑炎病毒传播的方法是改善人类的基础设施建设。因为乙型脑炎主要是一个流行于农村的疾病，与水稻种植和畜牧业有紧密联系，农业活动和土地发展的现代化可能有利于消除乙型脑炎病毒的传播。

4.9 日本的经验

基于乙型脑炎的疾病性质,同一健康的策略在本质上适用对于乙型脑炎病毒传播的控制。蚊子、野生动物宿主、圈养的动物宿主与人类宿主之间复杂的相互作用,需要运用跨学科的方法来了解病原体的传播动力学并减少病原体传播。日本研究乙型脑炎病毒,不仅极大地提高了我们对乙型脑炎病毒传播的认识,总体上也遵循努力减少乙型脑炎病毒传播的同一健康策略。在日本本州岛的这一研究提供了有说服力的证据,阐明了乙型脑炎病毒在猪、蚊子、人类之间传播的基本循环模式(Konno et al. 1966)。日本对马群的研究显示,乙型脑炎于马群而言是一种高负担疾病,而疫苗接种能降低马群乙型脑炎病例数(Nakamura 1972;Goto 1976)。最后,日本的 Buescher,Scherer 及其同事在 50 年代进行的研究为我们提供了现今对蚊(Buescher et al. 1959a;Scherer et al. 1959a)、鸟类(Buescher et al. 1959b;Schereret al. 1959a)、猪(Scherer et al. 1959d)和人类(Scherer et al. 1959c)在乙型脑炎病毒传播中各自角色的最根本认识。这些研究均已经被同行评议过(Endy 和 Nisalak 2002;Igarashi 2002)。

一项近期的研究调查了过去 22 年全日本范围内的人乙型脑炎病例和猪血清阳转的总体情况(Arai et al. 2008)。在日本,1982 年至 2004 年报告了 361 例乙型脑炎。其中 1992 至 2004 年乙型脑炎每年主要发生在未接种疫苗的人群中,并以每年不到 10 例的速率降低。尽管人类病例数在不断下降,但猪血清阳转率却逐年在提高,这暗示着乙型脑炎病毒仍在继续传播,持续威胁着人类和动物健康。这项研究之所以具有说服力是因为它获取了 47 个地方的公共卫生机构中大部分猪的监测数据,这些机构对送往屠宰场的猪均进行,血清转化率的检测。

接种疫苗已被证明能够有效降低乙型脑炎在人类、马和猪在日本的传播,也有其他情况被证明有助于减少乙型脑炎的传播。虽然一些活动并不是刻意为了减少乙型脑炎传播而进行的,但是水稻种植业的减少、农业耕种方式的现代化、人类从养猪场附近迁出等行为都有助于减低乙型脑炎的传播几率。同一健康的理念将临床医学、兽医学、昆虫学、农业和环境之间联系起来,进一步有效地利用了当前关于乙型脑炎病毒传播的知识。

5 从乙型脑炎研究中获得的教训和扩展同一健康理念提出的方法

从乙型脑炎的研究中学到的三个可以应用到同一健康中的重要经验:

- 综合监控是减轻人类和动物的蚊媒传播的人兽共患疾病的第一道防线。对乙型脑炎而言，蚊子和猪为乙型脑炎病毒的传播提供了一个早期预警信号。因此，必须建立一个综合临床、兽医和昆虫的监测系统来进行监测、评估，并针对病原体传播制定预案。为了促进综合监测，参比实验室、流行病学和人口监测中心等应当在集中资源和提供快速咨询信息方面发挥重要作用。

- 跨学科研究是理解病原体复杂传播模式的重要组成部分。相对于很多蚊媒传播的人兽共患病，需要对乙型脑炎传播周期的各个方面进行精细详尽的调查研究。蚊子（Buescher et al. 1959a；Scherer et al. 1959a）、鸟类（Buescher et al. 1959a；Scherer et al. 1959a）、猪（Scherer et al. 1959d）和人类（Scherer et al. 1959c）在乙型脑炎病毒传播过程的影响在早年出版的系列研究文献中已有明确记载。创建优秀研究中心极大地推进了同一健康理念，因为这些研究中心阐述了如何对病原体进行认识、调查和控制，而致力于病原体和环境相互作用研究的基金资助项目日益要求在认识健康、生物多样性和社会生态学上有所创新。最后，加强比较疾病的病因和病理，对于发现针对人类和动物新的治疗方法是非常重要的。

- 于疾病控制而言，多部门之间的相互合作和协调是最困难的。例如，对于水资源发展和管理的职责往往分散在许多部门，如农业部、水资源保护局和公共卫生部门等。很显然，乙型脑炎的控制获益于跨部门合作，对于乙型脑炎传播的政策制定，受乙型脑炎影响的不同领域的主管部门必须有一个跨领域的共同主题。随着一些病原体的出现或再现，支持动物保护工作者也许能够有所获益，因为在人类和动物健康受到影响之前，他们就已经通过自己的研究发现了新的病原体。

6　结论

在过去的六七十年中，很少有像乙型脑炎这样通过蚊媒传播的人兽共患病的生态特点和传播方式得到如此透彻的研究。乙型脑炎病毒在蚊、鸟、猪和人之间的传播被深入研究，其生活史也同样被详尽地描述。随着社会经济的改善、疫苗接种的加强、城镇化水平的提高、农业杀虫剂应用的增加、水稻种植的减少、养猪业管理策略的改善，乙型脑炎感染率明显下降，但因其仍然顽固存在而继续保持着"东方瘟疫"的绰号。尽管疫苗的使用日臻广泛，但人群中依然有约 7 万例的乙型脑炎病例，这仍然是一个重大的公共卫生负担，且不太可能被消灭。虽然同一健康这个术语相对较新,但乙型脑炎领域工作者认识到这个概念至少已有 60 年的时间。由于其实用性和必要性,同一健康策略已被成功用于理解乙型脑炎病毒的传播模式,并为控制该病提供了方法。然而,现有的同一健康策略对完全控制乙型脑炎的流行还远远不够,人类和乙型脑炎传播的抗争将会一直持续。尽管如此,从乙型脑炎事件得到的经验教训,为使用同一健康策略解决其他蚊媒传播的人兽共患病提供了一个很好的范例。

参考文献

Anyamba A, Chretien JP et al (2006) Developing global climate anomalies suggest potential disease risks for 2006–2007. Int J Health Geogr 5:60

Arai S, Matsunaga Y et al (2008) Japanese encephalitis: surveillance and elimination effort in Japan from 1982 to 2004. Jpn J Infect Dis 61(5):333–338

Arunachalam N, Samuel PP et al (2004) Japanese encephalitis in Kerala, south India: can Mansonia (Diptera: Culicidae) play a supplemental role in transmission? J Med Entomol 41(3):456–461

Asahina S (1970) Transoceanic flight of mosquitoes on the Northwest Pacific. Jpn J Med Sci Biol 23(4):255–258

Asnis DS, Conetta R et al (2000) The West Nile Virus outbreak of 1999 in New York: the flushing hospital experience. Clin Infect Dis 30(3):413–418

Axtell RC (1979) Principles of integrated pest management (IPM) in relation to mosquito control. Mosq News 39:709–718

Bangs MJ, Larasati RP et al (2006) Climatic factors associated with epidemic dengue in Palembang, Indonesia: implications of short-term meteorological events on virus transmission. Southeast Asian J Trop Med Pub Health 37(6):1103–1116

Barrett ADT (2001) Japanese encephalitis. The encyclopedia of arthropod-transmitted infections. In: Michael W (ed) Service, CABI Publishing, New York, pp 239–246

Barzaga NG (1989) A review of Japanese encephalitis cases in the Philippines (1972–1985). Southeast Asian J Trop Med Pub Health 20(4):587–592

Beier JC, Keating J et al (2008) Integrated vector management for malaria control. Malar J 7(Suppl 1):S4

Bhattacharya S, Chakraborty SK et al (1986) Density of Culex vishnui and appearance of JE antibody in sentinel chicks and wild birds in relation to Japanese encephalitis cases. Trop Geogr Med 38(1):46–50

Bhattacharyya DR, Dutta P et al (1995) Biting cycles of some potential vector mosquitos of Japanese encephalitis of Assam, India. Southeast Asian J Trop Med Pub Health 26(1):177–179

Bi P, Tong S et al (2003) Climate variability and transmission of Japanese encephalitis in eastern China. Vector Borne Zoonotic Dis 3(3):111–115

Bi P, Zhang Y et al (2007) Weather variables and Japanese encephalitis in the metropolitan area of Jinan city, China. J Infect 55(6):551–556

Borah J, Dutta P et al (2012) Epidemiological concordance of Japanese encephalitis virus infection among mosquito vectors, amplifying hosts and humans in India. Epidemiol Infect 1–7

Buescher EL, Scherer WF (1959) Ecologic studies of Japanese encephalitis virus in Japan. IX. Epidemiologic correlations and conclusions. Am J Trop Med Hyg 8:719–722

Buescher EL, Scherer WF et al (1959a) Ecologic studies of Japanese encephalitis virus in Japan. IV. Avian infection. Am J Trop Med Hyg 8:678–688

Buescher EL, Scherer WF et al (1959b) Ecologic studies of Japanese encephalitis virus in Japan. II. Mosquito infection. Am J Trop Med Hyg 8:651–664

Burke DS, Leake CJ (1988) Japanese encephalitis. CRC Press, Boca Raton

Burke DS, Ussery MA et al (1985) Isolation of Japanese encephalitis virus strains from sentinel pigs in northern Thailand, 1982. Trans R Soc Trop Med Hyg 79(3):420–421

Campbell GL, Hills SL et al (2011) Estimated global incidence of Japanese encephalitis: a systematic review. Bull World Health Organ 89(10):766–774, 774A–774E

Carey DE, Reuben R et al (1969) Japanese encephalitis studies in Vellore, South India. V. Experimental infection and transmission. Indian J Med Res 57(2):282–289

Cazelles B, Chavez M et al (2005) Nonstationary influence of El Nino on the synchronous dengue epidemics in Thailand. PLoS Med 2(4):e106

Ceesay SJ, Casals-Pascual C et al (2010) Continued decline of malaria in the Gambia with implications for elimination. PLoS One 5(8):e12242

Centers for Disease Control and Prevention (1993) Inactivated Japanese encephalitis virus vaccine. Recommendations of the Advisory Committee on Immunization Practices (ACIP). MMWR Recomm Rep 42(RR-1), 1–15

Chan YC, Loh TF (1966) Isolation of Japanese encephalitis virus from the blood of a child in Singapore. Am J Trop Med Hyg 15(4):567–572

Chapman HF, Hughes JM et al (2003) Population structure and dispersal of the freshwater mosquitoes Culex annulirostris and Culex palpalis (Diptera: Culicidae) in Papua New Guinea and northern Australia. J Med Entomol 40(2):165–169

Chen WR, Tesh RB et al (1990) Genetic variation of Japanese encephalitis virus in nature. J Gen Virol 71(Pt 12):2915–2922

Cross JH, Lien JC et al (1971) Japanese encephalitis virus surveillance in Taiwan. II. Isolations from mosquitoes and bats in Taipei area 1969–1970. Taiwan Yi Xue Hui Za Zhi 70(12):681–686

DeFoliart GR, Grimstad PR et al (1987) Advances in mosquito-borne arbovirus/vector research. Annu Rev Entomol 32:479–505

Detels R, Cross JH et al (1976) Japanese encephalitis virus in Northern Taiwan, 1969–1973. Am J Trop Med Hyg 25(3):477–485

Dickerson RB, Newton JR et al (1952) Diagnosis and immediate prognosis of Japanese B encephalitis; observations based on more than 200 patients with detailed analysis of 65 serologically confirmed cases. Am J Med 12(3):277–288

Ding D, Kilgore PE et al (2003) Cost-effectiveness of routine immunization to control Japanese encephalitis in Shanghai, China. Bull World Health Organ 81(5):334–342

Doi R, Oya A et al (1983) Studies on Japanese encephalitis virus infection of reptiles. II. Role of lizards on hibernation of Japanese encephalitis virus. Jpn J Exp Med 53(2):125–134

Doi R, Oya A et al (1968) A preliminary report on infection of the lizard, Takydromus tachydromoides, with Japanese encephalitis virus. Jpn J Med Sci Biol 21(3):205–207

Doi R, Shirasaki A et al (1967) The mode of development of Japanese encephalitis virus in the mosquito Culex tritaeniorhynchus summorosus as observed by the fluorescent antibody technique. Jpn J Exp Med 37(3):227–238

Dutta P, Khan SA et al (2011) The effect of insecticide-treated mosquito nets (ITMNs) on Japanese encephalitis virus seroconversion in pigs and humans. Am J Trop Med Hyg 84(3):466–472

Ellis PM, Daniels PW et al (2000) Japanese encephalitis. Vet Clin North Am Equine Pract 16(3):565–578, x–xi

Endy TP, Nisalak A (2002) Japanese encephalitis virus: ecology and epidemiology. Curr Top Microbiol Immunol 267:11–48

Erlanger TE, Weiss S et al (2009) Past, present, and future of Japanese encephalitis. Emerg Infect Dis 15(1):1–7

Frances SP, Sithiprasasna R et al (2011) Laboratory evaluation of the response of Aedes aegypti and Aedes albopictus uninfected and infected with dengue virus to deet. J Med Entomol 48(2):334–336

Garrett-Jones C (1964) Prognosis for interruption of malaria transmission through assessment of the mosquito's vectorial capacity. Nature 204:1173–1175

Garrett-Jones C, Grab B (1964) The assessment of insecticidal impact on the malaria mosquito's vectorial capacity, from data on the proportion of parous females. Bull World Health Organ 31:71–86

Geevarghese G, Shaikh BH et al (1991) Monitoring Japanese encephalitis virus activity using domestic sentinel pigs in Mandya district, Karnataka state (India). Indian J Med Res 93:140–142

Gingrich JB, Nisalak A et al (1987) A longitudinal study of Japanese encephalitis in suburban Bangkok, Thailand. Southeast Asian J Trop Med Pub Health 18(4):558–566

Gingrich JB, Nisalak A et al (1992) Japanese encephalitis virus in Bangkok: factors influencing vector infections in three suburban communities. J Med Entomol 29(3):436–444

Gore T, Gore P et al (2008) Horse owner's veterinary handbook. Wiley Publishing, Inc, Hoboken

Goto H (1976) Efficacy of Japanese encephalitis vaccine in horses. Equine Vet J 8(3):126–127

Gould DJ, Byrne RJ et al (1964) Experimental Infection of Horses with Japanese Encephalitis Virus by Mosquito Bite. Am J Trop Med Hyg 13:742–746

Gould DJ, Edelman R et al (1974) Study of Japanese encephalitis virus in Chiangmai Valley, Thailand. IV. Vector studies. Am J Epidemiol 100(1):49–56

Gresser I, Hardy JL et al (1958a) Factors influencing transmission of Japanese B encephalitis virus by a colonized strain of *Culex tritaeniorhynchus* Giles, from infected pigs and chicks to susceptible pigs and birds. Am J Trop Med Hyg 7(4):365–373

Gresser I, Hardy JL et al (1958b) The growth curve of Japanese encephalitis virus in the vector mosquito of Japan, *Culex tritaeniorhynchus*. Jpn J Exp Med 28:243–248

Gulati BR, Singha H et al (2011) Serosurveillance for Japanese encephalitis virus infection among equines in India. J Vet Sci 12(4):341–345

Habu A, Murakami Y et al (1977) Disorder of spermatogenesis and viral discharge into semen in boars infected with Japanese encephalitis virus (author's transl). Uirusu 27(1):21–26

Hale JH, Colless DH et al (1957) Investigation of the Malaysian form of *Culex tritaeniorhynchus* as a potential vector of Japanese B encephalitis virus on Singapore Island. Ann Trop Med Parasitol 51(1):17–25

Hale JH, Witherington DH (1953) Encephalitis in racehorses in Malaya. J Comp Pathol 63(3):195–198

Hamano M, Lim CK et al (2007) Detection of antibodies to Japanese encephalitis virus in the wild boars in Hiroshima prefecture, Japan. Epidemiol Infect 135(6):974–977

Hanna JN, Ritchie SA et al (1999) Japanese encephalitis in north Queensland, Australia, 1998. Med J Aust 170(11):533–536

Heathcote OH (1970) Japanese encephalitis in Sarawak: studies on juvenile mosquito populations. Trans R Soc Trop Med Hyg 64(4):483–488

Hemingway J (2005) Biological control of mosquitoes. Biology of disease vectors. In: Marquardt WC (ed) Elsevier Academic Press, Burlington, pp 649–660

Hennessy S, Liu Z et al (1996) Effectiveness of live-attenuated Japanese encephalitis vaccine (SA14-14-2): a case-control study. Lancet 347(9015):1583–1586

Heresi GP, Mancias P et al (2004) Poliomyelitis-like syndrome in a child with West Nile virus infection. Pediatr Infect Dis J 23(8):788–789

Higgs S, Beaty BJ (2005) Natural cycles of vector-borne pathogens Biology of disease vectors, Biology of disease vectors. In: Marquardt WC (ed) Elsevier Academic Press, Burlington, pp 167–186

Hill MN (1970) Japanese encephalitis in Sarawak: studies on adult mosquito populations. Trans R Soc Trop Med Hyg 64(4):489–496

Hills S, Dabbagh A et al (2009) Evidence and rationale for the World Health Organization recommended standards for Japanese encephalitis surveillance. BMC Infect Dis 9:214

Hills SL, Nett RJ et al (2012) Japanese encephalitis. In: Brunette GW (ed) CDC health information for international travel 2012: the yellow book, Oxford University Press, New York, pp 205–213

Hlongwana KW, Mabaso ML et al (2009) Community knowledge, attitudes and practices (KAP) on malaria in Swaziland: a country earmarked for malaria elimination. Malar J 8:29

Hoke CH, Nisalak A, Sangawhipa N, Jatanasen S, Laorakapongse T, Innis BL, Kotchasenee S, Gingrich JB, Latendresse J, Fukai K et al (1988) Protection against Japanese encephalitis by inactivated vaccines. N Engl J Med 319(10):608–614.

Hsu SM, Yen AM et al (2008) The impact of climate on Japanese encephalitis. Epidemiol Infect 136(7):980–987

H su ST, Chang LC et al (1972) The effect of vaccination with a live attenuated strain of Japanese encephalitis virus on stillbirths in swine in Taiwan. Bull World Health Organ 46(4):465–471

Igarashi A (2002) Control of Japanese encephalitis in Japan: immunization of humans and animals, and vector control. Curr Top Microbiol Immunol 267:139–152

Impoinvil DE, Solomon T et al (2011) The spatial heterogeneity between Japanese encephalitis incidence distribution and environmental variables in Nepal. PLoS One 6(7):e22192

Jmor F, Emsley HC et al (2008) The incidence of acute encephalitis syndrome in Western industrialised and tropical countries. Virol J 5:134

Johansen CA, Farrow RA et al (2003) Collection of wind-borne haematophagous insects in the Torres Strait, Australia. Med Vet Entomol 17(1):102–109

Johansen CA, Hall RA et al (2002) Detection and stability of Japanese encephalitis virus RNA and virus viability in dead infected mosquitoes under different storage conditions. Am J Trop Med Hyg 67(6):656–661

Johansson MA, Cummings DA et al (2009) Multiyear climate variability and dengue—El Nino southern oscillation, weather, and dengue incidence in Puerto Rico, Mexico, and Thailand: a longitudinal data analysis. PLoS Med 6(11):e1000168

Jones KE, Patel NG et al (2008) Global trends in emerging infectious diseases. Nature 451(7181):990–993

Kaiser R (1995) Tick-borne encephalitis in southern Germany. Lancet 345(8947):463

Kanamitsu M, Taniguchi K et al (1979) Geographic distribution of arbovirus antibodies in indigenous human populations in the Indo-Australian archipelago. Am J Trop Med Hyg 28(2):351–363

Kanojia PC, Geevarghese G (2004) First report on high-degree endophilism in *Culex tritaeniorhynchus* (Diptera: Culicidae) in an area endemic for Japanese encephalitis. J Med Entomol 41(5):994–996

Kanojia PC, Shetty PS et al (2003) A long-term study on vector abundance and seasonal prevalence in relation to the occurrence of Japanese encephalitis in Gorakhpur district, Uttar Pradesh. Indian J Med Res 117:104–110

Karabatsos NE (ed) (1985). International catalogue of arboviruses including certain other viruses of vertebrates. American Society Tropical Medicine and Hygiene 3rd edn, San Antonio, pp 673–674

Kay BH, Farrow RA (2000) Mosquito (Diptera: Culicidae) dispersal: implications for the epidemiology of Japanese and Murray Valley encephalitis viruses in Australia. J Med Entomol 37(6):797–801

Keiser J, Maltese MF et al (2005) Effect of irrigated rice agriculture on Japanese encephalitis, including challenges and opportunities for integrated vector management. Acta Trop 95(1):40–57

Khan SA, Narain K et al (1997) Biting behaviour and biting rhythm of potential Japanese encephalitis vectors in Assam. J Commun Dis 29(2):109–120

Konno J, Endo K et al (1966) Cyclic outbreaks of Japanese encephalitis among pigs and humans. Am J Epidemiol 84(2):292–300

Kumar R, Mathur A et al (1990) Clinical features and prognostic indicators of Japanese encephalitis in children in Lucknow (India). Indian J Med Res 91:321–327

Kunene S, Phillips AA et al (2011) A national policy for malaria elimination in Swaziland: a first for sub-Saharan Africa. Malar J 10:313

Laccy LA, Lacey CM (1990) The medical importance of riceland mosquitoes and their control using alternatives to chemical insecticides. J Am Mosq Control Assoc Suppl 2:1–93

Lam KH, Ellis TM et al (2005) Japanese encephalitis in a racing thoroughbred gelding in Hong Kong. Vet Rec 157(6):168–173

Leis AA, Stokic DS et al (2002) A poliomyelitis-like syndrome from West Nile virus infection. N Engl J Med 347(16):1279–1280

Lien JC, Huang WC et al (1980) Japanese encephalitis virus surveillance in the Taipei area, Taiwan in 1978. Southeast Asian J Trop Med Public Health 11(2):177–183

Lin H, Yang L et al (2012) Time series analysis of Japanese encephalitis and weather in Linyi City, China. Int J Public Health 57(2):289–296

Linthicum KJ, Platt K et al (1996) Dengue 3 virus distribution in the mosquito Aedes aegypti: an immunocytochemical study. Med Vet Entomol 10(1):87–92

Lipkin WI (2008) Pathogen discovery. PLoS Pathog 4(4):e1000002

Liu W, Clemens JD et al (2008) Cost-effectiveness of Japanese encephalitis (JE) immunization in Bali, Indonesia. Vaccine 26(35):4456–4460

Liu W, Gibbons RV et al. (2010) Risk factors for Japanese encephalitis: a case-control study. Epidemiol Infect 138(9):1292–1297

Luo D, Ying H et al (1995) Socio-economic status and micro-environmental factors in relation to the risk of Japanese encephalitis: a case-control study. Southeast Asian J Trop Med Pub Health 26(2):276–279

Mackenzie JS, Johansen CA et al (2002) Japanese encephalitis as an emerging virus: the emergence and spread of Japanese encephalitis virus in Australasia. Curr Top Microbiol Immunol 267:49–73

Maeda O, Takenokuma K et al (1978) Epidemiological studies on Japanese encephalitis in Kyoto City area, Japan. IV. Natural infection in sentinel pigs. Jpn J Med Sci Biol 31(4):317–324

Mani TR, Rao CV et al (1991) Surveillance for Japanese encephalitis in villages near Madurai, Tamil Nadu, India. Trans R Soc Trop Med Hyg 85(2):287–291

Masuoka P, Klein TA et al (2010) Modeling the distribution of *Culex tritaeniorhynchus* to predict Japanese encephalitis distribution in the Republic of Korea. Geospat Health 5(1):45–57

McMichael AJ, Patz J et al (1998) Impacts of global environmental change on future health and health care in tropical countries. Br Med Bull 54(2):475–488

McPhaden MJ (1999) Genesis and evolution of the 1997–98 El Nino. Science 283(5404):950–954

Ming JG, Jin H et al (1993) Autumn southward 'return'migration of the mosquito *Culex tritaeniorhynchus* in China. Med Vet Entomol 7(4):323–327

Misra UK, Kalita J (2001) Seizures in Japanese encephalitis. J Neurol Sci 190(1–2):57–60

Mitchell CJ, Chen PS et al (1973) Host-feeding patterns and behaviour of 4 Culex species in an endemic area of Japanese encephalitis. Bull World Health Organ 49(3):293–299

Mogi M (1983) Relationship between number of human Japanese encephalitis cases and summer meteorological conditions in Nagasaki, Japan. Am J Trop Med Hyg 32(1):170–174

Mohammed MA, Galbraith SE et al (2011) Molecular phylogenetic and evolutionary analyses of Muar strain of Japanese encephalitis virus reveal it is the missing fifth genotype. Infect Genet Evol 11(5):855–862

Monath TP (1988) Japanese encephalitis—a plague of the Orient. N Engl J Med 319(10):641–643

Monath TP (2002) Japanese encephalitis vaccines: current vaccines and future prospects. Curr Top Microbiol Immunol 267:105–138

Morita K (2009) Molecular epidemiology of Japanese encephalitis in East Asia. Vaccine 27(50):7131–7132

Moss WJ, Norris DE et al (2012) Challenges and prospects for malaria elimination in the Southern Africa region. Acta Trop 121(3):207–211

Mourya DT, Soman RS (1999) Venereal transmission of Japanese encephalitis virus in *Culex bitaeniorhynchus* mosquitoes. Indian J Med Res 109:202–203

Murty US, Rao MS et al (2010) The effects of climatic factors on the distribution and abundance of Japanese encephalitis vectors in Kurnool district of Andhra Pradesh, India. J Vector Borne Dis 47(1):26–32

Mwandawiro C, Boots M et al (2000) Heterogeneity in the host preference of Japanese encephalitis vectors in Chiang Mai, northern Thailand. Trans R Soc Trop Med Hyg 94(3):238–242

Nabeshima T, Loan HT et al (2009) Evidence of frequent introductions of Japanese encephalitis virus from south–east Asia and continental east Asia to Japan. J Gen Virol 90(Pt 4):827–832

Nakamura H (1972) Japanese encephalitis in horses in Japan. Equine Vet J 4(3):155–156

Ndiva Mongoh M, Hearne R et al (2008) The economic impact of West Nile virus infection in horses in the North Dakota equine industry in 2002. Trop Anim Health Prod 40(1):69–76

Nga PT, del Carmen Parquet M et al (2004) Shift in Japanese encephalitis virus (JEV) genotype circulating in northern Vietnam: implications for frequent introductions of JEV from Southeast Asia to East Asia. J Gen Virol 85(Pt 6):1625–1631

Nitatpattana N, Le Flohic G et al (2011) Elevated Japanese encephalitis virus activity monitored by domestic sentinel piglets in Thailand. Vector Borne Zoonotic Dis 11(4):391–394

Nourein AB, Abass MA et al (2011) Identifying residual foci of *Plasmodium falciparum* infections for malaria elimination: the urban context of Khartoum, Sudan. PLoS One 6(2):e16948

Nsubuga P, White ME et al (2006) Public health surveillance: a tool for targeting and monitoring interventions. World Bank, Washington

Ogata M, Nagao Y et al (1970) Infection of herons and domestic fowls with Japanese encephalitis virus with specific reference to maternal antibody of hen (epidemiological study on Japanese encephalitis 26). Acta Med Okayama 24(2):175–184

OhnoY, Sato H et al (2009) Detection of antibodies against Japanese encephalitis virus in raccoons, raccoon dogs and wild boars in Japan. J Vet Med Sci 71(8):1035–1039

Okech BA, Mwobobia IK et al (2008) Use of integrated malaria management reduces malaria in Kenya. PLoS One 3(12):e4050

Okuno T, Mitchell CJ et al (1973) Seasonal infection of culex mosquitos and swine with Japanese encephalitis virus. Bull World Health Organ 49(4):347–352

Olson JG, Atmosoedjono S et al (1983) Correlation between population indices of *Culex tritaeniorhynchus* and *Cx. gelidus* (Diptera: Culicidae) and rainfall in Kapuk, Indonesia. J Med Entomol 20(1):108–109

Oya A, Doi R et al (1983) Studies on Japanese encephalitis virus infection of reptiles. I. Experimental infection of snakes and lizards. Jpn J Exp Med 53(2):117–123

Pan XL, Liu H et al (2011) Emergence of genotype I of Japanese encephalitis virus as the dominant genotype in Asia. J Virol 85(19):9847–9853

Pappaioanou M (2004) Veterinary medicine protecting and promoting the public's health and well-being. Prev Vet Med 62(3):153–163

Patz JA, Graczyk TK et al (2000) Effects of environmental change on emerging parasitic diseases. Int J Parasitol 30(12–13):1395–1405

Peiris JS, Amerasinghe FP et al (1993) Japanese encephalitis in Sri Lanka: comparison of vector and virus ecology in different agro-climatic areas. Trans R Soc Trop Med Hyg 87(5):541–548

Philander SG (1990) El Niño, La Niña, and the southern oscillation. Academic Press, London

Platt KB, Linthicum KJ et al (1997) Impact of dengue virus infection on feeding behavior of *Aedes aegypti*. Am J Trop Med Hyg 57(2):119–125

Poneprasert B (1989) Japanese encephalitis in children in northern Thailand. Southeast Asian J Trop Med Pub Health 20(4):599–603

Qualls WA, Day JF et al (2011) Altered response to DEET repellent after infection of *Aedes aegypti* (Diptera: Culicidae) with Sindbis virus. J Med Entomol 48(6):1226–1230

Qualls WA, Day JF et al (2012) Altered behavioral responses of Sindbis virus-infected *Aedes aegypti* (Diptera: Culicidae) to DEET and non-DEET based insect repellents. Acta Trop 122(3):284–290

Rajendran R, Reuben R et al (1995) Prospects and problems of intermittent irrigation for control of vector breeding in rice fields in southern India. Ann Trop Med Parasitol 89(5):541–549

Rao DR, Reuben R et al (1995) Development of combined use of neem (*Azadirachta indica*) and water management for the control of culicine mosquitoes in rice fields. Med Vet Entomol 9(1):25–33

Rao DR, Reuben R et al (1992) Evaluation of neem, *Azadirachta indica*, with and without water management, for the control of culicine mosquito larvae in rice-fields. Med Vet Entomol 6(4):318–324

Raut CG, Thakare JP et al (2003) A focal outbreak of Japanese encephalitis among horses in Pune district, India. J Commun Dis 35(1):40–42

Reisen WK (1978) A quantitative mosquito survey of 7 villages in Punjab Province, Pakistan with notes on bionomics, sampling methodology and the effects of insecticides. Southeast Asian J Trop Med Pub Health 9(4):587–601

Reisen WK, Aslamkhan M et al (1976) The effects of climatic patterns and agricultural practices on the population dynamics of *Culex tritaeniorhynchus* in Asia. Southeast Asian J Trop Med Pub Health (1):61–71

Reuben R (1971) Studies on the mosquitoes of North Arcot District, Madras State, India. 6. Seasonal prevalence of the Culex vishnui group of species. J Med Entomol 8(4):367–371

Reuben R, Thenmozhi V et al (1992) Mosquito blood feeding patterns as a factor in the epidemiology of Japanese encephalitis in southern India. Am J Trop Med Hyg 46(6):654–663

Richards EE, Masuoka P et al (2010) The relationship between mosquito abundance and rice field density in the Republic of Korea. Int J Health Geogr 9:32

Ritchie SA, Rochester W (2001) Wind-blown mosquitoes and introduction of Japanese encephalitis into Australia. Emerg Infect Dis 7(5):900–903

Rosen L (1986) The natural history of Japanese encephalitis virus. Annu Rev Microbiol 40:395–414

Saito M, Nakata K et al (2009a) Proposal for Japanese encephalitis surveillance using captured invasive mongooses under an eradication project on Okinawa Island, Japan. Vector Borne Zoonotic Dis 9(3):259–266

Saito M, Osa Y et al (2009b) Antibodies to flaviviruses in wild ducks captured in Hokkaido, Japan: risk assessment of invasive flaviviruses. Vector Borne Zoonotic Dis 9(3):253–258

Sasaki O, Karoji Y et al (1982) Protection of pigs against mosquito-borne Japanese encephalitis virus by immunization with a live attenuated vaccine. Antiviral Res 2(6):355–360

Saul A (2003) Zooprophylaxis or zoopotentiation: the outcome of introducing animals on vector transmission is highly dependent on the mosquito mortality while searching. Malar J 2:32

Scherer WF, Buescher EL et al (1959a) Ecologic studies of Japanese encephalitis virus in Japan. III. Mosquito factors. Zootropism and vertical flight of Culex tritaeniorhynchus with observations on variations in collections from animal-baited traps in different habitats. Am J Trop Med Hyg 8:665–677

Scherer WF, Buescher EL et al (1959b) Ecologic studies of Japanese encephalitis virus in Japan. V. Avian factors. Am J Trop Med Hyg 8:689–697

Scherer WF, Kitaoka M et al (1959c) Ecologic studies of Japanese encephalitis virus in Japan. VII. Human infection. Am J Trop Med Hyg 8:707–715

Scherer WF, Moyer JT et al (1959d) Immunologic studies of Japanese encephalitis virus in Japan. V. Maternal antibodies, antibody responses and viremia following infection of swine. J Immunol 83:620–626

Scherer WF, Moyer JT et al (1959e) Ecologic studies of Japanese encephalitis virus in Japan. VI. Swine infection. Am J Trop Med Hyg 8:698–706

Self LS, Ree HI et al (1973) Aerial applications of ultra-low-volume insecticides to control the vector of Japanese encephalitis in Korea. Bull World Health Organ 49(4):353–357

Sellers RF (1980) Weather, host and vector—their interplay in the spread of insect-borne animal virus diseases. J Hyg (Lond) 85(1):65–102

Shmueli G (2005) Wavelet-based monitoring for modern biosurveillance. Baltimore, University of Marlyand, Robert H Smith School of Business. Technical report, RHS-06-002

Shortridge KF, Ng MH et al (1974) Arbovirus infections in reptiles: immunological evidence for a high incidence of Japanese encephalitis virus in the cobra Naja naja. Trans R Soc Trop Med Hyg 68(6):454–460

Shortridge KF, Oya A et al (1977) Japanese encephalitis virus antibody in cold-blooded animals. Trans R Soc Trop Med Hyg 71(3):261–262

Shultz GW, Hayes CG (1993) Ecology of mosquitos (Diptera: Culicidae) at a site endemic with Japanese encephalitis on Luzon, Republic of the Philippines. Southeast Asian J Trop Med Pub Health 24(1):157–164

Simpson DI, Smith CE et al (1976) Arbovirus infections in Sarawak: the role of the domestic pig. Trans R Soc Trop Med Hyg 70(1):66–72

Siraprapasiri T, Sawaddiwudhipong W et al (1997) Cost benefit analysis of Japanese encephalitis vaccination program in Thailand. Southeast Asian J Trop Med Pub Health 28(1):143–148

Smith CE (1970) Studies on arbovirus epidemiology associated with established and developing rice culture. Introduction. Trans R Soc Trop Med Hyg 64(4):481–482

Solomon T (2006) Control of Japanese encephalitis—within our grasp? N Engl J Med 355(9):869–871

Solomon T (2010) Japaense encephalitis vaccine. In: Zuckerman JN, Jong EC (eds) Travelers' vaccines. Shelton, connecticut, people, Medical Publishing House-USA, pp 229–276

Solomon T, Dung NM et al (2002) Seizures and raised intracranial pressure in Vietnamese patients with Japanese encephalitis. Brain 125(Pt 5):1084–1093

Solomon T, Kneen R et al (1998) Poliomyelitis-like illness due to Japanese encephalitis virus. Lancet 351(9109):1094–1097

Solomon T, Ni H et al (2003) Origin and evolution of Japanese encephalitis virus in southeast Asia. J Virol 77(5):3091–3098

Solomon T, Thao TT et al (2008) A cohort study to assess the new WHO Japanese encephalitis surveillance standards. Bull World Health Organ 86(3):178–186

Spickler AR, Roth JA et al (2010) Emerging and exotic diseases of animals. The Center for Food Security and Public Health, College of Veterinary Medicine, Iowa State University, Ames

Sulkin SE, Allen R et al (1970) Studies of arthropod-borne virus infections in chiroptera. VI. Isolation of Japanese B encephalitis virus from naturally infected bats. Am J Trop Med Hyg 19(1):77–87

Sunish IP, Reuben R (2001) Factors influencing the abundance of Japanese encephalitis vectors in ricefields in India—I. Abiotic. Med Vet Entomol 15(4):381–392

Takahashi M (1976) The effects of environmental and physiological conditions of *Culex tritaeniorhynchus* on the pattern of transmission of Japanese encephalitis virus. J Med Entomol 13(3):275–284

Takashima I, Watanabe T et al (1988) Ecological studies of Japanese encephalitis virus in Hokkaido: interepidemic outbreaks of swine abortion and evidence for the virus to overwinter locally. Am J Trop Med Hyg 38(2):420–427

Taylor LH, Latham SM et al (2001) Risk factors for human disease emergence. Philos Trans R Soc Lond B Biol Sci 356(1411):983–989

Thai KT, Cazelles B et al (2010) Dengue dynamics in Binh Thuan province, southern Vietnam: periodicity, synchronicity and climate variability. PLoS Negl Trop Dis 4(7):e747

The American Veterinary Medical Association (2008). One health: a new professional imperative. One Health Initiative Task Force

Thenmozhi V, Rajendran R et al (2006) Long-term study of Japanese encephalitis virus infection in *Anopheles subpictus* in Cuddalore district, Tamil Nadu, South India. Trop Med Int Health 11(3):288–293

Ting SH, Tan HC et al (2004) Seroepidemiology of neutralizing antibodies to Japanese encephalitis virus in Singapore: continued transmission despite abolishment of pig farming? Acta Trop 92(3):187–191

Tipayamongkholgul M, Fang CT et al (2009) Effects of the El Nino-southern oscillation on dengue epidemics in Thailand, 1996–2005. BMC Public Health 9:422

Touch S, Suraratdecha C et al (2010) A cost-effectiveness analysis of Japanese encephalitis vaccine in Cambodia. Vaccine 28(29):4593–4599

Tsai TF, Chang J et al (1999) Japanese encephalitis vaccines. In: Plotkin SA, Orenstein WA (eds) Vaccines, WB Saunders, Philadelphia, 672–710

U.S. General Accounting Office (GAO) (2000). West Nile virus outbreak: lessons for public health preparedness. GAO/HEHS-00-180

van-den-Hurk AF, Ritchie SA et al (2008) Domestic pigs and Japanese encephalitis virus infection, Australia. Emerg Infect Dis 14(11):1736–1738

van den Hurk AF, Ritchie SA et al (2009a) Ecology and geographical expansion of Japanese encephalitis virus. Annu Rev Entomol 54:17–35

van den Hurk AF, Smith CS et al (2009b) Transmission of Japanese encephalitis virus from the black flying fox, *Pteropus alecto*, to *Culex annulirostris* mosquitoes, despite the absence of detectable viremia. Am J Trop Med Hyg 81(3):457–462

Vaughn DW, Hoke CH Jr (1992) The epidemiology of Japanese encephalitis: prospects for prevention. Epidemiol Rev 14:197–221

Victor TJ, Reuben R (2000) Effects of organic and inorganic fertilisers on mosquito populations in rice fields of southern India. Med Vet Entomol 14(4):361–368

Vythilingam I, Oda K et al (1997) Abundance, parity, and Japanese encephalitis virus infection of mosquitoes (Diptera:Culicidae) in Sepang District, Malaysia. J Med Entomol 34(3):257–262

Wada T, Kawai S et al (1970) Ecology of vector mosquitoes of Japanese encephalitis, especially of *Culex tritaeniorhynchus*. II. Nocturnal activity and host preference based on all-night catches by different methods in 1965 and 1966 near Nagasaki city. Tropical Medicine 12(2):79–89

Wang HY, Takasaki T et al (2007) Molecular epidemiological analysis of Japanese encephalitis virus in China. J Gen Virol 88(Pt 3):885–894

Wang JL, Pan XL et al (2009) Japanese encephalitis viruses from bats in Yunnan, China. Emerg Infect Dis 15(6):939–942

Weaver SC, Reisen WK (2010) Present and future arboviral threats. Antiviral Res 85(2):328–345

Wong SC, Ooi MH et al (2008) A decade of Japanese encephalitis surveillance in Sarawak, Malaysia: 1997–2006. Trop Med Int Health 13(1):52–55

World Health Organization (1980) Environmental management for vector control. Third report of the WHO expert committee on vector biology and control. World Health Organ Tech Rep Ser 649:1–75

World Health Organization (1983) Integrated vector control. Seventh report of the WHO expert committee on vector biology and control. World Health Organ Tech Rep Ser 688:1–72

World Health Organization (1999). The world health report 1999–making a difference

World Health Organization. (2004) Strategy development and monitoring for parasitic diseases and vector control team. Global strategic framework for integrated vector management, World Health Organization, Geneva

Wu YC, Huang YS et al (1999) The epidemiology of Japanese encephalitis on Taiwan during 1966–1997. Am J Trop Med Hyg 61(1):78–84

Yang DK, Kweon CH et al. (2007) The seroprevalence of Japanese encephalitis virus in goats raised in Korea. J Vet Sci 8(2):197–199

Yang DK, Kim BH et al (2008) Serosurveillance for Japanese encephalitis, Akabane, and Aino viruses for Thoroughbred horses in Korea. J Vet Sci 9(4):381–385

Yang DK, Oh YI et al (2011) Serosurveillance for Japanese encephalitis virus in wild birds captured in Korea. J Vet Sci 12(4):373–377

埃塞俄比亚牛结核病的防控成本估算

Rea Tschopp, Jan Hattendorf, Felix Roth, Adnan Choudhoury,
Alexandra Shaw, Abraham Aseffa, Jakob Zinsstag

摘要 尽管一些工业化的国家已经消灭了牛结核病(bovine tuberculosis，TBT)，但是该病在世界其他地方尤其是非洲地区仍旧流行。尽管此前许多研究指出，牛结核菌在埃塞俄比亚的家畜和屠宰场中普遍流行，但是该病菌在当地的野生动物中鲜有发现，人感染的病例也非常少见。此研究旨在估算埃塞俄比亚牛结核病的防控成本以便为控制此病的相关政策提供依据。家畜感染牛结核菌会影响畜牧业的产量和种群的数量构成。我们对联合国粮农组织的家畜发展计划体系(LDPS2，FAO)进行了修改以便进行参数的随机拟合，还进行了疾病的增量成本分析，并分析了牛结核病对家畜产量的影响。本研究假定农村地区牛的内皮试验阳性率为4%，而城市地区为32%。按1美元兑换8.7埃塞尔比亚比尔的汇率计算，2005年埃塞俄比亚农村家畜产量净现值估计在657亿埃塞俄比亚比尔左右(95%CI：538亿～777亿比尔)，相当于75亿美元(95%CI：61亿～89亿美金)；2005年农村牛结核病相关耗资约6.46亿比尔(0.752亿美元)而2011年耗资约31亿比尔(3.58亿美元)。以上两组数据均在估算的不确定的范围内，因此差异没有统计学意义。2005年至2011年，城市家畜产业因牛结核病而产生的耗费从0.05亿比尔增加到0.42亿比尔(50万美元～0.049亿美元)，也在不确定估算范围内。我们的研究表明牛结核病并未对埃塞俄比亚城市和农村的农牧系统造成巨大的经济损失或疾病负担，但是生产力参数和价格的变异度高，需要进行更准确的估算。抛开经济因素，Addis Ababa地区乳牛养殖业中的牛结核病问题仍需引起重视。

1 引言

牛结核分枝杆菌属于结核分枝杆菌复合群(MTC)，是牛结核病(BTB)的病原体，主要导致牛的慢性肺疾病。它也能感染其他家畜和野生动物(其中部分可能是该病菌的自然宿主)(Hewinson et al. 2006；Smith et al. 2006)。

有研究表明,该病菌也可以感染人,主要途径是通过与病畜的直接接触或者食用未经处理的牛乳或乳制品(Cosivi et al. 1998)。尽管牛结核病在一些工业化的国家已经被消灭,但是该病在世界其他地方尤其是非洲地区仍有流行(Ayele et al. 2004;Zinsstag et al. 2006a)。此前许多研究指出,牛结核菌在埃塞俄比亚的家畜和屠宰场中普遍流行(Ameni 和 Erkihun 2007;Ameni et al. 2007;Berg et al. 2009;Elias et al. 2008;Gumi et al. 2011,2012b)。

　　近年来,在该地区分离的牛结核菌已进行了明确的基因分型(Ameni et al. 2010;Berg et al. 2009)。针对该病传播力的全国性研究较少(Gumi et al. 2011,2012b;Tschopp et al. 2010c)。上述研究通过比较两个主要过程总结了该病的流行病学现状:①为期 3 年的研究(2006—2008 年)表明,在低水平地方性稳定传播模式中,农村家养和流动畜群中皮内试验(CIDT)阳性率分别为 0.9%(95%CI:0.6~1.3,阳性临界值为 4mm)和 4%(95%CI:3.4~4.8),阳性临界值为 2mm(Tschopp et al. 2010c);②城市周边牛奶场和增值计划,内皮试验(CIDT)阳性率在 22%~26% 之间,阳性临界值为 4mm(Elias et al. 2008)。该地区农村家畜的主要品种为瘤牛,多用于农业生产,并为家庭提供少量的奶类和肉类。而城市及周边地区的畜牧业则以集约化方式为主,饲养优等的品种(黑白花牛、黑白花奶牛和 / 或杂交品种)以生产更多的牛奶,为市场提供足够的牛奶和奶制品。通过对牛进行内皮试验并扑杀试验结果阳性的病畜,可以有效地控制牛结核病。实施该措施看似简单,但实际操作的过程中需要足够数量的兽医,并对农户的损失进行经济补偿。这项措施的执行需要花费很高的成本,已经超出了私有企业的承受能力范围(Zinsstag et al. 2006b)。在许多工业化国家能动用大量的公共资金开展检测,宰杀感染的动物并补偿农户的损失,但发展中国家由于缺乏足够的资金支持而无法实现。在开展控制措施之前,进行动物产量和公共卫生的社会成本的估算是非常必要的,尤其在埃塞俄比亚这样资源匮乏的国家(Zinsstag et al. 2007)。同一健康框架指导发展了跨领域分析人兽共患病的新方法(Narrod et al. 2012)。这种方法同时解决了疾病社会成本和公共卫生领域外的干预成本有效性问题(Roth et al. 2003)。迄今为止,尚没有关于牛结核病对于非洲畜牧业影响的经济学研究。此研究旨在估算埃塞俄比亚牛结核病的成本,以便为控制此病的相关政策提供依据。

2　材料与方法

2.1　牛结核分枝杆菌的传播

　　牛结核分枝杆菌能在野生动物、家畜和人类等多个物种间传播。目前对埃塞俄比亚牛结核分枝杆菌传播的研究中尚未发现野生动物感染（Tschopp et al. 2010a, b），大多都是在埃塞俄比亚的羊和骆驼（单峰骆驼）中发现牛结核分枝杆菌。埃塞俄比亚牛结核杆菌不是人类结核病的主要病原，仅在埃塞俄比亚东南部的少数病例中，从人类的 164 个结核分枝杆菌复合群菌株中分离出 3 株牛结核分枝杆菌（Gumi et al. 2012a）。相反，牛和小反刍动物偶尔会感染肺结核杆菌（Berg et al. 2009；Tschopp et al. 2011）。基于目前的研究，埃塞俄比亚牛结核分枝杆菌主要局限于牛间传播，极少出现人类病例。因此，埃塞俄比亚牛结核病的控制方法并不能照搬此前一项在蒙古实施的关于人类和动物健康的布氏杆菌病控制的经济效益横断面研究的方法（Roth et al. 2003）。在等待埃塞俄比亚更多的有关人类感染牛结核分枝杆菌的病例资料期间，我们仅对畜牧业领域，尤其是大量的混合农畜和城市集中的牛牧业系统进行了分析。在过去的几十年中，埃塞俄比亚牲畜和畜产品被限制出口的主要原因是裂谷热和口蹄疫等高发传染性疾病（Nin Pratt et al. 2004；Aklilu 2008），而非牛结核病。因此，我们没有将出口限制造成的潜在成本纳入分析。

2.2　牛分枝杆菌对畜牧业的影响

牛分枝杆菌不仅导致牛的慢性肺部疾病，也侵犯其他器官如乳腺等，甚至蔓延至全身。作为一种慢性病，牛分枝杆菌病不致急性死亡（Thoen et al. 2006）。感染的动物可能像人类患结核病一样体重减轻，进而影响畜牧产业。病牛的脏器和尸体可能在肉检中被没收。牛结核分枝杆菌病亦能影响病畜的生育能力（Meisinger 1970；Bernues et al. 1997）进而而影响个体动物的生产能力和畜群的数量构成。关于牛结核病对牲畜产量造成的影响的知识十分有限。仅有的数据来自欧洲和加拿大的早期估算（Meisinger 1970；Bernues et al. 1997；Zinsstag et al. 2006b）。迄今仍没有关于牛结核病对非洲牲畜的影响的已知数据。我们在埃塞俄比亚 Modjo 市的屠宰场测量了疑似结核病致死的尸体重量，但因为数量过少而不能反映变化值（未列出）。

牛结核病影响牲畜繁殖能力的参数在表 1 中，简要概括为：在牛结核病皮内实验阳性的牛中，每年每头产下的小牛数目减少了 5%（Bernues et al. 1997）。我们认为皮内试验阳性的动物会由于丢弃的内脏和体重减轻而使其产肉量减少 5%，同时产奶量降低 10%（Meisinger 1970）。我们估算一头牛耕种一天的花费为 30 比尔，每年平均耕作 180 天。我们假设结核菌阳性牛的劳动力降低 5%（表 3）。研究中牛结核病对牲畜生产力影响的参数用皮内试验阳性和阴性的牛减少的百分比表示。所有的参数尽可能地通过随机拟合用概率分布表达。总参数值（例如生育率）的降低取决于疾病的患病率（公式1）。例如，若皮内试验阳性率为31%，皮内阳性试验动物生育力降低5%，每年每头母牛基线生育率从0.64头小牛降低到0.6301头小牛。

$$生育能力_{牛结核病} = 生育能力_{基线} \times (1 - 皮内试验阳性患病率 \times 降低的生育能力) \tag{1}$$

表1　牛结核病（皮内试验阳性）对牛生产力的影响参数

参数	平均（%）	标准差（%）	概率分布	引用出处
繁殖力	5	2	正态	（Bernues et al. 1997）
胴体重（包括屠宰场没收）	5	2	正态	（Meisinger 1970）
产奶（哺乳期）	10	2.5	正态	（Meisinger 1970）
动物牵引力（非在城市使用）	5	2	正态	Alexandra Shaw个人信息

农村和城市农牧业系统皮内试验阳性患病率

	平均（%）	标准误（%）		
农村	4.0	0.41	正态	（Tschopp et al. 2010 c）
城市	31.2	7.90	正态	AHRI（未出版）

在农村，疾病造成的损失我们通过牛结核病对生育力、胴体重[13]（包括屠宰场没收的部分）、奶产量和动物劳动力的影响来估算。对城市周边地区和城市则不考虑动物劳动力。

3　牲畜数量随机模拟

牲畜患牛结核病影响动物生产和畜群数量的构成，因此，需要利用一个牲畜数量模拟来进行效果评价。我们把牲畜发展计划系统参数化（LDPS2，FAO，http://www.fao.org/agriculture/lead/tools/livestock0/fr/，2011年7月16日），类似于修订的模拟宏命令可以用@Risk（Palisade Corporation，Version 3.5.2）软件进行持续的随机模拟（Roth et al. 2003）。工作表的其他参数还包括随机参数、参数信息、商品价格和经济产量，如牲畜的资产值和畜产品的净现值（关于随机畜牧发展计划系统参数化能力的描述及修订的电子表可见网站里的补充材料）。

---

[13] 译者注：胴体重也称屠体重。反映肉用牲畜生产水平的一项指标。一般是指牲畜屠宰后，去掉头、蹄、毛（或皮）、内脏后的躯体和四肢的带骨肉重量。各种牲畜的胴体重所包括的部分也有所不同。牛羊是指去掉头、蹄、皮毛和内脏。

表2　埃塞俄比亚农村牛群的结构和人口参数（$n=4300$万）

参数	中心值	下限	上限	分布	来源
基线年雌性种牛的数量	15 050 000				CSA 2007; Tschopp et al. 2010d
基线年雄性种牛的数量	9 654 801				CSA 2007; Tschopp et al. 2011d
基线年母牛更新换代数量	6 450 000				CSA 2007; Tschopp et al. 2012d
基线年公牛更新换代数量	2 811 222				CSA 2007; Tschopp et al. 2013d
基线年其他牲畜的数量	1 591 000				CSA 2007; Tschopp et al. 2014d
基线年母幼息的数量	3 870 000				CSA 2007; Tschopp et al. 2015d
基线年公幼息的数量	3 870 000				CSA 2007; Tschopp et al. 2016d
生育率	0.5	0.45	0.55	三角	Gebreegziabher 2010; Mukasa-Mugerwa 1989; Mukasa-Mugerwa 1989;
多产率	1				
每头母牛产公种牛的数量	0.5				
母种牛死亡率	0.03	0.01	0.1	Pert	Tschopp (Selale, unpublished)
公种牛死亡率	0.03	0.02	0.06	Pert	Tschopp (Selale, unpublished)
更新换代母牛死亡率	0.04	0.02	0.06	Pert	Tschopp (Selale, unpublished)
更新换代公牛死亡率	0.04	0.1	0.05	Pert	Tschopp (Selale, unpublished)
幼息死亡率	0.12	0.02	0.2	Pert	Megersa et al. 2009; Tschopp (Sellale, unpublished)

续表

参数	中心值	下限	上限	分布	来源
其他牲畜死亡率	0.05		0.07	Pert	Assumption
种畜群年数	6.5	4.5	8.5	Pert	Mukasa-Mugerwa 1989; Tadesse et al. 2005
替代畜群年数	2				
幼畜年数	1				
其他畜群从小到屠宰的年数	1				
母种牛的胴体重（吨）	0.12	St. Dev. 0.015		正态	Tschopp (unpublished); Assefa 2005
公种牛的胴体重（吨）	0.16	St. Dev. 0.003		正态	Tschopp (unpublished); Assefa 2005
其他牲畜的胴体重（吨）	0.16	St. Dev. 0.003		正态	Tschopp (unpublished); Assefa 2005
母牛产奶的分值	0.9				
每个哺乳期产奶量（吨）	0.6	0.4	0.8	Pert	Tadesse et al. 2005; Gebreegziabher 2010; Tadesse 和 Dessie 2001; Central Statistical Agency（CSA 2007）
幼畜生育的分值	1				
保留母畜的分值	1				

　　把人口计算的宏命令输入到 @Risk 软件的模拟背景中，抽样后执行宏命令。对每个模块，用拉丁立方抽样类型迭代 1000 次。畜牧生产的资产值和净现值做因变量。它们的变异根据所有的参数抽样模拟通过概率分布得出（表 2 和表 4）。

表 3　2005 年埃塞俄比亚农村生产系统的动物和畜产品的价格（比尔）

项目	平均值 （比尔）	最小值 （比尔）	最大值 （比尔）	引用出处
配种动物（家畜）	1500	1200	2280	Pert
更新换代动物（家畜）	1000	900	1600	Pert 假设
其他家畜（家畜）	1500	1200	1800	Pert 假设
幼崽（家畜）	400	300	500	Pert 假设
农场每吨牛奶价格	4000	3000	6000	Pert 假设
农场每吨肉价格	30 000	20 000	40 000	Pert NAHDIC 个人通讯
农场兽皮价格	20 000	18 000	22 000	Pert 假设
每吨皮重	0.015	25		FAOSTAT, 2009
每天动物畜力花费	30	120	35	Pert Astatke, et al. 1986
役畜工作天数	180		240	Pert Tschopp, et al. 2010d
役畜比例	0.22			Tschopp et al. 2010d CSA 2007
贴现率	0.05			

　　表 2 和表 4 列举了农村和城市畜群的数量构成和生产力参数，并按照年龄、性别和功能将牧群结构在牲畜发展计划系统专门进行了定义。我们在牲畜发展计划系统中采用牧群生长规律内置转换概率，从而区分小于 1 岁的动物幼崽、接近成年或成年的替代动物。表 2 和表 4 其他的资料是用来屠杀的动物，对畜群的生长无贡献。这个畜群结构来自埃塞俄比亚牧群的统计数据，随模拟期校正最初的模拟值来获得相对稳定的畜群大小。模拟期的基线经济学数据收集从 2005 年开始，历时 6 年。

4　经济评估

　　我们做了疾病的增量成本分析，比较罹患与未罹患牛结核病的家畜产量。本研究假定农村地区牛的内皮试验阳性率为 4%（Tschopp et al. 2010c），而城市地区为 32%（数据未出版，表 1）。通过 6 年的模拟，存活的动物每年的资产价值通过所有存活动物数乘以 2005 年的市场价来估算。畜牧产品是既定年的肉、牛奶、皮革和劳动力数量乘以它们各自的价格。6 年畜产品

表 4 埃塞俄比亚城市（Addis Ababa）牛群的结构和人口参数（$n=30\,000$）

参数	中心值	下限	上限	分布	来源
基线年雌性种牛的数量	9018				CSA 2007
基线年雄性种牛的数量	12 888				
基线年母牛更新换代数量	2135				
基线年公牛更新换代数量	1793				
基线年其他牲畜的数量	0				
基线年母幼崽的数量	1653				
基线年公幼崽的数量	1716				
生育率	0.64	0.59	0.69	Pert	Mureda 和 Zeleke 2007；Yalew et al. 2010
多产率	1				
每头母牛产公种牛的数量	0.5				
母种牛死亡率	0.04	0.03	0.1	Pert	假设 Wudu et al. 2008; Megersa et al. 2009; Gulima 2008
公种牛死亡率	0.04	0.03	0.06	Pert	假设 Wudu et al. 2008; Megersa et al. 2009; Gulima 2008
更新换代母牛死亡率	0.03	0.025	0.06	Pert	假设 Wudu et al. 2008; Megersa et al. 2009; Gulima 2008
更新换代公牛死亡率	0.03	0.025	0.05	Pert	假设 Wudu et al. 2008; Megersa et al. 2009; Gulima 2008
幼崽死亡率	0.1	0.07	0.13	Pert	假设 Wudu et al. 2008; Megersa et al. 2009; Gulima 2008

续表

参数	中心值	下限	上限	分布	来源
其他牲畜死亡率	0.03	0.025	0.035	Pert	假设
种畜群年数	6.5	4.5	8.5	Pert	Mukasa-Mugerwa et al. 1989; Tadesse et al. 2005
替代畜群年数	2				
幼畜年数	1				
其他牲畜群从小到屠宰的年数	1				
母种牛的胴体重（吨）	0.18	Stdev 0.015		正态	Tschopp（未出版）; Gebreegziabher 2010
公种牛的胴体重（吨）	0.2	Stdev 0.003		正态	Tschopp（未出版）; Gebreegziabher 2010
其他牲畜的胴体重（吨）	0.2	Stdev 0.003		正态	Tschopp（未出版）; Gebreegziabher 2010
母牛产奶的分值	0.9				
每个哺乳期产奶量（吨）	5	4	6	Pert	Tadesse et al. 2005; Gebreegziabher 2010; Tadesse et al. 2010; CSA 2007
幼畜生育的分值	1				
保留母畜的分值	1				

净现值通过 EXCEL 函数净现值和 5% 的贴现率来计算。牲畜和畜产品的价格依照 2005 年相关数据，汇率为 1 美元兑 8.7 埃塞俄比亚比尔（基准年，http://www.oanda.com/currency/converter/ accessed/；2012 年 4 月 25 日；表 3 和表 5）。从牲畜拥有者的角度看，几乎所有的牛都是私有的，即牛结核病不会导致疾病公共成本的增加。我们假设牛结核病的公共成本可忽略，因此，这项研究也可以看作是从社会角度出发的。

5　数据收集

本研究通过 3890 只牛来评价牛群构成（Tschopp et al. 2010d）。从已经出版的论文（Yalew et al. 2010；Mukasa-Mugerwa 1989；Tadesse 和 Dessie 2001；Tadesse et al. 2005；Mureda 和 Zeleke 2007；Wudu et al. 2008；Gulima 2008；Megersa et al. 2009；Gebreegziabher 2010）及我们在屠宰场的现场调查与对埃塞俄比亚牛群的随访中（未出版）获得的农村和城市牛的死亡数、生育能力、产奶和产肉参数数据进行三角测量（表 2 和表 4）。动物和动物制品（奶、肉和皮革）的市场价格来自 2005—2010 年的 800 名农牧业农民和六个城市当地市场的统计数据。当数据缺漏或者需要确认时，使用中央统计局（CSA 2007）和食物农业局（FAO）的全国性数据。由包括来自埃塞俄比亚农业部的专家在内的牲畜专家组讨论数据的合理性以最终确认数据的有效性。

表 5　基于市场调查，2005 年埃塞俄比亚城市生产系统的动物和畜产品的价格（比尔）

价格	2005 年中心值 （比尔）	最小值 （比尔）	最大值 （比尔）	引用出处
配种动物平均值	4000	3200	5000	Pert 变异
更新换代动物的平均值	2500	2250	3500	Pert 假设
饲养其他家畜平均值	1500	1200	1800	Pert 假设
幼崽平均值	1000	750	1250	Pert 假设
农场每吨牛奶价格 MNT/ 吨	4000	3000	6000	Pert 假设
农场每吨肉价格 MNT/ 吨	平均 30 000	最低 20 000	最高 40 000	Pert
农场皮革价格 MNT/ 吨	20 000	18 000	22 000	Pert 假设
皮重（每吨）	0.015			
贴现率	0.05			
城市不考虑动物的劳动力				

6　敏感性分析

@Risk 软件提供模拟中所有参数的自动敏感性分析。通过概率密度函数,计算每个参数或者价格等级相关系数。按照 3%、5% 和 10% 的贴现率,城市 4%、7.5%、15%、31% 和 60% 的皮内试验阳性率进行敏感性分析。

7　结果

7.1　埃塞俄比亚牛群资产值

7.1.1　农村

2005 年埃塞俄比亚农村 4300 万头牛的资产值估算为 54.5 亿比尔(95%CI: 45.2 亿~63.7 亿比尔),标准差为 4.7 亿比尔。在模拟期不患牛结核病和有 4% 牛结核病的牛群资产值的平均差在 7600 万~2.04 亿比尔。这代表 0.1%~0.4% 的总资产值。因此,当统计大规模经济总数时,农村因牛结核病造成的牲畜资产的损失在估算的标准差内,差异无统计学意义。

表 6　年模拟农村和城市畜产品的净现值比例(2011)

农村畜牧系统	牛奶(%)	肉(%)	皮(%)	拉力(%)
平均	31.86	39.45	1.87	26.81
95% 下限	21.16	27.97	1.29	14.15
95% 上限	42.57	50.94	2.46	39.47
城市畜牧系统(Addis Ababa)	**牛奶(%)**	**肉(%)**	**皮(%)**	**拉力(%)**
平均	82.01	17.53	0.45	n/a
95% 下限	75.31	11.00	0.28	n/a
95% 上限	88.66	24.06	0.63	n/a

7.1.2　城市(Addis Ababa)

根据中央统计局(CSA)2005 年数据,Addis Ababa 集约养殖的 30 000 头城市奶牛资产值估算为 1.024 亿比尔(95%CI: 8760 万~1.171 亿比尔),标准差为 750 万比尔。未患牛结核病和有 31% 牛结核病的畜群资产值的平均差值分别为 316 000 和 2 700 000 比尔,占总资产值的 0.3% 和 2.6%。城市牲畜资产值的损失比估算的标准差要低,差异无统计学意义。

7.2   畜产品和疾病成本的现值

7.2.1   农村

2005 年埃塞俄比亚农村家畜产品现值估计为 657 亿埃塞俄比亚比尔（95%CI：538 亿～777 亿比尔），相当于 75 亿美元（95%CI 为 61 亿～89 亿美金）。2005 年汇率为 1 美金兑 8.7 比尔，标准差为 6.1 亿比尔。埃塞俄比亚农村各种畜牧产品的所占比例见表 6。最重要的因素是劳动力，该因素占埃塞俄比亚农村畜牧产品净现值的 41%，接下来是肉和奶。图 1 为按照未患牛结核病和具 4% 的罹患率，基于 2005 年价格计算的埃塞俄比亚农村畜牧产品 2005—2011 年的净现值。两者的差值即为疾病的成本。从 2005 年的 6.46 亿比尔（7520 万美元）到 2011 年的 31 亿比尔（3.58 亿美元）。疾病的成本仅仅占净现值的 0.8%～1%，在估算的不确定的范围内，差异无统计学意义。

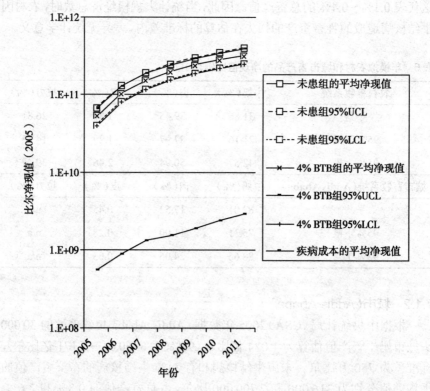

图 1　未患和 4% 的牛罹患牛结核病的埃塞俄比亚农村畜业产品的净现值以及疾病成本的平均净现值

7.2.2　城市

Addis Ababa 2005 年城市乳制品的现值估算为 1.206 亿比尔（95%CI：8980 万～1.596 亿比尔），标准差为 1590 万比尔。Addis Ababa 城市畜牧产品的份额值见表 6，其中 85% 的份额是牛奶。城市畜牧产品不估算牛的生产力。图 2 显示未患牛结核病和 31% 的罹患牛结核病的畜群的平均净现值有明显差异。2005 年至 2011 年，城市家畜因牛结核病而导致的损失在 500 万比尔到 4200 万比尔之间（50 万～490 万美元）。每年预计损失的比例在 3.9% 和 6.2% 之间，仍在我们估算的不确定范围内。

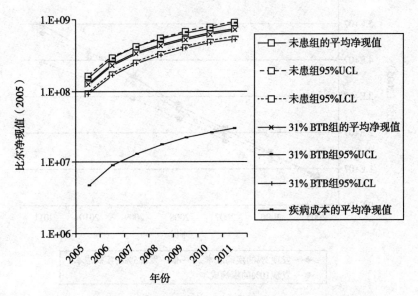

图 2　未患和 31% 的牛罹患牛结核病的埃塞俄比亚城市畜业产品的净现值和疾病成本的平均净现值

8　敏感性分析

@Risk 软件自动敏感性分析采用最敏感参数相关系数进行分层等级分析。农村牛产业主要由牛肉价格、奶产量、饲养年数、胴体重的降低、雌性种牛的胴体重和母牛更新换代死亡率决定（0.05 ＜ 相关系数 ＜ 0.1）；城市牛产业对产犊率、奶产量、牛结核菌阳性动物的繁殖力降低、公牛的胴体重、每年的产犊率、母牛的更新换代和种牛的死亡率敏感。

城市畜牧系统敏感性分析用 3%、5% 和 10% 的贴现率则表明 2005—2011 年净现值分别从 6.98 降至 6.51（−6.7%）和 5.46 亿比尔（−21.8%）。按

3%和5%贴现率的牛结核病的成本几乎没有统计学意义（图3），而10%贴现率的疾病成本显著降低。

城市和农村分析比较可说明即便牛结核病患病率增加近10倍，疾病成本也保持在可测量的范围内。平均产量减少和皮内实验患病率的关联敏感性回归分析证明皮内试验阳性率每增加1%，畜牧产量的现值增量损失0.15%（标准误差 = 0.005%）。重要的是增量损失处于总体估算的生产现值的不确定范围内。

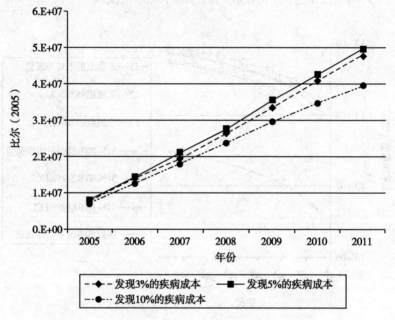

图3　城市畜产业中疾病平均成本的贴现率的敏感性分析

9　讨论

我们的研究表明，牛结核病并未对埃塞俄比亚农村和城市畜牧业造成资产值和疾病成本的重大损失。这并不是意味着没有增加实际的疾病成本，而可能是我们的测量工具不够精确，因此需要更精准的估算方法以得出最终结论。生产力参数和价格有很高的可变性，需要更精准的估算。在本研究中贴现率的选择是一个重要的影响因素，可以确保更广的经济利益范围。本研究也在2个严格选择的养殖系统或地理区域观察平均患病率，其中农村研究中采用长达3年多的、重复且有代表性的内皮试验获得阳性率的数据（Tschopp et al. 2010c）。显然，我们的方法在国家水平上做估测是不够精确的，应该在更小、更明确的畜牧系统中进一步做评估。如果我们把 2011 年农村畜牧系统的净现值除以 6 年和 4200 万动物，平均每头牛每年疾病花费粗略估算为 12 比尔，按照 2005 年的汇率为 1.5 美元。不考虑补偿成本，每头牛每年检测花费大约 2 美元。在城市畜牧系统，每年每头牛平均疾病花费大约为 238 比尔，按照 2005 年汇率为 29 美元。这些花费高于检测费用，这一结果有待于通过覆盖 Addis Ababa 所有收奶站进一步研究结果的确证。除经济原因外，本研究并不能排除其他需要紧急控制 Addis Ababa 的城市乳牛群牛结核病的因素。尽管牛的数量很少，但城市奶牛场牛结核病患病率水平较高（平均 31%），其中大型奶牛场牛结核病患病率风险可高达 90%（数据未公布）。目前和未来的危机来自于城市牛结核病高患病率的动物，通过交易活动而将疾病传播至牛群患病率低而密度高的农村地区。农村畜牧系统牛结核病患病率的增加可能极大地改变本研究中的经济数据模式，并使未来的防控难度更大，花费更高。因此，目前的控制局限于城市内的牛结核病问题，这样的经验将来或许可用于控制可能发生在农村的更难解决的疫情。由于我们的估算存在着很大的变异性，因此我们并没有做一个正式的检测、扑杀和补偿项目的成本效益估算。替代性的控制策略如隔离感染动物和给牛接种卡介苗等，需要将来进一步研究其可行性，通过设计完整的试验和经济参数来计算成本效益。同时，我们必须注意牛结核病对其他动物潜在的威胁，因为忽略这一环节是不符合伦理的。例如，高发病率的城市中牛结核分枝杆菌致人结核病的病因尚不清楚。在工业化的国家，奶制品的规范化处理可以控制疾病传播给人类的风险，但是在埃塞俄比亚尚无条件完成。单纯从经济学的角度出发，美国、英国和澳大利亚对牛结核病的控制是无经济效益的。

　　动物劳动力价值在农村牛畜牧业价值总数中的比例超过四分之一，这反映了一个高度融合的农业体系。对埃塞俄比亚人来说，动物劳动力在耕地和运输中具有无可估量的重要性（Tschopp et al. 2010d）。20 世纪早期，意大利殖民者将牛瘟输入埃塞俄比亚，引起可怕的饥荒并导致几乎所有的疫畜死亡（Schwabe 1984）。

　　据了解，本研究是首次在非洲牲畜生产系统中进行全面的牛结核病的综合成本估算。其缺陷在于我们没有非洲地区牛畜牧系统中牛结核病的损失估值，而且牲畜构成资料和生产力数据的缺失也降低了估算的精准度。然而，我们相信采用随机牲畜模拟的方法较固定参数估算更有优势，可能达到更真实的估算。进一步的研究有助于：①获得更好的家畜数据，尤其在城市系统中；②估算非洲地区牛结核病的相关损失；③评价牛结核病控制带给非洲城市集约化的乳制品生产的利润。尽管 Gumi 等人（2012a）阐述了埃塞俄比亚牛结核病的动物源性传播，但鉴于牛结核病在人类中的发病率很低，因此未将其纳入本次分析中。根据同一健康的原则，考虑已知的人兽共患病中野生动物—牲畜—人类的交互作用，也就是对多宿主交界面的限制性评估，是非常重要的。埃塞俄比亚牛结核病的人感染率较低的原因仍不明确，需要持续的关注。如果牛结核病在牲畜中不能得到很好控制，那么任何人类行为的突然改变都可能增加牛结核病的暴露机会。

10　结论

研究表明牛结核病造成的损失主要集中在城市牛畜牧系统，然而我们低精确度的估算并不能给出有力证明。但是这绝不意味着牛结核病对畜牧业没有危害；相反，我们证明了牛结核病会对生产力造成损失并对公众健康产生危害。像许多工业化国家所完成的那样，畜牧业的持续发展迟早会对牛结核病的防控提出零发病率的要求。在埃塞俄比亚，消灭牛结核病的首要任务是消灭城市周边乳业中的牛结核病。生产者应该和牛奶收集组织达成一致，仅接受没有牛结核病的牛所生产的牛奶，以鼓励饲养者杀掉感染的奶牛或者隔离它们。政府提供的兽医服务应该致力于以社区为基础的牛结核病监测，尽可能为未感染牛结核病的畜群制定认证体系。下一步的研究应该在高度质控的基础上开展，致力于隔离和社区防控，包括自愿杀灭患病动物等。卡介苗问世已有近百年，目前仍无牛结核病疫苗，新疫苗研制希望渺茫，因此疫苗并不是目前最好的控制措施。

鸣谢　本研究由惠康基金会、南北国家研究能力中心和非洲人兽共患病 EU FP7 联合防控支持。我们感谢 SSMBS 和 SNF 给予 Rea Tschopp 的经济支持。

参考文献

Assefa A (2005) Farm management in mixed crop-livestock systems in the Northern Highlands of Ethiopia. PhD thesis Wageningen University, Wageningen, The Netherlands (ISBN: 90-8504-303-4). Retrieved April 10, 2012, from http://edepot.wur.nl/26383

Aklilu Y (2008) Livestock marketing in Kenya and Ethiopia: a review of policies and practice. Pastoral areas coordination, analysis and policy support project, Feinstein International Center, Addis Ababa

Ameni G, Aseffa A, Engers H, Young D, Gordon S, Hewinson G, Vordermeier M (2007) High prevalence and increased severity of pathology of bovine tuberculosis in Holsteins compared to zebu breeds under field cattle husbandry in central Ethiopia. Clin Vaccine Immunol 14:1356–1361

Ameni G, Desta F, Firdessa R (2010) Molecular typing of Mycobacterium bovis isolated from tuberculsis lesions of cattle in north eastern Ethiopia. Vet Rec 167:138–141

Ameni G, Erkihun A (2007) Bovine tuberculosis on small-scale dairy farms in Adama Town, central Ethiopia, and farmer awareness of the disease. Rev Sci Tech 26:711–719

Astatke A, Reed JD, Butterworth MH (1986) Effect of diet restriction on work performance and weight loss of Highland Zebu and Friesian × Boran oxen. ILCA Bulleting 23ILCA, Addis Ababa, Ethiopia, pp 11–14

Ayele WY, Neill SD, Zinsstag J, Weiss MG, Pavlik I (2004) Bovine tuberculosis: an old disease but a new threat to Africa. Int J Tuberc Lung Dis 8:924–937

Berg S, Firdessa R, Habtamu M, Gadisa E, Mengistu A, Yamuah L, Ameni G, Vordermeier M, Robertson BD, Smith NH, Engers H, Young D, Hewinson RG, Aseffa A, Gordon SV (2009) The burden of mycobacterial disease in ethiopian cattle: implications for public health. PLoS.One. 4, e5068

Bernues A, Manrique E, Maza MT (1997) Economic evaluation of bovine brucellosis and tuberculosis eradication programmes in a mountain area of Spain. Prev vet med 30:137–149

Central statistical agency (2007) Agricultural sample survey 2006/07, Vol 2, Report on livestock and livestock characteristics. Statistical bulletin 388, Addis Abeba, Ethiopia

Cosivi O, Grange JM, Daborn CJ, Raviglione MC, Fujikura T, Cousins D, Robinson RA, Huchzermeyer HF, de KI, Meslin FX (1998) Zoonotic tuberculosis due to Mycobacterium bovis in developing countries. Emerg Infect Dis 4:59–70

Elias K, Hussein D, Asseged B, Wondwossen T, Gebeyehu M (2008) Status of bovine tuberculosis in Addis Ababa dairy farms. Rev Sci Tech 27:915–923

FAOSTAT (2009) http://faostat.fao.org

Gebreegziabher B (2010) Animal and plant health directorate, ministry of agriculture and rural development of Ethiopia. Paper presented at the dialogue on livestock, food security and sustainability a side event on the occasion of the 22nd Session of COAG, FAO, Rome on 16 June, 2010. http://www.fao.org/fileadmin/user_upload/livestockgov/documents/Microsoft%20PowerPoint%20-%20Ethiopia.pdf

Gulima D (2008) Major causes of calf mortality in a dairy farm and two cattle ranches in Western Amhara region. J Ethiop vet 12(2)

Gumi B, Schelling E, Firdessa R, Aseffa A, Tschopp R, Yamuah L, Young D, Zinsstag J (2011) Prevalence of bovine tuberculosis in pastoral cattle herds in the Oromia region, southern Ethiopia. Trop Anim Health Prod. doi:10.1007/s11250-012-0085-5

Gumi B, Schelling E, Berg S, Firdessa R, Girume E, Mekonnen W, Hailu E, Meles E, Aseffa A, Zinsstag J (2012a) Zoonotic transmission of tuberculosis in south-east Ethiopian pastoralist and their livestock. EcoHealth. doi:10.1007/s10393-012-0754-x

Gumi B, Schelling E, Firdessa R, Erenso G, Biffa D, Aseffa A, Tschopp R, Yamuah L, Young D, Zinsstag J. (2012b) Low prevalence of bovine tuberculosis in Somali pastoral livestock, southeast Ethiopia. Trop Anim Health Prod 2012 Jan 29. [Epub ahead of print]

Hewinson RG, Vordermeier HM, Smith NH, Gordon SV (2006) Recent advances in our knowledge of Mycobacterium bovis: a feeling for the organism. In Proceedings of the veterinary microbiology 4th international conference on Mycobacterium bovis 112, 127-139

Megersa B, Yacob A, Regasa A, Abuna F, Asimare K, Amenu K (2009) Prevalence and incidence rates of calf morbidity and mortality and associated risk factors in smallholder dairy farms in Hawassa. Southern Ethiopia. J Ethiop vet 13(2):59–68

Meisinger G (1970) Economic effects of the elimination of bovine tuberculosis on the productivity of cattle herds. 2. Effect on meat production. Monatsh. Veterinarmed. 25:7–13

Mukasa-Mugerwa E (1989) A review of reproductive performance of female Bos indicus (Zebu) cattle. ILCA Monograph No. 6. International Livestock Center for Africa, Addis Ababa, Ethiopia

Mureda E, Zeleke ZM (2007) Reproductive performance of crossbred dairy cows in Eastern Lowlands of Ethiopia. Livestock research for rural development 19(11). Retrieved April 10, 2012, from http://www.lrrd.org/lrrd19/11/mure19161.htm

Narrod C, Zinsstag J, Tiongco M (2012) A one health framework for estimating the economic costs of zoonotic diseases on society. EcoHealth. doi:10.1007/s10393-012-0747-9

Nin Pratt, A., Bonnet, P., Jabbar, M., Ehui, S., and de Haan, C. (2004). Benefits and costs of compliance in sanitary regulations in livestock markets: the case of rift valley fever in Ethiopia. Paper presented at the 7th annual conference on global economic analysis, June 17–

19, Washington DC

Roth F, Zinsstag J, Orkhon D, Chimed-Ochir G, Hutton G, Cosivi O, Carrin G, Otte J (2003) Human health benefits from livestock vaccination for brucellosis: case study. Bull World Health Organ 81:867–876

Schwabe CW (1984) Veterinary medicine and human health. Williams & Wilkins, Baltimore (USA), p 680

Smith NH, Gordon SV, de la Rua-Domenech R, Clifton-Hadley RS, Hewinson RG (2006) Bottlenecks and broomsticks: the molecular evolution of Mycobacterium bovis 4:670–681

Tadesse D, Ayalew W, Hedge BP (2005) Survey of traditional cattle functions in north and south Wollo zones of Ethiopia. Ethiopian Veterinary journal 9(1):91–108

Tadesse M, Dessie M (2001) Milk production performance of Zebu, Holstein Friesian and their crosses in Ethiopia. Livestock research for rural development (15) 3. Retrieved April 10, 2012, from http://www.lrrd.org/lrrd15/3/Tade153.htm

Tadesse M, Thiengtham J, Pinyopummin A, Prasanpanich S (2010) Productive and reproductive performance of holstin friesian dairy cows in ethiopia. Livest Res Rural Dev 22(2). Article #34. Retrieved July 8, 2012, from http://www.lrrd.org/lrrd22/2/tade22034.htm

Thoen CO, Steele JH, Gilsdorf MJ (2006) Mycobacterium bovis infection in Animals and Humans. Blackwell

Tschopp R, Aseffa A, Schelling E, Berg S, Hailu E, Gadisa E, Habtamu M, Argaw K, Zinsstag J (2010a) Bovine tuberculosis at the wildlife-livestock-human interface in Hamer Woreda, South Omo, Southern Ethiopia. PLoS One 5:e12205

Tschopp R, Berg S, Argaw K, Gadisa E, Habtamu M, Schelling E, Young D, Aseffa A, Zinsstag J (2010b) Bovine tuberculosis in Ethiopian wildlife. J Wildl Dis 46:753–762

Tschopp R, Schelling E, Hattendorf J, Young D, Aseffa A, Zinsstag J (2010c) Repeated cross-sectional skin testing for bovine tuberculosis in cattle kept in a traditional husbandry system in Ethiopia. Vet Rec 167:250–256

Tschopp R, Aseffa A, Schelling E, Zinsstag J (2010d) Perception of farmers towards agriculture, livestock and natural resources in Ethiopia. J Mt Res Dev 30(4):381–390

Tschopp R, Boboshsa K, Aseffa A, Schelling E, Habtamu M, Hailu E, Jemal Hussein D, Young J Zinsstag (2011) Bovine tuberculosis at a cattle-small ruminant-human interface in Meskan Woreda, Gurage region. Central Ethiopia. BMC Infect dis 11:318. doi:10.1186/1471-2334-11-318

Wudu T, Kelay B, Mekonnen HM, Tesfu K (2008) Calf morbidity and mortality in smallholder dairy farms in Ada'a Liben district of Oromia. Ethiopia, Tropical Animal Health and Production 40(5):369–376. doi:10.1007/s11250-007-9104-3

Yalew B, Lobago F, Goshu G (2010) Calf survival and reproductive performance of Holstein–Friesian cows in central Ethiopia.Trop Anim Health Prod doi 10.1007/s11250-010-9697-9

Zinsstag J, Kazwala RR, Cadmus SI, Ayanwale L (2006a) Mycobacterium bovis in Africa. In: Thoen CO, Steele JH, Gilsdorf MJ (eds) Mycobacterium bovis infection in animals and humans, pp 199-210. Blackwell Science, London

Zinsstag J, Schelling E, Roth F, Kazwala RR (2006b) Economics of bovine tuberculosis. In: Thoen CO, Steele JH, Gilsdorf MJ (eds) Mycobacterium bovis infection in animals and humans. Blackwell Science, London, pp 68–84

Zinsstag J, Schelling E, Roth F, Bonfoh B, de SD, Tanner M (2007) Human benefits of animal interventions for zoonosis control. Emerg Infect Dis 13:527–531

H1N1 流感大流行的经验

Juergen A. Richt, Richard J. Webby, Robert E. Kahn

摘要 2009 年初,始发于墨西哥的 H1N1 流感大流行于几天内迅速蔓延至加利福尼亚州(California)南部,在几个月内就遍及全球。由于新病毒的基因组成不同以往,研发有效、适用于人类的疫苗还需数月。在此形势下,应对该病毒危胁需要世界卫生组织(WHO)及各国公共卫生从业者和科学家付出大量的努力。然而,因为病毒自身造成的症状并不严重,使得全球公共卫生没有受到重大打击。由甲型 H1N1 流感大流行期间进行广泛的宣传和研究中所得到的许多经验教训对于应对未来潜在的流感大流行都有借鉴意义。同一健康方法在预测、发现和应对未来大流行中显得至关重要。

1 引言

流感病毒是最可能导致大流行的病毒之一。主要原因是该病毒的遗传进化机制、发源地,以及其尚不清楚动物传人和人传人的传播能力。2008 年夏天,即 H1N1 流感在墨西哥大流行前的 9 个月,本章的几个作者指出东南亚生鲜市场"最有可能成为下次流感病毒产生的场所"。该文的最后一句总结性地预见:"美国最近在猪身上分离提取出的哺乳动物易感的重组 H2N3 病毒,该事件提醒科学家、医生、兽医和农民,H2N3 病毒可能会与 H1N1 病毒在猪体内发生重组,而新型的人兽共患猪流感病毒产生同样可能发生在北美和西欧这样高度工业化的国家现代养猪场内。"(Ma et al. 2008)。尽管对该病毒复杂的起源仍争论不休,但事实上,这与 2009 年春天在墨西哥发生 H1N1 流行情况之一类似(Sinha et al. 2009;Zhu et al. 2011;Lam et al. 2011;Webby 和 Richt 2013)。

回顾历史,对以往的流感大流行进行思索,可有利于反思 2009 年的 H1N1 流感大流行经验的重要性。贴切地被称为"大规模传播的疾病:三次流感大流行和公共卫生政策的个案分析"(*Mass mediated Disease:A Case Study Analysis of Three Flu Pandemics ad Public Health Policy*)的研究(Blakeley 2007)指出了疾病的社会结构是如何从 1918 年对流感的无知发展到 1968 年以更加平衡的角度来看待此疾病的过程。《流感：流行性感冒的社会史》(*Ful*: *A Social History of Influenza*)(Quinn 2008)一书的描述跨越了四个世纪，阐释了对抗具有不可预测重组机制的病毒时所面临的种种困难。当然，2009年开始的 H1N1 流感大流行也有遗留产物，即新闻媒体和政府官员过度炒作疾病的危险性，而这些观点非常具有误导性，因为我们无从预测 H1N1可能的改变方式。迄今为止，2009 年易于传播流行的 H1N1 流感病毒还没有与高致病性禽流感 H5N1 或其他病毒亚型发生重组，一旦发生重组将有可能导致病毒的毒力增强(Swedish et al. 2010; Shapshak et al. 2011; Imai et al. 2012)。1976 年，一种新型猪流感甲型 H1N1 病毒在美国新泽西州迪克斯(Fort Dix, New Jersey)的士兵中引起严重的呼吸道疾病，并导致 1 人死亡，相比之下，2009 年 H1N1 流感病毒的影响比预期的危害更小，但这种情况下仍必须花费较大的成本以立即采取防范措施，基于时常互相冲突的科学上和政治上的考虑做出复杂的决策(Neustadt 和 Fineberg 2005; Silverstein 1981)。不可避免地，流感大流行的应对策略必须基于对有限数据的分析。尽管政府有足够的资源但也要处处谨慎、杜绝犯错，因为当方针决策执行艰难时，可能会额外增加资源的占用(Lipsitch et al. 2011)。

2   面对新的病毒

2009 年 4 月，在紧急委员会的建议下，按照《国际卫生条例》，世界卫生组织总干事陈冯富珍宣布，将 H1N1 流感升级为"国际关注的突发公共卫生事件"。在 74 个国家已报告 30 000 例确诊病例的情况下，这一声明显得及时且重要，并未危言耸听或忽视疫情。陈冯富珍对疫情做出的判断，后来被证明是十分必要的："从全球来看，我们有理由认为，这次大流行的严重程度至少在最初是中等级别"(WHO 2010)。当务之急，国际社会应该监测流感病毒的传播，收集必要的流行病学、临床和病毒学数据，减缓疾病的传播进程，从而控制大流行。而我们同时所面临的挑战是，只有不到 20 个国家制定了流感大流行期间持续监测的应对计划(Briand et al. 2011)。

在 2009 年春季我们所应对的是什么样的新型流感病毒呢? H1N1 流感衍生于欧亚的禽流感样 H1N1 病毒和北美的三元重组 H1 猪流感病毒，而成为四元重组病毒，它的 NA 和 M 基因片段来自前一种病毒，剩余的 6 个基因片段来自后一种病毒(Garten et al. 2009)。以前从未报道过此种基因体系，也尚不清楚病毒的直系前体。重要的是，2009 年流感大流行时病毒很容易在人际传播，而其亲代病毒却并非如此，也就是说 H1N1 病毒含有独立于任何一个亲代病毒属系之外的生物学属性。

　　2009 年 4 月的最后一周，鉴于流行病学数据显示病毒存在人际传播以及持续的社区暴发情况，世界卫生组织将流感大流行警戒级别从 3 级提升到 5 级，引起了全世界的关注。世界卫生组织于 2009 年 6 月 11 日宣布大流行警戒级提升到最高级别——6 级，这也标志着 21 世纪首次流感大流行的开始。由加拿大的公共卫生机构发展起来的全球公共卫生信息网络（Global Public Health Information Network，GPHIN）通过与 WHO 合作，以及与许多国家的多个机构点对点的数据收集，提供了许多有价值的信息。然而，是病毒自限性原因使其得以控制，而不是任何公共卫生机构或药物干预的作用。由于受到不同国家数据收集方式以及对数据解释方面差异的牵制，而未能开展国际性评估（Briand et al. 2011）。

　　接下来两年中，从 2009 年 5 月到 2011 年 5 月，H1N1 流感病毒成为一类特殊风险类型的代表，即长时间持续但并没有达到严重危机的顶峰，这反而更容易使人们忽略它（见 Croston 2012）。流感的疫情暴发接踵而至，病毒毒力却不强。2009 年 9 月，全球共报告 28 万病例，大约 3200 人死亡；可是与之形成对比的是，同一时期约有 60 万名儿童死于腹泻疾病，约 30 万名儿童则死于疟疾（Schnitzler 和 Schnitzler 2009）。

　　后来关于西班牙 14 个教学医院 348 个患者的一份更详细的个案研究发现，在疫情第一波大流行后期（即第二波）出现更多 50 岁以上的患者，住院死亡率亦走高（21.2%，第一波为 5.1%），但这很可能是与患者年龄和伴随有大量严重疾病有关，而不是像最初担心的因 H1N1 流感病毒本身的毒力显著增加所致（Viasus et al. 2012）。在各国报告的基础上很难估计病死率，因为对感染报告的程度差异很大；虽然病毒看起来不严重，但同时出现了在美国病死率高达 1/2000，而在日本低至 1/10 万的情况（LaRussa 2011；Morikane 2010）。

　　到 2011 年中期，H1N1 流感病毒继续广泛传播，但是经常与其他病毒共流行。幸运的是，没有一个共流行的病毒出现重要的抗原漂移或转移，所以季节性流感疫苗所涵盖的这三种病毒株仍旧有效（WHO 2011a）。尽管推荐的 H3N2 流感病毒和 B 型流感病毒疫苗不同于 2011—2012 年流感季节的流感疫苗，2012—2013 年流感季节北半球推荐使用的三价疫苗仍然包括 A/ 加州 /7/2009（H1N1）pdm09 样病毒（WHO 2012）。在南北半球的流感疫苗中继续使用 2009 H1N1 株，表明四元重组的 H1N1 流感经历尚未结束。

3　经验教训

　　最初人们认为人群中 H1N1 流感大流行最常见的危险因素将与季节性

流感类似。然而,在一些国家观察到一些新的危险因素(如怀孕,肥胖和结核病)。住院治疗的高危年龄段是 5 岁以下和 5~14 岁,并且在一些国家的土著居民社区中出现过多的重症病例(Van Kerkhovel et al. 2011;Grant et al. 2012)。

对这些现象进行回顾性研究后,研究人员认为特定的流感病毒疫苗仍可能是最有效的,但需开展更大量的实验室工作(Ma 和 Richt 2010;Girard et al. 2010,2011;Rudenko et al. 2011;Van Reeth 和 Ma 2012)。疫苗接种仍然是预防控制动物和人类流感最重要和最有效的策略之一,每年的疫苗接种依然是预防措施的关键环节,其主要问题是一旦鉴定出流感病毒减毒株,需要尽快生产出一种对人和动物都有效的疫苗(Abelin 2011)。流感疫苗局限性是众所周知的:在优势传播病毒和用于生产疫苗的病毒之间必须有良好的抗原匹配。由于需要短时间内识别疫苗所需的病毒株,疫苗制造商之间存在着年度竞争,即需要在每年流感流行季节到来之前获取足够数量并且有效的疫苗株用于生产疫苗。因此,研究人员正在努力开发新技术,以便可以"实时"获得疫苗并且用更低的成本去进行生产。使用长达半个世纪的通过鸡胚法生产的流感疫苗存在很大的局限性,尤其是长达 6~9 个月漫长的制造过程。使用实验室培养的哺乳动物细胞亦能够有效地扩增流感病毒,尽管不太可能显著缩短时间进程,但也是替代鸡胚的一种策略。同时,全球多个团体组织都在研发通用的、不需要每年改变的流感疫苗。

如何平衡地分配抗病毒药物的现存货数量及后续购买量,以及获得必要的 H1N1 流感疫苗来抗击病毒是每个国家都面临和关注的问题(Leung 和 Nicoll 2010;Hashim et al. 2012;Fisher et al. 2011)。澳大利亚应对流感大流行的健康管理计划模型显示,结合抗病毒药物的自由销售、及时分发,并加强对流感相关人员的紧密追踪是有一定价值的。然而,当严重的流感大流行态势趋缓时,作为一个接触识别和实施预防的分散系统,则不再需要大规模地增强实验室的诊断能力(McVernon et al. 2010;Moss et al. 2011)。例如在澳大利亚,一个遍布全国各地的 25 000 人的工作团队可以传递必要的预防措施,然而,这样一个有效的分散系统需要与国家和各州层面上的管理和决策体系联系起来,并利用研究成果来快速指导公共卫生实时应对(Moss et al. 2011;Australian Government 2011)。

回顾澳大利亚应对 2009 年 H1N1 大流行的经验,有人认为"在咨询相关机构后,我们才意识到真正阻碍抗病毒干预实施的原因,这促使我们小组从现在所谓的'如果我们能'的模式转而考虑在交替的大流行和干预模式下施用一定量的药物可能会有多少收益"(Dr Jodie McVernon 个人通讯,2012 年 11 月 26 日)。这个小组进一步的研究显示"在大流行最初局限于

一个国家内传播时，早期评估流行期间的病例增长率和敏感性可以为可能
成功的干预提供关键信息"(McCaw 和 McVernon 2012)。此外，我们必须
面对现实——"具有高度传染性的病毒株不太可能被有效地减弱"。然而
有趣的是，当大流行变得明显甚至是严重时，"对于少数易传播的病毒株来
说，干预更有可能成功"(McCaw 和 McVernon 2012)。因此，对于澳大利亚
政府以及其他政府和国际机构来说，制定各种流感大流行的应对计划显得
不可或缺。未来流感病毒的传播能力和毒力都是未知的，但可以肯定的是
人们可借鉴现有成功的经验。而从 2009 年 H1N1 大流行中获得的关于建
模、药品生产、输送以及对大流行的管理等的经验教训，将提高各个国家和
国际上对未来流感发生的应对能力。任何未来可能出现的流感病毒的复
杂特性，包括其传播性、毒力、抗原漂移和转换的倾向，对于判断大流行的
严重程度都是至关重要的(Van Kerkhove 和 Ferguson 2012)。

　　很明显，病毒的严重程度会影响学校应否及何时停课(Xue et al. 2012)。
根据过去的经验，在流感大流行初期，在可提供流感疫苗之前采取停课措
施是最恰当的做法(Gendon 和 Vasil'ev 2012；Copeland et al. 2012；WHO
2011b)。不幸的是，即使学校停课，还是无法提供数据用于评估停课是否
有效(Cantey et al. 2013)。与之相类似，当前卫生保健工作人员呼吸道防护
的最佳方法是何种，以及戴口罩对防止流感病毒的传播是否有效(Schuchat
et al. 2011)也仍缺乏证据。尽管一些数据支持在患病期间戴口罩或呼吸器
可以保护他人，但证据表明口罩和呼吸器对于阻止流感病毒传播却几乎无
效(Cowling et al. 2010)。

　　评价从 H1N1 流感大流行暴发中获得的经验教训这一工作远未完成。
在 PubMed 主页上输入关键词"2009 年 H1N1 大流行流感病毒"可以检索出
超过 4000 册的出版物(2012 年 12 月)，进行综合评价仍有很多工作要完成
(Cheng et al. 2012；Wu et al. 2012)。不过重要的工作已经由世界卫生组织
(2011c，2012b)和 Marc Lipsitch 及其同事完成(2011)。

　　显然，药物和非药物方法相结合必不可少，但即使是在世卫组织适时
的领导下，国与国之间合适的平衡点也不尽相同(Steel Fisher et al. 2012；
Leung 和 Nicoll 2010；Hashim et al. 2012；Fisher et al. 2011)。此外，如何看
待风险管理的文化视角也将对国家层面制定有效的流感大流行应对政策
起着关键作用。例如，可以从一个具有代表性的以 1000 多名意大利人为
对象的研究中寻找证据，这个关于 2009 年甲型 H1N1 流感大流行的行为研
究发现认知、社会和情感等因素需要有意义的风险管理，可利用图像、比
喻和故事吸引公众的注意(Prati et al. 2011；Slovic et al. 2004；Keller et al.
2006)。在意大利及其他国家，当 2009 年 H1N1 大流行的态势变得缓和时，

公众拒绝政府关于自愿隔离、有效保持卫生、使用抗病毒药物以及疫苗接种的建议的现象十分明显。

4　结论：同一健康观点的作用

本卷关于人类、动物和环境的相互作用表明，普遍的多学科同一健康观点完全适用于 21 世纪人兽共患病的研究。然而，大部分的资金和研究仍然集中在人类疾病，这是目光短浅的表现，因为大多动物性疾病已经突破种属屏障，很容易对人类健康造成严重影响。事实表明，关于动物疾病的研究非常稀缺，最近一项研究搜集了 721 篇关于数学和计算机仿真模型的文章来提高我们对疾病的传播动力学、应急计划和疾病暴发管理的理解，但仅仅只能找到一项在猪—人层面上与新型流感病毒的传播模型相关的研究（Dorjee et al. 2012）。

然而，从 2009 年开始的 H1N1 流感大流行中，病毒的四元重组凸显了人类流感研究人员与动物病毒学家合作来识别不同流感在人类和动物间循环传播的重要性（Cohen 2009 a，b，c；Hause et al. 2012；Ma et al. 2008，2009；Leider et al. 2010）。各种流感病毒在人类和动物之间循环传播（尤其是猪），对人类造成威胁，而这种可能性发生的概率则难以估计；如果 2009 年 H1N1 流感病毒在世界不同地区的猪群之间流行的话，危险性必然会增加（Cohen 2009b；Zhu et al. 2011）。中国现有 5 亿多头猪，大约占到全世界猪的总量的一半，以及其最为接近的竞争者——美国约拥有 6500 万头猪，两国的人群健康受到威胁。所有主要的猪流感病毒种系已经在亚洲和北美的猪群之间循环，这自然会促进病毒的交换和重组（Zhu et al. 2011；Ducatez et al. 2011；Liu et al. 2012）。

2009 年，猪流感病毒的多样性与人类 H1N1 流感大流行联系在一起，形成需要加强禽流感、猪流感和人类流感病毒分子流行病学研究的局面，并且这些研究要与富有挑战性的决策相关联（Brockwell-Staats et al. 2009）。显然，未来几年不同的病毒将会出现基因组成和抗原性的变化，但目前无法预测这些变化的确切性质（York 和 Donis 2012）。因此，对全球动物和人类的健康来说，监测人类、猪和禽流感病毒已经成为相当重要的事情。

致谢　作者们感谢克里斯·米勒和堪萨斯州立大学图书馆员协助获取大量相关的文章。该项目部分由美国国家过敏症和传染病研究所、国立卫生研究院、卫生和人类服务部资助（合同号 HHSN266200700005C），美国国土安全部大项目资助（2010-ST061-AG0001）以及堪萨斯州生物科学局资助。作者声明没有利益冲突。

参考文献

Abelin A, Colegate T, Gardner S, Hehme N, Palache A (2011) Lessons from pandemic influenza A(H1N1): the research-based vaccine industry's perspective. Vaccine 29:1135–1138

Australian Government, Department of Health and Ageing (2011) Review of Australia's health sector response to pandemic (H1N1) 2009: lessons identified. http://www.flupandemic. gov.au/internet/panflu/publishing.nsf. Accessed 26 Nov 2012

Blakeley DE (2007) Mass mediated disease: a case study analysis of three flu pandemics and public health policy. Lexington Books, Lanham

Briand S, Mounts A, Chamberland M (2011) Challenges of global surveillance during an influenza pandemic. World Health Organization, Global Influenza Programme, Geneva. http://www.who.int/influenza/surveillance_monitoring/Challenges_global_surveillance.pdf. Accessed 19 Nov 2012

Brockwell-Staats C, Webster RG, Webby RJ (2009) Diversity of influenza viruses in swine and the emergence of a novel human pandemic influenza A (H1N1). Influenza Other Respi Viruses 3:207–213

Cantey PT, Chuk MG, Kohl KS, Herrmann J, Weiss P, Graffunder CM, Averhoff F, Kahn EB, Painter J (2013) Public health emergency preparedness: lessons learned about monitoring of interventions from the national association of county and city health official's survey of nonpharmaceutical interventions for pandemic H1N1. J Public Health Manag Pract 19:70–76

Cheng VC, To KK, Tse H, Hung IF, Yuen KY (2012) Two years after pandemic influenza A/2009/H1N1: what have we learned? Clin Microbiol Rev 25:223–263

Cohen J (2009a) Swine flu outbreak. flu researchers train sights on novel tricks of novel H1N1. Science 324:870–871

Cohen J (2009b) Swine flu outbreak. Past pandemics provide mixed clues to H1N1's next moves. Science 324:996–997

Cohen J (2009c) Pandemic influenza. Straight from the pig's mouth: swine research with swine influenzas. Science 325:140–141

Copeland DL, Basurto-Davila R, Chung W, Kurian A, Fishbein DB, Szymanowski P, Zipprich J, Lipman H, Cetron MS, Meltzer MI, Averhoff F (2012) Effectiveness of a school district closure for pandemic influenza A(H1N1) on acute respiratory illnesses in the community: a natural experiment. Clin Infect Dis (Epub ahead of print) Oct 19. doi:10.1093/cid/cis890

Cowling BJ, Zhou Y, Ip DK, Leung GM, Aiello AE (2010) Face masks to prevent transmission of influenza virus: a systematic review. Epidemiol Infect 138:449–456

Croston G (2012) The real story of risk: adventures in a hazardous world. Prometheus Books, New York

Dorjee S, Poljak Z, Revie CW, Bridgland J, McNab B, Leger E, Sachez J (2012) A review of simulation modelling approaches used for the spread of zoonotic influenza viruses in animal and human populations. Zoonoses Public Health (Epub ahead of print) Sept 3. doi:10.1111/zph.12010

Ducatez MF, Hause B, Stigger-Rosser E, Darnell D, Corzo C, Juleen K, Simonson R, Brockwell-Staats C, Rubrum A, Wang D, Webb A, Crumpton JC, Lowe J, Gramer M, Webby RJ (2011) Multiple Reassortment between Pandemic (H1N1) 2009 and Endemic Influenza Viruses in Pigs, United States. Emerg Infect Dis 17:1624–1629

Fisher D, Hui DS, Gao Z, Lee C, Oh MD, Cao B, Hien TT, Patlovich K, Farrar J (2011) Pandemic response lessons from influenza H1N1 2009 in Asia. Respirology 16:876–882

Garten RJ, Davis CT, Russell CA, Shu B, Lindstrom S, Balish A, Sessions WM, Xu X, Skepner E, Deyde V, Okomo-Adhiambo M, Gubareva L, Barnes J, Smith CB, Emery SL, Hillman MJ, Rivailler P, Smagala J, de Graaf M, Burke DF, Fouchier RA, Pappas C, Alpuche-Aranda CM, López-Gatell H, Olivera H, López I, Myers CA, Faix D, Blair PJ, Yu C, Keene KM, Dotson PD Jr, Boxrud D, Sambol AR, Abid SH, St George K, Bannerman T, Moore AL, Stringer DJ, Blevins P, Demmler-Harrison GJ, Ginsberg M, Kriner P, Waterman S, Smole S, Guevara HF,

Belongia EA, Clark PA, Beatrice ST, Donis R, Katz J, Finelli L, Bridges CB, Shaw M, Jernigan DB, Uyeki TM, Smith DJ, Klimov AI, Cox NJ (2009) Antigenic and genetic characteristics of swine-origin 2009 A(H1N1) influenza viruses circulating in humans. Science 325:197–201

Gendon luZ, Vasil'ev luM (2012) Epidemiologic and economic effectiveness of school closures during influenza epidemics and pandemics [article in Russian]. Zh Mikrobiol Epidemiol Immunobiol 3:113–123

Girard MP, Tam JS, Assossou OM, Kieny MP (2010) The 2009 A (H1N1) influenza virus pandemic: a review. Vaccine 28:4895–4902

Girard MP, Katz JM, Pervikov Y, Hombach J, Tam JS (2011) Report of the 7th meeting on evaluation of pandemic influenza vaccines in clinical trials, World Health Organization, Geneva, 17–18 Feb 2011. Vaccine 29:7579–7586

Grant KA, Fielding JE, Mercer GN, Carcione D, Lopez L, Smith DW, Huang QS, Kelly HA (2012) Comparison of the pandemic H1N1 2009 experience in the Southern Hemisphere with pandemic expectations. Aust NZ J Publ Heal 36:364–368

Hashim A, Jean-Giles L, Hegermann-Lindencrone M, Shaw I, Brown C, Nguyen-Van-Tam J (2012) Did pandemic preparedness aid the response to pandemic (H1N1) 2009? a qualitative analysis in seven countries within the WHO European region. J Infect Public Health 5:286–296

Hause BM, Collin EA, Ran Z, Zhu L, Webby RJ, Simonson RR, Li F (2012) In vitro reassortment between endemic H1N2 and 2009 H1N1 pandemic swine influenza viruses generates attenuated viruses. PLoS One 7:e39177

Imai M, Watanabe T, Hatta M, Das SC, Ozawa M, Shinya K, Zhong G, Hanson A, Katsura H, Watanabe S, Li C, Kawakami E, Yamada S, Kiso M, Suzuki Y, Maher EA, Neumann G, Kawaoka Y (2012) Experimental adaptation of an influenza H5 HA confers respiratory droplet transmission to a reassortant H5 HA/H1N1 virus in ferrets. Nature 486:420–428

Keller C, Siegrist M, Gutscher H (2006) The role of the affect and availability heuristics in risk communication. Risk Anal 26:631–639

Lam TT, Zhu H, Wang J, Smith DK, Holmes EC, Webster RG, Webby R, Peiris JM, Guan Y (2011) Reassortment events among swine influenza a viruses in China: implications for the origin of the 2009 influenza pandemic. J Virol 85:10279–10295

LaRussa P (2011) Pandemic novel 2009 H1N1 influenza: what have we learned? Semin Respir Crit Care Med 32:393–399

Leider JP, Brunker PA, Ness PM (2010) Convalescent transfusion for pandemic influenza: preparing blood banks for a new plasma product? Transfusion 50:1384–1398

Leung GM, Nicoll A (2010) Reflections on pandemic (H1N1) 2009 and the international response. PLoS Med 7:e1000346

Lipsitch M, Finelli L, Heffernan RT, Leung GM, Redd SC (2011) H1N1 Surveillance group improving the evidence base for decision making during a pandemic: the example of 2009 influenza A/H1N1. Biosecur Bioterror 9:89–115

Liu Q, Ma J, Liu H, Qi W, Anderson J, Henry SC, Hesse RA, Richt JA, Ma W (2012). Emergence of novel reassortant H3N2 swine influenza viruses with the 2009 pandemic H1N1 genes in the United States. Arch Virol 157:555–562

Ma W, Kahn RE, Richt JA (2008). The pig as a mixing vessel for influenza viruses: human and veterinary implications. J Mol Genet Med 3:158–166

Ma W, Lager KM, Vincent AL, Janke BH, Gramer MR, Richt JA (2009) The role of swine in the generation of novel influenza viruses. Zoonoses Public Health 56:326–327

Ma W, Richt JA (2010) Swine influenza vaccines: current status and future perspectives. Anim Health Res Rev 11:81–96

McCaw JM, McVernon J (2012) Defining pandemic impact levels to guide proportionate and flexible operational response to the next influenza pandemic—modelling studies to guide Australia's pandemic policy development. Poster presented to the conference: Incidence, severity and impact. Munich, Germany, Sept 2012. http://mathmodelling.sph.unimelb.edu.au/posters/McCaw-ISIRV_Munich_2012.pdf. Accessed 1 Dec 2012

McVernon J, McCaw JM, Nolan TM (2010) Modelling strategic use of the national antiviral stockpile during the CONTAIN and SUSTAIN phases of an Australian pandemic influenza response. Aust N Z J Public Health 34:113–119

Morikane K (2010) Changing management of pandemic influenza [Article in Japanese]. Rinsho Byori 58:254–262

Moss R, McCaw JM, McVernon J (2011) Diagnosis and antiviral intervention strategies for mitigating an influenza epidemic. PLoS One 6:e14505

Neustadt RE, Fineberg HV (2005) The swine flu affair: decision-making on a slippery disease. University Press of the Pacific, Honolulu

Prati G, Pietrantoni L, Zani B (2011) A social-cognitive model of pandemic influenza H1N1 risk perception and recommended behaviors in Italy. Risk Anal 31:645–656

Quinn T (2008) Flu: a social history of influenza. New Holland Publishers, London

Rudenko L, van den Bosch H, Kiseleva I, Mironov A, Naikhin A, Larionova N, Bushmenkov D (2011) Live attenuated pandemic influenza vaccine: clinical studies on A/17/California/2009/38 (H1N1) and licensing of the Russian-developed technology to WHO for pandemic influenza preparedness in developing countries. Vaccine Suppl 1(29):A40–44

Schnitzler SU, Schnitzler P (2009) An update on swine-origin influenza virus A/H1N1: a review. Virus Genes 39:279–292

Schuchat A, Bell BP, Redd SC (2011) The science behind preparing and responding to pandemic influenza: the lessons and limits of science. Clin Infect Dis 52 (Suppl 1):S8–12

Shapshak P, Chiappelli F, Somboonwit C, Sinnott J (2011) The influenza pandemic of 2009: lessons and implications. Mol Diagn Ther 15:63–81

Silverstein AM (1981) Pure politics and impure science: the swine flu affair. Johns Hopkins University Press, Baltimore

Sinha NK, Roy A, Das B, Das S, Basak S (2009) Evolutionary complexities of swine flu H1N1 gene sequences of 2009. Biochem Biophys Res Commun 18:390(3):349–351

Slovic P, Finucane ML, Peters E, MacGregor DG (2004) Risk as analysis and risk as feelings: Some thoughts about affect, reason, risk, and rationality. Risk Anal 24:311–322

SteelFisher GK, Blendon RJ, Ward JR, Rapoport R, Kahn EB, Kohl KS (2012) Public response to the 2009 influenza A H1N1 pandemic: a polling study in five countries. Lancet Infect Dis 12:845–850

Swedish KA, Conenello G, Factor SH (2010) First Season of 2009 H1N1 Influenza. Mt Sinai J Med 77:103–113

Van Kerkhove MD, Ferguson NM (2012) Epidemic and intervention modelling—a scientific rationale for policy decisions? Lessons from the 2009 influenza pandemic. Bull World Health Organ 90:245-320. http://www.who.int/bulletin/volumes/90/4/11-097949/en/index.html. Accessed 1 Dec 2012

Van Kerkhovel MD, Vandemaelel KAH, Shindel V, Jaramillo-Gutierrez G, Koukounari A, Donnelly C, Carlino LO, Owen R, Paterson B, Pelletier L, Vachon J, Gonzalez C, Hongjie Y, Zijian F, Chuang SK, Au A, Buda S, Krause G, Haas W, Bonmarin I, Taniguichi K, Nakajima K, Shobayashi T, Takayama Y, Sunagawa T, Heraud JM, Orelle A, Palacios E, van der Sande MAB, Wielders CCHL, Hunt D, Cutter J, Lee V, Thomas J, Santa-Olalla P, Sierra-Moros MJ, Hanshaoworakul W, Ungchusak K, Pebody R, Jain S, Mounts AW (2011) Risk factors for severe outcomes following 2009 influenza A (H1N1) infection: a global pooled analysis. Appeal PMEDICINE-D-10-00373. http://www.who.int/influenza/surveillance_monitoring/Risk_factors_H1N1.pdf. Accessed 1 Dec 2012

Van Reeth K, Ma W (2012) Swine influenza virus vaccines: to change or not to change—that's the question. Curr Top Microbiol Immunol Sept 13. (Epub ahead of print). doi:10.1007/82_2012.266

Viasus D, Cordero E, Rodriguez-Baño J, Oteo, JA, Fernández-Navarro A, Ortega L, Gracia-Ahufinger I, Fariñas MC, Garcia-Almodovar E, Payeras A, Paño-Pardo JR, Muñez-Rubio E, Carratalà J, Novel Influenza A (H1N1) Study Group of the Spanish Network for Research in Infectious Diseases (REIPI) (2012) Changes in epidemiology, clinical features and severity of influenza A (H1N1) 2009 pneumonia in the first post-pandemic influenza season. Clin Microbiol Infect 18:E55–E62

Webby R, Richt JA (2013) Influenza in Swine. In: Webster RG, Monto AS, Braciale TJ, Lamb

RA (eds) Textbook of influenza, 2nd edn. Wiley-Blackwell, Hoboken (in press)

World Health Organization (2010) Evolution of a pandemic a (H1N1) 2009, April 2009–March 2010. http://whqlibdoc.who.int/publications/2010/9789241599924_eng.pdf. Accessed 1 Dec 2012

World Health Organization (2011a) Weekly epidemiological record, 27 May 2011, No 22, vol 86, pp 226–227. http://www.who.int/wer/2011/wer8622.pdf. Accessed 1 Dec 2012

World Health Organization (2011b) Public health measures during the influenza A(H1N1) 2009 pandemic. Meeting Report 26–28 Oct 2010, Gammarth, Tunisia. http://whqlibdoc.who.int/hq/2011/WHO_HSE_GIP_ITP_2011.3_eng.pdf. Accessed 1 Dec 2012

World Health Organization (2011c) Pandemic influenza preparedness framework for the sharing of influenza virus and access to vaccines and other benefits. ISBN 978 92 4 150308 2. http://who.int/influenza/resources/pip_framework/en/index.html. Accessed 1 Dec 2012

World Health Organization (2012a) Weekly epidemiological record, 12 October 2012, No. 41, vol 87, pp 389–400. http://www.who.int/wer/2012/wer8741.pdf. Accessed 1 Dec 2012

World Health Organization (2012b) Special issue of the Bulletin on Influenza in the twenty first Century. vol 90, pp 245–320. http://www.who.int/influenza/resources/publications/Bulletin/en/index.html. Accessed 1 Dec 2012

Wu P, Cowling BJ, Wu JT, Lau EH, Ip DK, Nishiura H (2012) The epidemiological and public health research response to 2009 pandemic influenza A(H1N1): experiences from Hong Kong. Influenza Other Respi Viruses, Aug 9 (Epub ahead of print). doi:10.1111.1750-2659.2012.004120x

Xue Y, Kristiansen IS, de Blasio BF (2012) Dynamic modelling of costs and health consequences of school closures during an influenza pandemic. BMC Public Health 12:962

York I, Donis RO (2012) The 2009 pandemic influenza virus: where did it come from, where is it now, and where is it going. Curr Top Microbiol Immunol, May 26 (Epub ahead of print). doi:10.1007.82_2012_221

Zhu H, Webby R, Lam TT, Smith DK, Peiris JS, Guan Y (2011) History of swine influenza viruses in Asia. Curr Top Microbiol Immunol, Sept 23. (Epub ahead of print). doi:10.1007/82-_2011_179

同一健康：香港经历的禽流感

L. D. Sims，Malik Peiris

摘要　1997 年香港发生的 H5N1 禽流感促使人们通过发展"同一健康"的理念去应对新发传染病，这种理念在 SARS 和 2009 年 H1N1 大流行中也用到过。家禽市场和养殖生产体系的评估，人—动物交互作用的调查使得人们明确了解人类感染禽流感的途径和促使禽流感病毒生存繁殖的因素。通过主动、系统地监测健康和患病的家禽与野鸟，找到了病毒进化发生于更广泛区域的依据。流行病学和分子流行病学研究帮助阐明了家禽市场和活禽市场在禽流感病毒持续存在中起到的作用，这为干预措施对于阻止病毒传播的影响提供依据。在香港，通过加强禽类生产和销售环节的生物安全、主动监测并进行免疫干预，防止了 H5N1 病例的进一步发展与疫情暴发。此类策略使人们理解 SARS 的出现，也可防止它再出现。对猪进行流感监测可预测 2009 流感大流行的出现、流感从人群转向猪群的逆向传播以及猪群中全新的重组病毒的出现。"同一健康"策略并非无需投入，它需要在维护动物养殖业的经济效益和环境保护，以及对文化习俗保持敏感的同时，实现食物安全及其优化。

1　引言

　　同一健康被定义为"为实现人、动物和环境的最佳健康，地方、国家乃至全球的多学科共同合作"（American Veterinary Medical Association 2008），这个概念在过去的四年中受到极大程度的关注。然而这并非新的概念，在此之前已经有同一健康被运用的例子，特别是像解决狂犬病这样的动物源性疾病时。几百年前，即使环境因素和传染病之间的交互作用机制还不清晰，人们就已经意识到环境因素在传染病中的作用（Brandt 2012）。在香港这座人口拥挤的城市里，传染病可以迅速暴发蔓延，这为运用同一健康理念去预防控制人兽共患病提供了很好的案例。

　　1997 年，发生了可感染人体和其他动物并导致严重动物源性疾病的 H5N1 的潜在流行，而与之对抗的经验是最好的实战案例。同一健康理念后来也运用到其他疾病，如 SARS 中。如果没有人类健康和动物健康专业人员的紧密合作，没有认识到导致 H5N1 发生、持续及传播的生态学因素（人为和自然），人兽共患疾病就无法被有效预防控制。

2 香港 1997 年前的流感研究

中国香港和内地南部进行的动物流感病毒研究起源于这些病毒与人类疾病之间的关系。据文献报道，在 1918 年西班牙流感大流行高峰期，中国沿海城市的猪群中也暴发了流感疫情并导致较高的死亡率，预示着流感病毒可能由人群感染转向猪群（Chun et al. 1919）；这让人联想到 2009 年的流感大流行。1977 年进行的一系列研究中，Shortridge 等人研究了动物病毒以了解人类流感大流行的出现（Shortridge 1992）。在这些调查中，他们阐述了这些地区发生于家禽、野鸟、猪和马等动物的流感病毒的生态学，证明了在家禽中循环传播的流感病毒亚型的多样性，同时阐明了家禽中鸭携带流感病毒亚型的比例高于鸡和其他陆生鸟类（Shortridge 1982）。分离出来的所有禽流感病毒（包括 H5N2 和 H5N3）均符合低致病性流感病毒的特征。

Shortridge 报告称 1968 年（如 A/Hong Kong/1/68-like viruses）的人类 A 型（H3N2）流感病毒在人群中经过长期连续的抗原漂移，抗原发生了改变，但在猪中却一直未改变。他预见性地指出"猪有可能成为将来人类流感大流行的潜在宿主，可能是人和猪流感病毒基因重组的源头"（Shortridge et al. 1977）。考虑到中国的农耕方式使家庭式养殖的鸭或其他家禽与猪和人具有近距离接触的机会，这表明猪可能是流感大流行发生的混合器（Scholtissek et al. 1985）。自从 1957 年和 1968 年流感大流行始于中国，中国就成为了流感大流行的中心（Shortridge 和 Stuart-Harris 1982）。另外，Shortridge 也调查了 1992 年香港赛马中发生的马流感（H3N8）暴发等（Watkins et al. 1993）。

3 1997 年 H5N1 禽流感事件

1997 年 3 月，香港某农场暴发禽流感疫情，导致全部鸡死亡，香港渔农自然保护署和香港大学联合研究所证实这是高致病性禽流感（HPAI）H5N1 亚型病毒所致；另外两个农场在 1997 年 4、5 月也报道了由相同病毒引起的高死亡率疫情的暴发；接下来的 6 个月尽管调查了几起农场的暴发但没有发现 H5N1 感染案例，同时向世界动物健康组织（OIE）报告了该事件。由于农场中暴发致病性禽流感时未曾想到与公共卫生相关，所以公共卫生当局（卫生部）没有接到任何报告。

1997 年 5 月，香港一个儿童感染流感病毒并死于"雷氏"综合征，从该儿童身上分离到的流感病毒依据传统的流感抗血清的方法无法分型。于是将其送到世界卫生组织（WHO）流感合作中心和参考实验室检测。3 个月后病毒被证实是高致病性禽流感 H5N1（Claas et al. 1998）。回头来看，如果同一健康理念能尽早被运用，相关的公共卫生部门能在早期警惕家禽中的高致病性 H5N1 病毒，从儿童身上分离的病毒鉴别就能更早完成。这起事件如催化剂一般，增强了政府部门间、政府部门和大学间在具有潜在公共卫生意义新发传染病方面的沟通，这种沟通在 1997 年后期变得至关重要。

人感染高致病性禽流感病例吸引了国际社会的广大关注，因为它是人们所知的首例对人和禽类都可致死的禽流感病例。人类病例感染的来源从来没有被证实过，但随着后续研究的进行，合理的假设是 H5N1 病毒可能存在于活禽市场（live poultry markets，LPM）中。在中国南方以及很多其他亚洲国家，禽类是重要的蛋白质来源，他们喜欢吃新鲜而不是冰冻的家禽，这种饮食倾向导致大量活禽零售市场的存在。

首发病例之后的 4 个月没有新病例报道，最初人们认为这是单个病例。然而 11 月初检测的一系列病例证明这一假设是错误的，12 月初在家禽市场出现了禽流感。随着禽流感病例数的上升，人们采取了一系列的临时控制措施，包括暂停活禽市场交易和加大活禽市场清洁力度。然而即使这样，病例仍不断增多并伴随死亡病例，18 个病例中就有 6 例死亡，不过并未出现人传人的证据。当地和国际媒体对可能发生与 1918 年"西班牙流感"严重性相当的流感大流行甚为担忧。

12 月 27 日一个当地农场的鸡群被发现存在禽流感感染，第二天，主要的家禽批发市场中也有一批鸡出现了高致病性禽流感症状。在评估禽流感病毒的持续性暴露所引起的危害后，考虑到其不仅仅对香港市民存在威胁，也对全球公共卫生有潜在威胁，当局决定灭杀香港所有农场和活禽市场的鸡。基于当时的可用信息，从疾病预防控制的首要原则出发，香港政府必须做出这些决定。从 12 月 29 日开始，5 天的时间内大约 150 万只家禽被宰杀并送至填埋场进行了适当的填埋。1997 年香港这些措施的实施清除了 H5N1 病毒，在扑灭所有的家禽后没有新的病例出现。

在 1997 年大面积扑杀之前和扑杀过程中，多个跨学科调查同时进行，不断有证据显示家禽和活禽市场在流行病学中的重要性。香港的市场监测研究显示市场的家禽感染率很高，在大面积家禽屠宰期间市场上感染率近 20%（Shortridge 1999）。这也证明在市场采取措施以控制感染是非常重要的。虽然人群高度暴露于受感染的家禽，但有限的发病例数却说明病毒从禽到人的传播效率较低。美国疾病预防控制中心的专家受邀参与香港流行病学调查,帮助评估人感染禽流感的危险因素。调查发现发病前7天内到过活禽市场是主要危险因素(Mounts et al. 1999)。总的来说,与禽类从业人员、公共卫生人员以及参加屠宰行动的政府工作人员相比,普通人群H5禽流感抗体阳性的人数很少,这说明病毒从禽到人和从人到禽的传播相当有限(Buxton Bridges et al. 2000; Bridges et al. 2002)。

香港灭杀所有农场和市场上的家禽后,进行了彻底的清洗和消毒。在提高农场和市场卫生以及加强生物安全的前提下,实施了大量的新型的预防措施以降低将来病毒入侵的风险。

4 1998年活禽交易回顾

经过1997年惊心动魄的突发事件后,公众和政治的预期是H5N1禽流感不会再在香港发生了,并且病毒在家禽中可被控制。要做到这一点,主要需要了解这种导致病毒出现、持续存在及传播的因素。此时,中国内地以及其他更广的地区没有人群间和禽类间禽流感感染病例的报道,但这不能认为H5N1禽流感病毒不会继续循环传播(这种假设后来证明是正确的)。

在1997年H5N1禽流感暴发期间,香港家禽的饲养和销售系统主要集中在中等规模的家庭养殖户(主要养殖了10 000~20 000只家禽)。大多数农场的生物安全措施较差,对外来者很少采取防护措施。家禽养殖户的房屋没有防护措施,大多数农户将多批次不同年龄段的家禽养殖在同一或相邻的棚子中;由于用地不足,许多农场很集中,以至于有些地方每平方公里有20个独立经营的农场。

零售和批发的活禽市场卫生条件和管理程序都比较差,使禽流感病毒得以长期存在。零售摊档很少闲置,以至于有些家禽在市场上停留的时间比禽流感的潜伏期要长。市场摊档售卖不同种类的家禽,市场也没有控制禽类或人类出入的措施。一些商贩把批发市场上买来没有卖完的鸡带回租用的农场(鸡舍)。这些"鸡舍"往往离其他农场很近。

基于已知的禽流感病毒流行病学特点(例如病毒通过泄殖腔排出,水禽可能是病毒的短期携带者),以及中国香港与内地南方地区的生产和市场系统特征,可以采取一些措施来减少农场和市场感染的可能性。

这些措施包括:
- 用塑料笼子取代木笼子;
- 清洗从批发市场来的笼子和车辆;
- 严格控制家禽来源,只选择中国南方部分农场的家禽输入香港;

- 修改法规防止没有销售完的家禽从市场又运回农场；
- 检测所有到香港来销售的货物以及抵达香港的家禽。

在香港或进口香港的鸭鹅，不再和陆生家禽一起储存、销售和运输。它们各自有相对分开的批发市场以及相对独立的屠宰场，为活禽市场提供新鲜的禽肉类。鉴于按原来的饲养方式，将很难保证鸭和鹅的饲养不受感染的考虑，故设立了上述措施。随后对鸭和鹅屠宰场的监测也证明了这一观点是正确的，如 1999 年在鹅中检测到禽流感病毒（Cauthen et al. 2000），而 2000 年和 2001 年在鸭中检测到禽流感病毒（Guan et al. 2002a）。

香港所有的家禽养殖场必须符合新制定的卫生条件，实行新的生物安全措施才能拿到营业证。政府重新整顿了主要的批发市场，一部分设施简陋的屠宰场所被关闭，同时禁止在批发市场里宰杀禽类，但可在活禽市场零售摊档进行宰杀。在这些措施实施前，有关措施将带来的变化及所需的财政支持必须得到香港商贸的同意，也需要中国内地负责供港家禽农场的官员的认可。活禽批发、销售市场在 7 周内恢复了交易，当然这段时间也实施了上述措施。

监测系统也进行了加强，运到市场上的每一批次的家禽都需要进行粪便棉拭子采样，并进行常规的监测，从而减少流感病毒的残留。血清学的监测也在每批次家禽中开展了，主要是检测 H5 抗体。尽管偶尔检出血清学阳性，但是在集中运输的鸡群中有血清学阳性的鸡并没有分离到禽流感病毒。无论怎么样，血清学监测项目存在的目的是确保养殖场免受 H5N1 感染。

负责卫生、农业、市场及环保的管理部门和政策制定部门经常召开会议，具体操作的工作人员也经常召开这类会议。"禽流感工作组"的建立把农渔业卫生、食品与环境卫生、医院管理局和大学紧密联系在一起，无论何时发现异常，工作组人员马上开会讨论。"禽流感工作组"后来被"动物源性疾病和新发传染病委员会"取代，仍继续为卫生部门提供禽流感和其他新发传染病方面的建议。如此，多部门协作同一健康在香港实践了同一健康理念，且共同努力以实现目标（Anholdt et al. 2012）。

5　病毒的基因特征和其他研究

1997 年从家禽和人群病例中所分离出的禽流感病毒基因特征，为 H5N1 高致病性禽流感的来源提供了重要线索。从家禽和人类病例中分离的 H5N1 禽流感病毒非常相似，保持了禽流感所有 8 个基因片段的特征，没有出现人和猪流感病毒重组的证据，说明禽到人的传播是直接的。病毒的红细胞凝集素保持的特征提示病毒在禽类细胞中偏向链接 α2-3 唾液酸（Claas et al.

1998；Suarez et al. 1998；Subbarao et al. 1998）。1996 年广东省暴发了鹅感染高致病性禽流感，并首次从中分离到的 A/gs/Gd/96——高致病性病毒 H5N1 的类似物，具有香港 1997 年 H5N1 病毒的血凝素（Xu et al. 1999）。其他 H5N1 基因片段可能来自鹌鹑或其他家禽中普遍存在的低致病性 H9N2 或 H6N1 禽流感病毒。这个特殊的基因特征从未被发现过，因此，H5N1/1997 可能通过 gs/Gd/96 和 H9N2 或 H6N1 病毒重组而获得，起源于香港或供港的农场（Guan et al. 1999；Hoffmann et al. 2000）。

6　持续主动监测活禽市场

　　持续主动地对香港进口家禽开展的病毒学进行监测，发现了其他流感病毒亚型存在的证据，特别是经常从市场上的家禽样本中分离出来的 H9N2 和 H5N1 病毒。另外，自 1999 年来，偶尔可从直接输入鸭鹅屠宰场的鹅中检测到 gs/GD/96，即高致病性病毒 H5N1 的类似物（Cauthen et al. 2000），这表明 gs/GD/96 病毒在中国内地的鹅群中持续循环存在。从 2000 年进口到香港的鸭、鹅体内所分离到的病毒中，发现了在鸭中存在重组病毒的依据，这提示病毒在鸭体内进行着快速的基因变异（Guan et al. 2002a）。这一现象警示人们 H5N1 病毒无论是其地域性还是基因特征都在发生变化。一旦这些信息被证实是有价值的，便在禽流感控制部门之间无条件共享。香港的活禽市场 1998 年恢复交易，虽然主动系统的病毒学监测还在继续，但仍存在巨大的挑战。

　　因此，当 2001 年在香港活禽市场再次检测出高致病性禽流感病毒时并不令人吃惊。通过每月常规监测活禽市场的粪便标本，可以从看似健康的禽中检测到 H5N1 高致病性禽流感病毒。后来，由于这些活禽市场出现了大批禽类死亡，香港所有活禽市场上再次扑杀了 1 300 000 只家禽，扑杀主要针对那些由于活禽市场关闭，农场里无人问津的家禽（Sims et al. 2003a，b）。gs/GD/96，高致病性禽流感病毒 H5N1 的类似物已经被重组的新型高致病性禽流感病毒取代，该病毒与 H5N1/97 完全不同（Guan et al. 2002b）。重要的是，如果没有积极地在这些市场看似健康的家禽中开展病毒学监测，最初的 H5N1 病毒的入侵可能不会引起注意，导致几个月后人群重新暴露于动物源性疾病的风险将大大增加。病毒进行着快速的进化，从 2001 到 2003 年期间多种基因型的进化枝 0，1，3，4，8 均可被检测。

　　这件事过后，家禽市场管理上很多新的控制措施开始实行，包括在家禽批发市场休市的同时，所有家禽零售市场强制性休业一日。在休市前一天晚上，要求所有的活禽售完或屠宰。休市期间市场必须是零存栏，同时也要进行市场清洁、消毒处理。后来一项以流行期间家禽 H9N2 亚型作为观察指标的研究显示休市对降低病毒的分离率有很大的作用，也显示病毒虽不经常入侵市场，但在活禽零售市场却可以增殖并持续存在（Kung et al. 2003）。由于有新的家禽投放到市场，大量新鲜的家禽在屠宰前在市场中会存放 1 天或 2 天，而在这段时间里，如果市场没有明显大规模的禽鸟死亡，从而未采取措施，则足以使病毒传播开（因为时间太短可能会使疾病症状不能充分表现出来，H9N2 病毒不同亚型之间的交叉免疫可能对感染 H5N1 病毒的禽鸟发生严重疾病起到了作用）（Seo 和 Webster 2001）。

　　2001 年当新的重组病毒在市场中检出时，人们还不知道该病毒是否具有感染人的能力。G1 同源的 H9N2 来源于家禽市场的鹌鹑。为了减少 H5N1 和 G1 同源的 H9N2 病毒的重组机会，避免如 1997 年那样的新型 H5N1 病毒的出现，便在生产和市场的各个环节将活鹌鹑和其他家禽隔开，实际上，这就意味着活鹌鹑不能在香港活禽市场出售，而是进口外地新鲜屠宰的鹌鹑进行贩卖。

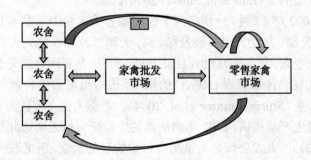

图 1　香港 2002 年病毒通过家禽市场销售链可能的传播路径
（引自 Kung et al. 2003，2007；Sims et al. 2003a, b）

　　然而，2002 年 1 月在家禽市场以及在当地的鸡养殖场中又检测出 H5N1 病毒。这个农场所有家禽随即被宰杀，由于这个农场所在区域家禽农场密度很高，与这个农场相邻的农场也进行了检疫与扑杀。到 2 月中，附近 18 个农场中有 17 个因有病毒感染而进行了禽类杀灭。市场中 H5N1 病毒基因型有多种（$n=6$），一小部分影响到农场（3 个基因型）。流行病学调查显示这一小部分基因型入侵农场后造成了一定规模的横向传播（Sims et al. 2003b；Kung et al. 2007）。病例对照研究围绕农场的经营模式和其他增加感染的危险因素开展，研究表明家禽直接从农场销售到零售市场（笼子在市场经过彻底的消毒后，返送回到农场）增加了农场的感染风险（Kung et al. 2007）。活禽市场的销售起到了病毒放大器的作用，也把病毒散播到了农场。这样，活禽市场于家禽销售而言是条死胡同，但对病毒来说却非常有利。这些观点在亚洲其他国家的市场和交易中得到了验证（Indriani et al. 2010；Samaan et al. 2011）。

香港所采取的 H5N1 控制措施以及监测持续到 2002 年，实践证明1997 年和 2001 年的干预成功地消除了禽流感病毒。然而，H5N1 病毒基因循环而持续存在，并正在大范围地区发生着变异。

2002 年 2 月底，在一个家禽密度很高的地区的鸡中检测出禽流感病毒阳性，而这家农场之前并未被感染。3 周之内，这个地区其他的农场也被证实受到了感染。随即所有受感染农场的全部家禽被扑灭，剩余的 21 家农场则用来进行疫苗实验。该事件为生物安全、市场干预效果以及目前扑灭措施的效果提供了辅助依据。商业性疫苗包含灭活的 H5N2 抗原和相关佐剂。每个实施接种的农场都有一些鸡没有接种疫苗，这些鸡用作哨点监测，是高致病性禽流感入侵农场的指示剂。该期间的疫苗实验证明，接种过疫苗的家禽暴露于 H5N1 后可以避免发病，所排出的病毒也比没有接种疫苗的鸡排出的少（Ellis et al. 2004a，2006）。

香港 2002 年 12 月，分别在两个公园圈养的水禽中暴发了 H5N1 疫情（彭福尔德公园；九龙公园），波及鹅、鸭、天鹅以及圈养的大火烈鸟和野鸟（小白鹭，灰苍鹭，黑头鸥）（Ellis et al. 2004b）。这是亚洲首次关于 H5N1 同系的高致病性禽流感病毒（HPAI）的报道，该病毒可致鸭和野鸟感染严重的致命性疾病（Sturm-Ramirez et al. 2004）。之前人们之前认为 HPAI 不会在鸭子中产生严重疾病，1997 年的病毒的实验研究也表明如此（Perkins 和 Swayne 2002）。九龙公园是大量稀有保护物种的天堂，所采取的控制措施包括严格隔离，扑杀患病的禽鸟，加强清洁，同时接种疫苗，虽然损失了大量有价值的珍贵鸟种，但最终还是成功地控制了疫情。这段时间在个别活禽市场和家禽养殖场中发现了 H5N1 禽流感病毒。疫苗接种项目包含了一些其他农场，但在没有实施接种的相邻农场中，暴发却相继出现。因此在疫情暴发来临之际，免疫接种对于未受影响的养殖场来说是控制疫情很好的手段（Ellis et al. 2004a）。

2003 年 2 月，正值 SARS 疫情初期，从福建省回港的一家人中发现了两个 H5N1 禽流感病例。感染人的病毒 H5 血凝素均来源于 gs/GD/96，H5N1 同系物，也就是说引起 1997 年香港暴发的毒株是源于 gs/GD/96 具有进化枝 0 的血凝素基因，而 2003 年人感染病例的血凝素基因则属于病毒进化枝 1，但有不同病毒的内部基因（基因 Z+），这种 H5N1 病毒基因型更容易感染人类。

到 2003 年 12 月，疫苗接种覆盖到香港所有的家禽农场以及中国内地所有供港的家禽农场。同时实施了其他的一些长期的预防措施，例如要求养殖场保持良好的管理记录，增强清洁和消毒设施，种鸡和仔鸡饲养场所分开，装上铁丝网防止鸟类进入农场饲养棚等。尽管 H5N1 高致病性禽流感在广大地区持续循环存在，但香港这些措施很好地预防了新一轮的病毒入侵，从 2003 年 12 月到 2008 年 6 月期间对养殖场和市场高密度的监测中未发现 H5N1 病毒。

7　2004 年后期：东南亚及其他地域关于 H5N1 暴发的广泛报道

在 SARS 暴发后期，随着亚洲许多国家严重"非典型"肺炎的诊断和监测能力的提升，中国内地诊断了 H5N1 病例（回顾性调查），越南、泰国分别在 2003 年末和 2004 年初均报道了 H5N1 病例，紧接着柬埔寨、中国内地、印度尼西亚、日本、老挝、马来西亚和朝鲜也在家禽中发现并报告了 H5N1 高致病性禽流感，主要是由高致病性禽流感病毒的进化枝 1、2.5 以及 2.1 基因型引起的（Li et al. 2004）。H5N1（进化枝 2.2）病毒 2005 年 4～5 月份在中国青海湖迁徙的候鸟中引起暴发之后（Chen et al. 2005），病毒在中亚和南亚、中东、非洲和欧洲蔓延开。到 2006 年末，阿塞拜疆、中国内地、吉布提、埃及、印度尼西亚、伊拉克、泰国、土耳其和越南累计报告了 115 例人感染禽流感病例（WHO 2012）。值得注意的是，当高致病性禽流感病毒 H5N1 在重要地区以及跨州传播期间，中国香港地区的人和家禽却免受灾难，这一定程度应归功于之前的干预措施。

中国香港开始在 Mai PO 自然保护区以及湿地公园开始对野鸟开展主动监测，同时在中国香港各地出现的死鸟中开展检测。从 2005 年开始，农渔保护部门为收集到的死鸟和病弱鸟提供全天候的检测服务。例如，2007 年检测了 8700 只野鸟，直至 2012 年，100 多只鸟被检测出感染了 H5N1 禽流感病毒。当时在 Mai Po 自然保护区的野鸟中检出了一系列不同亚型的低致病性禽流感病毒，并没有检测到 H5N1 高致病性禽流感（Leung 2011）。然而，监测项目组不断在其他水禽鸟（如池鹭，灰鹭，白鹭）、捕食鸟（游隼，秃鹰）、雀科鸟类中检出 H5N1（Smith et al. 2009；Ellis et al. 2009），而且通常是在冬天获得阳性结果。虽然大范围的家禽被感染时，候鸟和捕食鸟的感染可被理解，但关于雀科鸟类的感染来源始终是个谜。在中国香港和其他亚洲国家，鸟类放生这种宗教和文化活动很常见。这种需求促进了商业化大规模捕鸟行动以及跨境鸟交易市场的繁荣；据估计有 680 000～1 050 000 只鸟通过正规渠道合法地进口到中国香港（有些是通过非法途径）。尽管缺少直接的证据，有人推测这些鸟可能是通过进口和贸易感染的。放生受感染的鸟类可以解释为何出现检测到受 H5N1 感染的死鸟（Chan 2006）。中国香港 2006 年和 2007 年宠物鸟市场的聚集性病例可以为这种假设提供进一步的证据。然而，2008 年检测模式改变后，再也没有在附近的市场中检测到感染 H5N1 的死鸟（不详 2006）。

2008 年在外表健康的家禽中开展主动监测，随之许多活禽市场均检测出 H5N1 病毒，病毒的来源虽不确定，但是家禽零售市场中近 6000 只家禽被宰杀。2008 年 12 月中国香港一个家禽农场有出现了病毒感染的情况，警报随着鸡群的死亡又被拉响，原因是病毒进化枝 2.3.4 发现了抗原变异并打破了 H5 疫苗免疫屏障（Leung 2011）。然而，近年来，中国香港在野鸟中检测出的高致病性禽流感 H5N1 病毒多数是 2.3、2.1 病毒支系。这些发现表明持续地监测、及时更新疫苗抗原从而匹配流行毒株的重要性。这样的整个过程目前在中国内地发展得较为良好。

进一步在中国香港活禽市场进行的干预措施包括禁止存栏过夜。这个措施的实施大大减少了禽流感的感染率（用 H9N2 作为指示物），但同时导致禽类交易量的显著降低。

2010 年 11 月和 2012 年 5 月中国香港再次发现 2 起禽流感病例，患者均是在中国内地被感染的。病毒来源于禽类，与之前的人感染禽流感病例的病毒来源相同。

8   结论

香港过去 15 年遏制 H5N1 禽流感的经历说明了采用同一健康策略的重要性（表 1）（Anholdt et al. 2012）。

值得注意的是香港从 1997 年起就没有 H5N1 禽流感本地感染病例，尽管来自中国内地和其他地方的暴发威胁一直存在，但 2003 年末以后，仅在养殖场和市场检测出 3 例病例。所有的这些归功于减少人群暴露与感染所采取的一系列措施。这些措施是基于经验、试验和从 1997 年开始开展的流行病学调查所制定的。2003 年后在亚洲、非洲和欧洲其他国家出现 H5N1 流感病毒时，很大程度上借鉴了香港的经验教训。

预防控制 H5N1 禽流感项目的主要目的是预防人类发生感染，从而降低该病毒的哺乳动物宿主适应性，减少造成人传人的风险。

对香港 1997 年市场和养殖场的卫生状况恶劣的原因进行反思，最有可能的解释是此前没有发生过家禽动物源性疾病的暴发，香港之前没有发生过禽流感，因此即使家禽发病，养殖和销售人员也只着眼于自己的利益。

表1

案例	人类健康	动物健康	环境	结局
1997年以前对动物身上流感病毒的研究	可能的大规模感染的血清学证据	在禽类和猪身上检测出大量的流感病毒	农耕系统促进跨物种感染	认识到动物和动物病毒以及农村环境在大流行性病毒疫情开始过程中可能具有的重要性
禽流感 1997	具有大流行风险的致死性动物传染病	在市场和农场的禽类身上发现了病毒	家禽生产和销售系统病毒传播和持续存在方面的作用	生产和销售制度的改变 加强人类与动物卫生之间的合作与协调 认识到分子流行病学和信息共享的重要性
禽流感 2001至今	可能的输入性甲型流感（H5N1）个案及个案引起人类感染 检测 H9N2 感染病例	家鸭和野鸟在病毒传播和 H5N1 病毒持续存在方面的作用 禽流感病毒的快速进化和重组	野生鸟类贸易、迁徙模式、养鸭系统被证实是病毒传播的促进因素	加强与野生鸟类生态学家的互动
SARS 2003	新型严重急性呼吸系统综合征病毒通过卫生保健系统和全球旅行传播	可能是对野生动物肉类需求，导致大型市场的繁荣 在这些"野生"动物市场中，动物充当着当地大器和人兽共患病的传播源	与疾病在社区暴发（Amoy 花园）及医院传播有关的环境问题 蝙蝠可能是前体病毒的宿主	大流行准备工作以及跨学科和跨国界协调与合作的重要性
H1N1大流行 2009	一种新型病毒在全球迅速传播，特别是儿童感染率很高	对猪的持续监测为了解大流行的出现提供了线索	病毒从人类到猪扩散这一人兽共患病的逆转导致了猪流感生态学的全球混乱	亚洲并不是大流行出现的唯一中心流感病毒亚型（例如 h1）已经在人类中流行，大流行可能由此产生 对大流行的预防工作及对措施有效性进行审查十分重要

1997年这种情况发生了显著性的改变。经历过H5N1暴发的其他国家也同样如此。就香港而言,除非有明确要改变的动机或者资本投资可以提高产业系统,否则不会出现明显改变。

同一健康理念也运用到其他新发传染病中如"SARS"。经过证实狩猎动物市场与餐饮行业所进行的动物交易可能是一种"放大器",同时是疾病跨物种传播至人的来源。这让人联想到了活禽市场在H5N1禽流感传播中扮演的角色(Guan et al. 2003)。这些事实让广东当局下定决心控制市场,禁止贩卖果子狸,防止了SARS疫情的再次发生(Wang et al. 2005)。通过研究动物宿主发现了蝙蝠是SARS冠状病毒的来源,同时也认识到蝙蝠是包括冠状病毒在内的很多类病毒的储存宿主(Vijaykrishna et al. 2007)。

实施同一健康措施,虽然收效显著,但并非零成本。为了消除导致人感染的危险因素,香港禽类行业损失巨大;在抗击H5N1的行动中,家禽行业的任何经济利益都是处于次要地位的。事实上,很大比例的销售和养殖人员不再从事销售和养殖行业,从政府那里拿到补贴后就停止了生意。1997年香港有160家农场和800多个卖活禽的摊档,到2012年只有30家农场和132个卖活禽的摊档了(政务署报告,2012年),活禽交易量从每天100 000只跌到16 000只。香港所采取的措施可能不适用于每个地方(Indriani et al. 2010;Samaan et al. 2011)。

目前冷冻家禽的交易量较大,这为集中饲养和集中屠宰带来了一系列新挑战(Sims 2011)。对家畜进行监测可以发现人类健康的潜在威胁,同时又会给家畜交易带来经济上的负面影响。猪流感的监测资料缺乏便可以很好地说明这一点,即使是发达国家,在2009年流感大流行前或后也是如此。尽管在2009年,亚洲没有出现流感大流行疫情,但香港长期对屠宰场进行监测,这些定点监测的结果将会为大流行的出现提供独特的解释(Vijaykrishna et al. 2011;Yen et al. 2011)。如果同一健康措施要达到预期的效益,就必须谨慎小心地实施,要考虑到各利益方的所有需求,以确保食品安全和食品供给不受到影响。

致谢 我们感谢NIH提供的研究经费(NIAID合同号HHSN266200700005C)和香港大学基金委员会(A0E/M-12/6)的优秀项目支持。还要感谢香港特别行政区农渔保护部门、食物和环境卫生部门以及香港大学各位同事的合作。

参考文献

American Veterinary Medical Association (2008) One health initiative task force. One health: a new professional imperative. AMVA, Schaumburg, Available. http://www.avma.org/onehealth/onehealth_final.pdf

Anholdt RM, Stephen C, Copes R (2012) Strategies for collaboration in the interdisciplinary field of emerging infectious diseases. Zoonoses Public Health 59:229–240

Anonymous (2006) Location of H5N1 infected wild-birds found in Hong Kong in 2006. http://www.afcd.gov.hk/english/quarantine/qua_vetlab/qua_vetlab_ndr/qua_vetlab_ndr_adr/qua_vetlab_oth_adr/files/common/posth5n128_03_06.pdf. Accessed 3 July 2012

Anonymous (2006) Location of H5N1 infected wild-birds found in Hong Kong in 2008. http://www.afcd.gov.hk/tc_chi/whatsnew/what_qua/files/common/h5n1_2008.pdf

Brandt AM (2012) A reader's guide to 200 years of the New England journal of medicine. N Engl J Med 366:1–7

Bridges CB, Lim W, Hu-Primmer J, Sims L, Fukuda K, Mak KH, Rowe T, Thompson WW, Conn L, Lu X, Cox NJ, Katz JM (2002) Risk of influenza A (H5N1) infection among poultry workers, Hong Kong, 1997–1998. J Infect Dis 185(8):1005–1010

Buxton Bridges C, Katz JM, Seto WH, Chan PK, Tsang D, Ho W, Mak KH, Lim W, Tam JS, Clarke M, Williams SG, Mounts AW, Bresee JS, Conn LA, Rowe T, Hu-Primmer J, Abernathy RA, Lu X, Cox NJ, Fukuda K (2000) Risk of influenza A (H5N1) infection among health care workers exposed to patients with influenza A (H5N1), Hong Kong. J Infect Dis 181:344–348

Cauthen AN, Swayne DE, Schultz-Cherry S, Perdue ML, Suarez DL (2000) Continued circulation in China of highly pathogenic avian influenza viruses encoding the hemagglutinin gene associated with the 1997 H5N1 outbreak in poultry and humans. J Virol 74:6592–6599

Chan SW (2006) Religious release of birds in Hong Kong. M Phil Thesis, University of Hong Kong. http://hub.hku.hk/handle/10722/51015

Chen H, Smith GJ, Zhang SY, Qin K, Wang J, Li KS, Webster RG, Peiris JSM, Guan Y (2005) Avian flu: H5N1 virus outbreak in migratory waterfowl. Nature 436:191–192

Chun JWH (1919) Influenza, including its infection among pigs. Natl Med J China 5:34–44

Claas EC, Osterhaus AD, van Beek R, De Jong JC, Rimmelzwaan GF, Senne DA, Krauss S, Shortridge KF, Webster RG (1998) Human influenza A H5N1 virus related to a highly pathogenic avian influenza virus. Lancet 351:472–477

Ellis TM, Leung CY, Chow MK, Bissett LA, Wong W, Guan Y, Malik Peiris JS (2004a) Vaccination of chickens against H5N1 avian influenza in the face of an outbreak interrupts virus transmission. Avian Pathol 33:405–412

Ellis TM, Bousfield RB, Bissett L, Dyrting KC, Luk GSM, Tsim ST, Sturm-Ramirez K, Webster RG, Peiris JSM (2004b) Investigation of outbreaks of highly pathogenic H5N1 avian influenza in waterfowl and wild birds in Hong Kong in late 2002. Avian Pathol 33:492–505

Ellis TM, Sims LD, Wong HK, Wong CW, Dyrting KC, Chow KW, Leung C, Peiris JSM (2006) Use of avian influenza vaccination in Hong Kong. Dev Biol (Basel) 124:133–143

Ellis TM, Dyrting KC, Wong CW, Chadwick B, Chan C, Chiang M, Li C, Li P, Smith GJD, Guan Y, Peiris JSM (2009) Analysis of H5N1 avian influenza infections from wild bird surveillance in Hong Kong from January 2006 to October 2007. Avian Pathol 38:107–119

Guan Y, Shortridge KF, Krauss S, Webster RG (1999) Molecular characterization of H9N2 influenza viruses: were they the donors of the "internal" genes of H5N1 viruses in Hong Kong? Proc Natl Acad Sci U S A 96:9363–9367

Guan Y, Peiris M, Kong KF, Dyrting KC, Ellis TM, Sit T, Zhang LJ, Shortridge KF (2002a) H5N1 influenza viruses isolated from geese in Southeastern China: evidence for genetic reassortment and interspecies transmission to ducks. Virology 292:16–23

Guan Y, Peiris JS, Lipatov AS, Ellis TM, Dyrting KC, Krauss S, Zhang LJ, Webster RG, Shortridge KF (2002b) Emergence of multiple genotypes of H5N1 avian influenza viruses in Hong Kong SAR. Proc Natl Acad Sci U S A 99:8950–8955

Guan Y, Zheng BJ, He YQ, Liu XL, Zhuang ZX, Cheung CL, Luo SW, Li PH, Zhang LJ, Guan YJ, Butt KM, Wong KL, Chan KW, Lim W, Shortridge KF, Yuen KY, Peiris JSM, Poon LLM (2003) Isolation and characterization of viruses related to the SARS coronavirus from animals in Southern China. Science 302:276–278

Hoffmann E, Stech J, Leneva I, Krauss S, Scholtissek C, Chin PS, Peiris M, Shortridge KF, Webster RG (2000) Characterization of the influenza a virus gene pool in avian species in Southern China: was H6N1 a derivative or a precursor of H5N1? J Virol 74:6309–6315

Indriani R, Samaan G, Gultom A, Loth L, Indryani S, Adjid R, Dharmayanti NL, Weaver J, Mumford E, Lokuge K, Kelly PM, Darminto (2010) Environmental sampling for avian influenza virus A (H5N1) in live-bird markets, Indonesia. Emerg Infect Dis 16:1889–1895

Legislative Council Report, Hong Kong SAR (2012) Review of avian influenza risk in Hong Kong and latest developments on avian influenza vaccines for local chicken farms. http://www.legco.gov.hk/yr11-12/english/sec/library/1112in32-e.pdf. Accessed 3 July 2012

Leung CYH (2011) Ecology, epidemiology and immunology of avian influenza virus. PhD Thesis, University of Hong Kong. http://hub.hku.hk/handle/10722/137060

Leung YHC, Lau EHY, Zhang LJ, Guan Y, Cowling BJ, Peiris JSM (2012) Avian influenza and ban on overnight storage in live poultry markets, Hong Kong. Emerg Infect Dis in press

Li KS, Guan Y, Wang J, Smith GJ, Xu KM, Duan L, Rahardjo AP, Puthavathana P, Buranathai C, Nguyen TD, Estoepangestie AT, Chaisingh A, Auewarakul P, Long HT, Hanh NT, Webby RJ, Poon LL, Chen H, Shortridge KF, Yuen KY, Webster RG, Peiris JSM (2004) Genesis of a highly pathogenic and potentially pandemic H5N1 influenza virus in Eastern Asia. Nature 430:209–213

Kung NY, Guan Y, Perkins NR, Bissett L, Ellis T, Sims L, Morris RS, Shortridge KF, Peiris JSM (2003) The impact of a monthly rest day on avian influenza virus isolation rates in retail live poultry markets in Hong Kong. Avian Dis 47(Suppl):1037–1041

Kung NY, Morris RS, Perkins NR, Sims LD, Ellis TM, Bissett L, Chow M, Shortridge KF, Guan Y, Peiris MJ (2007) Risk for infection with highly pathogenic influenza a virus (H5N1) in chickens, Hong Kong, 2002. Emerg Infect Dis 13:412–418

Mounts AW, Kwong H, Izurieta HS, Ho Y, Au T, Lee M, Buxton Bridges C, Williams SW, Mak KH, Katz JM, Thompson WW, Cox NJ, Fukuda K (1999) Case-control study of risk factors for avian influenza A (H5N1) disease, Hong Kong, 1997. J Infect Dis 180:505–508

Perkins LE, Swayne DE (2002) Pathogenicity of a Hong Kong-origin H5N1 highly pathogenic avian influenza virus for emus, geese, ducks, and pigeons. Avian Dis 46:53–63

Samaan G, Gultom A, Indriani R, Lokuge K, Kelly PM (2011) Critical control points for avian influenza A H5N1 in live bird markets in low resource settings. Prev Vet Med 100:71–78

Seo SH, Webster RG (2001) Cross-reactive, cell-mediated immunity and protection of chickens from lethal H5N1 influenza virus infection in Hong Kong poultry markets. J Virol 75:2516–2525

Scholtissek C, Bürger H, Kistner O, Shortridge KF (1985) The nucleoprotein as a possible major factor in determining host specificity of influenza H3N2 viruses. Virology 147:287–294

Shortridge KF, Webster RG, Butterfield WK, Campbell CH (1977) Persistence of Hong Kong influenza virus variants in pigs. Science 196:1454–1455

Shortridge KF (1982) Avian influenza a viruses of southern China and Hong Kong: ecological aspects and implications for man. Bull World Health Organ 60:129–135

Shortridge KF, Stuart-Harris CH (1982) An influenza epicentre? Lancet 2:812–813

Shortridge KF (1992) Pandemic influenza: a zoonosis? Semin Respir Infect 7:11–25

Shortridge KF (1999) Poultry and the influenza H5N1 outbreak in Hong Kong, 1997: abridged chronology and virus isolation. Vaccine 17(Suppl 1):S26–S29

Sims LD, Ellis TM, Liu KK, Dyrting K, Wong H, Peiris M, Guan Y, Shortridge KF (2003a) Avian influenza in Hong Kong 1997–2002. Avian Dis 47(3 Suppl):832–838

Sims LD, Guan Y, Ellis TM, Liu KK, Dyrting K, Wong H, Kung NY, Shortridge KF, Peiris M (2003b) An update on avian influenza in Hong Kong 2002. Avian Dis 47(3 Suppl):1083–1086

Sims LD (2011) Strategies for controlling animal influenza and implications for human health. Influenza Other Respir Viruses 5(Suppl 1):2–53

Smith GJ, Vijaykrishna D, Ellis TM, Dyrting KC, Leung YH, Bahl J, Wong CW, Kai H, Chow MK, Duan L, Chan AS, Zhang LJ, Chen H, Luk GS, Peiris JSM, Guan Y (2009) Characterization of avian influenza viruses A (H5N1) from wild birds, Hong Kong, 2004–2008. Emerg Infect Dis 15:402–407

Sturm-Ramirez KM, Ellis T, Bousfield B, Bissett L, Dyrting K, Rehg JE, Poon L, Guan Y, Peiris M, Webster RG (2004) Reemerging H5N1 influenza viruses in Hong Kong in 2002 are highly pathogenic to ducks. J Virol 78:4892–4901

Suarez DL, Perdue ML, Cox N, Rowe T, Bender C, Huang J, Swayne DE (1998) Comparisons of highly virulent H5N1 influenza a viruses isolated from humans and chickens from Hong

Kong. J Virol 72:6678–6688

Subbarao K, Klimov A, Katz J, Regnery H, Lim W, Hall H, Perdue M, Swayne D, Bender C, Huang J, Hemphill M, Rowe T, Shaw M, Xu X, Fukuda K, Cox N (1998) Characterization of an avian influenza A (H5N1) virus isolated from a child with a fatal respiratory illness. Science 279:393–396

Vijaykrishna D, Smith GJ, Zhang JX, Peiris JS, Chen H, Guan Y (2007) Evolutionary insights into the ecology of coronaviruses. J Virol 81:4012–4020

Vijaykrishna D, Smith GJ, Pybus OG, Zhu H, Bhatt S, Poon LL, Riley S, Bahl J, Ma SK, Cheung CL, Perera RA, Chen H, Shortridge KF, Webby RJ, Webster RG, Guan Y, Peiris JSM (2011) Long-term evolution and transmission dynamics of swine influenza a virus. Nature 473: 519–522

Wang M, Yan M, Xu H, Liang W, Kan B, Zheng B, Chen H, Zheng H, Xu Y, Zhang E, Wang H, Ye J, Li G, Li M, Cui Z, Liu YF, Guo RT, Liu XN, Zhan LH, Zhou DH, Zhao A, Hai R, Yu D, Guan Y, Xu J (2005) SARS-CoV infection in a restaurant from palm civet. Emerg Infect Dis 11:1860–1865

Watkins KL, Shortridge KF, Powell DG (1993) Equine influenza in Hong Kong. Vet Rec 132:144

World Health Organization, Global Influenza Programme (2012) Cumulative number of confirmed human cases for avian influenza A(H5N1) reported to WHO, 2003–2012. http://www.who.int/influenza/human_animal_interface/EN_GIP_20120607CumulativeNumberH5N1cases.pdf. Accessed 21 June 2012

Xu X, Subbarao Cox NJ, Guo Y (1999) Genetic characterization of the pathogenic influenza A/Goose/Guangdong/1/96 (H5N1) virus: similarity of its hemagglutinin gene to those of H5N1 viruses from the 1997 outbreaks in Hong Kong. Virology 261:15–19

Yen HL, Liang CH, Wu CY, Forrest HL, Ferguson A, Choy KT, Jones J, Wong DD, Cheung PP, Hsu CH, Li OT, Yuen KM, Chan RW, Poon LL, Chan MC, Nicholls JM, Krauss S, Wong CH, Guan Y, Webster RG, Webby RJ, Peiris M (2011) Hemagglutinin-neuraminidase balance confers respiratory-droplet transmissibility of the pandemic H1N1 influenza virus in ferrets. Proc Natl Acad Sci U S A 108:14264–14269

人类和仔猪感染艰难梭菌：实现同一健康的契机

Michele M. Squire, Thomas V. Riley

摘要 难辨梭状芽孢杆菌（clostridium difficile，C. Difficile；简称艰难梭菌）常导致人和动物发生感染性腹泻。无论有无腹泻症状，猪、马及其他家畜均发现携带艰难梭菌，提示其是造成人类感染潜在的储存宿主。而且，在加拿大和美国，20%～40% 的畜肉制品可检出艰难梭菌，也提示了该菌食源性传播的可能（虽然未被证实）。艰难梭菌本是动物肠道内的正常菌群，尽管其致病机制尚不完全明确，但很可能是因为抗生素的过度暴露打破了肠道菌群的平衡，导致艰难梭菌在动物体内大量异常繁殖，与人类外源性感染相似。聚合酶链反应（PCR）核酸型别 078 是猪（美国的一项研究为 83%）和其他畜类（接近 100%）携带的最常见的核酸型别，在欧洲人最常见感染型别中位列第三。欧洲已证实人类和猪感染艰难梭菌的菌株同源性，即证实了人兽共患病的存在。而在全世界范围内，社区获得性艰难梭菌感染（C. difficile Infection，CDI）率都在增长，进一步证实动物是人类感染的储存宿主这一理论。因此，三个问题亟待解决：人类健康、动物健康以及两者的共同要素，即环境微生物污染。要成功地应对近期 CDI 流行病学方面的变化，势必需要运用涉及临床医生、兽医和环境学家三者的同一健康的策略。

1 引言

　　艰难梭菌是一种革兰阳性厌氧芽孢梭菌，1935 年首次被描述为人类新生儿正常肠道菌群（Hall 和 O'Toole 1935）。之后 40 多年，仅偶尔报告 CDI 病例。20 世纪 70 年代期间的调查研究认为，艰难梭菌可引起假膜性结肠炎（PMC）。通常应用抗生素之后所发生的 PMC 常是致命性的肠道疾病，尤其是暴露于克林霉素后（Tedesco et al. 1974；Larson et al. 1978）。此后相继报告的许多抗生素相关腹泻病例都是由艰难梭菌引起，并且在 20 世纪 80、90 年代期间，艰难梭菌相关腹泻（CDAD）成为由于广泛使用头孢菌素等广谱抗生素而造成的有重要意义的院内获得性感染疾病（Gerding et al.
1995）。大概在 2000 年，CDI 发生另一重要的流行病学变化。北美和欧洲
报告严重 CDI 的重要流行病学变化：喹诺酮类药物耐药者身上出现了高度
恶性的艰难梭菌毒株，而以前未有报告（Pepin et al. 2004；McDonald et al.
2005；Kuijper et al. 2006）。同时，美国和欧洲相继出现新生仔猪肠炎大暴
发（未广泛公布）（Songer 2004；Debast et al. 2009）。或许更有意义的发现在
于，北美和欧洲主要感染新生仔猪的艰难梭菌毒株 PCR 078 可以感染人类
（Goorhuis et al. 2008a，b），并且在目前欧洲人最常见感染型别中位列第三
（Bauer et al. 2011）。CDI 是一种明确的跨物种流行疾病，涉及人类健康、动
物健康、环境和微生物科学，为探讨如何有效运用同一健康策略提供了良
好的契机。

2　人类感染艰难梭菌

2.1　发病机制

　　艰难梭菌是住院病人发生感染性腹泻的主要原因，经过粪—口途径传
播，由于人类摄取并消化其代谢不活跃的芽孢所致。芽孢是艰难梭菌在抵
抗外环境时产生的，对于环境污染有重要的意义。土壤、水、许多动物的胃
肠道中可分离出艰难梭菌，但并不认为它与动物处于共生关系。当肠道内
正常菌群环境被打破，芽孢可以在肠道内生长繁殖并产生毒素时，艰难梭菌
则可能引起机会性感染。艰难梭菌主要产生两种重要的毒素：毒素 A 和 B，
毒素可以侵袭肠道上皮细胞和肌动蛋白细胞支架的紧密连接处。肠道上
皮细胞的凋亡，间接触发细胞因子的交互作用，可以导致进一步的破坏，并
发展为典型的临床特征。艰难梭菌还可产生二元毒素（CDT），作用过程尚
未明确。目前假设二元毒素可以改变细胞支架促使细菌黏附于肠道上皮
细胞（Schwann et al. 2009）。因此，CDI 发生的基本要素包括：①肠道内正
常菌群被打破；②接触环境中存在艰难梭菌；③产生毒素。

2.2　临床特征

　　CDI 主要侵袭结肠，较少累及小肠。人类致病包括不同的临床特征
谱：无毒素产生、无症状携带——最轻微的表现形式，严重的假膜性结肠
炎，以及罕见的急性暴发性结肠炎伴有中毒性巨结肠和肠道穿孔。CDI 典
型特征为发热伴无血性水样腹泻，腹部疼痛，感染后 48～72 小时白细胞增
多（Gebhard et al. 1985）。也可能发生无腹泻急腹症，尤其伴肠梗阻时，粪
便会在膨胀的、张力缺失的结肠内聚集（Kelly 和 LaMont 1998）。

组织病变包括肠壁水肿,斑丘/颗粒状隆起,脆性增加和炎症浸润。假膜性结肠炎是由于肠道上皮细胞和肌动蛋白细胞支架受损,致使黏膜浅表溃疡伴有白细胞浸润、黏液纤维蛋白渗出导致典型的黄色黏膜斑块样病变。假膜性结肠炎是艰难梭菌的特异性诊断(Gebhard et al. 1985)。

肠外 CDI 包括菌血症、软组织感染以及腹部器官脓肿,胸腔积液/脓胸也有报告(Jacobs et al. 2001;Elliott et al. 2009)。

2.3 实验室诊断

用适宜的培养基和培养条件对粪便标本进行艰难梭菌培养较为直接,但是不能区分无症状携带者与感染者,亦不能区分产毒与不产毒菌株。目前检测粪便或肠内容物中毒素 A 或 B 是一种普遍接受的艰难梭菌相关疾病的诊断方法,并且也是实验室诊断 CDI 的金标准。

细胞毒素中和试验由于其敏感性和特异性较好,传统上可以作为检测毒素的参考方法。但由于其需要较长的周期,在暴发的情况下并不适用。酶免疫测定(EIA)的毒素便捷检测套餐可以快速提供结果,但单独使用该法诊断 CDI 并不充分,并且在动物疾病诊断上,几乎没有毒素便捷检测套餐的效果得到验证(Post et al. 2002;Keessen et al. 2011b)。目前推荐一种基于 PCR 来检测毒素基因型的方法(*tcdA*、*tcdB* 或 *cdt*),该方法可以单独使用或与 EIA 联合(Goldenberg et al. 2010;Swindells et al. 2010;Keessen et al. 2011b)。基于流行病学的目的,分型非常重要,可以应用一系列分子生物学方法,包括最普遍的 PCR 核酸分型、多位点可变数目串联重复序列分析(MLVA)和脉冲电场凝胶电泳(PFGE)(Brazier 2001)。

2.4 感染危险因素

2.4.1 抗生素与艰难梭菌

90% 以上的 CDI 与抗生素应用有关,也是人类发生 CDI 最重要的危险因素。正常的肠道菌群可以抑制艰难梭菌的繁殖(Avery et al. 2000)。抗生素的暴露破坏了肠道菌群的平衡,使艰难梭菌有大量繁殖的可能。几乎所有的抗生素均与 CDI 有关,尤其是联合用药(Owens et al. 2008)。正如人们所料想的,广谱抗生素,尤其像克林霉素、头孢菌素类、青霉素类、喹诺酮类和新代氟喹诺酮类是最多见的被报道 CDI 有关的药物,该类抗生素使用的广泛程度也通常与 CDI 存在时序关系(Boone et al. 2012)。关于各类抗生素与 CDI 存在联系的一些研究经审核可能有其局限性,然而,这也是基于有限的研究设计所能得出的结论(Thomas et al. 2003)。医院内 CDI 和克林霉素、青霉素类以及头孢菌素类抗生素之间的联系已获得可靠的数据支持。无论如何，CDI 的首选治疗方法就是停止使用可能诱发该疾病的抗生素。

2.4.2 无症状携带

产毒艰难梭菌首次于无症状的新生儿体内所分离（Hall and O'Toole 1935），并且高达 70% 的健康新生儿携带艰难梭菌。尽管有较高的携带率，但现有研究并未显示新生儿 CDI 和艰难梭菌携带存在稳定的相关性。而有症状的 CDI 也确实存在，尽管较为罕见（Jangi 和 Lamont 2010）。

新生儿至少满 12 月龄才会建立起正常的肠道菌群，才能够抑制艰难梭菌的繁殖（菌群竞争抑制原理）。出生第一天艰难梭菌就可以在新生儿体内定植，出生 7 天内的新生儿携带率最高（Bolton et al. 1984）。3 岁以上儿童多表现为无症状携带，其携带率与成人相近，占 1%～4%（McFarland et al. 2000）。携带率随着年龄的增加而下降，提示肠道正常菌群可以抑制艰难梭菌繁殖。

对婴儿携带的以及医院新生儿病房或育儿房中的艰难梭菌分离株进行分子学特征分析，显示环境污染是其常见的来源。目前研究证实暴露于环境污染源后艰难梭菌的携带率增加。孕产妇阴道菌群培养没有分离出艰难梭菌，分娩以及喂养方式与携带率亦无关联（Bolton et al. 1984；Delmee et al. 1988）。尽管新生儿携带艰难梭菌并无临床症状，但也有可能直接地或通过污染环境间接地传播艰难梭菌（Hecker et al. 2008）。

较高的无症状携带率的诊断意义仍然存在争议。目前有两种假设（肠道上皮细胞不成熟的毒素 A 受体、获得性母传中和抗体的保护）来解释婴儿携带状态，但均未被证实。

3　人类感染艰难梭菌的流行病学变化

3.1　社区获得性艰难梭菌感染

目前普遍接受的观点是：CDI 并不仅仅局限于医院，也可由社区感染获得（CA-CDI）。CA-CDI 的住院治疗率约为 40%（Naggie et al. 2011；Khanna et al. 2012a），这标志着 CDI 导致额外的疾病负担。疾病可以很严重，在一项研究中从社区和医院获得的 CDI 病例并发症发生率相近，医院获得性 CDI 病例死亡率约 5%，社区获得性死亡率约 3%（Khanna et al. 2012b）。

我们认为 CA-CDI 的真实发病率被局限于过少的研究中，且不同研究的参数并不一致，这关键在于"社区获得性"的定义。20 世纪 90 年代 CA-CDI 每日报告发病率为 8/10 万（Hirschhorn et al. 1994），2006 年的一项研究显示报告发病率为 46/10 万（Kutty et al. 2010）。尽管 CA-CDI 报告发病率表面上随着时间有所增加，但由于研究设计、人群特征和诊断方法存在差异，并不能就此得出结论。然而，最近的证据表明 CA-CDI 的发病率在增加。美国一项基于人群的研究显示，1991～2005 年，CA-CDI 的发病率增加了 4 倍（Khanna et al. 2012b）。

虽然报告发病率不同，但不同的研究得出一致结论：医院和社区获得 CDI 的危险因素存在差异，尽管尚未清晰地界定 CA-CDI 的危险因素。CA-CDI 与年轻的健康人群（特别是女性）存在关联，而这些人群并未提前暴露于抗生素（Bauer et al. 2008；Wilcox et al. 2008；Kutty et al. 2010；Naggie et al. 2010）。仅有一项研究显示 CA-CDI 的发生与接触住院患者存在关联（Naggie et al. 2011）。医院毒株的溢出并不能完全解释 CA-CDI 的发生，因为医院的主要优势毒株并未在社区环境中报告过，如 PCR 027。社区流行毒株也不尽相同，包含很多之前未经鉴别的型别（Bauer et al. 2009）。这表明 CA-CDI 可能还有其他的储存宿主，其中一个合理的解释便是接触了艰难梭菌的动物宿主。

4 艰难梭菌的动物和食物源

4.1 动物感染艰难梭菌

在很多种动物肠道内可以发现艰难梭菌，包括宠物类动物（猫、狗、马）和食用性动物（家畜、绵羊、山羊、猪）。有报道称一些野生动物也可以自然感染艰难梭菌，如棕熊、土拨鼠、鸵鸟、骆驼、驴、海豹、蛇、企鹅和大象（Keel 和 Songer 2006；Rupnik 和 Songer 2010）。CDI 模型在仔猪（Steele et al. 2010）、马驹（Arroyo et al. 2004）和啮齿类动物（大鼠、兔子、仓鼠、豚鼠、小鼠）体内（Lyerly et al. 1985；Chen et al. 2008）已被复制。无感染症状的小鸡粪便中可以分离到艰难梭菌，尽管这可能是研究设计的作用，而不是在这类物种感染后不会出现肠内感染症状（Simango 和 Mwakur-udza 2008；Zidaric et al. 2008；Indra et al. 2009）。

动物的临床症状和人类一样，包括从无症状携带至急性暴发性结肠炎等一系列疾病谱。然而，腹泻是大多数动物病程中的共同特征（Keel 和 Songer 2006）。不同物种或年龄的动物病变损伤表现多样，有的很严重，有的局限在胃肠道，在组织学上与人类病变类似。

动物 CDI 的发病危险因素可能和年龄相关。产毒株的无症状携带通常见于幼龄动物。与人类新生儿不同，某些物种的幼龄动物确实会出现疾病症状，甚至对于猪来讲，CDI 几乎是仔猪的特有疾病（Songer 和 Anderson

2006)。因为艰难梭菌的广泛存在，并且幼龄动物缺乏正常菌群定植抵抗力弱，可能所有幼龄动物都会携带艰难梭菌。纵向研究显示：猪（Weese et al. 2010)、鸡（Zidaric et al. 2008)、马（Baverud et al. 2003)和牛（Rodriguez-Palaciose et al. 2011)随着年龄增加，艰难梭菌的携带率下降。类似于成人，成年的马、狗、猫更倾向于在医院治疗和应用抗生素后感染艰难梭菌（Clooten et al. 2008; Ruby et al. 2009; Songer et al. 2009a)。

解释年龄相关性的证据较少，到目前为止，研究主要集中在毒素 A 方面。新生仔兔不会发展成有症状的 CDI，并且缺乏毒素 A 的受体（Eglow et al. 1992)，而新生仔猪拥有大量的毒素 A 受体，并且体外实验显示毒素 A 可以内化（Keel 和 Songer 2007, 2011)。成年仓鼠对艰难梭菌毒素十分敏感，新生仓鼠却不发病。但是新生仓鼠与成年仓鼠相比较，毒素 A 和毒素 B 的结合动力学在统计学上并无差异，提示除了受体表达与年龄相关易感性之外还存在另一种机制（Rolfe 1991)。

不同动物的分离株之间存在差异，尤其是鸡和马。除澳大利亚外，食用性动物优势基因型为 PCR 078，Toxinotype V，NAP 7/8，REA group BK（Songer et al. 2009b)。由于活动物的进口限制和地理上的隔离，这几种型别在澳大利亚还没有从动物中分离到。二元毒素阳性菌株在动物中也很普遍，大约 40% 马、80% 猪和 100% 牛犊的艰难梭菌分离株为二元毒素阳性（Rupnik 2007)。

4.2 食物中的艰难梭菌

食用性动物产品中可以发现艰难梭菌，而该菌也同样可以污染零售食品，如肉制品、海产品、即食沙拉、杂菜沙律和蔬菜（Bakri et al. 2009; Metcalf et al. 2010, 2011; Rupnik 和 Songer 2010)。2005 年，加拿大的一项研究首次公开报道在零售肉制品中发现艰难梭菌芽孢（虽然食源性传播的可能性早在 20 多年前就已经提出）。通过对芽孢进行富集，20% 的牛肉和牛仔肉样本包含产毒素的艰难梭菌，但未鉴定出优势型别（Rodriguez-Palacios et al. 2007)。美国一个局部地区零售肉制品样本中的检出率高达 42%（Songer et al. 2009b)。在欧洲，对芽孢富集后显示在肉制品中艰难梭菌的检出率较低（<5%)，可能是研究方法和（或）屠宰、食物处理过程不同导致的结果（Bouttier et al. 2007, 2010 Indra et al. 2009; Von Abercron et al. 2009; Jobstl et al. 2010)。2009 年，加拿大的一项研究没有对芽孢进行富集，得出肉制品中芽孢污染率较低（Weese et al. 2009)。最近的一项研究的结果也支持上述观点，即食用性动物产品在屠宰前艰难梭菌携带率较低；然而在个体动物中，艰难梭菌载量（4.8 log CFU/g 粪便）可能偏高（Rodriguez-Palacios et al. 2011）。PCR 078 主要存在于在肉制品、海产品和蔬菜中，可能与动物自身或动物粪便存在联系。在屠宰过程中动物肠道内容物的溢出间接污染食品，或者食品加工者在加工或零售过程中造成直接污染。环境微生物污染可能也扮演着重要的角色。清理猪舍产生的污水常作为肥料用于来灌溉庄稼和牧场，而艰难梭菌芽孢则可以存活于这些污水中（Squire et al. 2011）。

有大量证据证明人类食用产品中包含艰难梭菌的产毒株，但是食源性传播仍未得到证实。初步研究显示，推荐的烹饪碎肉温度为 71℃时，动物产品中艰难梭菌芽孢可以存活（Rodriguez-Pal-Acios et al. 2010）。

4.3   CDI 是人兽共患病吗？人、动物和食物中菌株的同源性

尽管 CDI 是否作为人兽共患病并不确定，但近期数项研究显示细菌在种属间传播是可能的。从有流行病学联系的人类、动物和食物中获得的艰难梭菌分离株可能有越来越多的基因型重叠。

PCR 078 在人类、食用性动物产品和其他食物中的检出率越来越高，引发了大量关于艰难梭菌这种动物疫病潜在的传播性的调查开展。世界范围内，PCR 078 是从食用性动物产品中的艰难梭菌分离菌株的优势基因型，并且目前在欧洲人感染艰难梭菌的型别中位列第三（Bauer et al. 2011）。2005—2008 年，荷兰感染 078 型病例增加了 4 倍多，患者年轻化，并且出现越来越多的社区感染病例，尤其是居住在乡村养猪区域附近的患者较多（Goorhuis et al. 2008a）。2001 年以后至 2006 年，美国 078 型在人群中的感染率从 0.02% 增加到 1.3%，并且越来越多的 CA-CDI 与 078 型有关。这些菌株与感染动物的 078 型菌株经 PFGE 分析不能区分，或者非常接近（Jhung et al. 2008）。同样，在荷兰，应用 MLVA 亚型分析方法，人和猪所感染的 078 型亦不能区分（Debast et al. 2009）。然而，2011 年的一项研究报道称这种亚型分析方法无法区分从人类、动物及食物传播事件中获得的 078 毒株（Marsh et al. 2011）。

暴露于共同的微生物源是可能的。2011 年澳大利亚的一项研究发现，猪舍污水处理池有艰难梭菌芽孢存活，富含营养的污水常作为副产品，用于农业灌溉或者休养土地施肥，或者在猪舍设施内循环利用（Squire et al. 2011）。也有报道称艰难梭菌芽孢经猪舍空气传播可以播散至周围 20 米远（Keessen et al. 2011a）。

目前动物—人传播方式没有确证。从宠物医院治疗的狗的粪便中分离到了的产毒艰难梭菌菌株（包括 027 型），而该动物之前艰难梭菌细菌培养是阴性的事实，可作为人—动物传播方式的证据。此外，相较于那些未

到过宠物医院的狗，就诊次数＞2次的狗更可能感染艰难梭菌（Lefebvre et al. 2009）。

5　新生仔猪携带艰难梭菌："同一健康"模型

5.1　新生仔猪中出现携带艰难梭菌

1983年首次报告了艰难梭菌的自然感染，艰难梭菌在全世界的养猪区域出现，并且是新生仔猪（出生7天内）罹患肠炎的主要原因。目前在美国，艰难梭菌是新生仔猪（出生7天内）罹患肠炎最重要的感染因素（Songer和Anderson 2006）。

约79%表面健康的仔猪体内可以发现艰难梭菌及其毒素（Yaeger et al. 2007）。类似于人类的新生儿，新生仔猪并无对肠道菌群的抵抗力，出生时肠道是无菌的，直到大约出生5天后才开始建立正常肠道菌群（Salminen et al. 1995）。因此，出生2天的仔猪艰难梭菌的携带率为74%，而出生62天后降至3.7%（Weese et al. 2010）。这表示在一个受到艰难梭菌污染的产房，所有新生仔猪都可能在出生不久后出现艰难梭菌定植。然而不同于人类新生儿，新生仔猪在艰难梭菌定植后可以发展为肠炎。利用出生6个小时内未给予初乳的仔猪，使其口服接种艰难梭菌的芽孢和繁殖体后，成功复制了CDI的症状和病变（Steele et al. 2010），人类CDI模型的平行试验也因此得以发展（Steele et al. 2010）。尽管有毒素A受体，毒素阳性的仔猪仍然无症状，这一机理目前尚不清楚。体液免疫，尤其是抗-tcdA IgG，是人类发展为有症状感染者或是无症状携带者的决定因素（Rupnik et al. 2009）。新生仔猪极度缺乏免疫力，完全依赖于摄取母猪初乳中的抗体和其他免疫物质作为保护；直到出生后3周才能建立起固有免疫系统（Stokes et al. 2004）。初乳中抗体浓度以及初乳摄入量的可变性，对新生仔猪的无症状携带提供了一个可行的解释。此外，需要进一步调查研究艰难梭菌芽孢在环境中传播方式，这是一项巨大的挑战。

新生仔猪艰难梭菌疾病相关死亡率可达50%，尽管由于良好的畜牧业管理，通常情况下会低得多。而幸存的仔猪中平均10%～15%会体重过低并且需要推迟断奶期（Songer和Uzal 2005）。

5.2　临床特征和诊断

虽然腹泻作为单一症状并非是诊断是否患有CDI的好指标，但仔猪患病通常都表现出大量无血性黄色糊状或水样腹泻（Yaeger et al. 2007）。患有肠炎和肠道内有艰难梭菌毒素的个体仔猪更倾向于便秘而不是腹泻

（Yaeger et al. 2007），但大多情况下，群体腹泻才是驱使人们展开微生物学调查的主导因素。肠外症状如厌食、脱水、腹水/胸腔积液，甚或阴囊水肿和呼吸困难也有发生可能，但亦有可能由败血症引起。症状通常仅限于新生仔猪，并且常开始于出生后不久（Waters et al. 1998；Songer et al. 2000）。

仔猪尸检发现患有结肠炎和盲肠炎。结肠系膜水肿是猪病变的特异性体征，尽管不是 CDI 的特异性诊断体征。不管怎样，严重的水肿（>3mm between loops）与艰难梭菌毒素密切相关（Yaeger et al. 2007）。尚未有研究描述过小肠病变，表明猪 CDI 与人 CDI 一样，属于结肠疾病（Songer et al. 2000）。事实上，结肠病变和结肠炎可能是猪 CDI 特有的体征，因为仔猪的这两种体征在这个年龄段与除 C 型产气荚膜杆菌以外的常见肠道病原体没有关联，但后者感染表现为结肠炎伴随小肠坏死。结肠炎与肠道内容物中的艰难梭菌毒素的存在也显著相关（Yaeger et al. 2002）。

在显微镜下，可以观察到盲肠和结肠表面固有层多发性的化脓性病变（火山样病灶），这是人类 CDI 的典型病变。组织学上表现为有黏液渗出，嗜中性粒细胞、纤维蛋白浸润。组织学上，结肠系膜部分侵蚀黏膜可见嗜中性粒细胞聚集浸润（Songer 和 Anderson 2006）。

微生物学诊断存在不确定性；对受感染动物仅进行微生物培养不能进行诊断，因为在表面健康的动物中有较高的无症状携带率。CDI 确诊要求细菌学培养阳性、肠内容物中检测到毒素、尸检发现伴有特征性病变和组织学损伤，并且需要排除是否同时感染其他肠道病原体。仔猪使用抗生素可能并不是继发 CDI 的必要因素，虽然曾有报道指出青霉素和头孢菌素类与之相关（Yaeger et al. 2002）。

5.3 环境污染：可能的外溢源

艰难梭菌芽孢造成的环境污染在传播过程中扮演重要角色。医院环境，包括医务工作人员的手在内的病菌环境贮存器，在艰难梭菌的传播中所扮演的角色已经得到证实（Gerding 2009）。若干研究小组运用这一理论来探索猪 CDI 的流行病学，发现猪舍被艰难梭菌芽孢大量污染已是司空见惯的现象。2011 年进行的一项研究显示，可以从出生 1 个小时的仔猪粪便中分离出艰难梭菌，推测其是从环境中获取。出生 2 天内，100% 的仔猪获得艰难梭菌，并与母猪粪便、乳头、仔猪产箱和农场空气中的艰难梭菌的分子型别一致。但尚未发现垂直传播的证据（Hopman et al. 2011）。2011 年，澳大利亚的一项研究证实艰难梭菌严重污染环境，小猪出生后 1 个月，产小猪的猪舍艰难梭菌污染度从 0 增加至 61%（Squire et al. 2011）。

　　减少猪舍等环境中艰难梭菌芽孢载量是同一健康策略运用的一个实例，并且可能是有益处的。在猪粪便中不论有无经过处理，艰难梭菌芽孢和繁殖体均可直接溢出到环境中，更突显出在表面健康的仔猪中存在较高携带率这一事实的重要性（Hopman et al. 2011）。携带状态至关重要，小鼠模型的研究中显示，当给无症状携带艰难梭菌的小鼠使用抗生素时，脱落溢出的芽孢显著增加。随后将芽孢传播给免疫抑制小鼠，导致后者发生了严重的肠道疾病（Lawley et al. 2009）。艰难梭菌芽孢可以在人类医院的环境中存活数月，并且对普通的消毒剂有抵抗力。与病人接触期间戴手套，并且用10%的漂白剂对环境消毒，采取如上的干预措施与医院CDI病例的减少显著相关（Gerding et al. 2008）。在兽医以及动物医院已经开始实施这些干预措施，亦已显著减少CDI病例（Weese 和 Armstrong 2003）。相对而言，人们对于猪舍环境中的传播链，包括在猪的饲养过程中抗生素的影响知之甚少。减少猪舍环境的芽孢载量等"同一健康"策略的运用，可能有助于对感染控制措施获得更深刻的见解。

6　结论

　　对于仔猪CDI的流行病学和人类与动物疾病之间复杂的相互关系的认识，都尚且处于起步阶段。人类艰难梭菌的流行病学、动物疾病的流行状况以及环境污染数据在世界范围内出现了快速变化，但这些数据引发的新问题多于已解决的问题。这种状况的调查研究理论上适用于同一健康策略。现已证实运用艰难梭菌在人类传播的模型理论来减少动物医院内芽孢介导的艰难梭菌传播是非常有益的。人类医生、兽医和其他学科专家，运用人类和动物（尤其是仔猪）CDI共同的病理生理学、传播链和治疗的探索性模型而进行的多学科跨界合作充满着契机。

参考文献

Arroyo LG, Weese JS, Staempfli HR (2004) Experimental *Clostridium difficile* enterocolitis in foals. J Vet Intern Med/Am Coll Vet Intern Med 18:734–738

Avery R, Pohlman B, Adal K et al (2000) High prevalence of diarrhea but infrequency of documented *Clostridium difficile* in autologous peripheral blood progenitor cell transplant recipients. Bone Marrow Transplant 25:67–69

Bakri MM, Brown DJ, Butcher JP, Sutherland AD (2009) *Clostridium difficile* in ready-to-eat salads, Scotland. Emerg Infect Dis 15:817–818

Bauer MP, Goorhuis A, Koster T et al (2008) Community-onset *Clostridium difficile*-associated diarrhoea not associated with antibiotic usage–two case reports with review of the changing epidemiology of *Clostridium difficile*-associated diarrhoea. Neth J Med 66:207–211

Bauer MP, Veenendaal D, Verhoef L, Bloembergen P, van Dissel JT, Kuijper EJ (2009) Clinical and microbiological characteristics of community-onset *Clostridium difficile* infection in The Netherlands. Clin Microbiol Infect 15:1087–1092

Bauer MP, Notermans DW, van Benthem BH et al (2011) *Clostridium difficile* infection in Europe: a hospital-based survey. Lancet 377:63–73

Baverud V, Gustafsson A, Franklin A, Aspan A, Gunnarsson A (2003) *Clostridium difficile*: prevalence in horses and environment, and antimicrobial susceptibility. Equine Vet J 35:465–471

Bolton RP, Tait SK, Dear PR, Losowsky MS (1984) Asymptomatic neonatal colonisation by *Clostridium difficile*. Arch Dis Child 59:466–472

Boone JH, Goodykoontz M, Rhodes SJ et al (2012) *Clostridium difficile* prevalence rates in a large healthcare system stratified according to patient population, age, gender, and specimen consistency. Eur J Clin Microbiol Infect Dis: Official Publ Eur Soc Clin Microbiol 31:1551–1559

Bouttier S, Barc MC, Felix B, Lambert S, Torkat A, Collignon A, Barbut F (2007) Screening for *Clostridium difficile* in meat from french retailers. In: European Congress of Clinical Microbiology and Infectious Diseases. Munchen

Bouttier S, Barc MC, Felix B, Lambert S, Collignon A, Barbut F (2010) *Clostridium difficile* in ground meat France. Emerg Infect Dis 16:733–735

Brazier JS (2001) Typing of *Clostridium difficile*. Clin Microbiol Infect 7:428–431

Chen X, Katchar K, Goldsmith JD, Nanthakumar N, Cheknis A, Gerding DN, Kelly CP (2008) A mouse model of *Clostridium difficile*-associated disease. Gastroenterology 135:1984–1992

Clooten J, Kruth S, Arroyo L, Weese JS (2008) Prevalence and risk factors for *Clostridium difficile* colonization in dogs and cats hospitalized in an intensive care unit. Vet Microbiol 129:209–214

Debast SB, van Leengoed LAMG, Goorhuis A, Harmanus C, Kuijper EJ, Bergwerff AA (2009) *Clostridium difficile* PCR ribotype 078 toxinotype V found in diarrhoeal pigs identical to isolates from affected humans. Environ Microbiol 11:505–511

Delmee M, Verellen G, Avesani V, Francois G (1988) *Clostridium difficile* in neonates: serogrouping and epidemiology. Eur J Pediatr 147:36–40

Eglow R, Pothoulakis C, Itzkowitz S et al (1992) Diminished *Clostridium difficile* toxin A sensitivity in newborn rabbit ileum is associated with decreased toxin A receptor. J Clin Investig 90:822–829

Elliott B, Reed R, Chang BJ, Riley TV (2009) Bacteremia with a large clostridial toxin-negative, binary toxin-positive strain of *Clostridium difficile*. Anaerobe 15:249–251

Gebhard RL, Gerding DN, Olson MM et al (1985) Clinical and endoscopic findings in patients early in the course of *Clostridium difficile*-associated pseudomembranous colitis. Am J Med 78:45–48

Gerding DN (2009) *Clostridium difficile* 30 years on: what has, or has not, changed and why? Int J Antimicrob Agents 33(Suppl 1):S2–S8

Gerding DN, Johnson S, Peterson LR, Mulligan ME, Silva J Jr (1995) *Clostridium difficile*-associated diarrhea and colitis. Infect Control Hosp Epidemiol: Off J Soc Hosp Epidemiol Am 16:459–477

Gerding DN, Muto CA, Owens RC Jr (2008) Measures to control and prevent *Clostridium difficile* infection. Clin Infect Dis 46(Suppl 1):S43–S49

Goldenberg SD, Cliff PR, French GL (2010) Laboratory diagnosis of *Clostridium difficile* infection. J Clin Microbiol 48:3048–3049

Goorhuis A, Bakker D, Corver J et al (2008a) Emergence of *Clostridium difficile* infection due to a new hypervirulent strain, polymerase chain reaction ribotype 078. Clin Infect Dis 47:1162–1170

Goorhuis A, Debast SB, van Leengoed LAMG, Harmanus C, Notermans DW, Bergwerff AA, Kuijper EJ (2008b) *Clostridium difficile* PCR ribotype 078: an emerging strain in humans and in pigs? J Clin Microbiol 46:1157; author reply 1158

Hall I, O'Toole E (1935) Intestinal flora in newborn infants. Am J Dis Child 49:390

Hecker MT, Riggs MM, Hoyen CK, Lancioni C, Donskey CJ (2008) Recurrent infection with epidemic *Clostridium difficile* in a peripartum woman whose infant was asymptomatically colonized with the same strain. Clin Infect Dis 46:956–957

Hirschhorn LR, Trnka Y, Onderdonk A, Lee ML, Platt R (1994) Epidemiology of community-acquired *Clostridium difficile*-associated diarrhea. J Infect Dis 169:127–133

Hopman NE, Keessen EC, Harmanus C, Sanders IM, van Leengoed LA, Kuijper EJ, Lipman LJ (2011) Acquisition of *Clostridium difficile* by piglets. Vet Microbiol 149:186–192

Indra A, Lassnig H, Baliko N, Much P, Fiedler A, Huhulescu S, Allerberger F (2009) *Clostridium difficile*: a new zoonotic agent? Wien Klin Wochenschr 121:91–95

Jacobs A, Barnard K, Fishel R, Gradon JD (2001) Extracolonic manifestations of *Clostridium difficile* infections. Presentation of 2 cases and review of the literature. Medicine (Baltimore) 80:88–101

Jangi S, Lamont JT (2010) Asymptomatic colonization by *Clostridium difficile* in infants: implications for disease in later life. J Pediatr Gastroenterol Nutr 51:2–7

Jhung MA, Thompson AD, Killgore GE et al (2008) Toxinotype V *Clostridium difficile* in humans and food animals. Emerg Infect Dis 14:1039–1045

Jobstl M, Heuberger S, Indra A, Nepf R, Kofer J, Wagner M (2010) *Clostridium difficile* in raw products of animal origin. Int J Food Microbiol 138:17–175

Keel MK, Songer JG (2006) The comparative pathology of *Clostridium difficile*-associated disease. Vet Pathol 43:225–240

Keel MK, Songer JG (2007) The distribution and density of *Clostridium difficile* toxin receptors on the intestinal mucosa of neonatal pigs. Vet Pathol 44:814–822

Keel MK, Songer JG (2011) The attachment, internalization, and time-dependent intracellular distribution of *Clostridium difficile* Toxin A in porcine Intestinal explants. Vet Pathol 48(2):369

Keessen EC, Donswijk CJ, Hol SP, Hermanus C, Kuijper EJ, Lipman LJ (2011a) Aerial dissemination of *Clostridium difficile* on a pig farm and its environment. Environ Res 111:1027–1032

Keessen EC, Hopman NE, van Leengoed LA, van Asten AJ, Hermanus C, Kuijper EJ, Lipman LJ (2011b) Evaluation of four different diagnostic tests to detect *Clostridium difficile* in piglets. J Clin Microbiol 49:1816–1821

Kelly CP, LaMont JT (1998) *Clostridium difficile* infection. Ann Rev Med 49:375–390

Khanna S, Pardi DS, Aronson SL, Kammer PP, Baddour LM (2012a) Outcomes in community-acquired *Clostridium difficile* infection. Aliment Pharmacol Ther 35:613–618

Khanna S, Pardi DS, Aronson SL et al (2012b) The epidemiology of community-acquired *Clostridium difficile* infection: a population-based study. Am J Gastroenterol 107:89–95

Kuijper EJ, Coignard B, Tull P (2006) Emergence of *Clostridium difficile*-associated disease in North America and Europe. Clin Microbiol Infect 12(Suppl 6):2–18

Kutty PK, Woods CW, Sena AC et al (2010) Risk factors for and estimated incidence of community-associated *Clostridium difficile* infection, North Carolina, USA. Emerg Infect Dis 16:197–204

Larson HE, Price AB, Honour P, Borriello SP (1978) *Clostridium difficile* and the aetiology of pseudomembranous colitis. Lancet 1:1063–1066

Lawley TD, Clare S, Walker AW et al (2009) Antibiotic treatment of *Clostridium difficile* carrier mice triggers a supershedder state, spore-mediated transmission, and severe disease in immunocompromised hosts. Infect Immun 77:3661–3669

Lefebvre SL, Reid-Smith RJ, Waltner-Toews D, Weese JS (2009) Incidence of acquisition of methicillin-resistant *Staphylococcus aureus*, *Clostridium difficile*, and other health-care-associated pathogens by dogs that participate in animal-assisted interventions. J Am Vet Med Assoc 234:1404–1417

Lyerly DM, Saum KE, MacDonald DK, Wilkins TD (1985) Effects of *Clostridium difficile* toxins given intragastrically to animals. Infect Immun 47:349–352

Marsh JW, Tulenko MM, Shutt KA et al (2011) Multi-locus variable number tandem repeat analysis for investigation of the genetic association of *Clostridium difficile* isolates from food, food animals and humans. Anaerobe 17:156–160

McDonald LC, Killgore GE, Thompson A et al (2005) An epidemic, toxin gene-variant strain of *Clostridium difficile*. New Engl J Med 353:2433–2441

McFarland LV, Brandmarker SA, Guandalini S (2000) Pediatric *Clostridium difficile*: a phantom menace or clinical reality? J Pediatr Gastroenterol Nutr 31:220–231

Metcalf D, Avery BP, Janecko N, Matic N, Reid-Smith R, Weese JS (2011) *Clostridium difficile* in seafood and fish. Anaerobe 17:85–86

Metcalf DS, Costa MC, Dew WM, Weese JS (2010) *Clostridium difficile* in vegetables, Canada. Lett Appl Microbiol 51:600–602

Naggie S, Frederick J, Pien BC, Miller BA, Provenzale DT, Goldberg KC, Woods CW (2010) Community-associated *Clostridium difficile* infection: experience of a veteran affairs medical center in southeastern USA. Infection 38:297–300

Naggie S, Miller BA, Zuzak KB et al (2011) A case-control study of community-associated *Clostridium difficile* infection: no role for proton pump inhibitors. Am J Med 124(276): e271–e277

Owens RC Jr, Donskey CJ, Gaynes RP, Loo VG, Muto CA (2008) Antimicrobial-associated risk factors for *Clostridium difficile* infection. Clin Infect Dis 46(Suppl 1):S19–S31

Pepin J, Valiquette L, Alary ME et al (2004) *Clostridium difficile*-associated diarrhea in a region of Quebec from 1991 to 2003: a changing pattern of disease severity. Can Med Assoc J 171:466–472

Post KW, Jost BH, Songer JG (2002) Evaluation of a test for *Clostridium difficile* toxins A and B for the diagnosis of neonatal swine enteritis. J Vet Diagn Investig 14:258–259

Rodriguez-Palacios A, Reid-Smith RJ, Staempfli HR, Weese JS (2010) *Clostridium difficile* survives minimal temperature recommended for cooking ground meats. Anaerobe 16:540–542

Rodriguez-Palacios A, Koohmaraie M, LeJeune JT (2011) Prevalence, enumeration, and antimicrobial agent resistance of *Clostridium difficile* in cattle at harvest in the United States. J Food Prot 74:1618–1624

Rodriguez-Palacios A, Staempfli HR, Duffield T, Weese JS (2007) *Clostridium difficile* in retail ground meat, Canada. Emerg Infect Dis 13:485–487

Rolfe RD (1991) Binding kinetics of *Clostridium difficile* toxins A and B to intestinal brush border membranes from infant and adult hamsters. Infect Immun 59:1223–1230

Ruby R, Magdesian KG, Kass PH (2009) Comparison of clinical, microbiologic, and clinicopathologic findings in horses positive and negative for *Clostridium difficile* infection. J Am Vet Med Assoc 234:777–784

Rupnik M (2007) Is *Clostridium difficile*-associated infection a potentially zoonotic and foodborne disease? Clin Microbiol Infect 13:457–459

Rupnik M, Songer JG (2010) *Clostridium difficile:* its potential as a source of foodborne disease. Adv Food Nutr Res 60C:53–66

Rupnik M, Wilcox MH, Gerding DN (2009) *Clostridium difficile* infection: new developments in epidemiology and pathogenesis. Nat Rev Microbiol 7:526–536

Salminen S, Isolauri E, Onnela T (1995) Gut flora in normal and disordered states. Chemotherapy 41(Suppl 1):5–15

Schwann C, Stecher B, Tzivelekidis T et al (2009) *Clostridium difficile* CDT induces formation of microtubule-based protrusions and increases adherence of bacteria. Public Library of Science Pathogens 5(10): e1000626

Simango C, Mwakurudza S (2008) *Clostridium difficile* in broiler chickens sold at market places in Zimbabwe and their antimicrobial susceptibility. Int J Food Microbiol 124:268–270

Songer JG (2004) The emergence of *Clostridium difficile* as a pathogen of food animals. Anim Health Res Rev 5:321–326

Songer JG, Uzal FA (2005) Clostridial enteric infections in pigs. J Vet Diagn Investig 17:528–536

Songer JG, Anderson MA (2006) *Clostridium difficile*: an important pathogen of food animals. Anaerobe 12:1–4

Songer JG, Trinh HT, Dial SM, Brazier JS, Glock RD (2009a) Equine colitis X associated with infection by *Clostridium difficile* NAP1/027. J Vet Diagn Investig 21:377–380

Songer JG, Trinh HT, Killgore GE, Thompson AD, McDonald LC, Limbago BM (2009b) *Clostridium difficile* in retail meat products, USA, 2007. Emerg Infect Dis 15:819–821

Songer JG, Post KW, Larson DJ, Jost BH, Glock RD (2000) Infection of neonatal swine with *Clostridium difficile*. J Swine Health Prod 8:185–189

Squire MM, Lim SC, Foster NF, Riley TV (2011) Detection of *Clostridium difficile* after treatment in a two-stage pond system. In: van Barneveld RJ (ed) Manipulating Pig Production, vol XIII. Australasian Pig Science Association, Adelaide, p 215

Steele J, Feng H, Parry N, Tzipori S (2010) Piglet models of acute or chronic *Clostridium difficile* illness. J Infect Dis 201:428–434

Stokes CR, Bailey M, Haverson K et al (2004) Postnatal development of intestinal immune system in piglets: implications for the process of weaning. Anim Res 53:325–334

Swindells J, Brenwald N, Reading N, Oppenheim B (2010) Evaluation of diagnostic tests for *Clostridium difficile* infection. J Clin Microbiol 48:606–608

Tedesco FJ, Barton RW, Alpers DH (1974) Clindamycin-associated colitis. A prospective study. Ann Intern Med 81:429–433

Thomas C, Stevenson M, Riley TV (2003) Antibiotics and hospital-acquired *Clostridium difficile*-associated diarrhoea: a systematic review. J Antimicrob Chemother 51:1339–1350

Von Abercron SM, Karlsson F, Wigh GT, Wierup M, Krovacek K (2009) Low occurrence of *Clostridium difficile* in retail ground meat in Sweden. J Food Prot 72:1732–1734

Waters EH, Orr JP, Clark EG, Schaufele CM (1998) Typhlocolitis caused by *Clostridium difficile* in suckling piglets. J Vet Diagn Investig 10:104–108

Weese JS, Armstrong J (2003) Outbreak of *Clostridium difficile*-associated disease in a small animal veterinary teaching hospital. J Vet Intern Med 17:813–816

Weese JS, Avery BP, Rousseau J, Reid-Smith RJ (2009) Detection and enumeration of *Clostridium difficile* spores in retail beef and pork. Appl Environ Microbiol 75:5009–5011

Weese JS, Wakeford T, Reid-Smith R, Rousseau J, Friendship R (2010) Longitudinal investigation of *Clostridium difficile* shedding in piglets. Anaerobe 16:501–504

Wilcox MH, Mooney L, Bendall R, Settle CD, Fawley WN (2008) A case-control study of community-associated *Clostridium difficile* infection. J Antimicrob Chemother 62:388–396

Yaeger MJ, Funk N, Hoffman L (2002) A survey of agents associated with neonatal diarrhea in Iowa swine including *Clostridium difficile* and porcine reproductive and respiratory syndrome virus. J Vet Diagn Investig 14:281–287

Yaeger MJ, Kinyon JM, Glenn Songer J (2007) A prospective, case control study evaluating the association between *Clostridium difficile* toxins in the colon of neonatal swine and gross and microscopic lesions. J Vet Diagn Investig 19:52–59

Zidaric V, Zemljic M, Janezic S, Kocuvan A, Rupnik M (2008) High diversity of *Clostridium difficile* genotypes isolated from a single poultry farm producing replacement laying hens. Anaerobe 14:325–327

囊虫病与包虫病

M. W. Lightowlers

摘要　囊虫病（cysticercosis）和囊型包虫病（cystic echinococcosis）是一种人兽共患寄生虫病，通常由家畜传播。在过去和将来，采取同一健康的方法，通过在寄生虫的动物宿主中实施广泛的控制措施，可间接地减少这类疾病在人群中的发生。人们已经生产出高效的新疫苗，能够防止动物中间宿主感染细粒棘球绦虫（echinococcus granulosus，即囊型包虫病）和猪带绦虫（taenia solium，即囊虫病）。对寄生虫终宿主应用疫苗和杀绦虫剂，可以为控制这些疾病和减少人囊虫病和囊型包虫病所带来的全球负担提供新的机遇。

1　引言

囊虫病和包虫病是人兽共患寄生虫病。这些人兽共患病，都是人类从作为相应寄生虫专性宿主的动物身上获得从而感染的。至今，为控制包虫病的传播人们已经做了很大的努力。一些成功的干预范例，包括在某些高度地方性感染的国家或地区的疾病消除工作，向我们展示了实行现有的同一健康理念在减少人类和动物疾病方面所能取得的卓越成绩。

2　带状绦虫的传播生物学

引起囊虫病和包虫病的寄生虫属于带状绦虫科。这些寄生虫在两个哺乳动物物种间进行双宿主、从被捕食者到捕食者的生命周期（a two-host，prey-predator life cycle）。终宿主是指寄生虫有性繁殖阶段所寄生的宿主。带状绦虫的终宿主是肉食动物或杂食动物。带状绦虫寄生在终宿主的小肠中。具备完全感染性的成熟虫卵经绦虫释放后，通过人的粪便排出。中间宿主是指寄生虫进行发育但未达到性成熟阶段所寄生的宿主。带状绦虫的中间宿主是食草动物或杂食动物；它们通过摄入绦虫卵而感染。虫卵包括被称为六钩蚴的胚胎，由保护膜（六钩蚴膜）和卵壳（胎膜）所包围。

在胆盐的影响下，卵膜在中间宿主的小肠溶解，六钩蚴被激活并开始进行有节律的运动。这种节律运动加上六钩蚴的六个小钩撕开卵膜使六钩蚴释放进入小肠内腔。在与肠壁接触时，寄生虫穿透肠壁并进入血管或乳糜管，随着血流到达组织内，囊化并进入成熟的幼虫阶段（中绦期幼虫）。只有当感染了成熟的中绦期幼虫的中间宿主的组织器官被合适的终宿主食用后，这种寄生虫才会进一步传播。中绦期幼虫在终宿主的小肠中被激活，并通过头上的吸盘和通常具有双排小钩的顶突吸附在肠壁上。在 2～3 个月后，寄生虫发育为成虫，开始产卵并排于粪便中，完成生命周期。

　　人类可以是带状绦虫的终宿主或者是中间宿主。对于猪带绦虫，人类不仅是唯一的终宿主，并且也可能被中绦期幼虫所感染。考虑到所有的带状绦虫的被捕食者—捕食者生命周期都是相同的，所以对于猪带绦虫来说，显然存在一种动物作为中间宿主而被感染，否则只能通过同类相互蚕食的方式来传播。终宿主的感染很少引起明显的临床问题。然而，人类作为中间宿主的感染通常会造成严重的临床后遗症甚至死亡。为了控制囊虫病和包虫病在人群中传播，人们所做的工作主要集中在预防寄生虫从动物宿主传播到人的这一环节。

3　囊虫病

　　人类的囊虫病是指人类感染了猪带绦虫的中绦期幼虫。人是猪带绦虫唯一的终宿主，通常是作为中间宿主的猪将该寄生虫传播给作为终宿主的人。正如前文所述，人囊虫病的产生是因为被成虫感染的人排出的粪便中带有绦虫卵，若误食虫卵而在人体组织中造成中绦期幼虫感染。无论是人或者猪摄入虫卵，虫卵的壳都会在小肠中溶解，寄生虫（六钩蚴）被激活、释放、穿过肠壁并迁移到其他组织部位，发育为成熟的幼虫（囊尾蚴）。囊尾蚴可以在人的许多组织中形成包囊，包括肌肉和皮下组织，但是该病的主要临床症状是寄生虫在脊髓和脑等神经组织中形成包囊的特性所致。神经组织的囊虫感染被称为脑囊虫病（neurocysticercosis）。脑囊虫病最常见的临床症状是癫痫。全球范围内 20%～50% 的迟发性癫痫病例是由脑囊虫病导致的（Willingham 和 Engels 2006）。猪带绦虫和脑囊尾蚴的传播主要流行于撒哈拉以南非洲地区、美国中部、南美洲北部，以及东亚、南亚的部分地方。

　　人囊虫病分布在世界各地，包括发达国家，主要因为流行地区病人的迁移或猪带绦虫病患者引起的局部传播。然而，从寄生虫生命周期性的本质考虑，只有在猪接触到人粪或者被人粪污染的食物的情况下，寄生虫生命周期才会得到延续。因此，猪带绦虫的传播局限于有放养的猪和人粪卫生处理条件差的地区。而较差的健康教育和卫生措施促进了疾病的传播。基于这些原因，猪带绦虫生命周期仅限于发生在最贫穷的人之间而他们一般居住于世界上最穷的国家。

3.1　控制猪带绦虫的传播

目前还没有专门针对控制猪带绦虫的全国性运动。然而，在许多猪带绦虫病曾经流行的地区，这种寄生虫的传播已不再出现。譬如在欧洲，公共教育与卫生设施的改善和养猪的产业化完全消除了该寄生虫的传播。在几个试点进行了不同的干预控制研究，但是没有一个地方能够持续地开展；此外，实验后在这些地方对疾病的传播情况进行了随访，也没有发现疾病实质性和持续性的减少。

目前，有另外几种干预措施可用于预防猪带绦虫病的传播。有效的药物可用于治疗感染绦虫成虫的人。健康宣教活动包括对寄生虫的生命周期、个人卫生、充分煮熟猪肉的必要性、不吃含囊尾蚴的猪肉、不让猪自由放养以及妥善处理人粪等内容，可能会减少猪带绦虫病的传播。相对而言，最近开发了一种针对猪感染猪带绦虫的化学性治疗方法，仅仅是用奥芬达唑药物治疗（Gonzales et al. 1996），却能杀死包裹在肌肉组织中的全部寄生虫。同时，一种有效的疫苗已经研制成功，可以抑制猪体内的寄生虫生长（Lightowlers 2006，2010a）。这些新方法使得猪带绦虫的控制大有希望（Lightowlers 2010a）。

有几个试验正在开展，以研究健康教育的影响和／或对带状绦虫病人进行群体杀绦虫剂治疗对疾病防控的影响。健康教育对控制猪带绦虫的感染是一个非常有吸引力的选择，因为它除了能控制脑囊虫病外还有很多其他的好处。在猪带绦虫流行的贫穷社区中，通常还有其他由粪便传播引起的问题主要包括细菌、病毒和寄生虫感染。个人卫生和粪便的卫生处理对社区有着重要的益处，其中之一就是将减少猪带绦虫病的传播。

Ngowi 等人在 2008 年和 2009 年描述了一项在坦桑尼亚姆布卢区开展的猪带绦虫的健康教育干预项目。项目负责人将经过标记的猪对各户成员进行详尽的健康教育，并通过问卷调查来评估人们对猪带绦虫的了解和具体实践情况，最后在方案实施 1 年后对哨点猪感染猪囊虫病情况进行评估。无显著的统计学证据显示普及有关猪带绦虫的传染知识是一种重要的改善手段，但是观察到猪囊虫病略有减少（43%）。Ngowi 等人在 2007 年从参与者的角度，对项目成本和参与者通过猪带绦虫的传播减少而获得的潜在经济利益进行了经济学评估。研究结果表明这些活动给畜牧业主带来了明显的效益。但评估并不包括干预本身的成本，也未考虑受益人的数量或活动的可持续性。因此，即使这些活动的结果非常成功，这个研究也很难确定是否可将这种方法作为一种常规的实用性解决方案去应用，而不是仅仅作为一项深入研究项目的组成部分。

有一些猪带绦虫的干预性研究则同时联合了健康教育和对带状绦虫病人的治疗两种手段。首次报道的试验是 1986—1987 年期间在厄瓜多尔的洛哈和埃尔奥罗省（Loja 和 El Oro Provinces of Ecuador）实施的（Cruz et al. 1989）。参与试验的群体包括了 13 461 人，每个人接受了一次或多次的杀绦虫剂吡喹酮治疗。在项目之初，2.2% 的人自主报告在第一次治疗后驱逐了一条绦虫。治疗一年后，在 539 个被检测的样本中没有发现新的绦虫感染病例，并且发现猪囊虫病发病率从 11.4% 减少到 2.6%。这些差异是否有统计学意义尚不清楚。Cruz 等在 1989 年发表评论，尽管教育并没有专门地作为方案的一部分包含在研究中，但是这种干预本身确实导致了人们行为的改变，从而出现了这样的研究结果。随后，大量类似的研究也陆续开展，有的仅采取了大范围治疗绦虫病的手段（Allan et al. 1997；Diaz Camacho et al. 1991；Sarti et al. 2000），有的对猪带绦虫病人进行治疗的同时又采取健康教育（Allan et al. 2002；Keilbach et al. 1989）。其中，运行时间最长、同时可能也是最大的干预手段是由中国甘肃省中北部张掖市吴江县卫生防疫站进行的。尽管细节尚未发表在国际文献，但是据 Allan（2002）和 Pawlowski（2005）等人的报告表明，通过在 1983—1987 年期间对猪带绦虫病患者一年两次的吡喹酮靶向治疗、人群健康教育以及限制猪的活动范围等手段，直到 1988 年，人绦虫病患病率从最初的 1512/100 000 减少至 21/100 000，猪囊虫病从 7.7% 降低到 0.27%。这是非常成功的。但是很明显地，干预措施的实施需要非常大量的资源支持，而且即使是在 5 年或更长时间的干预后，这种疾病的传播在社区中依然会存在。其他公布的疾病控制研究结果喜忧参半，一些研究报道了对减少疾病传播的积极影响，而有些研究并没有记录到任何有效的影响（Lightowlers 2010a）。在秘鲁，Garcia 等人（2006）评估了同时在人群中大范围治疗绦虫病和用奥芬达唑治疗在猪群中大范围治疗猪囊虫病的干预方案。尽管这些干预对控制疾病传播有积极的影响，但这种影响是比较小的，同时它也没有达到消除传播的目的。

对猪进行奥芬达唑治疗可能是一种简单有效的预防猪带绦虫传播的干预方法。单次口服的治疗方案能 100% 杀死肌肉中已形成包囊的囊尾蚴（Gonzales et al. 1996；Gonzalez et al. 1997；Sikasunge et al. 2008）。然而，当该药被批准用于饲养动物后，治疗后的动物在被食用之前它需要有长达 21

天的停药期,因为在动物组织中会有药物或其代谢物的存在。为了保证人们不会吃到受污染的猪肉,在猪带绦虫高度流行的边远和贫困地区尚不清楚如何有效管理这个停药期。另外,寄生虫在组织内被杀死之后,在猪肉中形成的坏死斑可能需要长达 6 个月的时间才能被消除(Sikasunge et al. 2008)。感染猪带绦虫囊尾蚴的肉类通常在非正规的市场里售出(Gilman et al. 1999;Willingham 和 Engels 2006)。如果使用奥芬达唑会使得这部分肉类滞销,将有利于猪带绦虫的控制;但可预料到的是,当猪的主人发现他们的动物会因此贬值,他们将不愿意使用该产品。

在秘鲁北部的通贝斯地区,正在进行一个庞大的涉及大约 10 万人的控制猪带绦虫的计划(Garcia et al. 2010)。他们采用的是一个复合型、可重复操作的干预措施,包括用杀绦虫药(灭绦灵)治疗人、用奥芬达唑治疗猪以及猪疫苗接种等手段试图阻断这种寄生虫的传播。但该计划的全部细节还有待公布。这样一个强化性干预措施将会是成功的,但问题是这个复杂而昂贵的干预方案在其他的流行地区是否切实可行。

3.2　囊虫病控制的新工具和新范例

一种新的高度有效的疫苗已经被研发出来,它几乎能够完全阻止猪带绦虫寄生在猪身上(Flisser et al. 2004;Gonzalez et al. 2005;Lightowlers 2010a)。这一进展经过了一段漫长的时期即确定认为疫苗接种是一种可潜在协助控制猪带绦虫传播的手段(Lightowlers 1999;Molinari et al. 1997,1993;Sciutto et al. 1995)。TSOL18 疫苗使用的抗原是从猪带绦虫生命周期的六钩蚴阶段中克隆获得的。在墨西哥、秘鲁、洪都拉斯、喀麦隆开展的针对猪的试验中,该重组蛋白联合兽医佐剂 Quil A 进行两次免疫对猪带绦虫感染提供了超过 99% 的保护率(Lightowlers 2006,2010a)。Assana 等人已经描述了该疫苗的现场试验结果(2010)。他们在设计这个现场试验计划时考虑到一个事实,即 TSOL18 疫苗只针对侵入宿主体内早期阶段的寄生虫,但不能影响到已经存在的猪囊尾蚴。这一特点意味着,流行地区的小猪在接种年龄之前也存在感染猪带绦虫的可能性,尽管这些动物在其后接种疫苗,但任何已经存在于组织里的囊尾蚴会继续存活并导致疾病的传播。在一个现场试验中,在试验最终判定一只动物是否感染猪带绦虫时,这种情况很难与疫苗失效区分开来。为了解决这个问题,试验动物在接受第二次接受 TSOL18 疫苗注射时也接受了治疗剂量的奥芬达唑。这清除动物体内所有活动的肌肉囊尾蚴,使疫苗在随后产生免疫。实验中,未接种的对照动物也接受了奥芬达唑治疗,因此可以从本质上区别出疫苗的作用。通过仔细的尸体肌肉组织切片判断动物的猪带绦虫感染情况,19.6%

未接种的动物被检测出含有活性的猪带绦虫,与此相对,经过疫苗接种的动物均没有感染猪带绦虫,无论是有活性的还是无活性的猪带绦虫。这个小型研究通过使用 TSOL 18 疫苗和奥芬达唑治疗以避免任何可能的初始获得性感染,并在实验结束后对 212 只实验动物进行了尸检,结果证实此实验采取的措施在阻断猪带绦虫的潜在传播方面是成功的。

TSOL 18 疫苗的研发提供了一种新型的、具有潜在价值的工具来控制猪带绦虫传播。现已经在猪身上应用这些疫苗,然而在寄生虫的生物学上,猪带绦虫对猪的感染和对人的感染是非常相似的,TSOL 18 极可能免疫人和猪身上同样有效。开发新的人类疫苗与新的兽用疫苗在成本上相差巨大,同时也因为不存在迫切需求人类猪带绦虫疫苗的市场。因此,研发出直接应用于人类的疫苗的可能性还不大。

4　包虫病

人类包虫病是由棘球绦虫属(echinococcus)的寄生虫的幼虫状态感染引起,其中的四个种可感染人类。细粒棘球绦虫(echinococcus granulosus)引发囊型包虫病,有时引发囊性棘球蚴病或者只是棘球蚴病,是至今为止最常见的人类包虫病病因。这种疾病在世界范围内广泛分布,特别是在农牧活动占主导的地区。这些地区包括与接壤地中海的许多国家、中亚、中国的部分地区、澳大利亚和南美。囊型包虫病在人体表现为位于人体任何器官内充满液体的囊,主要是肝和肺。疾病所致症状由这些囊的大小、数量和位置决定。通常囊的生长会干扰器官的正常功能并引发疼痛,囊的破裂可以引发过敏反应甚至导致死亡。囊的生长非常缓慢,许多患者在感染多年后才被诊断出来。这限制了将人类传染病报告作为一种方法来反映本地寄生虫流行传播的用处。手术仍是此病的主要治疗方法。囊型包虫病主要流行在贫穷偏远的地区,药物治疗非常有限。

所谓的细粒棘球绦虫有丰富的生物多样性。这种寄生虫对于其终宿主具有专一性,特异性地感染犬科动物,许多食草动物会作为中间宿主被感染。分子技术已经确证了这种多样性,以及各种基因型的生物学特征如中间宿主偏好等。感染人类的最为常见的三种基因型包括 G1、G2 和 G3。对于这些感染人类的基因型,绵羊和某些山羊是在全球范围内都是十分重要的主要中间宿主。

4.1　囊型包虫病的控制

感染了细粒棘球绦虫的病人不会对其他人造成危害。因此,所有控制传播的努力必须着力于减少人群对此寄生虫接触的机会（卫生状况，已暴露于感染的狗）或者采取直接针对动物宿主的措施。在这方面，囊型包虫病在应用同一健康理念减轻人类疾病负担方面提供了一个典范性的案例。为了减少囊型包虫病在人群中的发病率，许多国家付出了巨大努力去减少细粒棘球绦虫的传播。第一个囊型包虫病控制项目发生在 1863 年的冰岛，因为那时罹患这种疾病（Dungal 1946, 1957）的人口比例很高。冰岛社会环境中的一些优势，主要如公共教育，在疾病的成功控制中发挥了重要作用（Bread et al. 2001）。在世界的其他地方，也认为囊型包虫病应当是人类健康关注的一个重点。例如，1906 年阿根廷成立了一个国家专家委员会，并提出了一份关于控制该病传播应采取的措施的报告（Larrieu 1995）。在冰岛控制计划实施不到半个世纪时，冰岛传来了胜利取得疾病控制的捷报，这促使了其他地方开始了控制细粒棘球绦虫的行动。新西兰是 20 世纪第一个提倡用各种措施控制囊型包虫病的国家。在 1959 年新西兰正式采取包虫病控制行动后不久，澳大利亚的 Tasmania（Tasmania）开始了控制囊型包虫病的义务教育活动，随后在 1965 年发展成正式的政府资助项目（Beard et al. 2001）。在那之后包括联合国粮农组织（FAO）、泛美卫生组织（PAHO）、世界卫生组织（WHO）、联合国环境规划署（UNEP）、国际兽疫局（OIE）等联合国机构开展了一系列培训班和其他活动，致力于包虫病的防治（Genmmell 1978a）。后来，许多国家开始了新的囊型包虫病控制行动（Pan American Health Organization 2002），WHO/OIE 也出版了关于囊型包虫病的监督、预防、控制指南（Eckert et al. 1981）。在不同的国家，这些疾病控制活动的效果参差不齐，有些国家的疫情得到完全的控制，但有些国家的控制活动却完全不见效。

　　Michael Gemmell 博士（1926—2003）是包虫病的生物学和流行病学研究的领头人。他规定了不同的选择和决策程序，为疾病控制的实施提供了理论基础（Gemmell 1987, 1995; Gemmell et al. 1986a, 1987, 2001; Gemmell 和 Roberts 1998）。这个理论基础成为了 2001 年 WHO/OIE 更新的包虫病指南不可缺少的一部分（Gemmell et al. 2001）。Gemmell 和 Roberts（1998）将疾病控制定义为"根据法律要求，通过认证的控制机关，采取积极措施去限制某一特定疾病的流行"，将消灭定义为"通过有时限性的计划，在某一特定地区有目的地减少某一特定疾病的流行以达到持续无传播状态"。Fenner 等人（1998）提议"消灭"一词不能在国家或地区层面上应用于可在人群传播的疾病，除非应用于全球范围；然而，因为有可能针对动物疾病实施严格的检疫规定，故此术语可在国家或地区层面上应用于动物疾病。

　　在 20 世纪的下半叶，各地开展了许多独立的、致力于减少人类囊型包虫病流行的活动。已获成功的活动大多会在出版物上发表（Beard et al. 2001；Craig 和 Larrieu 2006；Dungal 1957；Gemmell 1990），而不太成功的则不会成为详细报告的主题，因此无法提供这些活动为何不成功的相关信息。1999 年 9 月，在阿根廷 San Carlos de Bariloche 举办的 PAHO/WHO 工作会议（Pan American Health Organization 2002）报告提供了一份关于全球囊型包虫病控制的综合性资料。尽管在世界各地为了控制细粒棘球绦虫传播付出了诸多努力，该疾病仍然在许多地区流行，我们仍然迫切需要新的包虫病控制计划和改良方法去控制其传播。

由于各个国家社会和政治环境的差异，至今已开展的控制活动及措施存在各种各样的组合，很难规范在各种环境中能够通用的措施。在不同的地区和国家实行的特定的控制措施所具有的约束条件对控制效果有明显的影响。例如，流浪狗会导致一系列囊型包虫病传播问题，它们比绵羊和山羊更先成为宿主，但几乎不可能把它们纳入到统一的抗寄生虫药治疗方案中。1990 年代，Sardinia 的社会政治环境禁止对流浪狗执行安乐死无法作为控制囊型包虫病的措施。形成鲜明对比的是，Cyprus 的流浪狗问题是通过执行安乐死解决的，且大部分采取枪杀的方法，总共处理了 82 984 只狗（Polydorou 1995）。其中，仅 1971 年一年就击毙了 27 552 只狗，相当于 1 天杀 75 只狗。社会和农业实践也有同样重要的影响。比如，Sardinia 的绵羊主要用于产奶，年迈的绵羊没有什么肉可供食用，因此很少被送去屠宰场。然而，也有部分绵羊在农场上被屠宰而其被包虫感染的内脏也被遗弃，有些则直接老死于农场（Conchedda et al. 2002）。虽然很难对各个国家囊型包虫病的控制的效果做出一个综合性总结，但对过去控制措施效果的成败进行反思也可以对未来疾病控制提供有用的线索。这里我们将挑选一些成功消灭疾病的例子和一些虽然最初遭遇失败但是近来又成功地控制疾病传播的例子。

新西兰控制囊型包虫病的一件重要大事是在 1934 年，Louis Barnett 爵士在 Otago 医科大学建立了包虫病研究预防部；不久之后就兴起了关于囊型包虫病的公众教育活动（Begg 1961；Gemmell 1973）。

Gemmell（1973）引用 Barnett 的话来描述这些教育活动：

"多年以来，Otago 医科大学包虫病预防研究部与卫生部和农业部的合作承担了广泛、深入和昂贵的教育和规劝活动。世界上没有任何一个国家耗费如此多的努力。我们在农村分发了数千张宣传海报、小册子和传单。我们一次又一次地在学校和农业杂志上出版文章、报纸，我们给农民和其他组织做了很多演讲，无论是老人还是小孩，男性还是女性，我们还安排了无线谈话节目、博物馆展示、实践展示等活动。"

新西兰一份关于狗的行动修订案（1908）在 1937 年规定了所有狗主人必须一年四次地给他们的狗注射足够的氢溴酸槟榔碱（arecoline hydrobromide）来预防细粒棘球绦虫感染（Gemmel 1995）。疾病控制措施也随着 1947 年新西兰北岛 Hawkes 湾南部联邦志愿委员会的建立而升级（Gemmell 1973）。要求委员会的成员对自己的狗使用氢溴酸槟榔碱，并向其他农民宣传关于包虫病控制的信息。每 3 个月就要给狗用一次药，并且要努力确保烹饪羊时将内脏煮熟煮烂。

Neil Begg（1915—1996）博士是 Dunedin 的一个儿科医生，因在小儿脑部发现了一个包虫囊包而成为包虫病教育事业的先驱。直到 1959 年，全国共有 436 个包虫病根除志愿委员会（Gemmell 1973）。显然，尽管有了这些活动，他们在控制人类和食用性动物囊型包虫病传播方面的仍然收效甚微，甚至不见成效（Gemmell 1973，1995；Gemmell et al. 2001；Gemmell 和 Schantz 1997）。尽管如此，逐渐加强对囊型包虫病控制的公众意识激励了政府的参与，包虫病行动中（1959）建立的国家包虫病委员会成为了新西兰包虫病控制的中枢。其后，政府强制检测狗的细粒棘球绦虫感染，1940 年的"肉类行动"规定用生的内脏杂碎喂狗是违法的。官方参与控制活动大约 10 年后，囊型包虫病在人类和绵羊身上的感染力有了持续性的下降（Gemmell 1973）（图 1）。根据细粒棘球绦虫和其他绵羊—狗传播的带状绦虫、羊绦虫在传播动力学上的不同，发现在羊带绦虫（T.ovis）流行程度上升的同时，囊型包虫病的流行有所下降（Gemmell 1973；Gemmell et al. 1986b）。一个相似的现象也出现在新西兰 Styx 的一个控制现场试验中

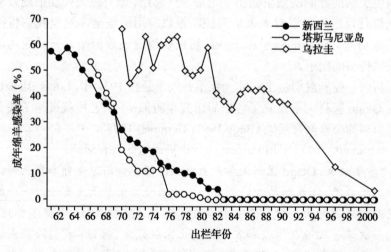

图 1　正式控制运动启动后囊型包虫病在新西兰 Tasmania（澳大利亚）和乌拉圭成年绵羊中的流行。经过 Gemmell（1995）的同意进行了重画与拓展

（Gemmell 1968，1978b；Gemmell et al. 1986b）。羊带绦虫囊寄生在绵羊的肌肉中，致羊肉产业的经济损失。因此，囊型包虫病的控制工程从 1969 年起进行了改造，包括了对其他带状绦虫的控制，对所有的狗每隔 6 周执行一次治疗，首剂应用灭绦灵，然后使用吡喹酮。1990 年停止在狗身上的用药，但监督和管理依然继续。这段时期绦虫控制项目由新西兰国家包虫委员会执行，资金来源于狗主人上缴的大约 400 000 只狗的注册税（Gemmell 1995）。在 1991 年，此项目的执行权转交给农业部，而这时细粒棘球绦虫的传播几乎停止了。在正式开展囊型包虫病控制运动的 43 年后，新西兰在 2002 年的 9 月宣布他们暂时可免于包虫病的威胁了（Pharo 2002）。

在新西兰正式开展控制囊型包虫病运动后不久，人们开始关注于澳大利亚的 Tasmania 的囊型包虫病控制情况。Tasmania 是澳大利亚的一个岛州，有 68 400 平方公里的领域。在 1961 年人口大约有 350 000 人，农村居民约占三分之一（1961 年人口普查）。1962 年，居民的推动促进了囊型包虫病的控制活动，并在 1965 年 7 月出台正式的控制措施，然而随后的两年半内并未完全采用这些控制措施（Beard et al. 2001；McConnell 和 Green 1979；Meldrum 和 McConnell 1968）。

T.C. Beard（1920—2010）博士在 Tasmania 的囊型包虫病控制活动推进中居功甚伟。作为 Tasmania 中部 Campbell 镇的全科医生，他注意到了一年内出现了三宗包虫病病例（1960 年左右），其中一名 7 岁男孩的肝脏包囊在早期未被发现，直到他在与兄弟玩耍时包囊破裂，导致过敏性死亡（Beard et al. 2001）。Beard 组织了一群有影响力的市民，建立了 Tasmania 包虫消灭委员会，委员会带动了 60 个地方包虫消灭委员会的成立（Beard 1969；Beard et al. 2001；Begg 1961）。在 Beard 的举动的激励下，州政府在 1965 年开始了由农业部主导的官方控制运动。Tasmania 包虫消灭委员会及其地方委员会在政府支持下继续其教育活动。该项控制运动基于之前在新西兰实施的运动（Begg 1961），并包括公众教育，对确诊感染的狗进行氢溴酸槟榔碱用药以清除感染，并对与感染狗接触的狗主人进行了严格的随访。一开始，官方遵循自愿原则鼓励狗的主人带狗进行检查，但 18 个月后改为强制性检查（McConnell 1987）。同时，告知农民不要给狗喂食动物内脏，把狗和宰杀工具隔离开，以及避免狗四处乱跑。刚开始，城市和农村的狗都要参与到检测中来，但是后来发现城市的狗感染率极低，因此 1967 年以后，城市中的狗无需再纳入检测范围（McConnell 1987）。一旦发现动物主人拥有任何一只感染有细粒棘球绦虫的动物，他的所有狗都要使用灭绦剂丁奈脒。1969 年引进了对感染动物的检疫措施，1970 年吡喹酮代替了丁奈脒，1974 年、1975 年后有高感染几率的绵羊也要被隔离。被感染狗的主人要接受包虫病控制官员的多次随访。

在控制活动之初，Beard（1987）预测人类囊型包虫病感染率在未来的20～30 年间不会显著改变。然而这被证明是相当错误的。人类感染率与狗和绵羊的感染率同期下降，使得 Beard 推翻了之前关于人类囊型包虫病感染预测的武断意见，并发表了"Evidence that a hydatid cyst is 'seldom as old as the patient'"（包囊很少能长存的证据）一文（Beard 1978）。在 Tasmania 官方控制活动开始后的 10～12 年，细粒棘球绦虫的传播就近乎消失了（Beard 1978），控制项目也从主动出击阶段转移到巩固阶段（1976）（Bramble 2001），重心开始转移至监督绵羊的感染和隔离重度感染的羊群上了。1988 年，受感染的羊群的主人被要求在 5 年内消灭所有与该羊群接触的动物，最后一批感染的羊群在 1995 年被消灭（Middleton 2001）。作为这项行动的最后一个阶段，强制性没收感染的羊群最终却没有执行。在 1996 年 2 月，Tasmania 宣布暂时消灭了所有的细粒棘球绦虫（Middleton 2001）。

控制包虫病的计划在新西兰、Tasmania 和其他许多地区获得成功，特别是在岛屿环境下。而另一些计划则没有那么有效（Craig 和 Larrieu 2006；Gemmell 1995），如在阿根廷的里奥内格罗省（Larrieu et al. 2000），Cyprus（Economides 和 Christofi 2002；Economides et al. 1998；Economides 和 Thrasou 2002）和乌拉圭（Craig 和 Larrieu 2006；Gemmell1995），尽管囊型包虫病的控制项目实行了长达 30 多年，也显著降低了囊型包虫病的发病率，但该病的传播却仍在继续。

乌拉圭提供了一项十分有价值的研究，因为它是唯一一个在大陆环境下进行的全国范围包虫病控制行动的国家（Gemmell 1995）。乌拉圭的强制性囊型包虫病控制措施起始于 1965 年，伴随着一项法案的推出（Ley No. 13.459）和包虫病防治名誉委员会（Commission Honoraria de Lucha Contra la Hidatidosis）的创立（Ugarte 和 Perdomo 1995）而开始。这项计划的资金支持一开始是通过注册狗的税收获得。起初，委员会鼓励狗主人采用氢溴酸槟榔碱治疗他们的狗。在 1973—1985 年军政府执政期间，尽管狗类治疗是强制性的，但是委员会没有运作并且狗的注册税也被纳入了一般税收（Gemmell 1995）。在 1985 年乌拉圭恢复为民主国家后，委员会最初并没有多大举动，然而随着法案 Ley No. 16.106 于 1990 年的通过，这项计划被加强并且养狗注册税的征收权从委员会转移到了警方。到此为止，这些控制措施的有效性似乎却还是微不足道的（图 1）。应用于狗类的吡喹酮系统治疗于 1994 年引入，这和其他于 90 年代开始实施的一系列措施一起，（Ugarte 和 Perdomo 1995）似乎在包虫病控制上获得了一个实质性的进展（Cabrera et al. 1996，2003），2002 年乌拉圭绵羊的囊型包虫病患病率水平下降到了 3.8%（Dr Daniel Orlando, cited by Craig 和 Larrieu 2006）。

　　Gemmell（1995）和他的同事（Gemmel 和 Roberts 1998；Gemmell 和 Schantz 1997）比较了世界各地囊型包虫病控制计划的相同和不同之处，彰显出了不同措施之所以归于成功或失败的特征。在切实降低疾病传播的措施中，自发的公众教育措施几乎普遍无效。但唯一的例外是冰岛，这个国家独特的环境造就了的教育成果收获了成效（Beard 1973；Dungal 1946，1957）。在吡喹酮成为狗类高效杀绦虫药后，便成了所有囊型包虫病控制计划中不可缺少的一部分。但是，吡喹酮控制疾病传播的有效性明显受到使用频率以及喂药人员的影响，即是由控制计划的工作人员喂药还是狗主人亲自喂药可产生不同效果。Gemmell（1995）和 Roberts（1998）强调，在似然分析中确保控制计划资金的可持续性是有效控制囊型包虫病至关重要的因素，资金不足是 Sardinia 囊型包虫病控制计划失败的一个重要因素（Conchedda et al. 2002）。智利南部控制计划资金的缩减造成病狗治疗周期的延长和囊型包虫病的复发流行（Vidal et al, 1995）。相似地，英国威尔士的南波厄斯郡因控制计划的资金被撤回而导致了疾病流行传播的迅速恢复（Lloyd et al, 1998）。控制计划资金充足时，狗类的治疗就能由计划中训练有素的工作人员完成（例如在澳洲新西兰和 Tasmania，Wales 1983—1989）。当资金得以满足后，杀绦虫药就可以发放给狗主人或通过狗主人自行购买治疗，如此一来，所面临的问题就变成治疗过程是否具备依从性了（Gemmell 1995；Gemmell 和 Roberts 1998；Lloyd et al. 1998；Vidal et al. 1995）。

4.2　囊型包虫病控制的新工具和新范例

　　两种新型工具的出现将改变未来囊型包虫病的防控方法。首先，改进狗类体内包虫病的诊断性检测方法。纵观至今为止的大多数包虫病控制行动，诊断只能通过检测由氢溴酸槟榔碱促排便得到的排泄物中是否含有成虫来确定。这个过程并不令人愉悦，且结果不可靠，在某些情况下对狗甚至是危险的，对那些处理粪便感染物的人来说也存在危险（Beard et al. 2001）。如今，确诊狗类细粒棘球绦虫感染的方法有粪抗原检测（Allan 和 Craig 2006；Allan et al. 1992；Deplazes et al. 1992；Huang et al. 2007；Malgor et al. 1997）和粪中的 DNA 分析（Mathis 和 Deplazes 2006）。

　　新的控制措施中第二个潜在的革命性发展，是研发出一种针对寄生虫中间宿主的有效疫苗（Heath et al. 2003，2012；Lightowlers et al. 1996，1999）。该疫苗采用了从该寄生虫的生活周期阶段中的六钩蚴所克隆得到的重组抗原。在针对几种中间宿主的大量的试验中，该疫苗提供了超过 94% 的保护率以对抗人工感染的细粒棘球绦虫病（Lightowlers 2006）。
Torgerson（2003，2006）和 Heath（2003）应用传播系数的数学模型，对包括
采取 EG95 疫苗接种措施在内的囊性包虫病控制效果进行了分析。在所有
建模的方案中，联合应用疫苗和较低频率的吡喹酮治疗（每半年一次）提供
了一个控制水平最佳而干预成本较低的结果（图 2）。EG95 疫苗的应用加
上每半年一次的吡喹酮治疗预计将在 7 年内最大程度地减少疾病传播，而
在 15 年内几乎可以中止传播。这个模型并未包括疫苗和使用吡喹酮治疗
以外的其他任何辅助的干预措施，如教育狗的主人、减少狗的数量、剔除年
老的中间宿主等可减少犬类暴露于受感染内脏几率的方法。重要的是，当
前很难或者不可能实现其他方法（例如犬类控制）的情况下，犬类疫苗联合
每半年一次的吡喹酮治疗仍然相当有效。

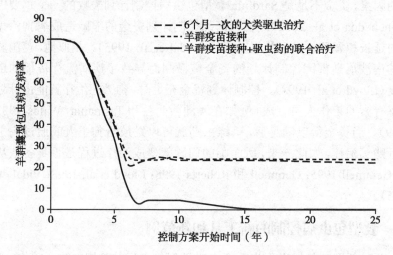

图 2　三种不同的控制方案在羊群中囊型包虫病发病率的模拟结果。分别为
6 个月一次的犬类驱虫治疗、接种率 75% 的羊群疫苗接种、驱虫药和疫苗接
种的联合治疗。根据 Torgerson（2003）的结果进行重绘，已获知情同意

我们有必要对包含家畜接种 EG95 疫苗在内的各种控制现场做一个实
地评估。这些评估应该包括在开展控制活动之前对囊型包虫的传播水平做
一个准确评估，并且始终密切监测，以便确定被评估的措施的有效性。研究
组采取的措施要求包括，对狗接种家畜疫苗并联合进行每半年一次的吡喹
酮治疗，以及单独接种疫苗的干预。对照组将包括不干预或者只让狗接受
每半年一次的单独吡喹酮治疗措施。另一项有意义的评估是关于在"最佳"
疫苗接种策略基础上调整控制措施的效果变化，例如在小羊两次接种后进
行每年一次的加强免疫。另一种消耗较少疫苗的策略是在对小羊两次接

种后的 1 岁左右，无需再接种过其他疫苗时增加一次疫苗加强接种。

目前，还没有任何明确的证据确切指出接种 EG95 的动物的免疫力能持续多久。EG95 疫苗有高度免疫原性，并且能提供至少持续一年的免疫力（Heath et al. 2003）。如果发现对细粒棘球绦虫的抵抗力与年龄相关，并且特定接种年龄可使接种的动物拥有更久的抵抗力，那么测试疫苗接种的最佳方案，同时可最小化注射接种量是非常重要的。感染猪带绦虫十分常见，尤其在细粒棘球绦虫高度流行的地区。有明确的证据表明在羊（Gemmell 1966）和其他中间宿主（Rickard 和 Williams 1982）身上不同的带状绦虫种间存在交叉免疫。此外，也有明确的证据表明感染某些带状绦虫后的抵抗力强弱与年龄完全相关，例如老鼠感染的巨颈带绦虫的病例（taenia taeniaeformis）（Rickard 和 Williams 1982）。然而，已有的证据表明免疫力缺陷或与年龄相关的抵抗力与羊感染细粒棘球绦虫有关（Lightowlers 回顾，2010b）。这解释了为什么羊类是动物群中囊性包虫病感染最多的动物（Cabrera et al. 1995）。羊囊型包虫病一个潜在的混杂特征是包囊生长缓慢，并且随着其生长能够更容易地识别出来。这对于已公布的关于细粒棘球绦虫病在患病率和疾病严重程度上，随着年龄增长而变化的数据是否产生影响，目前尚不清楚。根据现有的数据表明，一个值得评估的囊型包虫病控制方案是对 1 岁左右的小羊进行两次 EG95 免疫后再加强免疫一次，而不是对小羊接种疫苗并且每年加强接种。作为一个控制措施，如果发现这是有效的，将有助于降低疫苗接种的成本。

5　结论

随着一个能够在较高水平上对抗中间宿主体内细粒棘球绦虫和猪带绦虫的有效疫苗的研发，通过新的疾病控制方案，将有望减少囊型包虫病和脑囊虫病所导致的全球负担。这些和其他人兽共患病在体现同一健康方法对于人类和动物健康的重大意义方面提供了清晰明显的例子。猪带绦虫的研究让人特别振奋。而囊虫病则被国际疾病消除特别小组（International Task Force for Disease Eradication，ITFDE）确认为有可能彻底消灭的仅有的六种疾病之一（1993）。ITFDE 由一群科学家组成，他们在 1989—1992年期间多次会面，并且分析了 90 多种疾病是否能切实得到根除。那些被确认为可被根除的疾病包括麦地那龙线虫病、脊髓灰质炎、腮腺炎、风疹、淋巴丝虫病以及囊虫病。对于囊虫病，工作组曾致力于研究对人群进行大规模化学治疗的可能性，以清除绦虫携带者，由此阻断寄生虫从人到猪的传播。然而，由于猪群作为其储存宿主的持续存在，仅仅致力于清除绦虫携带者从而阻断猪带绦虫传播的方案并没有成功。而如今，针对人和动物宿主的有效干预措施都已存在，有效控制人类脑囊虫病的可能性将大于过去，或者说，如 ITFDE 十几年前鉴定的那样，这些疾病甚至可能会被彻底消灭。

参考文献

Allan JC, Craig PS (2006) Coproantigens in taeniasis and echinococcosis. Parasitol Int 55(Suppl):S75–S80

Allan JC, Craig PS, Garcia Noval J, Mencos F, Liu D, Wang Y, Wen H, Zhou P, Stringer R, Rogan M, Zeyhle E (1992) Coproantigen detection for immunodiagnosis of echinococcosis and taeniasis in dogs and humans. Parasitology 104:347–356

Allan JC, Velasquez-Tohom M, Fletes C, Torres-Alvarez R, Lopez-Virula G, Yurrita P, Soto de Alfaro H, Rivera A, Garcia-Noval J (1997) Mass chemotherapy for intestinal *Taenia solium* infection: effect on prevalence in humans and pigs. Trans R Soc Trop Med Hyg 91:595–598

Allan JC, Craig PS, Pawlowski ZS (2002) Control of *Taenia solium* with emphasis on treatment of taeniasis. In: Singh G, Prabhakar S (eds) *Taenia solium* cysticercosis from basic to clinical science. CABI Publishing, Wallingford, pp 411–420

Anonymous (1993) Recommendations of the International task Force for Disease Eradication. Morbidity and Mortality Weekly Report 42:1–46

Assana E, Kyngdon CT, Gauci CG, Geerts S, Dorny P, De Deken R, Anderson GA, Zoli AP, Lightowlers MW (2010) Elimination of *Taenia solium* transmission to pigs in a field trial of the TSOL18 vaccine in Cameroon. Int J Parasitol 40:515–519

Beard TC (1969) Hydatid control. A problem in health education. Med J Aust 2:456–459

Beard TC (1973) The elimination of echinococcosis from Iceland. Bull Wld Hlth Org 48:653–660

Beard TC (1978) Evidence that a hydatid cyst is seldom "as old as the patient". Lancet 2:30–32

Beard TC (1987) Human hydatid disease in Tasmania. In: King H (ed) Epidemiology in Tasmania. Brolga Press, Curtin, pp 77–88

Beard TC, Bramble AJ, Middleton MJ (2001) Eradication in our time. A log book of the Tasmanian hydatid control programs, 1962–1996. Tasmanian Department of Primary Industry, Water and Environment, Hobart, 390p

Begg NC (1961) The campaign against hydatid disease: an experiment in social medicine. N Z Med J 60:229–234

Bramble AJ (2001) Mission accomplished. In: Beard TC, Bramble AJ, Middleton MJ (eds) Eradication in our lifetime. A log book of the Tasmanian hydatid control programs 1962–1996. Department of Primary Industry, Water and Environment, Hobart, pp 287–321

Cabrera PA, Haran G, Benavidez U, Valledor S, Perera G, Lloyd S, Gemmell MA, Baraibar M, Morana A, Maissonave J, Carballo M (1995) Transmission dynamics of *Echinococcus granulosus, Taenia hydatigena* and *Taenia ovis* in sheep in Uruguay. Int J Parasitol 25:807–813

Cabrera PA, Parietti S, Haran G, Benavidez U, Lloyd S, Perera G, Valledor S, Gemmell MA, Botto T (1996) Rates of reinfection with *Echinococcus granulosus, Taenia hydatigena, Taenia ovis* and other cestodes in a rural dog population in Uruguay. Int J Parasitol 26:79–83

Cabrera PA, Irabedra P, Orlando D, Rista L, Haran G, Vinals G, Blanco MT, Alvarez M, Elola S, Morosoli D, Morana A, Bondad M, Sambran Y, Heinzen T, Chans L, Pineyro L, Perez D, Pereyra I (2003) National prevalence of larval echinococcosis in sheep in slaughtering plants *Ovis aries* as an indicator in control programmes in Uruguay. Acta Trop 85:281–285

Conchedda M, Ecca AR, Gabriele F, Bortoletti G, Palmas C (2002) Options for control of echinococcosis: the Sardinian example. In: Craig P, Pawlowski Z (eds) Cestode Zoonoses:Echinococcosis and Cysticercosis. An Emergent and Global Problem. IOS Press, Amsterdam, pp 343–353

Craig PS, Larrieu E (2006) Control of cystic echinococcosis/hydatidosis: 1863–2002. Adv

Parasitol 61:443–508

Cruz M, Davis A, Dixon H, Pawlowski ZS, Proano J (1989) Operational studies on the control of *Taenia solium* taeniasis/cysticercosis in Ecuador. Bull Wld Hlth Org 67:401–407

Deplazes P, Gottstein B, Eckert J, Jenkins DJ, Ewald D, Jimenez Palacios S (1992) Detection of *Echinococcus* coproantigens by enzyme-linked immunosorbent assay in dogs, dingoes and foxes. Parasitol Res 78:303–308

Diaz Camacho SP, Candil Ruiz A, Suate Peraza V, Zazueta Ramos ML, Felix Medina M, Lozano R, Willms K (1991) Epidemiologic study and control of *Taenia solium* infections with praziquantel in a rural village of Mexico. Am J Trop Med Hyg 45:522–531

Dungal N (1946) Echinococcosis in Iceland. Am J Med Sci 212:12–17

Dungal N (1957) Eradication of hydatid disease in Iceland. New Zeal Med J 56:213–222

Eckert J, Gemmell MA, Soulsby EJL (1981) FAO/UNEP/WHO guidelines for the surveillance, prevention and control of echinococcosis/hydatidosis. World Health Organization, Geneva 265p

Economides P, Christofi G (2002) Experience gained and evaluation of ecchinococcocic/ hydatidosis eradication programmes in Cyprus. In: Craig PS, Pawlowski Z (eds) Cestode zoonoses: echinococcosis and cysticercosis. IOS Press, Amsterdam, pp 367–379

Economides P, Thrasou K (2002) Echinococcoccic/Hydatidosis and programs for its control in the Mediterranean countries. Perspectives and possibilities of control and eradication of hydatidosis. Report of the PAHO/WHO Working Group, San Carlos de Bariloche, 20–24 Sept 1999, Argentina. PAHO/HCP/HCV/028/02, Pan American Health Organization, Washington, DC, pp 75–105

Economides P, Christofi G, Gemmell MA (1998) Control of *Echinococcus granulosus* in Cyprus and comparison with other island models. Vet Parasitol 79:151–163

Fenner F, Hall AJ, Dowdle WR (1998) What is eradication. In: Dowdle WR, Hopkins DR (eds) The eradication of infectious diseases. Report of the Dahlem Workshop on The Eradication of Infectious Diseases, Berlin, 16–20 March 1997. Wiley, Chichester, pp 3–17

Flisser A, Gauci CG, Zoli A, Martinez-Ocana J, Garza-Rodriguez A, Dominguez-Alpizar JL, Maravilla P, Rodriguez-Canul R, Avila G, Aguilar-Vega L, Kyngdon C, Geerts S, Lightowlers MW (2004) Induction of protection against porcine cysticercosis by vaccination with recombinant oncosphere antigens. Infect Immun 72:5292–5297

Garcia HH, Gonzalez AE, Gilman RH, Moulton LH, Verastegui M, Rodriguez S, Gavidia C, Tsang VC (2006) Combined human and porcine mass chemotherapy for the control of T. *solium*. Am J Trop Med Hyg 74:850–855

Garcia HH, Gonzalez AE, Rodriguez S, Gonzalvez G, Llanos-Zavalaga F, Tsang VC, Gilman RH (2010) Epidemiology and control of cysticercosis in Peru. Rev Peru Med Exp Salud Publica 27:592–597

Gemmell MA (1966) Immunological responses of the mammalian host against tapeworm infections IV. Species specificity of hexacanth embryos in protecting sheep against *Echinococcus granulosus*. Immunology 11:325–335

Gemmell MA (1968) The Styx field-trial. A study on the application of control measures against hydatid disease caused by *Echinococcus granulosus*. Bull Wld Hlth Org 39:73–100

Gemmell MA (1973) Hydatid disease in New Zealand. The first hundred years (1873–1972). In: Brown RW, Salisbury JR, White WE (eds) Recent advances in hydatid disease. Proceedings of a symposium presented by the Hamilton medical veterinary association. Hamilton Medical Veterinary Association, Hamilton, Victoria, Australia, pp 54–61

Gemmell MA (1978a) Perspective on options for hydatidosis and cysticercosis control. Vet Med Rev 1:3–48

Gemmell MA (1978b) The Styx field trial: effect of treatment of the definitive host for tapeworms on larval forms in the intermediate host. Bull Wld Hlth Org 56:433–443

Gemmell MA (1987) A critical approach to the concepts of control and eradication of echinococcosis/hydatidosis and taeniasis/cysticercosis. Int J Parasitol 17:465–472

Gemmell MA (1990) Australasian contributions to an understanding of the epidemiology and control of hydatid disease caused by *Echinococcus granulosus*—past, present and future. Int J Parasitol 20:431–456

Gemmell MA (1995) Current progress in control of *Echinococcus granulosus*: a global summary.

In: Ruiz A, Schantz P, Arámbulo, P 3rd (eds) Proceedings of the scientific working group on the advances in the prevention, control and treatment of hydatidosis, 26–28 October 1994, Montevideo, Uruguay. Pan American Health Organization PAHO/HCP/HCV/95/01, Washington DC, pp 253–280

Gemmell MA, Roberts MG (1998) Cystic echinoccosis (Echinococcus granulosus). In: Palmer SR, Soulsby L, Simpson DIH (eds) Zoonoses. Biology, clinical practice, and public health. Oxford University Press, Oxford, pp 665–688

Gemmell MA, Schantz PM (1997) Formulating policies for control of Echinococcus granulosus: an overview of planning, implementation, and evaluation. In: Andersen FL, Ouhelli H, Kachani M (eds) Compendium on cystic echinococcosis in Africa and in middle Eastern countries with special reference to Morocco. Brigham Young University, Provo, pp 329–345

Gemmell MA, Lawson JR, Roberts MG (1986a) Control of echinococcosis/hydatidosis: present status of worldwide progress. BullWHO 64:333–339

Gemmell MA, Lawson JR, Roberts MG, Kerin BR, Mason CJ (1986b) Population dynamics in echinococcosis and cysticercosis: comparison of the response of Echinococcus granulosus, Taenia hydatigena and T. ovis to control. Parasitology 93:357–369

Gemmell MA, Lawson JR, Roberts MG (1987) Towards global control of cystic and alveolar hydatid diseases. Parasitol Today 3:144–151

Gemmell MA, Roberts MG, Beard TC, Campano Diaz S, Lawson JR, Nonnemaker JM (2001) Control of echinococcosis. In: Eckert J, Gemmell MA, Meslin F-X, Pawlowski ZS (eds) WHO/OIE manual on echinococcosis in humans and animals: a public health problem of global concern. WHO/OIE, Paris, pp 195–237

Gilman RH, Garcia HH, Gonzalez AE, Dunleavy M, Verastegui M, The Cysticercosis Working Group in Peru (1999) Shorts cuts to development:methods to control the transmission of cysticercosis in developing countries. In: Garcia HH, Martinez M (eds) Taenia solium taeniasis/cysticercosis. Editorial Universo, Lima, pp 313–326

Gonzales AE, Garcia HH, Gilman RH, Gavidia CM, Tsang VC, Bernal T, Falcon N, Romero M, Lopez-Urbina MT (1996) Effective, single-dose treatment or porcine cysticercosis with oxfendazole. Am J Trop Med Hyg 54:391–394

Gonzalez AE, Falcon N, Gavidia C, Garcia HH, Tsang VC, Bernal T, Romero M, Gilman RH (1997) Treatment of porcine cysticercosis with oxfendazole: a dose-response trial. Vet Rec 141:420–422

Gonzalez AE, Gauci CG, Barber D, Gilman RH, Tsang VC, Garcia HH, Verastegui M, Lightowlers MW (2005) Vaccination of pigs to control human neurocysticercosis. Am J Trop Med Hyg 72:837–839

Heath DD, Jensen O, Lightowlers MW (2003) Progress in control of hydatidosis using vaccination—a review of formulation and delivery of the vaccine and recommendations for practical use in control programmes. Acta Trop 85:133–143

Heath DD, Robinson C, Shakes T, Huang Y, Gulnur T, Shi B, Zhang Z, Anderson GA, Lightowlers MW (2012) Vaccination of bovines against Echinococcus granulosus (cystic echinococcosis). Vaccine (in press)

Huang Y, Yang W, Qiu J, Chen X, Yang Y, Qiu D, Xiao N, Xiao Y, Heath D (2007) A modified coproantigen test used for surveillance of Echinococcus sp. in Tibetan dogs. Vet Parasitol 149:229–238

Keilbach NM, de Aluja AS, Sarti-Gutierrez E (1989) A programme to control taeniasis-cysticercosis (T. solium): experiences in a Mexican village. Acta Leiden 57:181–189

Larrieu E (1995) Hydatidosis situation in Argentina. In: Ruiz A, Schantz P, III PA (eds) Proceedings of the scientific working group on the advances in the prevention, control and treatment of hydatidosis, 26–28 Oct 1994, Montevideo, Uruguay. Pan American Health Organization PAHO/HCP/HCV/95/01, Washington DC, pp 124–146

Larrieu E, Costa MT, Cantoni G, Labanchi JL, Bigatti R, Perez A, Araya D, Mancini S, Herrero E, Talmon G, Romeo S, Thakur A (2000) Control program of hydatid disease in the province of Rio Negro Argentina. 1980–1997. Bol Chil Parasitol 55:49–53

Lightowlers MW (1999) Eradication of Taenia solium cysticercosis: a role for vaccination of pigs. Int J Parasitol 29:811–817

Lightowlers MW (2006) Cestode vaccines: origins, current status and future prospects. Parasitology 133(Suppl):S27–S42

Lightowlers MW (2010a) Eradication of *Taenia solium* cysticercosis: a role for vaccination of pigs. Int J Parasitol 40:1183–1192

Lightowlers MW (2010b) Fact or hypothesis: concomitant immunity in taeniid cestode infections. Parasite Immunol 32:582–589

Lightowlers MW, Lawrence SB, Gauci CG, Young J, Ralston MJ, Maas D, Health DD (1996) Vaccination against hydatidosis using a defined recombinant antigen. Parasite Immunol 18:457–462

Lightowlers MW, Jensen O, Fernandez E, Iriarte JA, Woollard DJ, Gauci CG, Jenkins DJ, Heath DD (1999) Vaccination trials in Australia and Argentina confirm the effectiveness of the EG95 hydatid vaccine in sheep. Int J Parasitol 29:531–534

Lloyd S, Walters TMH, Craig PS (1998) Use of sentinel lambs to study the effect of an education program on control of transmission of *Echinococcus granulosus* in South Powys, Wales. Bull WHO 76:469–473

Malgor R, Nonaka N, Basmadjian I, Sakai H, Carambula B, Oku Y, Carmona C, Kamiya M (1997) Coproantigen detection in dogs experimentally and naturally infected with *Echinococcus granulosus* by a monoclonal antibody-based enzyme-linked immunosorbent assay. Int J Parasitol 27:1605–1612

Mathis A, Deplazes P (2006) Copro-DNA tests for diagnosis of animal taeniid cestodes. Parasitol Int 55(Suppl):S87–S90

McConnell LA (1987) Hydatid disease in Tasmania: control in animals. In: King H (ed) Epidemiology in Tasmania. Brolga Press, Curtin, pp 61–75

McConnell JD, Green RJ (1979) The control of hydatid disease in Tasmania. Aust Vet J 55: 140–145

Meldrum GK, McConnell JD (1968) The control of hydatid disease in Tasmania. Aust Vet J 44:212–217

Middleton MJ (2001) Provisional freedom. In: Beard TC, Bramble AJ, Middleton MJ (eds) Eradication in our lifetime. A log book of the Tasmanian hydatid control programs 1962–1996. Department of Primary Industry, Water and Environment, Hobart, pp 347–351

Molinari JL, Soto R, Tato P, Rodriguez D, Retana A, Sepulveda J, Palet A (1993) Immunization against porcine cysticercosis in an endemic area in Mexico: a field and laboratory study. Am J Trop Med Hyg 49:502–512

Molinari JL, Rodriguez D, Tato P, Soto R, Arechavaleta F, Solano S (1997) Field trial for reducing porcine *Taenia solium* cysticercosis in Mexico by systematic vaccination of pigs. Vet Parasitol 69:55–63

Ngowi HA, Mlangwa JED, Carabin H, Mlozi MRS, Kassuku AA, Kimera SI, Willingham AL 3rd (2007) Financial efficiency of health and pig management education intervention in controlling porcine cysticercosis in Mbulu district, northern Tanzania. Livestock Res Rural Dev 19: Article #62

Ngowi HA, Carabin H, Kassuku AA, Mlozi MR, Mlangwa JE, Willingham AL 3rd (2008) A health-education intervention trial to reduce porcine cysticercosis in Mbulu district. Tanzania Prev Vet Med 85:52–67

Ngowi HA, Mlangwa JED, Mlozi MRS, Tolma EL, Kassuku AA, Carabin H, Willingham AL 3rd (2009) Implementation and evaluation of a health-promotion strategy for control of *Taenia solium* infections in northern Tanzania. Int J Health Promot Educ 47:24–34

Pan American Health Organization (2002) Perspectives and possibilities of control and eradication of hydatidosis. Report of the PAHO/WHO Working Group, San Carlos de Bariloche, 20–24 Sept 1999, Argentina. PAHO/HCP/HCV/028/02, Pan American Health Organization, Washington DC

Pawlowski Z, Allan J, Sarti E (2005) Control of *Taenia solium* taeniasis/cysticercosis: from research towards implementation. Int J Parasitol 35:1221–1232

Pharo H (2002) Decades of hydatids control work pays off. Biosecurity 38:7

Polydorou K (1995) Echinococcosis/hydatidosis eradication in Cyprus. In: Ruiz A, Schantz P, III PA (eds) Proceedings of the scientific working group on the advances in the prevention, control and treatment of hydatidosis, 26–28 Oct 1994, Montevideo, Uruguay. Pan American Health Organization PAHO/HCP/HCV/95/01, Washington DC, pp 113–122

Rickard MD, Williams JF (1982) Hydatidosis/cysticercosis: immune mechanisms and immunization against infection. Adv Parasitol 21:229–296

Sarti E, Schantz PM, Avila G, Ambrosio J, Medina-Santillan R, Flisser A (2000) Mass treatment against human taeniasis for the control of cysticercosis: a population-based intervention study. Trans R Soc Trop Med Hyg 94:85–89

Sciutto E, Aluja A, Fragoso G, Rodarte LF, Hernandez M, Villalobos MN, Padilla A, Keilbach N, Baca M, Govezensky T (1995) Immunization of pigs against *Taenia solium* cysticercosis: factors related to effective protection. Vet Parasitol 60:53–67

Sikasunge CS, Johansen MV, Willingham AL 3rd, Leifsson PS, Phiri IK (2008) *Taenia solium* porcine cysticercosis: viability of cysticerci and persistency of antibodies and cysticercal antigens after treatment with oxfendazole. Vet Parasitol 158:57–66

Torgerson PR (2003) The use of mathematical models to simulate control options for echinococcosis. Acta Trop 85:211–221

Torgerson PR (2006) Mathematical models for the control of cystic echinococcosis. Parasitol Int 55(Suppl):S253–S258

Torgerson PR, Heath DD (2003) Transmission dynamics and control options for *Echinococcus granulosus*. Parasitology 127(Suppl):S143–S158

Ugarte R, Perdomo R (1995) Situation of hydatidosis in the Republic of Uruguay 1994. In: Ruiz A, Schantz P, Arámbulo P 3rd (eds) Proceedings of the scientific working group on the advances in the prevention, control and treatment of hydatidosis, 26–28 Oct 1994, Montevideo, Uruguay. Pan American Health Organization PAHO/HCP/HCV/95/01, Washington DC, pp 231–249

Vidal SM, Bonilla C, Jeria Castro E, Gonzalez Izurieta G (1995) The hydatidosis control program: the Chilean model. In: Ruiz A, Schantz P, III PA (eds) Proceedings of the scientific working group on the advances in the prevention, control and treatment of hydatidosis, 26–28 Oct 1994, Montevideo, Uruguay. Pan American Health Organization PAHO/HCP/HCV/95/01, Washington DC, pp 172–216

Willingham AL 3rd, Engels D (2006) Control of *Taenia solium* cysticercosis/taeniosis. Adv Parasitol 61:509–566

人类、灵长类动物和病原菌：进展中的关系

Jean Paul Gonzalez, Frank Prugnolle, Eric Leroy

摘要 人类和其他灵长类动物在生物演化史上是相互联系的，具有相同的可在两物种间传播的病原体。本章将会针对三个种群的病原体在跨越灵长类种族屏障时的特殊方式进行深入的讨论。在非洲，蝙蝠可作为埃博拉病毒的贮存宿主，大猩猩和黑猩猩与其接触后，会并发多种动物疫病并可出现死亡。某些人类流行病往往在这些动物疫病发生之后相继暴发。猴免疫缺陷病毒（SIV）及其天然宿主间的共同进化与物种间交换的现象有着漫长的发展历程。黑猩猩和大猩猩的 SIV 在不同时代和地域也都发生过跨越种群屏障传播的情况，最终导致了 HIV-1 和 HIV-2 病毒的出现。其他逆转录病毒，如猿猴嗜 T 淋巴细胞病毒（Simian T-Lymphotropic Viruses）和泡沫病毒（Foamiviruses），在跨越种群屏障方面就过去与现在都有着独特的发展历程。寄生于大猩猩的疟原虫在基因鉴定上与恶性疟原虫（P. falciparum）接近，这一发现提示了大猩猩可能是人类致死性恶性疟原虫的源头。因此，非人类疟原虫物种也是一类被低估的风险因素，时刻有着感染人类的可能。

1 引言

脊椎动物中寄生虫的传播可以是种内的，也可以是种间的。种间的传播是在病原体跨越物种屏障时出现的，而且当它们的宿主在分类学上相近或处于同一地域时，传染的概率会相当高。跨物种屏障是一种多因素现象，只有在满足了一定特殊的条件后方可实现，比如一种特定的环境、一个带虫的自然宿主、一个易感宿主或者也可以是满足双方营养偏好的带菌者。

微生物可以在自然或人为的环境中实现跨物种传播。许多具有传染性的疾病，包括大部分虫媒传播的病毒感染、狂犬病、莱姆病、汉坦病毒感染，以及沙粒病毒性出血热等（Wolfe et al. 2007），都是病原体跨物种传播（cross-species transmission，CST）造成的结果。病原体跨物种传播引起的

人类感染性疾病被定义为人兽共患病，这类病原微生物的自然宿主是非人类脊椎动物。最近的数据显示，73% 新出现的人类病原体具有人兽共患性，而且大多数病原体来源于野外环境（Daszak et al. 2000）。跨物种传播可能由于人类接触了可致自身感染的动物源性病原体（通过与受感染动物或其粪便的直接接触，又或者是通过带菌虫媒的间接传播），还可能是因为病原体的自然宿主范围改变，从而使得病原体对人类致病。跨物种传播所致的传染性疾病往往会引发大规模流行（如灵长类—灵长类的跨物种传播：甲型流感病毒、HIV、人偏肺病毒；非灵长类—人类的跨物种传播：SARS、H5N1），可能是因为新宿主体内对新致病原尚未拥有成熟的免疫作用。然而，大多数新发传染病（EID）最初被认为是为自然宿主的短暂性外溢，而且这些疾病通常会因为无法重复有效的人—人传播途径而终止传播（Riedel 2006；Davies 和 Pedersen 2008）。

人类和非人类灵长类都属于灵长目（Linnaeus，1758）。虽然灵长目中分有 200 多个科，但是人猿型的超家族只有三个：长臂猿科、猩猩科和人科。人科包含了大猩猩、黑猩猩和人三个亚科，它们在基因上仅有不超过 2% 的差异。此外，人亚科在形态学、生理学和生态学上的特征对传染性疾病的传播也许发挥着直接的作用。

那么，为什么灵长类相互之间可以传播疾病？尽管没有得到官方证实，但大多数人认为是由于非人灵长类和人类在基因上有着高度的相似性（大约 98%），这使得灵长类的病原体可以很容易在两者之间相互转化。世界自然保护协会的多个研究表明，人类和灵长类所携带的微生物大多数是一致的（与啮齿类动物和蝙蝠类的相似性排行第二），因而跨物种传播很常见。此外，对具有亲缘关系的不同蝙蝠物种的研究表明，免疫系统的固有相似性阻碍了易感病毒的交换，也减弱了病毒感染新宿主的能力。这项研究证实了跨物种传播中最重要的条件是物种之间基因的相似度，反之，病毒变异和接触率并没有起到决定性的作用（Wallis 和 Lee 1999）。在人兽共患病中，非人灵长类传播给人类的疾病是十分常见的，同时由人类传播给非人灵长类的疾病也是如此，尤其是病毒性疾病（表 1）。因此，除病原体变异和选择之外，跨物种传播可被认为是帮助病原体或寄生虫传播以及生存（进化）的重要途径。传染性疾病的演变是需要很多步骤实现，而跨物种传播就像一个突发事件导致了疾病的发生，传染病的流行是随着病原体引入新人群并迅速地进行人—人传播，结果，每一次新的突发事件最后都会演变为多种新的人类传染病。病原体是如何跨越物种屏障并得以高效完成传播的？每一种微生物和宿主系统都有着它们各自的方式来保存和传播，在以下的一些例子中将会证实这点。

2　微生物：灵长类动物性疾病传播的"天时地利"

病原体从灵长类传到人类的传递过程的出现或在线常发生于一个特定的时间和环境，随着时间的推移，这种局部的现象将会发展成为"流行病"。当然，如果最终具备病原体适宜生存的条件（如种群），也可能在一定范围内发展为地方病。

依据生物多样性、宿主基因可塑性和表现型，非人灵长类、人类和微生物构成了一个生物复合体。其中，环境因素（温度、季节、迁移、生态系统的破坏与城市化等）在对病原体的传播中扮演着很重要的角色。因此，有必要应用一种多学科的方法去理解病原体在灵长目内同科或者不同科之间传播的复杂现象。并同时考虑到人类、动物和生态系统的健康（或疾病），这与同一健康的观念很一致。

2.1　从非洲到亚洲的埃博拉病毒

埃博拉病毒的生物多样性

埃博拉病毒和马尔堡（marburg）病毒是丝状病毒科中仅有的两个成员，并且是众多可传染于人类和类人猿的病原体中最致命的两种。目前已知的五种埃博拉病毒亚型是以不同的地理分布和致死率为特征进行区分的，并显示出的32%~41%的序列差异。第一个分离出来的雷斯顿型埃博拉病毒（Reston ebola virus species，REBOV）源自菲律宾的亚洲猕猴（Jahrling et al. 1990），这种病毒对非人灵长类有致病性，但对人类无明显的致病作用。最近，有人从患有严重呼吸系统疾病的菲律宾家猪体内分离出了REBOV（Barrette et al. 2009）。科特迪瓦型埃博拉病毒（Cote d'Ivoire ebola virus，CIEBOV）于1994年在象牙海岸发现，并导致人类的单一非致命性感染，同时在科特迪瓦 Taï 森林的野生黑猩猩群落中引起疾病暴发（Formenty et al. 1999）。苏丹型埃博拉病毒（Sudan ebola virus，SEBOV）目前已导致4人感染（三名感染者在苏丹，一名在乌干达），而且报告死亡率高达50%（Leroy et al. 2011）。最后发现的病毒亚型是本迪布焦型埃博拉病毒（Bundibugyo ebola virus，BEBOV），该病毒于2007年在乌干达造成大面积人群感染后被分离出来，事故中确证感染的有116例，死亡30人（病死率为26%）（Towner et al. 2008）。报告显示，扎伊尔型埃博拉病毒（Zaire ebola virus，ZEBOV）最终导致的死亡率高达90%，即成为最致命的亚型。迄今为止，ZEBOV已在中非、刚果民主共和国、刚果共和国和加蓬引发了数次暴发（Leroy et al. 2011）。

表 1　可能跨越人类—灵长类动物种间屏障传播的部分病原体

病原体 [a]	灵长类动物宿主	人类感染或威胁 [b]	传染途径 [c]
病毒			
腺病毒 (adenovirus)	黑猩猩	?	P→H
狒狒呼肠病毒 (baboon reovirus)	狒狒 (baboon)	?	P→H
狒狒多瘤病毒 2 型 (baboon polyoma type 2)	狒狒 (baboon)	?	P→H
狨淋巴滤泡病毒 (callitrichid lymphocrypto v.)	狨 (callitrich)	?	P→H
猕猴疱疹病毒 1 型 (cercopithecine herpes 1)	长尾猴属 (cercopithecus)	+	P→H: 直接接触
埃博拉病毒 (ebola)	大猩猩、黑猩猩	+	P→H: 体液
脑心肌炎病毒科 (encephalomyocarditis picorna)	非人灵长类	+	Env→H&P
猴疱疹病毒 (herpesvirus simiae)	食蟹猴 (mac. Cynomolgus) 和 M. radiate	+	P→H: 咬伤, 气溶胶
狨猴弹状病毒 (marmoset rhabdovirus)	狨猴 (marmoset)	?	P→H
流感病毒 (influenza)	猴子；非人灵长类	+	H→P→H: 直接接触
甲肝病毒 (hepatitis A)	黑猩猩、赤猴 (patas)、绒毛猴 (wolly monkey)、大猩猩、卷尾猴 (cebus)、夜猴 (aotus)、绢毛猴 (tamarins)	+	H→P
马尔堡病毒 (marburg)	长尾黑颚猴 (vervet)	+	P→H
传染性软疣 (molluscom contagiosum)	黑猩猩	+	P→H
猴痘 (monkeypox)	猕猴属	+	P→H: 接触, 气溶胶
副粘病毒 (paramyxovirus) 麻疹 (measles)	类人猿 (marmoset)、绢毛猴、猫头鹰	+	H→P
脊髓灰质炎病毒 (poliomyelitis)	猴子	+	H→P
狂犬病 (rabies)	类人猿 (apes)	+	P→H

续表

病原体 [a]	灵长类动物宿主	人类感染或威胁 [b]	传染途径 [c]
塔纳痘 (tana pox)	良性表皮猴痘	+	P→H: 接触、气溶胶
类人猿 G 型肝炎病毒 (simian hepatitis G virus)	实验动物	+	H→P
B 型猴疱疹病毒 (Simian Herpes B)	恒河猴 (macaca rhesus)	+	P→H: 咬伤、气溶胶
猴免疫缺陷病毒 (Simian Immunodeficiency V.)	猴子；非人灵长类	+	P→H
猴细小病毒 (Simian parvovirus)	猕猴 (cynomolgus)，恒河猴 (M. rhesus)，短尾猴 (macaques)	?	P→H
猴 D 型逆转灵长毒 (Simian Type D retroviruses)	猴子	+	P→H
猴嗜 T 淋巴细胞病毒 (Simian T-lymphotropic virus)	猴子；非人灵长类	?	P→H
猴疱疹病毒 (Simian rhadinovirus) (~HHV8)	蜘蛛猴 (ateles)；猴子	?	P→H
猴空泡病毒 SV40	猴子	?	P→H
雅巴痘病毒 (yaba pox)	猕猴；赤猴；狒狒	+	P→H: 接触；气溶胶
黄热病毒 (yellow fever)	猴子	+	P→H→ P: 蚊子
细菌			
溶血性链球菌 (alpha hemolytic streptococci)	实验室、宠物灵长类 (pet primates)	?	P→H: 唾液
结肠小袋虫 (balantidium coli)	实验室、宠物灵长类	?	P→H: 粪便、排泄物
空肠弯曲杆菌 (campylobacter jejuni)	实验室、宠物灵长类	+	P→H: 粪便、排泄物
大肠弯曲杆菌 (campylobacter coli)	实验室、宠物灵长类	+	H→P→H
微孢子虫 (enterocytozoon bieneusi)	实验室、宠物灵长类	?	H→P→H
致病性大肠杆菌 (enteropathogenic Escherichia coli, EPEC)	实验室、宠物灵长类	+	
嗜血杆菌副流感病毒 (Haemophilus parainfluenza)	实验室、宠物灵长类	+	P→H→P
禽结核分枝杆菌 (Mycobacterium avium)	实验室、宠物灵长类	+	P→H: 唾液 / 伤口

续表

病原体 [a]	灵长类动物宿主	人类感染或威胁 [b]	传染途径 [c]
堪萨斯分支杆菌 (mycobacterium kansasii) 和瘰疬分枝杆菌 (m. scrofulaceum)	实验室、宠物灵长类	?	P→H
牛结核分枝杆菌 (mycobacterium bovis)	实验室、宠物灵长类	+	P→H
结核分枝杆菌 (mycobacterium tuberculosis)	恒河猴	+	H→P
奈瑟菌属 (neisseria species)	恒河猴	+	H→P
肺孢子虫/肺囊虫 (pneumocystis jiroveci/carinii)	实验室、宠物灵长类	+	P→H: 唾液；伤口
鼠伤寒沙门氏菌 (salmonella typhimurium)	实验室、宠物灵长类	+	H→P→H
福氏志贺氏菌 (shigella flexneri)	实验室、宠物灵长类	+	P→H: 粪口途径
宋内志贺菌 (shigella sonnei)	实验室、宠物灵长类	+	P→H: 排泄物
肺炎链球菌 (streptococcus pneumoniae)	实验室、宠物灵长类	+	P→H: 排泄物
克雷伯氏菌属 (klebsiella)	实验室、宠物灵长类	+	P→H: 肺或唾液
假单胞菌 (pseudomonas)	实验室、宠物灵长类	+	P→H: 粪口途径；水
			P→H: 粪口途径
真菌			
白色念珠菌 (candida albicans)	实验室、宠物灵长类	+	
刚果嗜皮菌 (dermatophilus congolensis)	夜猴、绒毛类	?	
须毛癣 (trichophyton mentagrophytes)	所有灵长类	+	H→P→H
隐孢子虫 (cryptosporidium parvum)	实验室、宠物灵长类	+	P→H
微孢子虫 (enterocytozoon bieneusi)	实验室、宠物灵长类	?	P→H
诺卡氏菌属 (nocardia) 球孢子菌 (coccidiomyces)	实验室、宠物灵长类	+	P→H: 粪口途径
隐球菌属 (cryptococcus)			
假结核耶尔森菌 (Yersinia pseudotuberculosis)	猕猴属	?	P→H

续表

病原体[a]	灵长类动物宿主	人类感染或威胁[b]	传染途径[c]
寄生性原虫 (protozoan parasites)			
棘阿米巴属 (acanthamoeba sp.)	实验室、宠物灵长类	+免疫抑制	P→H
狒狒巴拉姆希阿米巴 (balamuthia mandrillaris)	实验室、宠物灵长类	+免疫抑制	H→P
结肠小袋纤毛虫 (balantidia sp.)	实验室、宠物灵长类	+	
芽囊原虫属 (blastocystis spp.)	实验室、宠物灵长类	+	H→P→H
迈氏唇鞭毛虫 (chilomastix mesnili)	实验室、宠物灵长类	+	P→H
隐孢子虫 (cryptosporidium parvum)	实验室、宠物灵长类	+	P→H; 粪口途径
脆双核阿米巴 (dientamoeba fragilis)	实验室、宠物灵长类	+	
痢疾阿米巴／类痢疾阿米巴 (entamoeba histolytica/dispar)	实验室、宠物灵长类	+	P→H
结肠内阿米巴 (entamoeba coli)	实验室、宠物灵长类	+	H→P
微小内蜒阿米巴 (endolimax nana)	实验室、宠物灵长类	+	H→P→H
哈门氏内阿米巴 (entamoeba hartmanni)	实验室、宠物灵长类	+	H→P→H; 排泄物
十二指肠贾第鞭毛虫 (giardia duodenalis)	实验室、宠物灵长类	+	H→P→H
贾第鞭毛虫属 (giardia sp.)	实验室、宠物灵长类	+	H→P→H
布氏嗜碘阿米巴 (iodamoeba buestchlii)	实验室、宠物灵长类	+	H→P→H
等孢子球虫属 (isospora sp.)	实验室、宠物灵长类	+	H→P→H
福氏纳格里阿米巴原虫 (naegleria fowleri)	实验室、宠物灵长类	+免疫缺陷	P→H; 排泄物
疟原虫属 (plasmodium spp.) (～20 spp.)	非人灵长类、猴子	+ 威胁	H→P→H
蠕虫寄生虫 (helminth parasites)			
司氏伯特绦虫 (bertiella studeri)	实验室、宠物灵长类	+	H→P→H
古伯伯特绦虫 (bertiella mucronata)	实验室、宠物灵长类	+	H→P→H; 按蚊

续表 c

病原体 [a]	灵长类动物宿主	人类感染或威胁 [b]	传染途径 [c]
膜壳绦虫属 (hymenolepsis nana)	实验室、宠物灵长类	+	
食道口线虫 (oesophagostomum spp.)	实验室、宠物灵长类	+	P→H: 中间宿主
曼氏血吸虫 (schistosoma mansoni)	狒狒	+	P→H: 中间宿主
湄公河血吸虫 (schistosomia mekongi)	猴子	+	H→P→H
牛带绦虫 (taenia saginata taiwensis)	猴子	+	NH→H&P: 幼虫
迭宫绦虫属 (spirometra spp.)	猴子	+	P→H
福氏类圆线虫 (strongyloides fuellebormi)	实验室、宠物灵长类	+	P→H
卷尾猴类圆线虫 (strongyloides cebus)	实验室、宠物灵长类	?	未煮熟肉食
粪类圆线虫 (strongyloides stercoralis)	实验室、宠物灵长类	+	P→H: 受感染的剑水蚤
刚地弓形虫 (toxoplasma gondii)	实验室、宠物灵长类	+	H→P→H: 传染性幼虫 (子孓) H→P→H: 传染性幼虫 (子孓)
毛首鞭形线虫 (trichuris trichiura)	实验室、宠物灵长类	+	H→P→H: 传染性幼虫 (子孓) H→P: 间接传播 H→P: 传染性幼虫 (子孓)

[a] 资料来源于: Bronson et al. (1972), Renquist 和 Whitney (1987); Wachtman 和 Keith (2008), Wolfe et al. (1998), Ruch (1959), Brack (1987)

[b] 已被证实的人类感染 (+), 对人类有潜在威胁 (?)

[c] P→H, H→P→H 分别表示: 从灵长类 (Primates) 传播到人类 (Humans); 从人类传播到灵长类再传播到人类

埃博拉病毒的起源

近期，我们对丝状病毒的生态学研究有了重大的突破。在三种来源于加蓬和刚果共和国的大蝙蝠（锤头果蝠（hypsignathus monstrosus）、饰肩果蝠（epomops franquetti,）、圈果蝠（myonycteris torquata））的肝脏和脾脏中，抗 ZEBOV 抗体和 ZEBOV 特异性碱基序列检测结果呈阳性，这意味着这些果蝠是 ZEBOV 宿主的可能性进一步增加（Leroy et al. 2005）。此外，最近的一项研究表明 2007 年发生在刚果民主共和国 Luebo 境内的疾病暴发与果蝠的大规模迁移有关，进一步暗示了很可能是蝙蝠直接导致人类感染的（Leroy et al. 2009）。

埃博拉病毒事件

ZEBOV 传播到人群的主要机制至今仍不十分明确，这些机制可能会与疾病的暴发有关。然而，部分疫情的暴发明显与类人猿尸体的存在或与之接触有关。举例来说，一位瑞士学者在 1994 年解剖黑猩猩尸体的过程中感染了 CIEBOV。随后发现感染黑猩猩的病毒来源与这名学者体内的病原体属同一种毒株。另一项在 Taï 森林（科特迪瓦）进行的研究发现，1994 年 11 月，一个只有 43 只黑猩猩的群落里，可能由于 CIEBOV 的传播夺去了 11 只（26%）黑猩猩的生命（Formenty et al. 1999）。类似地，1996 年在加蓬发生的马依布村（Mayibout）暴发疫情，起因是几个小孩在森林里发现并屠宰了一只黑猩猩的尸体后遭到感染（Georges et al. 1999）。2001 年到 2003 年之间在加蓬和刚果共和国内暴发了埃博拉出血热，均与黑猩猩和大猩猩中大规模的疾病暴发相关。在过去的十年中，这些大规模的疾病暴发造成加蓬和刚果共和国部分地区数以千计的动物死亡，对当地动物数量造成了毁灭性的打击（Walsh et al. 2003；Leroy et al. 2004a；Bermejo et al. 2006）。猎人在森林中处理发现的动物尸体后遭到感染，这是报道的人类感染的主要原因。另一类丝状病毒成员马尔堡病毒有相似的感染来源。经确证，1967 年在 Marburg 和 Belgrade 的疾病暴发是因人类接触了从乌干达地区进口的长尾黑颚猴的组织器官引起的。

一种复杂流行的模式

自 1995 年到 2003 年，加蓬和刚果民主共和国具有时序性和地理特征的暴发流行预示着，埃博拉疫情具有从加蓬东北部地区转移至刚果民主共和国的趋势。这提供了一种可能性，即大猩猩和黑猩猩死于同一种疾病的大爆发，这种历时 10 年，对动物数量造成毁灭性危害的疾病（Walsh et al. 2005），正形成沿西北—东南轴扩散的流行趋势。然而，对引起 2001—2005 年加蓬和刚果共和国流行暴发的病毒株进行鉴定，可以从类人猿尸体内分离出不同的病毒序列；近期对两个具有系统性差异的种族谱系进行鉴别，结果显示，伴随着病毒宿主的各种病毒外溢，疾病相对独立地传播到类人猿和人类群体中（Wittmann et al. 2007）。因此，类人猿中疾病的大暴发可能是不同的病毒宿主种群内独立传播回见同时发生所致。根据"多重暴露"假说，埃博拉在类人猿中暴发并不是病毒从已受感染的个体传播到另一个体中，而是由于在特定环境条件下同时发生大量的、由病毒携带者介导的感染所引起的。确实，疫情的暴发时常发生在一年内旱季和雨季的过渡期间。人类的感染通常是继发，而且大多与处理过动物尸体有关。尽管多重暴露假说没有特定的、可供参考的时间刻度，但在血清学多方面的数据支撑下，该理论隐晦地揭示了发生在赤道周围非洲地区的 ZEBOV 暴发疫情远早于 1976 年所记载的暴发事件。举例来说，一份在喀麦隆、加蓬和刚果共和国，历时超过 15 年，从大约 20 个灵长类物种中收集到的 790 份样本的血清学调查显示，在这些国家中 12.9% 的野生大猩猩血清中含有埃博拉病毒特异性的 IgG 抗体，而且一些阳性样本发现的时间远远先于在这些地区暴发的人类流行病的时间。其结果说明：①这些动物与埃博拉病毒的储存宿主有着日常的接触；②部分动物在感染病毒后依旧可存活；③埃博拉病毒在中非的森林地区存在的时间可能很久远。埃博拉病毒特异性抗体在其他猴类（如狒狒、山魈、长尾猴等）体内也被发现，这说明埃博拉病毒的传播或许是十分复杂的，远比简单地从病毒宿主直接传播到大猩猩和黑猩猩这种方式要复杂得多。

2.2 逆转录病毒与灵长类动物

慢病毒属旧家系的事件（Locatelli 和 Peeters 2012；Sharp 和 Hahn 2011）

逆转录病毒家族中的慢病毒可感染很多哺乳动物，包括牛科、马科、猫科、山羊、绵羊和灵长类动物。最主要的慢病毒是外源性的（如水平传播），但它们也可以整合到宿主的基因组（逆转录病毒的主要特征之一）并随种系垂直传播。正如从兔子（RELIK）和狐猴（pSIV）的相关报道中得知，这两个物种的慢病毒属在 1200 万年前和 400 万年前均属于内源性（Katzourakis et al. 2007；Gifford et al. 2008；Sharp 和 Hahn 2011）。就像 Sharp、Hahn 的阐述（2011）与 Guindon 和 Gascuel 猜想的动物系统发育树形图（2003）一样，这样的嵌入式病毒可向众人展示古老的逆转录病毒感染脊柱动物的起源，还提供了证明慢病毒同宿主共同进化的证据，即"病毒化石"。虽然，分子钟的计算的确是基于猿猴免疫缺陷病毒（SIV）的基因序列，且这些基因序列暗示着 SIVs 的起源仅仅是在几百年之前，但它们进化的时间跨度显然比所显示的数据会更加久远（Holmes 2003）。例如，一份来自近赤道的赤道几内亚比奥科岛上 SIV 的研究显示，SIV 至少有 32 000 年的历史（Worobey et al. 2010）。不但种内传播的发生相当频繁，而且种间传播（如跨越物种屏障）亦同样频繁，且两种 SIV 的进化类型更为常见：一个是长期的，一个则更多元化的，很可能与不同慢病毒间的基因重组有关（Souquiere et al. 2001）。在两种类型的进化中，SIV 或许会跨越种族屏障从而在人类和非人类灵长类间传播。

灵长类动物的免疫缺陷病毒传播

总而言之，在非洲，SIV 似乎与它们的宿主有着深远的联系。确实，已知 73 种非洲灵长类物种中超过 62% 携带着其中一种特定的 SIV。除此之外，在非洲灵长类中同域的种类间出现了跨物种传播现象，如 SIVagm 从非洲绿猴跨物种传播到赤猴（Bibollet-Ruche et al. 2004）并伴随共同感染和重组的现象（例如 SIVmu2 是包括了 SIVgsn 和 SIVmus 序列的重组体）。此外，接触到被感染动物的血液或生物制品（通过打猎、屠宰丛林肉以及非灵长类动物对人类造成的咬伤和抓伤）有可能是人类感染 SIV、猴 T 细胞嗜淋巴细胞病毒以及猴泡沫病毒的途径之一。

非洲大猩猩和黑猩猩在至少四种情况下会被跨物种障碍的 SIV（分别是 SIVcpz 和 SIVg or）感染，这导致了人类免疫缺陷病毒（HIV-1）演变出了 M、N、O 和 P 四种血清型（Gao et al. 1999；Plantier et al. 2009）。HIV-2 的 A 到 H 血清型是乌白眉猴被至少八种相互独立的跨物种传播的 SIV 感染所致（Hirsch et al. 1989；Hahn et al. 2000；Damond et al. 2004）。然而，并不是所有的跨物种传播都会造成这些相同且常见的结果。

这样的跨物种传播所引起的全球大约 6 千万人的普遍感染，至今只发生过一次（HIV-1 血清型 M）。HIV-1 血清型 M 的流行说明了一个动物流行病传播能造成惊人的社会影响及严重后果。HIV-1 血清型 N 似乎是来源于西部低地大猩猩的 HIV-1 血清型 P、O 以及黑猩猩的 SIV（Locatelli 和 Peeters 2012）。而其他可感染几种非人灵长类物种的逆转录病毒，尤其是 STLV 和 SFV，都与人类息息相关。

猴 T 细胞嗜淋巴细胞病毒（STLV）和人类 T 细胞嗜淋巴细胞病毒

STLVs（1～5 型）可能是 HTLV（1～4 型）的前身（Mahieux 和 Gessain 2011），而且也许已经在多种条件下跨越了物种屏障并造成了世界范围内 1000 万～2000 万的人感染 HLTV。然而，只有 5% 的感染了 HTLV 的人出现严重的症状（Gessain 2011）。类人猿的分型目前仅识别出 HTLV-1、HTLV-2 和 HTLV-3，并没有最近发现的 HTLV-4；同时，也并没从猕猴中发现对应亚洲于 STLV-5 的人类分型。这不同于有特定宿主的 SIV，STLV 所展现出的系统性发展和地域性集聚，说明了很多跨物种传播不仅发生在非人灵长类与非人灵长类之间，也发生在非人灵长类与人类之间（Locatelli

和 Peeters 2012）。

猴泡沫病毒（SFV）是普遍存在的，而且在包括新旧大陆的猴类、猿类和原猴亚目的非人灵长类中高度流行。SFV 似乎与它的宿主有超过 3000 万年共同进化的历史（Switzer et al. 2005）。人类感染 SFV 更多地是被灵长类咬伤所致；但是，感染了病毒的人类并没有任何临床表现（Heneine et al. 2003）。至今还没有发现任何来源于人类的泡沫病毒。

根据对非洲国家的调查发现，人类暴露于猴类逆转录病毒下会有不同的表现（Locatelli 和 Peeter 2012），这可能是跨物种传播发生在非人灵长类与人之间所造成感染的复杂性而导致的。因为病毒在暴露后（初次接触）必须要被"人化"并且要达到几个条件才可能造成感染，例如病毒与宿主的分子特征和兼容性、宿主对病毒复制的应答力和种间传播宿主的能力。

2.3   疟原虫与灵长类动物

疟原虫和宿主生物多样性

疟疾是由疟原虫属的寄生性原虫所引起的疾病。目前已知的可感染哺乳动物（超过 50 个物种）、鸟类或爬行动物的疟原虫超过了 200 种。灵长类动物是迄今为止哺乳动物中最为常见的中间宿主。

从进化的角度看，灵长类的疟原虫建立了一个并系的分化支（Martinsen et al. 2008），可细分为了两个亚属：可感染各种各样来自非洲、亚洲（狭鼻猿）和南美（阔鼻人）灵长类动物的 Plasmodium 疟原虫亚属，以及仅可自然感染狭鼻类动物（大猩猩、黑猩猩、猕猴和人类）的 Laverania 疟原虫亚属。在这些品系中，有五种可感染人类，分别是恶性疟原虫、间日疟原虫（P. vivax）、三日疟原虫（P. malariae）、卵形疟原虫（P. ovale）以及新近发现的诺氏疟原虫（P. knowlesi）。正如图 1 所示，在这五个物种之间联系疏远：四种属于 Plasmodium 亚属，但是都构成了不同的系统分支；另外一种属于 Laverania 亚属。这种分布说明疟原性寄生虫在种属发展史上独立地发生了几次适应人类的进化。此外，在观察到人类寄生虫与动物演化史上亲缘关系较为遥远的非人类灵长类动物的紧密关系后可得出结论：这些种属中有些以侧向转移的形式去适应人类，从而让人类成为它们的宿主。这似乎就是致病性最强的恶性疟原虫的演变方式。

恶性疟原虫：对其起源的追溯

恶性疟原虫造成了人类历史上最严重的灾祸之一，大约有 5 亿人被这种寄生虫感染了。尽管医学水平在不断提高，但每年依然有 100 万人因此殒命，尤其是在非洲的撒哈拉以南地区。

在过去的 20 年中，对于这种疾病的起源存在很多争论。简单来说，最

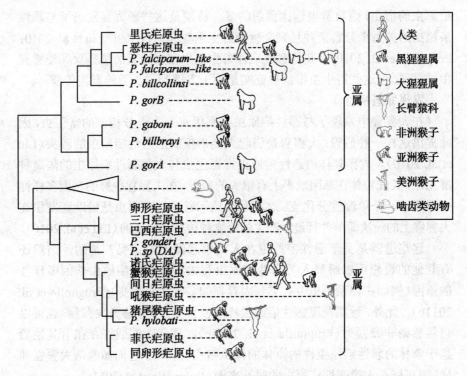

图1　灵长类动物疟原虫发展史与已知宿主分类示意图。灵长类动物疟原虫分为两个亚属：Laverania 亚属和 Plasmodium 亚属

初的假设是恶性疟原虫是鸟类（Waters et al. 1991, 1993）、啮齿类动物的侧向转移，或者是与人类共同进化的产物（Escalante 和 Ayala 1994）。最近，恶性疟原虫是从黑猩猩（Rich et al. 2009）或倭黑猩猩（bonobo）（Krief et al. 2010）转移到人类而形成的假设被提出（Prugnolle et al. 2011 b）。另一个假设是恶性疟原虫源于近年黑猩猩群体发生的跨物种传播（Liu et al. 2010），这是基于发现了恶性疟原虫样病原体（P.falciparum-like pathogens）在西部野生大猩猩中自然传播的现象而提出的（Liuet al. 2010; Prugnolle et al. 2010）。

非人灵长类的来源

　　不同的 Laverania 属疟原虫感染非洲大猿的事件在 20 世纪初被首次记述下来（Coatney et al. 1971）。在当时，人们认为只有一个恶性疟原虫姐妹谱系：P. reichenowi，一种大猩猩的寄生虫。这个概念一直占主导地位，直到现代非侵袭性方法的发明（Prugnolle et al. 2010），以及可以重新对非洲猿类疟原性寄生虫的种属差异进行完整评估的分子工具的投入使用（Kaiser et al. 2010; Ollomo et al. 2009; Rich et al. 2009; Duval et al. 2010; Liu et al. 2010; Prugnolle et al. 2010）。这让人们发现，在非洲，类人猿是大多数 Laverania 属疟原虫的宿主,而数量也远比预想的多。特别是这些研究鉴别出了与恶性疟原虫的关系十分紧密并且只会感染野生黑猩猩的寄生虫(Liu et al. 2010; Prugnolle et al. 2010)。其他恶性疟样寄生虫也在被捕获的黑猩猩和倭猩猩中被发现,但这些寄生虫很快被证实是源于人类到灵长类的直接传播。

发现罪魁祸首

在大猩猩中发现了与恶性疟原虫在基因水平上十分相似的寄生虫,因此提出这样一种假设:大猩猩是引起人类疟疾病的恶性疟原虫的源头(Liu et al. 2010)。大猩猩体内恶性疟原虫样寄生虫与人类恶性疟原虫的隔离种群相比,其线粒体在基因水平上有很大的差异,在大猩猩种群的基因多样性中形成了一个单源性分化支;这项发现预示着恶性疟原虫是借助着发生在大猩猩上的一次简单并且最近产生的跨物种传播而出现的(Liu et al. 2010)。

这难道就是关于恶性疟原虫在人类中起源的定论吗?是的。当然还有其他的设想可以解释人类恶性疟原虫和大猩猩恶性疟原虫基因多样性的原因(例如在种系历史中人类到大猩猩的多次宿主转变)(Prugnolle et al. 2011b)。此外,近期发现恶性疟原虫样病原体(在中非感染大猩猩)也可以自然感染非洲猴类(Prugnolle et al. 2011c)。这意味着或许存在着其他栖息于森林的恶性疟原虫样病原体的保虫宿主。同时,它们如西部大猩猩那样,很可能是人类恶性疟原虫的候补来源(Prugnolle et al. 2011a)。

其他人类疟原虫种属

恶性疟原虫事件并不是独立的,并且人类疟原虫和非人灵长类疟原虫之间存在很多紧密联系。不少从灵长类传播到人类或人类传播到灵长类的案例都被完整地记录下来,其中恶性疟原虫事件被记录得最为清楚。亚洲猕猴寄生虫此前一直被当做是一种不感染人类的寄生虫,直到最近才被证实在亚洲东南部某些地方它是致使约70%的人感染疟疾的原因。现在诺氏疟原虫已被确认为是"第五种人类疟原虫"(White 2008)。至于诺氏疟原虫的感染方式是否只是由灵长类动物跨物种传染至人类,还是可通过人传人仍不清楚;然而自2004年开始,该寄生虫在东南亚不同国家中所致的人感染率有逐年上升的趋势。而间日疟原虫也有着相似的历史,或许更久远些。间日疟原虫属于感染亚洲猴类的疟原虫种(如图1),并且伴随着猕猴的传播危及人类健康(Mu et al. 2005)。一些感染了新大陆猴类的南美 Plasmodium 亚属与人类疟原虫也有着紧密的关系。例如,吼猴疟原虫(P. simium)与间日疟原虫在基因水平上十分相似,同时三日疟原虫是巴西疟原虫(P. Brasilianum)的近亲(Tazi 和 Ayala 2010)。如果关于间日疟原虫是起源于亚洲的假说成立的话,吼猴疟原虫和间日疟原虫紧密的系统发育关系可以解读为他们是人类传染病的产物(如从人类到其他动物的宿主变换)。就巴西疟原虫而言,虽然它与三日疟原虫的紧密关系提示着宿主变换的可能性,但感染阔鼻类动物的巴西疟原虫是否缘自人类或是否能传播给人类,答案依旧未知。

新的疟原虫种类出现给人类带来的风险

我们会因灵长类疟原虫属引起新的人兽共患病而感到恐惧吗? 答案是肯定的。人口在飞速增加,人类逐渐移居到非人灵长类生活的地区,从而增加新的疟原虫跨物种传播给人类的可能性,正如一些已知的非人灵长类病原体可以感染人类。例如,可以感染亚洲猕猴的食蟹猴疟原虫(P. cynomolgi)和猪尾猴疟原虫(P. inui)这两种疟原虫,在实验性或意外感染之后都能使人类产生疟疾的症状。

3　在变化的世界中,病原菌传播的未来

环境

根据居住地(环境)以及其重叠的部分(不明确),人类、非人灵长类和它们的微生物就如同一个随之变化的病原复合体。任何时间地点,都会有几种病原体在人类和非人灵长类中传播致其感染,从一个物种内溢出并发展其特定的地方传播模式。

跨物种传播的出现在群体水平上是进化的其中一个重要因素。当病原体在新宿主群体中的个体间可互相传播时,才能说是一个成功的跨物种传播。在新的群体当中一种流行病的产生以及持续存在需要有几种人类和非人类的环境因素(如宿主的易感程度、相近程度、群体密度、多次传代和行为等)。

动物传染病的风险

打猎和屠宰"丛林肉"使人类暴露于非人灵长类病原体的机会增加。实际上,猿猴病毒通常无法"成功"地传染给人类,只有少数例外使之引起了新发传染病(EID)。细菌和宿主的生物多样性可能是重大新发传染病和跨物种传播的主要驱动力,通常是通过寄生虫与新宿主最合适的"初遇"形成。病原体的成功传播需要宿主、寄生虫和环境因素三者的参与;了解这三者之间复杂的相互作用将有助于更好地理解传染病的出现,从而更好地实施同一健康策略。

风险分级

考虑到人类和猴类、猿类拥有着共同的寄生虫,了解非人灵长类中传染病的生态学特征是非常重要的。动物患传染病的风险同时也取决于环境变化对促进灵长类动物之间联系的影响,以及是否增加人类和／或非人

灵长类共同传染病的发生概率。事实上，244 个灵长类物种在基因水平上都有与人类基因组相近的基因组，因此寄生虫可以在这些物种中相互交换。非人灵长类动物、人类和病菌的"初遇"是行为因素和环境因素共同驱动的。非人灵长类—人类传播在驯养环境（宠物、实验动物）和野生环境中（Wolfe et al. 2007）均可发生。自然保护区、生态旅游、外来宠物以及圈养动物的举措可能有利于跨物种传播，促使病原体的出现甚至是未来瘟疫的发生。

参考文献

Barrette RW, Metwally SA, Rowland JM, Xu L, Zaki SR, Nichol ST et al (2009) Discovery of swine as a host for the *Reston ebola virus*. Science 325:204–206

Bermejo M, Rodriguez-Teijeiro JD, Illera G, Barroso A, Vila C, Walsh PD (2006) Ebola outbreak killed 5000 gorillas. Science 314:1564

Bibollet-Ruche F, Bailes E, Gao F, Pourrut X, Barlow KL, Clewley JP et al (2004) New simian immunodeficiency virus infecting De Brazza's monkeys (*Cercopithecus neglectus*): evidence for a Cercopithecus monkey virus clade. J Virol 78:7748–7762

Brack M (1987) Agents transmissible from simians to man. Springer-Verlag, Berlin, p 454p

Bronson RT et al (1972) Am J Pathol 69(2):289–308

Coatney GR, Collins WE, Warren M, Contacos PG (1971) The primate malarias. U. S. Government Printing Office, Washington, p 366

Damond F, Worobey M, Campa P, Farfara I, Colin G, Matheron S et al (2004) Identification of a highly divergent HIV type 2 and proposal for a change in HIV type 2 classification. AIDS Res Hum Retrovir 20:666–672

Daszak P, Cunningham AA, Hyatt AD (2000) Emerging infectious diseases of wildlife—threats to biodiversity and human health. Science 287(443):449

Davies TJ, Pedersen AB (2008) Phylogeny and geography predict pathogen community similarity in wild primates and humans. Proc R Soc B Biol Sci 275:1695–1701

Duval L, Fourment M, Nerrienet E, Rousset D, Sadeuh SA et al (2010) African apes as reservoirs of *Plasmodium falciparum* and the origin and diversification of the Laverania subgenus. Proc Natl Acad Sci U S A 107(23):10561–10566

Escalante AA, Ayala FJ (1994) Phylogeny of the malarial genus Plasmodium, derived from rRNA gene sequences. Proc Natl Acad Sci U S A 91(24):11373–11377

Formenty P, Boesch C, Wyers M, Steiner C, Donati F, Dind F et al (1999) Ebola virus outbreak among wild chimpanzees living in a rain forest of cote d'ivoire. J Infect Dis 179(Suppl 1): S120–S126

Gao F, Bailes E, Robertson DL, Chen Y, Rodenburg CM, Michael SF et al (1999) Origin of HIV-1 in the chimpanzee Pan troglodytes troglodytes. Nature 397:436–441

Georges AJ, Leroy EM, Renaut AA, Tevi benissan C, Nabias RJ, Trinh Ngoc M et al (1999) Ebola hemorrhagic fever outbreaks in Gabon, 1994–1997: epidemiologic and health control issues. J Infect Dis 179(Suppl 1):S65–S75

Gessain A (2011) Human retrovirus HTLV-1: descriptive and molecular epidemiology, origin, evolution, diagnosis and associated diseases. Bull Soc Pathol Exot 104(3):167–180

Gifford RJ, Katzourakis A, Tristem M, Pybus OG, Winters M, Shafer RW (2008) A transitional endogenous lentivirus from the genome of a basal primate and implications for lentivirus evolution. Proc Natl Acad Sci 105:20362–20367

Guindon S, Gascuel O (2003) A simple, fast, and accurate algorithm to estimate large phylogenies by maximum likelihood. Syst Biol 52:696–704

Hahn BH, Shaw GM, De Cock KM, Sharp PM (2000) AIDS as a zoonosis: scientific and public health implications. Science 287:607–614

Heneine W, Schweizer M, Sandstrom P, Folks T (2003) Human infection with foamy viruses. Curr Top Microbiol Immunol 277:181–196

Hirsch VM, Olmsted RA, Murphey-Corb M, Purcell RH, Johnson PR (1989) An African primate lentivirus (SIVsm) closely related to HIV-2. Nature 339:389–392

Holmes EC (2003) Molecular clocks and the puzzle of RNA virus origins. J Virol 77:3893–3897

Jahrling PB, Geisbert TW, Dalgard DW, Johnson ED, Ksiazek TG, Hall WC et al (1990) Preliminary report: isolation of Ebola virus from monkeys imported to USA. Lancet 335: 502–505

Kaiser M, Lowa A, Ulrich M, Ellerbrok H, Goffe AS et al (2010) Wild chimpanzees infected with 5 Plasmodium species. Emerg Infect Dis 16(12):1956–1959

Katzourakis A, Tristem M, Pybus OG, Gifford RJ (2007) Discovery and analysis of the first endogenous lentivirus. Proc Natl Acad Sci 104:6261–6265

Klempner MS, Shapiro DS (2004) Crossing the species barrier—one small step to man, one giant leap to mankind. N Engl J Med 350:1171–1172

Krief S, Escalante AA, Pacheco MA, Mugisha L, Andre C et al (2010) On the diversity of malaria parasites in African apes and the origin of Plasmodium falciparum from Bonobos. PLoS Pathog 6(2):e1000765

Leroy EM, Rouquet P, Formenty P, Souquière A, Kilbourne A, Froment J-M et al (2004a) Multiple Ebola virus transmission events and rapid decline of central African wildlife. Science 303:387–390

Leroy EM, Telfer P, Kumulungui B, Yaba P, rouquet P, Roques P et al (2004b) A serological survey of Ebola virus infection in central African nonhuman primates. J Infect Dis 190:1895–1899

Leroy EM, Kumulungui B, Pourrut X, Rouquet P, Hassanin A, Yaba P et al (2005) Fruit bats as reservoirs of Ebola virus. Nature 438:575–576

Leroy EM, Epelboin A, Mondonge V, Pourrt X, Gonzalez J-P, Muyembe Tamfum J-J et al (2009) Human ebola outbreak resulting from direct exposure to fruit bats in Luebo, Democratic Republic of Congo. Vector Borne Zoonotic Dis 6:723–728

Leroy EM, Gonzalez J-P, Baize S (2011) Ebola and Marburg haemorrhagic fever viruses: major scientific advances, but a relatively minor public health threat for Africa. Clin Microbiol Infect 17:964–976

Liu W, Li Y, Learn GH, Rudicell RS, Robertson JD et al (2010) Origin of the human malaria parasite Plasmodium falciparum in gorillas. Nature 467(7314):420–425

Locatelli S, Peeters M (2012) Simian retroviruses and emerging diseases AIDS 2012, 26. doi: 10.1097/QAD.0b013e328350fb68

Mahieux R, Gessain A (2011) HTLV-3/STLV-3 and HTLV-4 viruses: discovery, epidemiology, serology and molecular aspects. Viruses 3(7):1074–90

Martinsen ES, Perkins SL, Schall JJ (2008) A three-genome phylogeny of malaria parasites (Plasmodium and closely related genera): evolution of life-history traits and host switches. Mol Phylogenet Evol 47(1):261–273

Mu J, Joy DA, Duan J, Huang Y, Carlton J et al (2005) Host switch leads to emergence of Plasmodium vivax malaria in humans. Mol Biol Evol 22(8):1686–1693

Ollomo B, Durand P, Prugnolle F, Douzery E, Arnathau C et al (2009) A new malaria agent in African hominids. PLoS Pathog 5(5):e1000446

Plantier JC, Leoz M, Dickerson JE, De Oliveira F, Cordonnier F, Lemee V, Damond F, Robertson DL, Simon F (2009) A new human immunodeficiency virus derived from gorillas. Nature Med 15:871–872

Prugnolle F, Durand P, Neel C, Ollomo B, Ayala FJ et al (2010) African great apes are natural hosts of multiple related malaria species, including Plasmodium falciparum. Proc Natl Acad Sci U S A 107(4):1458–1463

Prugnolle F, Durand P, Ollomo B, Ayala FJ, Renauda F (2011a) Reply to Sharp et al.: host species sampling bias and Plasmodium falciparum origin paradigm shifts. Proc Natl Acad Sci U S A 108(43):E873

Prugnolle F, Durand P, Ollomo B, Duval L, Ariey F et al (2011b) A fresh look at the origin of

Plasmodium falciparum, the most malignant malaria agent. PLoS Pathog 7(2):e1001283

Prugnolle F, Ollomo B, Durand P, Yalcindag E, Arnathau C et al (2011c) African monkeys are infected by *Plasmodium falciparum* nonhuman primate-specific strains. Proc Natl Acad Sci U S A 108(29):11948–11953

Renquist M, Whitney RA (1987) Zoonoses acquired from pet primates. Vet Clinics of North Am Small Anim Pract 17(1):219–240

Rich SM, Leendertz FH, Xu G, LeBreton M, Djoko CF et al (2009) The origin of malignant malaria. Proc Natl Acad Sci U S A 106(35):14902–14907

Riedel S (2006) Crossing the species barrier: the threat of an avian influenza pandemic. Proc Baylor Univ Med Cent 19(1):16–20

Ruch TC (1959) Diseases of laboratory primates. W.B. Saunders Company, Philadelphia, pp 1–159

Sharp PM and Hahn BH (2011) AIDS: prehistory of HIV-1. In: Frederic D. Bushman, GJ Nabel, Swanstrom R (eds) Cold Spring Harb Perspect Med 2011, vol 1, pp a006841

Souquiere S, Bibollet-Ruche F, Robertson DL, Makuwa M, Apetrei C, Onanga R et al (2001) Wild *Mandrillus sphinx* are carriers of two types of lentivirus. J Virol 75:7086–7096

Switzer WM, Parekh B, Shanmugam V, Bhullar V, Phillips S, Ely JJ et al (2005) The epidemiology of simian immunodeficiency virus infection in a large number of wild- and captive-born chimpanzees: evidence for a recent introduction following chimpanzee divergence. AIDS Res Hum Retrovir 21:335–342

Tazi L, Ayala FJ (2010) Unresolved direction of host transfer of Plasmodium vivax v. *P. simium* and *P. malariae* v. *P. brasilianum*. Infect Genet Evol 11:209–221

Towner JS, Sealy TK, Khristova ML, Albarino CG, Conlan S, Reeder SA et al (2008) Newly discovered Ebola virus associated with hemorrhagic fever outbreak in Uganda. PLoS Pathog 4:e1000212

Wachtman LM, Keith GM (2008) Opportunistic infections in immunologically compromised nonhuman primates. ILAR J 49(2):191–208

Wallis J, Lee DR (1999) Primate conservation: the prevention of disease transmission. Int J Primatol 20(6):803–826

Walsh PD, Abernethy KA, Bermejo M, Beyers R, De Wachter P, Ella Akou M et al (2003) Catastrophic ape decline in western equatorial Africa. Nature 422:611–614

Walsh PD, Biek R, Real LA (2005) Wave-like spread of Ebola Zaire. PLoS Biol 3:e371

Waters AP, Higgins DG, McCutchan TF (1991) *Plasmodium falciparum* appears to have arisen as a result of lateral transfer between avian and human hosts. Proc Natl Acad Sci U S A 88(8): 3140–3144

Waters AP, Higgins DG, McCutchan TF (1993) Evolutionary relatedness of some primate models of Plasmodium. Mol Biol Evol 10(4):914–923

White NJ (2008) Plasmodium knowlesi: the fifth human malaria parasite. Clin Infect Dis 46(2):172–173

Wittmann TJ, Biek R, Hassanin A, Rouquet P, Reed P, Yaba P et al (2007) Isolates of zaire ebola virus from wild apes reveal genetic lineage and recombinants. Proc Natl Acad Sci U S A 104:17123–17127

Wolfe N et al (1998) http://wwwnc.cdc.gov/eid/article/4/2/98-0202.htm

Wolfe ND, Dunavan CP, Diamond J (2007) The origin of major human infectious diseases. Nature 447:279–283

Worobey M, Telfer P, Souquiere S, Hunter M, Coleman CA, Metzger MJ et al (2010) Island biogeography reveals the deep history of SIV. Science 329:1487

索　引

Calvin Schwabe　5, 27

DNA 病毒　42

EG95 疫苗　288

Louis Pasteur　1, 57

OFFLU　158

RNA 病毒　115

Robert Koch　1, 57

Rudolph Virchow　1

Rudolph Virchow　27

T.C. Beard　285

Tasmania　282

TSOL18 疫苗　280

A

埃博拉病毒　62

埃塞俄比亚　167

奥芬达唑　278

B

巴厘岛　151

白鼻综合征　91

白喉杆菌　49

百日咳　50

百日咳鲍特菌　49

斑疹伤寒立克次体　55

包虫病　121, 276

杯状病毒　49

鼻疽假单胞菌　51

蝙蝠　83

冰岛　282, 287

病毒　6, 57, 89

病原体　3, 19

博卡病毒　50

捕食　92, 164

捕食者的生命周期　276

C

查士丁尼瘟疫　54

肠道病毒　47

城市化　297

持续　94

虫媒病毒　64, 184

储存宿主　164

传播途径　117, 181

传染病生态学　5, 72

D

大肠杆菌 O157∶H7　123

大流行　7

大猩猩　303

地丝霉属真菌　91

动物宿主　11, 49

动物源性传染　16

动物源性人兽共患病　104

多房棘球绦虫　63

E

鹅　151, 193, 251

恶性卡他热　95

恶性疟原虫　45, 306

F

肺结核　20
分子流行病学技术　155
疯牛病　60

G

干预　15, 22, 93, 127
肝炎病毒　99
高致病性禽流感 H5N1　111
工业化　20
共生　49
狗　16, 162
古代史　51
冠状病毒　62

H

汉坦病毒　16
褐家鼠　165
黑家鼠　165
黑死病　54
黑猩猩　7
猴痘　62
猴痘病毒　61
猴免疫缺陷病毒　59, 90
猴泡沫病毒　90, 305
环境宿主　49
环境污染　91, 265, 270
环境指标　91
活禽市场　247
获得性免疫缺陷综合征　59

J

基因特征　251
基因重组　248, 305
急性感染　44, 49
急性疾病　49

疾病风险缓解　127
疾病监测与应对系统　153
加里曼丹　151
家禽　3, 248
家禽遭殃　16
家犬　61
家畜　7, 28, 95, 185
家养的鸭子　102
价值链　156
间日疟原虫　306
监测　6, 99
减轻　282
交易的　102
结核分枝杆菌　99
经济价值　113
经济效益　98, 203
经济学　112
经济学证据　125

K

口蹄疫病毒　60, 95
跨物种传播　88
跨学科　8, 117, 125
跨学科合作　11
狂犬病　61
狂犬病疫苗　104, 162

L

立百病毒　63
联合国粮农组织　10
两栖动物　61, 91
临床实践　16
流感病毒　128
流行病学　6
流行性感冒　57
流行性乙型脑炎病毒　184

旅游　88

骆驼痘病毒　49

M

麻痹型狂犬病　171

麻疹　65, 99

马　4, 29, 55

慢性　8

猫白血病毒　50

贸易　88, 114

美国国际开发署预测　100

美国环境保护署　91

美国兽医协会　8

美洲驼／羊驼　56

孟加拉国　63

N

内分泌干扰物　91

内源逆转录病毒　40

耐甲氧西林金黄色葡萄球菌　33, 64

囊性包虫病控制　288

脑囊虫病　277

脑炎　17, 171, 196

尼帕病毒　63

逆转录病毒　59

啮齿动物　19

牛　4, 29, 93

牛布鲁氏杆菌　50

牛海绵状脑病　111

农民　19, 104

疟疾　4, 182, 201, 306

疟原虫　309

P

疱疹病毒　90

偏肺病毒　57

普氏立克次体　55

Q

气候　88

迁移　104, 164, 297

潜在的　22, 54, 104

禽流感　7

青海湖　102

全球病毒预测行动组织　7

全球化　89, 114

犬类　1

群落生态学　72

R

人类健康保健　27

人类免疫缺陷病毒　59, 305

人偏肺病毒　57

人群疾病　49, 121

朊病毒　60

S

沙粒病毒　295

山羊　190

生态健康　71, 81

生态旅游　97

生态系统工程学　78

生态系统生态学　72

生态学　72

生物安全　91, 154

生物地球化学　76, 77

生物多样性　8, 74

牲畜　33, 95

牲畜相关的耐甲氧西林金黄色葡萄
　球菌　64

虱子　55

实验室服务　154

食物网　74

食源性疾病　93

鼠疫耶尔森菌　50

双对氯苯基三氯乙烷　78

丝状病毒　62

苏门答腊　151

酸雨　91

T

炭疽　3

炭疽芽孢杆菌　3

绦虫　63，276

天花　3

天花病毒　96

跳蚤　17，50

同一健康　1

同一健康方法　23

同一健康委员会　8

豚鼠　4

W

蛙壶菌　92

外来宠物　61

蚊媒　188，189，206

蚊子　4，182，201，207

乌白眉猴　59，305

乌拉圭　286

乌苏图病毒　64

X

腺病毒科　44

消灭　33，65，282

小儿麻痹症　65

效益　99，121

协同进化　40

新发传染病　88

新发动物传染病　16

新发疾病　7

新西兰　36

新型克雅氏病　60

Y

严重急性呼吸系统综合征　62

野生动物健康监测　99

野生动物贸易　76，89

医疗　119

医学　5

乙型脑炎　189

疫苗　104，278

饮食　19

预防　16，27，59

Z

正粘病毒科　57

支气管炎鲍特菌　52

职业卫生　16

终宿主　46，276

猪　4，18，115，192

爪哇岛　151，191

缩 略 词

BSE   Bovine spongiform encephalopathy
疯牛病

CHORDS   Connecting Health Organizations for Regional Disease
Surveillance
地区疾病监测相关卫生组织

CSCHAH   Canadian Science Centre for Human and Animal Health
加拿大人类和动物健康科学中心

FAO   Food and Agricultural Organization of the United Nations
联合国粮农组织

GLEWS   Global early warning system for major animal diseases
including zoonoses
包含人兽共患疾病在内的主要动物疾病的全球预警系统

HAIRS   Human animal infections and risk surveillance
人类动物传染病和风险监测

HPAI   Highly pathogenic avian influenza
高致病性禽流感

NGO   Non-government organisation
无政府组织

OIE   World Organisation for Animal Health
世界动物卫生组织

SARS   Severe acute respiratory syndrome
非典型肺炎

WHO   World Health Organization
世界卫生组织